T. Fehm, W. Janni, E. Stickeler, C. B. Tempfer (Hrsg.)

Gynäkologie Differenzialdiagnostik und Differenzialtherapie

Tanja Fehm, Wolfgang Janni, Elmar Stickeler,
Clemens B. Tempfer (Hrsg.)

Gynäkologie Differenzialdiagnostik und Differenzialtherapie

Klug entscheiden – gut behandeln

1. Auflage

Mit Beiträgen von

Prof. Dr. med. Ute-Susann Albert, Frankfurt; Dr. med. Susanne Albrecht, Ulm; Dr. med. Emanuel Bauer, Ulm; Priv.-Doz. Dr. Dr. med. Gerd Bauerschmitz, Göttingen; Dr. med. Kristin Baumann, Lübeck; Dr. Bettina Blau-Schneider, Wiesbaden; Prof. Dr. med. Sara Y. Brucker, Tübingen; Juliane Carow, Aachen; Dr. med. Christoph Cirkel, Lübeck; Dr. med. Amelie de Gregorio, Ulm; Dr. med. Cédric R.D. Demtröder, Münster; Prof. Dr. med. Dominik Denschlag, Bad Homburg; Prof. Dr. med. Michael Eichbaum, Wiesbaden; Prof. Dr. med. Tanja Fehm, Düsseldorf; Dr. med. Barbara Flege, Aachen; Prof. Dr. med. Markus Fleisch, Wuppertal; Cordula Franz, Aachen; Prof. Dr. med. Boris Gabriel, Wiesbaden; Prof. Dr. med. Bernd Gerber, Rostock; Prof. Dr. med. Monika Hampl, Düsseldorf; Priv.-Doz. Dr. med. Lars C. Hanker, Lübeck; Prof. Dr. med. Andreas Hartkopf, Tübingen; Prof. Dr. med. Günther Häusler, Wien; Dr. Martina Helbig, Düsseldorf; Dr. med. Melanie Henes, Tübingen; Dr. med. Jürgen Hoffmann, Düsseldorf; Dr. med. Séverine Iborra, Aachen; Dr. med. Julia Jückstock, München; Prof. Dr. med. Ingolf Juhasz-Böss, Homburg; Priv.-Doz. Dr. med. Brigitta Karbowski, Düsseldorf; Dr. Katharina Kelling, Frankfurt; Dr. med. Katja Krauß, Aachen; Dr. med. Vera Kreuzer, Düsseldorf; Dr. med. Dipl.-Psych. Franca Martignoni, Düsseldorf; Prof. Dr. med. Werner Mendling, Wuppertal; Dr. med. Anne Christine Mondal, Düsseldorf; Prof. Dr. med. Ioannis Mylonas, München; Dr. med. Tanja Neunhöffer, Mainz; Dr. Gregor Olmes, Nürnberg; Dr. med. Katharina Prieske, Hamburg; Dr. med. Telja Pursche, Düren; Priv.-Doz. Dr. med. Katharina Rall, Tübingen; Violetta Rapi, Dinslaken; Prof. Dr. med. Achim Rody, Lübeck; Fabienne Schochter, Ulm; Prof. Dr. med. Christoph Scholz, Ulm; Carla Emilia Schulmeyer, Erlangen; Prof. Dr. med. Florian Schütz, Heidelberg; Dr. Eva Schwenke, Erlangen; Prof. Dr. Erich Solomayer, Homburg; Prof. Dr. med. Eric Steiner, Rüsselsheim; Priv.-Doz. Dr. med. habil. Johannes Stubert, Rostock; Dr. med. Svetlana Tchaikovski, Aachen; -Prof. Dr. Clemens B. Tempfer, Herne; Priv.-Doz. Dr. med. Marc Thill, Frankfurt; Dr. med. Elisabeth Katharina Trapp, Graz; Dr. med. Anne Kathrin Volkmer, Düsseldorf; Franziska Weller, Aachen; Dr. Dr. Peter Widschwendtner, Ulm; Dr. med. Julia Wittenborn, Aachen; Priv.-Doz. Dr. med. Linn Wölber, Hamburg; Dr. med. Felix Zeppernick, Gießen; Dr. med. Magdalena Zeppernick, Gießen; Prof. Dr. med. Jürgen Zieren, Herne

ELSEVIER

Elsevier GmbH, Hackerbrücke 6, 80335 München, Deutschland
Wir freuen uns über Ihr Feedback und Ihre Anregungen an books.cs.muc@elsevier.com

ISBN 978-3-437-22141-5
eISBN 978-3-437-18117-7

1. Auflage 2020

Wichtiger Hinweis für den Benutzer
Ärzte/Praktiker und Forscher müssen sich bei der Bewertung und Anwendung aller hier beschriebenen Informationen, Methoden, Wirkstoffe oder Experimente stets auf ihre eigenen Erfahrungen und Kenntnisse verlassen. Bedingt durch den schnellen Wissenszuwachs insbesondere in den medizinischen Wissenschaften sollte eine unabhängige Überprüfung von Diagnosen und Arzneimitteldosierungen erfolgen. Im größtmöglichen Umfang des Gesetzes wird von Elsevier, den Autoren, Redakteuren oder Beitragenden keinerlei Haftung in Bezug auf jegliche Verletzung und/oder Schäden an Personen oder Eigentum, im Rahmen von Produkthaftung, Fahrlässigkeit oder anderweitig, übernommen. Dies gilt gleichermaßen für jegliche Anwendung oder Bedienung der in diesem Werk aufgeführten Methoden, Produkte, Anweisungen oder Konzepte.
Obwohl alle Werbemittel mit ethischen (medizinischen) Standards übereinstimmen, stellt die Erwähnung in dieser Publikation keine Garantie oder Anerkennung der Qualität oder des Wertes dieses Produkts oder der Aussagen der Herstellerfirmen dar.

Für die Vollständigkeit und Auswahl der aufgeführten Medikamente übernimmt der Verlag keine Gewähr.
Geschützte Warennamen (Warenzeichen) werden in der Regel besonders kenntlich gemacht (®). Aus dem Fehlen eines solchen Hinweises kann jedoch nicht automatisch geschlossen werden, dass es sich um einen freien Warennamen handelt.

Bibliografische Information der Deutschen Nationalbibliothek
Die Deutsche Nationalbibliothek verzeichnet diese Publikation in der Deutschen Nationalbibliografie; detaillierte bibliografische Daten sind im Internet über https://www.dnb.de/ abrufbar.

20 21 22 23 24 5 4 3 2 1

Um den Textfluss nicht zu stören, wurde bei Patienten und Berufsbezeichnungen die grammatikalisch maskuline Form gewählt. Selbstverständlich sind in diesen Fällen immer alle Geschlechter gemeint.

Planung: Sonja Frankl, München; Barbara Schweighofer, München
Projektmanagement: Sophie Eckart, München
Redaktion: Dr. Sibylle Tönjes, Kiel
Satz: Thomson Digital, Noida/Indien
Druck und Bindung: Printer Trento/Italien
Zeichnungen: Stefan Dangl, München
Umschlaggestaltung: SpieszDesign, Neu-Ulm
Titelfotografie: @ Scanrail - stock.adobe.com

Aktuelle Informationen finden Sie im Internet unter **www.elsevier.de.**

Vorwort

Sehr geehrte Leserinnen und Leser,

die Gynäkologie ist ein Fach mit einem sehr umfassenden und komplexen Spektrum. Häufig können vorliegenden Symptome durch eine Vielzahl von Erkrankungen bedingt sein. Aus diesem Grund ist es essenziell, die wichtigsten Differenzialdiagnosen zu bedenken und nach einem sinnvollen Algorithmus entsprechend abzuklären, um eine adäquate Therapie zu ermöglichen. Unser Buch, für das wir namhafte AutorInnen gewinnen konnten, soll hierfür eine Orientierung geben.

Im ersten Teil des Buches (Vom Symptom zur Diagnose) werden die wichtigsten Symptome, die nach unserer Erfahrung besonders häufig im gynäkologischen Alltag vorgekommen, kurz anhand von klinisch relevanten Fakten vorgestellt. Die diagnostisch notwendigen Schritte zur Abklärung der relevanten Differenzialdiagnosen werden ausführlich erläutert. Um einen raschen Überblick zu ermöglichen, wurden die Diagnostikalgorithmen zusätzlich als Grafiken aufbereitet.

Im zweiten Teil des Buches (Vom Symptom zur Therapie) werden die wichtigsten Diagnosen in der Gynäkologie vorgestellt und die entsprechenden Therapieoptionen erläutert. Auch hier wurde für jedes Krankheitsbild eine Grafik aufbereitet, die auf einen Blick die Therapieoptionen zusammenfasst. Am Ende des Buches sind zu jedem Kapitel wichtige Literaturhinweise aufgeführt, die auch – sofern vorhanden – auf die aktuellen Leitlinien hinweisen. Mit dieser ungewöhnlichen Buchstruktur, die auch für manche / n AutorIn eine Herausforderung darstellte, hoffen wir „auf einen Blick" die wesentlichen Informationen dargestellt zu haben.

Wir wünschen Ihnen eine interessante Lektüre und hoffen, dass unser Buch eine Hilfestellung für Ihren klinischen Alltag leisten kann.

Düsseldorf, im Herbst 2019

Prof. Dr. med. Tanja Fehm
Prof. Dr. med. Wolfgang Janni
Prof. Dr. med. Clemes Tempfer
Prof. Dr. med. Elmar Stickeler

Danksagung

Die HerausgeberInnen bedanken sich vor allem bei den Autoren für die zuverlässige und kompetente Erstellung der einzelnen Kapitel und Therapiealgorithmen. Die AutorInnen, die alle Experten auf ihrem Fachgebiet sind, haben sich auf ein für die Gynäkologie neues Projekt eingelassen und dieses gemeinsam mit dem Verlag und den HerausgeberInnen in hervorragender Weise entwickelt.

Wir bedanken uns beim Verlag für den Mut, dieses Projekt zu unterstützen, sowie für die Betreuung der Herausgeberschaft und der Autoren, insbesondere durch Frau Sophie Eckart und Frau Dr. Sibylle Tönjes.

Allen voran bedanken wir uns für Ihr Interesse als LeserIn – und damit Ihrem Bestreben, sich von der differenzialdiagnostischen Seite mit den Krankheitsbildern unseres Fachgebietes zu beschäftigen. Sie erhöhen damit Ihre diagnostische Sicherheit zum Wohl der Ihnen anvertrauten Patientinnen, wofür wir Ihnen unsere Anerkennung aussprechen wollen.

Düsseldorf im Herbst 2019
Prof. Dr. med. Tanja Fehm
Prof. Dr. med. Wolfgang Janni
Prof. Dr. med. Clemes Tempfer
Prof. Dr. med. Elmar Stickeler

Adressen

Prof. Dr. med. Ute-Susann Albert
Wolfsgangstr. 51
60322 Frankfurt

Dr. med. Susanne Albrecht
Universitätsklinikum Ulm
Frauenklinik
Prittwitzstr. 43
89070 Ulm

Dr. med. Emanuel Bauer
Universitätsklinikum Ulm
Frauenklinik
Prittwitzstr. 43
89070 Ulm

Priv.-Doz. Dr. Dr. med. Gerd Bauerschmitz
Universitätsmedizin Göttingen
Frauenklinik
Robert-Koch-Str. 40
37075 Göttingen

Dr. med. Kristin Baumann
Universitätsklinikum Schleswig-Holstein
Klinik für Gynäkologie und Geburtshilfe
Ratzeburger Allee 160
23538 Lübeck

Dr. Bettina Blau-Schneider
St. Josefs-Hospital Wiesbaden GmbH
Frauenklinik
Beethovenstr. 20
65189 Wiesbaden

Prof. Dr. med. Sara Y. Brucker
Universitäts-Frauenklinik Tübingen
Department für Frauengesundheit
Calwerstr. 7
72076 Tübingen

Juliane Carow
Uniklinik RWTH Aachen
Klinik für Gynäkologie und Geburtsmedizin
Pauwelsstr. 30
52074 Aachen

Dr. med. Christoph Cirkel
Universitätsklinikum Schleswig-Holstein
Klinikum für Frauenheilkunde und Geburtshilfe - Campus Lübeck
Ratzeburger Allee 160
23562 Lübeck

Dr. med. Amelie de Gregorio
Universitätsklinikum Ulm
Frauenklinik
Prittwitzstr. 43
89075 Ulm

Dr. med. Cédric R.D. Demtröder
Klinik für Allgemein-, Viszeral- und Transplantationschirurgie
Universitätsklinikum Münster (UKM)
Albert-Schweitzer-Campus 1
48149 Münster

Prof. Dr. med. Dominik Denschlag
Hochtaunus-Kliniken gGmbH
Krankenhaus Bad Homburg
Frauenklinik
Zeppelinstr. 20
61352 Bad Homburg

Prof. Dr. med. Michael Eichbaum
Helios Dr. Horst-Schmidt-Kliniken
Klinik für Gynäkologie und gyn. Onkologie
Ludwig-Erhard-Str. 100
65199 Wiesbaden

Prof. Dr. med. Tanja Fehm
Heinrich-Heine-Universität Düsseldorf
Klinik für Frauenheilkunde und Geburtshilfe
Moorenstr. 5
40225 Düsseldorf

Dr. med. Barbara Flege
Universitätsklinikum Aachen
Frauenklinik für Gynäkologie und Geburtshilfe
Pauwelsstr. 30
52074 Aachen

Prof. Dr. med. Markus Fleisch
Helios Universitätsklinikum
Landesfrauenklinik
Heusnerstr. 40
42283 Wuppertal

Cordula Franz
Uniklinik RWTH Aachen
Klinik für Gynäkologie und Geburtsmedizin
Pauwelsstr. 30
52074 Aachen

Prof. Dr. med. Boris Gabriel
St. Josefs-Hospital Wiesbaden GmbH
Frauenklinik
Beethovenstr. 20
65189 Wiesbaden

Prof. Dr. med. Bernd Gerber
Universitäts-Frauenklinik am Klinikum Südstadt
Südring 81
18059 Rostock

Prof. Dr. med. Monika Hampl
Universitätsklinikum
Frauenklinik
Moorenstr. 5
40225 Düsseldorf

Priv.-Doz. Dr. med. Lars C. Hanker
Universitätsklinikum Schleswig-Holstein
Klinikum für Frauenheilkunde und Geburtshilfe - Campus Lübeck
Ratzeburger Allee 160
23562 Lübeck

Prof. Dr. med. Andreas Hartkopf
Universitäts-Frauenklinik Tübingen
Department für Frauengesundheit
Konservative und translationale Onkologie
Calwerstr. 7
72076 Tübingen

Prof. Dr. med. Günther Häusler
Ordinationszentrum
Privatklinik Döbling
Heiligenstädter Str. 46-48
1190 Wien

Dr. Martina Helbig
Heinrich-Heine-Universität
Universitäts-Frauenklinik
Moorenstr. 5
40225 Düsseldorf

Dr. med. Melanie Henes
Eberhard-Karls-Universität Tübingen
Universitäts-Frauenklinik
Calwerstr. 7
72076 Tübingen

Dr. med. Jürgen Hoffmann
Universitätsklinikum Düsseldorf
Universitätsfrauenklinik
Brustzentrum
Moorenstr. 5
40225 Düsseldorf

Dr. med. Séverine Iborra
Uniklinik RWTH Aachen
Klinik für Gynäkologie und Geburtsmedizin
Pauwelsstr. 30
52074 Aachen

Prof. Dr. med. Wolfgang Janni
Universitätsfrauenklinik Ulm
Interdisziplinäres Brustzentrum
Prittwitzstr. 43
89075 Ulm

Dr. med. Julia Jückstock
LMU Klinikum München
Klinik und Poliklinik für Frauenheilkunde und Geburtshilfe
Maistr. 11
80337 München

Prof. Dr. med. Ingolf Juhasz-Böss
Klinik für Frauenheilkunde, Geburtshilfe und Reproduktionsmedizin
Onkologische Ambulanz
Kirrberger Str. 100
66424 Homburg

Priv.-Doz. Dr. med. Brigitta Karbowski
Universitäts-Frauenklinik
Heinrich-Heine-Universität
Moorenstr. 5
40225 Düsseldorf

Dr. Katharina Kelling
Agaplesion Markus Krankenhaus
Klinik für Gynäkologie und Geburtshilfe
Wilhelm-Epstein-Str. 4
60431 Frankfurt

Dr. med. Katja Krauß
Uniklinik RWTH Aachen
Klinik für Gynäkologie und Geburtsmedizin
Pauwelsstr. 30
52074 Aachen

Dr. med. Vera Kreuzer
Heinrich-Heine-Universität
Universitäts-Frauenklinik
Moorenstr. 5
40225 Düsseldorf

Dr. med. Dipl.-Psych. Franca Martignoni
Universitätsklinikum
Frauenklinik
Moorenstr. 5
40225 Düsseldorf

Prof. Dr. med. Werner Mendling
Helios Universitätsklinikum Wuppertal
Deutsches Zentrum für Infektionen in Gynäkologie und Geburtshilfe an der Landesfrauenklinik
Heusnerstr. 40
42283 Wuppertal

Dr. med. Anne Christine Mondal
Frauenarztpraxis am Schwanenmarkt
Schwanenmarkt 4
40213 Düsseldorf

Prof. Dr. med. Ioannis Mylonas
Klinik und Poliklinik für Frauenheilkunde und Geburtshilfe
Klinikum Innenstadt
Ludwig-Maximilians-Universität München
Maistraße 11
80337 München

Dr. med. Tanja Neunhöffer
Praxis Frauenärzte am Dom
Rheinstr. 33
55116 Mainz

Dr. Gregor Olmes
St. Theresien-Krankenhaus gGmbH
Mommsenstr. 16-28
90491 Nürnberg

Dr. med. Katharina Prieske
Universität Hamburg
Medizinische Fakultät
Klinik und Poliklinik für Gynäkologie
Martinistr. 52
20251 Hamburg

Dr. med. Telja Pursche
Krankenhaus Dueren gem. GmbH
Brustzentrum Düren
Roonstr. 30,
52351 Düren

Priv.-Doz. Dr. med. Katharina Rall
Universitäts-Frauenklinik Tübingen
Department für Frauengesundheit Kinder- und Jugendgynäkologie
Calwerstr. 7
72076 Tübingen

Violetta Rapi
St. Vinzenz-Hospital
Dr.-Otto-Seidel-Straße 31-33
46535 Dinslaken

Prof. Dr. med. Achim Rody
Universitätsklinikum Schleswig-Holstein
Klinik für Gynäkologie und Geburtshilfe
Ratzeburger Allee 160
23538 Lübeck

Fabienne Schochter
Universitätsklinikum Ulm
Frauenklinik
Prittwitzstr. 43
89075 Ulm

Prof. Dr. med. Christoph Scholz
Universitätsklinikum Ulm
Frauenklinik
Prittwitzstr. 43
89075 Ulm

Carla Emilia Schulmeyer
Universitätsklinikum Erlangen
Med. Fakultät - Frauenklinik
Universitätsstr. 21-23
91054 Erlangen

Prof. Dr. med. Florian Schütz
Universitätsfrauenklinik Heidelberg
Im Neuenheimer Feld 440
69120 Heidelberg

Dr. Eva Schwenke
Universitätsklinikum Erlangen
Med. Fakultät - Frauenklinik
Universitätsstr. 21-23
91054 Erlangen

Prof. Dr. Erich Solomayer
Klinik für Frauenheilkunde,
Geburtshilfe und Reproduktionsmedizin
Kirrberger Str. 100
66424 Homburg

Prof. Dr. med. Eric Steiner
GPR Klinikum
Frauenklinik
August-Bebel-Str. 59
65428 Rüsselsheim

Prof. Dr. med. Elmar Stickeler
Universitätsklinikum Aachen (UKA)
Klinik für Gynäkologie und
Geburtsmedizin
Pauwelsstr. 30
52074 Aachen

Priv.-Doz. Dr. med. habil. Johannes Stubert
Universitäts-Frauenklinik am Klinikum Südstadt
Südring 81
18059 Rostock

Dr. med. Svetlana Tchaikovski
Universitätsklinikum Aachen
Frauenklinik für Gynäkologie und Geburtshilfe
Pauwelsstr. 30
52074 Aachen

Prof. Dr. Clemens B. Tempfer
Ruhr-Universität Bochum
Medizinische Fakultät
Frauenklinik
Hölkeskampring 40
44625 Herne

Priv.-Doz. Dr. med. Marc Thill
Agaplesion Markus Krankenhaus
Klinik für Gynäkologie und Geburtshilfe
Wilhelm-Epstein-Str. 4
60431 Frankfurt

Dr. med. Elisabeth Katharina Trapp
Medizinische Unviersität Graz
Universitätsklinik für Frauenheilkunde und Geburtshilfe
Klinische Abteilung für Gynäkologie
Auenbruggerplatz 14
8036 Graz

Dr. med. Anne Kathrin Volkmer
Universitätsklinikum
Frauenklinik
Moorenstr. 5
40225 Düsseldorf

Franziska Weller
Uniklinik RWTH Aachen
Klinik für Gynäkologie und Geburtsmedizin
Pauwelsstr. 30
52074 Aachen

Dr. Dr. Peter Widschwendtner
Universitätsklinikum Ulm
Frauenklinik
Endometriosezentrum
Prittwitzstr. 43
89075 Ulm

Dr. med. Julia Wittenborn
Uniklinik RWTH Aachen
Klinik für Gynäkologie und Geburtsmedizin
Pauwelsstr. 30
52074 Aachen

Priv.-Doz. Dr. med. Linn Wölber
Universität Hamburg
Medizinische Fakultät
Klinik und Poliklinik für Gynäkologie
Martinistr. 52
20251 Hamburg

Dr. med. Felix Zeppernick
Universitätsklinikum Gießen
Frauenheilkunde und Geburtshilfe
Klinikstr. 33
35392 Gießen

Dr. med. Magdalena Zeppernick
Universitätsklinikum Gießen
Frauenheilkunde und Geburtshilfe
Klinikstr. 33
35392 Gießen

Prof. Dr. med. Jürgen Zieren
Universitätsklinikum
Marienhospital Herne
Hölkeskampring 40
44625 Herne

Inhaltsverzeichnis

I Vom Symptom zur Diagnose

1

Clemens Tempfer

Infertilität

Definition

Sterilität besteht, wenn trotz regelmäßigen Geschlechtsverkehrs ohne Kontrazeption innerhalb von 12 Monaten keine Schwangerschaft eintritt. Bei einer Infertilität wird das Kind nicht bis zur Lebensfähigkeit ausgetragen. Die Begriffe Sterilität und Infertilität werden allerdings häufig synonym verwendet. Bei der primären Sterilität war die betroffene Frau noch nie schwanger, bei der sekundären Sterilität war die betroffene Frau in der Vergangenheit bereits schwanger.

Epidemiologie

In Deutschland geht man von mehr als 1,5 Millionen ungewollt kinderloser Paaren aus. Die Ursache liegt in etwa 40 % der Fälle bei der Frau, in etwa 20 % der Fälle beim Mann und in etwa 25 % bei beiden. Bei etwa 15 % der kinderlosen Paare findet man keine erkennbare Störung (idiopathische Sterilität). Die häufigsten Ursachen auf Seiten der Frau sind sekundäre endokrine Störungen, wie Hyperprolaktinämie, Schilddrüsenfunktionsstörungen, eine Hyperandrogenämie adrenaler Genese, oder direkte ovarielle Störungen, wie hypo- / hypergonadotroper Hypogonadismus oder eine ovarielle Hyperandrogenämie. Neben den endokrinen Störungen, finden sich tubare Ursachen, uterine Ursachen oder eine Endometriose.

Beim Mann stehen Einschränkungen der Spermienqualität im Vordergrund. Dazu kommen seltene Fälle eines hypogonadotropen Hypogonadismus oder das Vorliegen sekundärer Endokrinopathien wie Hyperprolaktinämie, Schilddrüsenfunktionsstörungen und adrenale Enzymdefekte mit adrenaler Hyperandrogenämie.

Anamnese / Klinik

Die Anamnese ❶ steht an erster Stelle. Eine genaue Eigen- und Familienanamnese einschließlich Pubertätsentwicklung, Schwangerschafts- und Abortanamnese sowie die Zyklusanamnese (Menarche, Dysmenorrhö, Dyspareunie, Zykluskalender, Zyklusstörungen) geben wichtige Hinweise auf mögliche Ursachen der Infertilität.

Untersuchungen

Zur Diagnostik und Differenzialdiagnostik der Infertilität sollen folgende Maßnahmen getroffen werden:

- Körperliche Untersuchung: gynäkologische Untersuchung, Sonografie, Überprüfung der Tubenfunktion per Hysterosalpingografie oder laparoskopischer Tubendurchgängigkeitsprüfung
- Ausschluss Zervikalfaktor (z. B. nach ausgedehnter Konisation)
- Hormonstatus (Mann: Testosteron, LH, FSH, Inhibin B, Prolaktin, SHBG; Frau: Östrogene Estradiol, Progesteron, Prolaktin, LH, FSH, ggf. AMH) ❷
- Standardisierte Ejakulatanalyse (WHO)
- Hysteroskopie und diagnostische Laparoskopie (❸ Frau) und Hodenbiopsie (Mann)
- Genetische Beratung (z. B. bei Azoospermie beim Mann)
- Infektiologische Abklärung hinsichtlich einer Hepatitis B und C sowie HIV bei beiden Partnern
- Blutgruppenbestimmung, Messung des Rötelntiters sowie zervikaler Chlamydienabstrich

Differenzialdiagnosen

Ursachen von Infertilität
Idiopathische Infertilität
Tubenschaden
Spermienschaden, Hodenerkrankungen, OAT-Syndrom
Uterusanomalien
Hormonstörungen
Genetische Faktoren (z.B. Azoospermie)
Infektionen der Genitalorgane

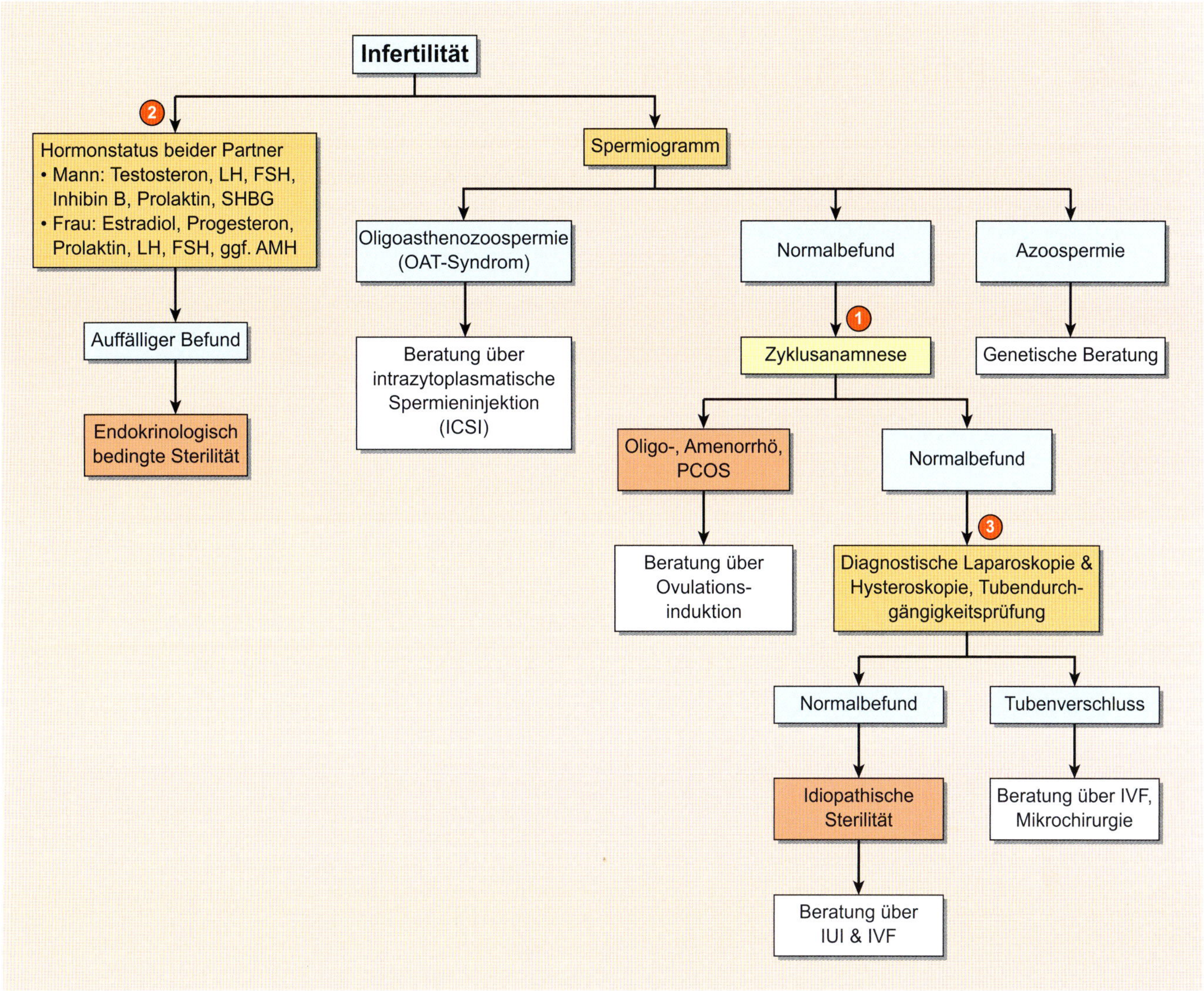
Infertilität
Hormonstatus beider Partner
• Mann: Testosteron, LH, FSH, Inhibin B, Prolaktin, SHBG
• Frau: Estradiol, Progesteron, Prolaktin, LH, FSH, ggf. AMH
Auffälliger Befund
Endokrinologisch bedingte Sterilität
Spermiogramm
Oligoasthenozoospermie (OAT-Syndrom)
Beratung über intrazytoplasmatische Spermieninjektion (ICSI)
Normalbefund
Zyklusanamnese
Oligo-, Amenorrhö, PCOS
Beratung über Ovulations-induktion
Normalbefund
Diagnostische Laparoskopie & Hysteroskopie, Tubendurch-gängigkeitsprüfung
Normalbefund
Idiopathische Sterilität
Beratung über IUI & IVF
Tubenverschluss
Beratung über IVF, Mikrochirurgie
Azoospermie
Genetische Beratung

2

Clemens Tempfer

Primäre Amenorrhö

Definition

Als primäre Amenorrhö wird das Ausbleiben der Periodenblutung nach dem 16. Geburtstag unter Berücksichtigung aller Merkmale der Pubertätsentwicklung definiert. Sie führt zu Infertilität und Sterilität. Vor allem bei gleichzeitigem Hypogonadismus mit fehlender Ausbildung der primären und sekundären Geschlechtsorgane beeinträchtigt sie zudem die psychosexuelle Entwicklung.

Epidemiologie

Die Inzidenz der primären Amenorrhö schwankt je nach der zugrundeliegenden Ursache und liegt etwa im Falle eines Mayer-Rokitansky-Küster-Hauser-Syndroms bei 1 : 4.500 und im Falle einer primären Amenorrhö (PA) als Folge einer sekundären Ovarialinsuffizienz (z. B. beim Kallmann-Syndrom) bei etwa 1 : 40.000.

Anamnese / Klinik

Indiziert sind eine körperliche Untersuchung, eine Sonografie des inneren Genitales und Hormonbestimmungen.

Eine genaue Eigen- und Familienanamnese einschließlich Pubertätsentwicklung, Gewichts- und Größenwachstumsverlauf sowie die Zyklusanamnese geben wichtige Hinweise auf mögliche Ursachen. ❶

Untersuchungen

Inspektion des äußeren Genitale: ❷ liefert Hinweise auf klinischen Östrogenisierungsgrad, eine Hyperandrogenämie und mögliche anatomische Anomalien wie eine Hymenalatresie oder eine fehlende Vaginalanlage bei Mayer-Rokitansky-Küster-Hauser-Syndrom.

Hormonbestimmung: ❸ indiziert, wenn bis zum 14. Lebensjahr keine klinisch erkennbare Pubertätsentwicklung eingesetzt hat, wenn mehr als 2,5 Jahre nach der Thelarche eine Amenorrhö ohne Hinweis auf eine genitale Fehlbildung besteht und / oder wenn typische Zeichen einer Hyperandrogenämie (Hirsutismus, Akne, Alopezie) oder Hypoöstrogenisierung (dünnes rötliches Hymen) vorliegen. Mittels Hormonanalyse (E2, FSH, LH) können hypo- und hypergonadotroper Hypogonadismus sowie eine Regulationsstörung der hypothlamo-hypophysär-ovariellen Achse (HHOA) unterschieden werden. Bei ausgeprägter Adipositas soll zusätzlich eine Abklärung des Fettstoffwechsels erfolgen.

Differenzialdiagnosen

Die drei häufigsten Ursachen sind Müller-Anomalien (47 %), gonadale Dysgenesien (21 %) und hypogonadotroper Hypogonadismus (15 %). Andere Ursachen sind wesentlich seltener wie z.B. Hypophysenadenome, Genitaltuberkulose, das Turner-Syndrom (45X0), das Swyer-Syndrom (46XY) oder das Androgen-Insensitivitäts-Syndrom (46XY).

Einem **hypogonadotropen Hypogonadismus** liegen meist chronische Erkrankungen des Kindes- und Jugendalters wie Essstörungen, zystische Fibrose, chronisch-entzündliche Darmerkrankungen, juvenile chronische Arthritis oder Hypothyreose zugrunde. Alternativ kann ein hypogonadotroper Hypogonadismus auch traumatisch oder iatrogen bedingt sein, z.B. nach Chemo- und / oder Radiotherapie, Schädel-Hirn-Trauma oder chirurgischen Eingriffen etwa bei ZNS-Tumoren.

Einem **hypergonadotropen Hypogonadismus** liegt eine Ovarialinsuffizienz zugrunde. Diese kann durch eine Gonadendysgenesie (Bauchspiegelung, Bildgebung), einen Z. n. Radio- oder Chemotherapie oder eine Autoimmunerkrankung bedingt sein.

Wenn die **Pubertätsentwicklung klinisch unauffällig** verlaufen ist, liegt der PA oft eine kongenitale Anomalie des inneren Genitales zugrunde, wobei alternativ auch Störungen der HHOA möglich sind.

Hypogonadotrope primäre Amenorrhö (LH- und FSH-Spiegel niedrig):

- Isolierter GnRH-Mangel ohne oder mit Anosmie (Kallmann-Syndrom)
- Angeborene Defekte des Zentralnervensystems
- Tumoren (Prolaktinom, Kraniopharyngeom und andere)
- Nichttumorbedingte Hyperprolaktinämie
- Schädel- / Hypophysenstieltrauma
- Prader-Willi-Syndrom

Erworbene hypogonadotrope primäre Amenorrhö, Anorexia nervosa (FSH-Spiegel niedrig); reversible Formen:

- Konstitutionelle Verzögerung von Wachstum und Pubertät
- Gewichtsverlust, Untergewicht
- Leistungssport
- Hypothyreose

Hypergonadotrope primäre Amenorrhö (LH- und FSH-Spiegel hoch)

- Gonadendysgenesie bei 46-XX- oder 46-XY-Disorder of Sexual Development (DSD)
- Gonadenagenesie
- Vorzeitige primäre Ovarialinsuffizienz (autoimmunologisch, nach zytotoxischer Chemotherapie oder nach Strahlentherapie)

Primäre Amenorrhö bei vorhandener Gonadenfunktion (FSH-Spiegel normal):

- Fehlbildungen von Uterus, Zervix und Vagina (Mayer-Rokitansky-Küster-Hauser-Syndrom)
- Gestörte positive Rückkopplung (z. B. polyzystisches Ovar-Syndrom)
- Adrenogenitales Syndrom
- Primäre Amenorrhö bei 46-XY-DSD und fehlendem Nachweis des Uterus
- Störungen der Androgenbiosynthese
- Androgenresistenz

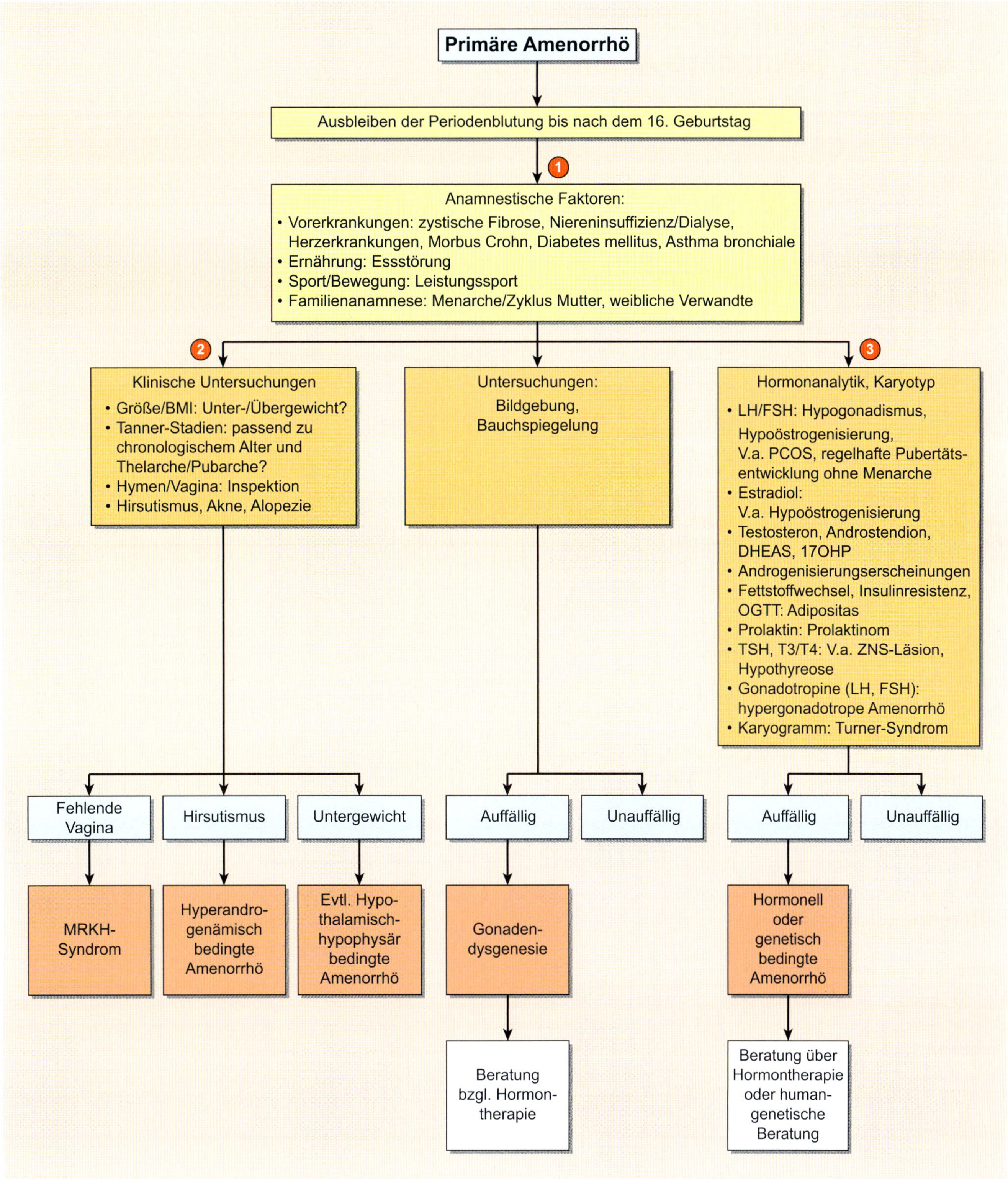
Primäre Amenorrhö
Ausbleiben der Periodenblutung bis nach dem 16. Geburtstag
1
Anamnestische Faktoren:
• Vorerkrankungen: zystische Fibrose, Niereninsuffizienz/Dialyse, Herzerkrankungen, Morbus Crohn, Diabetes mellitus, Asthma bronchiale
• Ernährung: Essstörung
• Sport/Bewegung: Leistungssport
• Familienanamnese: Menarche/Zyklus Mutter, weibliche Verwandte
2
3
Klinische Untersuchungen
• Größe/BMI: Unter-/Übergewicht?
• Tanner-Stadien: passend zu chronologischem Alter und Thelarche/Pubarche?
• Hymen/Vagina: Inspektion
• Hirsutismus, Akne, Alopezie
Untersuchungen: Bildgebung, Bauchspiegelung
Hormonanalytik, Karyotyp
• LH/FSH: Hypogonadismus, Hypoöstrogenisierung, V.a. PCOS, regelhafte Pubertätsentwicklung ohne Menarche
• Estradiol: V.a. Hypoöstrogenisierung
• Testosteron, Androstendion, DHEAS, 17OHP
• Androgenisierungserscheinungen
• Fettstoffwechsel, Insulinresistenz, OGTT: Adipositas
• Prolaktin: Prolaktinom
• TSH, T3/T4: V.a. ZNS-Läsion, Hypothyreose
• Gonadotropine (LH, FSH): hypergonadotrope Amenorrhö
• Karyogramm: Turner-Syndrom
Fehlende Vagina
Hirsutismus
Untergewicht
Auffällig
Unauffällig
Auffällig
Unauffällig
MRKH-Syndrom
Hyperandrogenämisch bedingte Amenorrhö
Evtl. Hypothalamisch-hypophysär bedingte Amenorrhö
Gonadendysgenesie
Hormonell oder genetisch bedingte Amenorrhö
Beratung bzgl. Hormontherapie
Beratung über Hormontherapie oder humangenetische Beratung

3

Clemens Tempfer

Sekundäre Amenorrhö

Definition

Unter sekundärer Amenorrhö versteht man das Ausbleiben der Menstruation für >6 Monate, nachdem in der Vergangenheit ein normaler Zyklus bestanden hat (Lord & Sahni 2017). Häufige Ursachen einer sekundären Amenorrhö ohne Krankheitswert sind eine Schwangerschaft, Stillen oder der Eintritt der Menopause. Die World Health Organization (WHO) unterscheidet 7 Grade der sekundären Amenorrhö (s. u.).

Epidemiologie

Etwa 2–5 % aller Frauen erleben während des reproduktionsfähigen Alters eine sekundäre Amenorrhö, die nicht durch Schwangerschaft, Stillen oder den Eintritt der Menopause bedingt sind.

Anamnese / Klinik

Eine genaue Anamnese ❶ hinsichtlich Menarche, letzter normaler Menstruationsblutung, Anzahl und Dauer der anamnestischen Menstruationszyklen, anamnestischer Menstruationsintervalle sowie Medikamenteneinnahme, Gewichtsveränderungen und Ernährungsgewohnheiten (inkl. Anorexie und Diäten) sollte erhoben werden. Auch Leistungssport, psychische Erkrankungen und / oder besondere psychische Stressoren sollen erfragt werden. Zudem wird nach möglichen Ursachen einer iatrogenen Amenorrhö gesucht (Chemotherapie, Beckenbestrahlung, wiederholte Abrasiones / Interruptiones). Eine weitere mögliche Ursache ist ein starker peripartaler Blutverlust bzw. Schockzustand mit konsekutivem Sheehan-Syndrom.

Untersuchungen ❷

Nach Ausschluss einer Schwangerschaft mittels **Schwangerschaftstest** erfolgt die **Hormonanalytik** inkl. E2, FSH (zum Ausschluss einer prämaturen oder physiologischen Menopause), LH, (E2, FSH), Gesamttestosteron (zum Ausschluss eines PCOS), TSH, (FSH, LH), ACTH (zum Ausschluss eines Sheehan-Syndroms). Bei erhöhtem Gesamttestosteron wird das freie Testosteron im Plasma morgens an Tag 4–10 des Menstruationszyklus bestimmt (Ausschluss einer idiopathischen Hyperandrogenämie durch abnorme periphere Metabolisierung von Testosteron mittels Testosteron / SHBG-Verhältnis). DHEAS und 17α-Hydroxyprogesteron werden morgens bestimmt (Ausschluss einer kongenitalen adrenalen Hyperplasie bzw. eines Nebennierenadenoms). Bei erhöhtem Prolaktinspiegel erfolgt eine MRT der Schädelbasis (Ausschluss eines Hypophysenadenoms). T_3, T_4, TSH (Ausschluss einer Schilddrüsendysfunktion). Außerdem erfolgen eine **Transvaginalsonografie** der Ovarien (Ausschluss eines PCO im Rahmen eines PCOS) mit Beurteilung der Endometriumhöhe und Gestagentest (Induktion einer Abblutung des Endometriums durch orale Gestagengabe) sowie eine **Hysteroskopie** (Ausschluss eines Asherman-Syndroms und einer Zervixstenose).

Grad I	Hypogonadotrope normoprolaktinämische Ovarialinsuffizienz = hypothalamisch-hypophysäre Unterfunktion, z. B. Leistungssport, Anorexie, Gewichtsabnahme, Diät
Grad II	Normogonadotrope normoprolaktinämische Ovarialinsuffizienz = hypothalamisch-hypophysäre Dysfunktion, z. B. Syndrom der polyzystischen Ovarien
Grad III	Hypergonadotrope Ovarialinsuffizienz, z. B. Ovarialinsuffizienz nach Chemotherapie, Menopause
Grad IV	Anatomisch bedingte sekundäre Amenorrhö = kongenitale oder erworbene Anomalie im Genitaltrakt, des Endometriums, des Uterus oder der Vagina, z. B. Asherman-Syndrom
Grad V	Hyperprolaktinamische Ovarialinsuffizienz mit Tumor, z. B. Prolaktinom
Grad VI	Hyperprolaktinämische Ovarialinsuffizienz ohne Tumor, z. B. medikamenteninduzierte Hyperprolaktinämie
Grad VII	Normoprolaktinämische hypothalamisch-hypophysäre Dysfunktion, Hypophysentumor

Differenzialdiagnosen

Ursachen der sekundären Amenorrhö

Mögliche Ursachen	Häufigkeit	Weiterführende Untersuchungen
Schwangerschaft	+++	Qualitativer und / oder quantitativer Schwangerschaftstest, Dauer der Amenorrhö, Transvaginalsonografie
Syndrom der polyzystischen Ovarien (PCOS)	++	Menstruationsanamnese, Transvaginalsonografie, Ovulationsmonitoring mittels LH-Test im Urin, Bestimmung der Androgene im Serum (Rotterdam-Kriterien,NIH-Kriterien)
Prämature oder physiologische Menopause	+	E2, FSH, Familienanamnese (familiäre Häufung der prämaturen Menopause?)
Sheehan-Syndrom	+	TSH, ACTH, FSH, LH
Asherman-Syndrom	+	Hysteroskopie, Endometriumbiopsie
Nicht klassische kongenitale adrenale Hyperplasie	+	Elektrolyte im Serum, Blutgasanalyse (Säure-Basen-Status), 17-Hydroxyprogesteron im Serum, ACTH-Test
Idiopathische Hyperandrogenämie (abnorme periphere Metabolisierung von Testosteron)	+	Testosteron, 5α-Dihydrotestosteron (Androstanolon), SHBG
Hyperprolaktinämie / Prolaktinom	++	Prolaktin, ggf. Big-Prolaktin, MRT der Schädelbasis
Schilddrüsendysfunktion	++	T_3, T_4, TSH

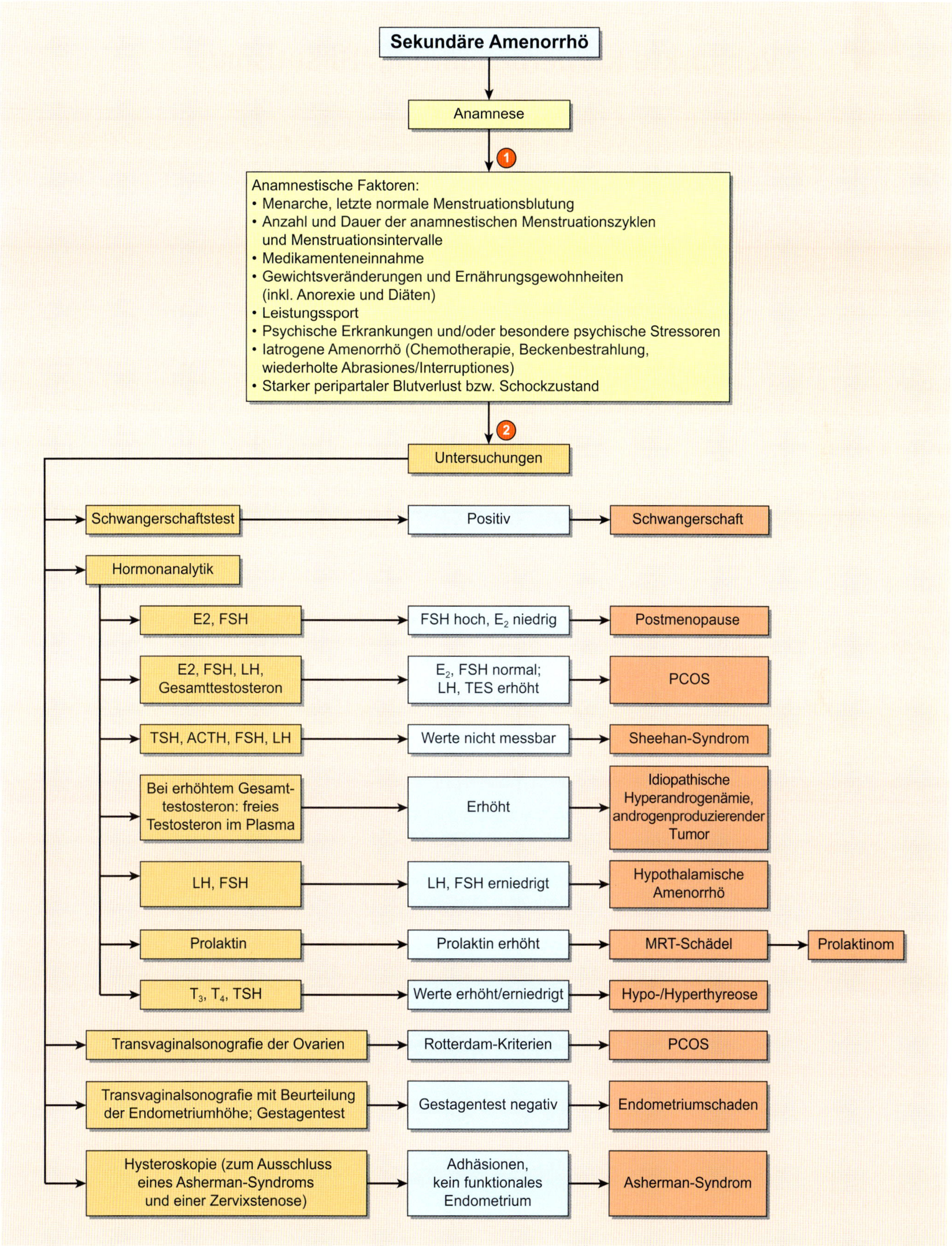
Sekundäre Amenorrhö
Anamnese
1
Anamnestische Faktoren:
• Menarche, letzte normale Menstruationsblutung
• Anzahl und Dauer der anamnestischen Menstruationszyklen und Menstruationsintervalle
• Medikamenteneinnahme
• Gewichtsveränderungen und Ernährungsgewohnheiten (inkl. Anorexie und Diäten)
• Leistungssport
• Psychische Erkrankungen und/oder besondere psychische Stressoren
• Iatrogene Amenorrhö (Chemotherapie, Beckenbestrahlung, wiederholte Abrasiones/Interruptiones)
• Starker peripartaler Blutverlust bzw. Schockzustand
2
Untersuchungen
Schwangerschaftstest
Positiv
Schwangerschaft
Hormonanalytik
E2, FSH
FSH hoch, E_2 niedrig
Postmenopause
E2, FSH, LH, Gesamttestosteron
E_2, FSH normal; LH, TES erhöht
PCOS
TSH, ACTH, FSH, LH
Werte nicht messbar
Sheehan-Syndrom
Bei erhöhtem Gesamt-testosteron: freies Testosteron im Plasma
Erhöht
Idiopathische Hyperandrogenämie, androgenproduzierender Tumor
LH, FSH
LH, FSH erniedrigt
Hypothalamische Amenorrhö
Prolaktin
Prolaktin erhöht
MRT-Schädel
Prolaktinom
T_3, T_4, TSH
Werte erhöht/erniedrigt
Hypo-/Hyperthyreose
Transvaginalsonografie der Ovarien
Rotterdam-Kriterien
PCOS
Transvaginalsonografie mit Beurteilung der Endometriumhöhe; Gestagentest
Gestagentest negativ
Endometriumschaden
Hysteroskopie (zum Ausschluss eines Asherman-Syndroms und einer Zervixstenose)
Adhäsionen, kein funktionales Endometrium
Asherman-Syndrom

4

Clemens Tempfer

Verstärkte Körperbehaarung / Hirsutismus

Definition

Unter Hirsutismus versteht man ein übermäßiges Wachstum der Körperbehaarung im Sinne eines männlichen Erscheinungsbildes bei Frauen (Rosenfield 2005). Eine exakte Definition des Hirsutismus und eine exakte Diagnostik werden durch die starke subjektive Komponente in der Beurteilung des äußeren Erscheinungsbildes sowie durch eine starke interindividuelle und interethnische Variabilität in der Ausprägung der weiblichen Körperbehaarung erschwert. In vielen (etwa 50 %), aber nicht allen Fällen, findet sich als biochemisches Korrelat bei hirsuten Frauen eine Hyperandrogenämie.

Epidemiologie

Etwa 5 % aller Frauen im reproduktionsfähigen Alter weisen in Studien eine verstärkte Körperbehaarung vom männlichen Typ auf, die in der Ferriman-Gallwey-Skala (Hatch et al. 1981; siehe unten) einen Wert ≥ 8 erreicht (Rosenfield 2005). Die exakte Epidemiologie der verstärkten Körperbehaarung ist nicht feststellbar, da die individuelle Einschätzung des körperlichen Erscheinungsbildes ausgeprägten subjektiven und kulturellen Faktoren unterliegt.

Anamnese / Klinik

Eine genaue Anamnese ❶ hinsichtlich Dauer und Beginn der Beschwerden, Medikamenteneinnahme, Menstruationsfrequenz und Infertilität sowie eine körperliche Untersuchung zur Bestimmung des Ferriman-Gallwey-Scores sollen durchgeführt werden. Klinisch äußert sich der Hirsutismus in einer verstärkten Körperbehaarung in folgenden Bereichen: Oberlippe, Kinn, zentraler Brustbereich, Oberarme außen, Oberschenkel innen, Rücken zentral, Bauchbereich (Nabel bis Mons pubis), Bauchbereich (Mittellinie) und Sakralbereich.

Untersuchungen

Zur Diagnostik und Differenzialdiagnostik des Hirsutismus sollen folgende Maßnahmen getroffen werden:

- **Ferriman-Gallwey-Score:** ❷ Die o. g. neun Körperbereiche werden systematisch untersucht und mit 1–4 Punkten quantifiziert. Die Summe aller Punkte ergibt den Ferriman-Gallwey-Score: Score 8–15 = leichter Hirsutismus; Score > 15 = mittelgradiger Hirsutismus, Score > 25 = ausgeprägter Hirsutismus
- Gesamttestosteron im Serum
- Freies Testosteron im Plasma (Bestimmung morgens an Tag 4–10 des Menstruationszyklus)
- LH, FSH, Transvaginalsonografie, Menstruationsanamnese (zum Ausschluss eines PCOS)
- DHEAS, 17α-Hydroxyprogesteron morgens bzw. Testosteron / SHBG-Verhältnis (zum Ausschluss einer kongenitalen adrenalen Hyperplasie bzw. eines Nebennierenadenoms)
- Ggf. Dexamethasonhemmtest, CRH-Test
- Ggf. MRT kleines Becken, selektive Androgenanamnese in Ovarialvenen (zum Ausschluss eines androgenproduzierenden Tumors)

Differenzialdiagnosen

Ursachen für Hirsutismus

Mögliche Ursachen	Häufigkeit	Weiterführende Untersuchungen
Hypertrichose	+++	Medikamentenanamnese (Glukokortikoide, Phenytoin, Minoxidil, Ciclosporin) Beurteilung des Haarverteilungsmusters am Körper (nicht männlicher Verteilungstyp)
Syndrom der polyzystischen Ovarien (PCOS)	++	Menstruationsanamnese, Transvaginalsonografie, Ovulationsmonitoring mittels LH-Test im Urin, Bestimmung der Androgene im Serum (Rotterdam-Kriterien, NIH-Kriterien)
Nicht klassische kongenitale adrenale Hyperplasie	+	Elektrolyte im Serum, Blutgasanalyse (Säure-Basen-Status), 17-Hydroxyprogesteron im Serum, ACTH-Test
Androgen produzierender Tumor	+	Testosteron, 5α-Dihydrotestosteron (Androstanolon), SHBG, Transvaginalsonografie, MRT der Ovarien, selektive, interventionell-radiologische Androgenbestimmung in der Ovarialvene
Cushing-Syndrom	+	Dexamethason-Hemmtest, Kortisolausscheidung im Urin, CRH-Test, Medikamentenanamnese (kortisolhaltige Medikamente), MRT (Hirnanhangdrüse, Nebenniere zum Ausschluss Tumor / Adenom)
Einnahme von Medikamenten mit Androgenwirkung	+	Medikamentenanamnese (Androgene, Gestagene, Ovulationshemmer mit androgener Partialwirkung)
Idiopathische Hyperandrogenämie (abnorme periphere Metabolisierung von Testosteron)	+	Testosteron, 5α-Dihydrotestosteron (Androstanolon), SHBG

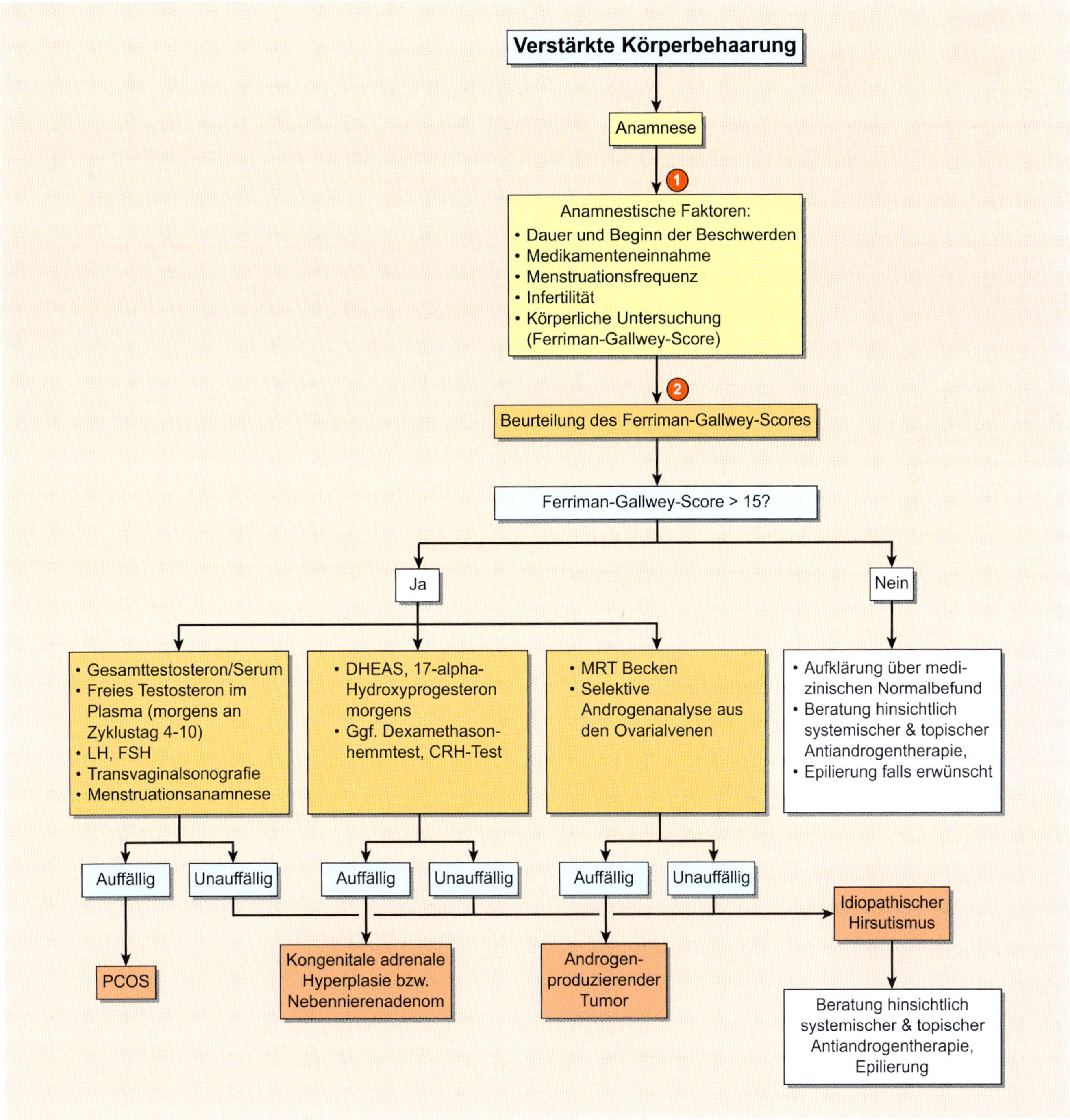
Verstärkte Körperbehaarung
Anamnese
1
Anamnestische Faktoren:
• Dauer und Beginn der Beschwerden
• Medikamenteneinnahme
• Menstruationsfrequenz
• Infertilität
• Körperliche Untersuchung (Ferriman-Gallwey-Score)
2
Beurteilung des Ferriman-Gallwey-Scores
Ferriman-Gallwey-Score > 15?
Ja
Nein
• Gesamttestosteron/Serum
• Freies Testosteron im Plasma (morgens an Zyklustag 4-10)
• LH, FSH
• Transvaginalsonografie
• Menstruationsanamnese
• DHEAS, 17-alpha-Hydroxyprogesteron morgens
• Ggf. Dexamethason-hemmtest, CRH-Test
• MRT Becken
• Selektive Androgenanalyse aus den Ovarialvenen
• Aufklärung über medizinischen Normalbefund
• Beratung hinsichtlich systemischer & topischer Antiandrogentherapie,
• Epilierung falls erwünscht
Auffällig
Unauffällig
Auffällig
Unauffällig
Auffällig
Unauffällig
PCOS
Kongenitale adrenale Hyperplasie bzw. Nebennierenadenom
Androgen-produzierender Tumor
Idiopathischer Hirsutismus
Beratung hinsichtlich systemischer & topischer Antiandrogentherapie, Epilierung

5

Clemens Tempfer

Pubertas praecox

Definition

Das Auftreten sekundärer Geschlechtsmerkmale meist in Verbindung mit einem Wachstumsschub vor dem 8. Geburtstag wird als Pubertas praecox bezeichnet. Die zentrale **Pubertas praecox vera** entsteht durch die verfrühte hypothalamische Sekretion von Gonadotropin Releasing-Hormon (GnRH). Die periphere **Pseudopubertas praecox** ist unabhängig von GnRH. Tritt ein einzelnes Pubertätsmerkmal vorzeitig und isoliert auf, besteht eine inkomplette Form der Pubertas praecox.

Epidemiologie

Die Inzidenz der weiblichen idiopathischen Pubertas praecox (PP) wird in der Literatur mit 3 bis etwa 50 / 100.000 Personen angegeben.

Anamnese / Klinik

Mittels **Anamnese** ❶ werden der Zeitpunkt und die Art des Auftretens der sekundären Geschlechtsmerkmale erfasst. Unabhängig von der Form der Pubertas praecox ist das beschleunigte Körperlängenwachstum meist das erste klinische Symptom. Bei der **Röntgenaufnahme** der Handwurzelknochen ist das sog. Knochenalter dem chronologischen Alter voraus. Zusätzlich kommt es zu einer vorzeitigen Entwicklung sekundärer Geschlechtsmerkmale (z. B. Tanner-Stadium der Mammae von ≥ 2). Darüber hinaus können auch andere Symptome wie Östrogenisierung des Introitus vaginae, Schleimsekretion aus der Vagina, Akne sowie andere Hautveränderungen wegweisend sein.

Untersuchungen

Zur Diagnostik und Differenzialdiagnostik der Pubertas praecox sollen folgende Maßnahmen getroffen werden:

Inspektion des äußeren Genitale, körperliche Untersuchung: ❷ Entwicklung der Mammae, Schambehaarung, Östrogenisierung des Introitus vaginae, Schleimsekretion aus der Vagina, Akne sowie andere Hautveränderungen

Hormonbestimmung (LH, FSH), GnRH-Stimulationstest: ❸

- Zentrale oder gonadotropinabhängige Form (Pubertas praecox vera): Ausgelöst wird diese Form der PP durch ein verfrühtes Einsetzen der hypothalamischen Sekretion von Gonadotropin Releasing-Hormon (GnRH). In diesem Fall sind die LH- und FSH-Serumkonzentrationen deutlich erhöht.
- Periphere oder gonadotropinunabhängige Form (Pseudopubertas praecox): Diese Form der PP ist von der GnRH-Sekretion unabhängig. Die Unterscheidung der beiden Formen ist mittels Stimulation mit exogenem GnRH möglich. Bei der zentralen Pubertas praecox vera lassen sich die LH- und FSH-Sekretion durch GnRH deutlich stimulieren und es findet sich ein Quotient aus LH- und FSH-Serumkonzentration nach GnRH-Stimulation von >1.0 analog zur normalen Pubertät. Bei einer Pseudopubertas praecox hingegen sind die GnRH-Spiegel niedrig oder vollständig supprimiert und analog durch GnRH nicht stimulierbar.

Röntgenaufnahme der Hand: Bei der Röntgenaufnahme der Handwurzelknochen ist das sog. Knochenalter dem chronologischen Alter voraus.

Ursachen und Klassifikation

- **Pubertas praecox vera:** idiopathisch, kongenitale zerebrale Anomalien (z. B. Hamartome), Tumoren des Zentralnervensystems, Bestrahlung des Zentralnervensystems, aktivierende Mutation der Gonadotropinrezeptorgene, postinflammatorisch, posttraumatisch
- **Pseudopubertas praecox:** isosexuell (Feminisierung), McCune-Albright-Syndrom, ovarielle Tumoren und Zysten, Tumoren der Nebennierenrinde mit Produktion östrogenisierender Hormone, Einnahme von Östrogenen, primäre Hypothyreose, Tumoren, die hCG produzieren (z. B. Dysgerminome, Chorionkarzinome, embryonale Karzinome und Gonadoblastome des Ovars, Hepatoblastome), Heterosexualität (Virilisierung), adrenogenitales Syndrom, Ovartumoren und Tumoren der Nebennierenrinde mit Produktion androgenisierender Hormone, Einnahme von Androgenen
- **Vorzeitige Teilentwicklungsstörungen:** prämature Thelarche, Pubarche oder Menarche

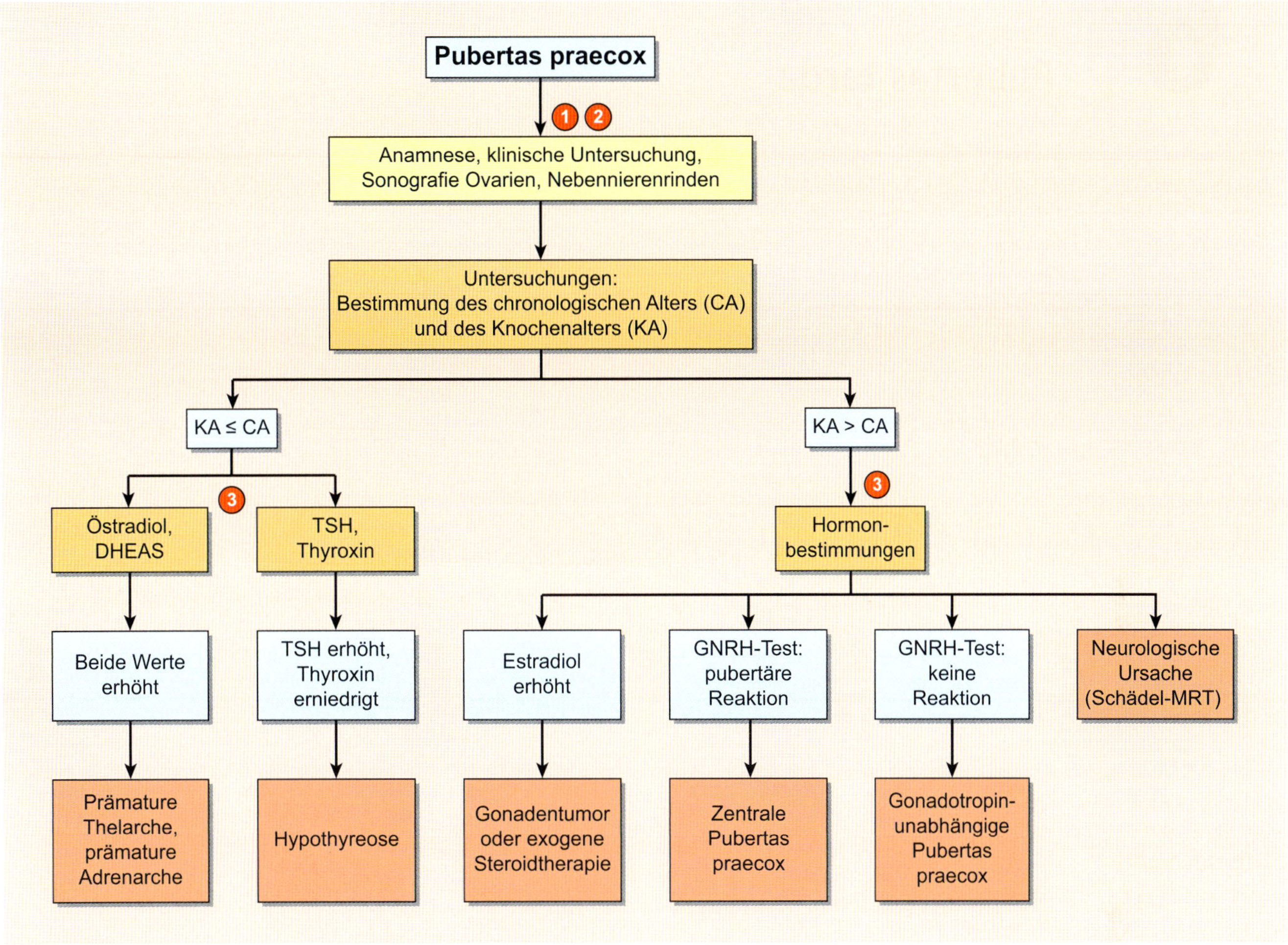
Pubertas praecox
1 2
Anamnese, klinische Untersuchung, Sonografie Ovarien, Nebennierenrinden
Untersuchungen: Bestimmung des chronologischen Alters (CA) und des Knochenalters (KA)
KA ≤ CA
KA > CA
3
Östradiol, DHEAS
TSH, Thyroxin
3
Hormon-bestimmungen
Beide Werte erhöht
TSH erhöht, Thyroxin erniedrigt
Estradiol erhöht
GNRH-Test: pubertäre Reaktion
GNRH-Test: keine Reaktion
Neurologische Ursache (Schädel-MRT)
Prämature Thelarche, prämature Adrenarche
Hypothyreose
Gonadentumor oder exogene Steroidtherapie
Zentrale Pubertas praecox
Gonadotropin-unabhängige Pubertas praecox

6

Clemens Tempfer

Pubertas tarda

Definition

Das verzögerte bzw. verspätete Einsetzen der pubertären Entwicklung, die dann jedoch normal abläuft, wird als Pubertas tarda bezeichnet. Konkret spricht man von einer Pubertas tarda, wenn ein Mädchen im Alter von > 13,5 Jahren (mehr als 2-fache Standardabweichung) noch keine Brustknospung aufweist. Bei Ursachen auf hypothalamischer oder hypophysärer Ebene besteht ein hypogonadotroper Hypogonadismus, bei primärer Gonadenschädigung ein hypergonadotroper Hypogonadismus.

Epidemiologie

Die Inzidenz der weiblichen Pubertas tarda wird in der Literatur mit 3 bis etwa 50 / 100.000 Personen angegeben.

Anamnese / Klinik

Die Diagnose einer konstitutionellen Verzögerung von Wachstum und Pubertät ist eine Ausschlussdiagnose. Diese Entwicklungsvariante tritt oft familiär gehäuft auf, wobei ein oder beide Elternteile ebenfalls spät in die Pubertät eingetreten sind. Das erste klinische Zeichen ist häufig ein vermindertes Körperlängenwachstum. Bei den betroffenen Mädchen ist die biologische Reifung des Skeletts, das sog. Skelettalter, rückständig und entspricht nicht dem chronologischen Alter, sondern dem Längenalter. Die Kinder erreichen in der Regel am Ende ihrer Wachstumsphase eine normale Körperhöhe. Entsprechend der verzögerten biologischen Reifung ist neben dem Längenwachstum auch der Eintritt der Pubertät verzögert.

Untersuchungen

Zur Diagnostik und Differenzialdiagnostik der Pubertas tarda sollen folgende Maßnahmen getroffen werden:

- Inspektion des äußeren Genitale, körperliche Untersuchung: Entwicklung der Mammae, Schambehaarung, Östrogenisierung des Introitus vaginae, Schleimsekretion aus der Vagina, Akne sowie andere Hautveränderungen
- Sonografie der Gonaden und des Uterus, MRT
- Hormonbestimmung (LH, FSH, Estradiol, Testosteron, Prolaktin, fT4, TSH, Zöliakie-Laborparameter) ❶
- GnRH-Stimulationstest
- Chromosomenanalyse ❷ (Karyogramm); ggf. molekulargenetische Zusatzuntersuchungen
- Röntgenaufnahme der Hand: Bei der Röntgenaufnahme der Handwurzelknochen stimmen das sog. Knochenalter und das chronologischen Alter nicht überein.

Ursachen und Klassifikation

- **Hypogonadotroper Hypogonadismus:** Tumoren, postinfektiöse Zustände, Schädelbestrahlung, Schädel-Hirn-Trauma, genetische Defekte, Kallmann-Syndrom (primäre Amenorrhö, Beeinträchtigung des Geruchsinns), Prader-Willi-Syndrom (unstillbaren Esssucht, ausgeprägte Adipositas, mentale Retardierung), Mukoviszidose, Sichelzellanämie, Hämosiderose / Thalassämie, chronisch-entzündliche Darmerkrankungen, chronische Niereninsuffizienz, Unterernährung / Anorexia nervosa, psychogene Ursachen, Hypothyreose, Prolaktinom, Diabetes mellitus Typ 1
- **Hypergonadotroper Hypogonadismus:**
  - Chromosomenanomalien, Ullrich-Turner-Syndrom (45 X0 und Mosaike)
  - Schädigung beider Gonaden durch Chemotherapie, Gonadenbestrahlung, Trauma der Gonaden (beidseitig), Autoimmunprozesse, Galaktosämie
  - Tumoren der Ovarien
  - Andere Ursachen, z. B. LH-Rezeptor-Defekt / LH-Resistenz, Androgensynthesedefekt

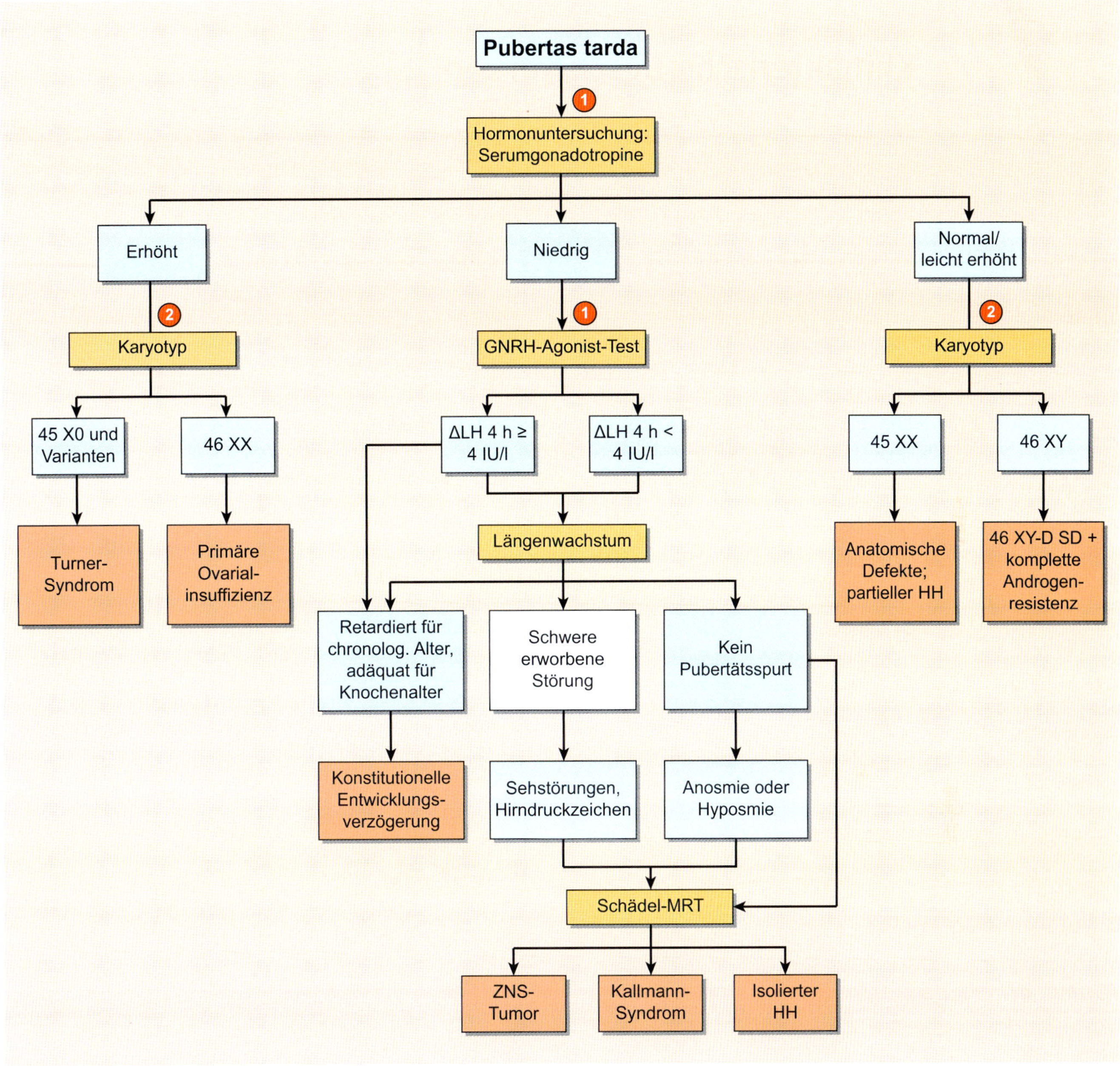

Pubertas tarda
1
Hormonuntersuchung: Serumgonadotropine
Erhöht
Niedrig
Normal/ leicht erhöht
2
Karyotyp
1
GNRH-Agonist-Test
2
Karyotyp
45 X0 und Varianten
46 XX
ΔLH 4 h ≥ 4 IU/l
ΔLH 4 h < 4 IU/l
45 XX
46 XY
Turner-Syndrom
Primäre Ovarial-insuffizienz
Längenwachstum
Anatomische Defekte; partieller HH
46 XY-D SD + komplette Androgen-resistenz
Retardiert für chronolog. Alter, adäquat für Knochenalter
Schwere erworbene Störung
Kein Pubertätsspurt
Konstitutionelle Entwicklungs-verzögerung
Sehstörungen, Hirndruckzeichen
Anosmie oder Hyposmie
Schädel-MRT
ZNS-Tumor
Kallmann-Syndrom
Isolierter HH

7

Clemens Tempfer

Klimakterische Beschwerden

Definition

Klimakterischen Beschwerden sind Symptome, die Ausdruck eines systemischen und / oder lokalen Östrogenmangels sind und in den Jahren vor und nach der Menopause auftreten. Leitsymptome sind vasomotorische Beschwerden wie Hitzewallungen und Nachtschweiß. Klimakterische Beschwerden sind selbst-limitierend mit einer Dauer zwischen einigen Monaten und mehreren Jahren und können zu einer signifikanten Beeinträchtigung der Lebensqualität führen.

Epidemiologie

Therapiebedürftige klimakterische Beschwerden betreffen etwa ein Drittel aller perimenopausalen Frauen. In einer deutschen Umfrage an 1350 Frauen litten 22 % an mittel- bis schwergradigen klimakterischen Beschwerden. Die subjektive Beurteilung des Schweregrades und der Therapiebedürftigkeit ist individuell verschieden. Östrogene und Östrogen-Gestagen-Kombinationen führen bei langjähriger Einnahme auch zu einer Veränderung von Inzidenz und Verlauf anderer Erkrankungen wie Osteoporose, Atherosklerose, koronare Herzkrankheit, Myokardinfarkt und Neurodegeneration.

Anamnese / Klinik

Bei der **Anamnese** werden Dauer, Ausprägung und Frequenz der Beschwerden erfragt ❶. Außerdem soll geklärt werden, inwiefern sie als belastend und therapiebedürftig empfunden werden. Die subjektive Beurteilung des Schweregrades und der Therapiebedürftigkeit der klimakterischen Beschwerden ist individuell verschieden; sie bedürfen nicht notwendigerweise einer Therapie.

Typische **Symptome** sind Hitzewallungen, Schweißausbrüche, Scheidentrockenheit, Stimmungsschwankungen, Gelenkschmerzen, Augentrockenheit und Haarausfall. Hitzewallungen lassen sich am spezifischsten der Peri- und Postmenopause zuordnen und gelten daher als pathognomonisch (Weidner 2012).

Wichtig ist die Aufklärung der Patientin über den natürlichen Verlauf von Perimenopause und Menopause und über den selbst-limitierenden Charakter der Beschwerden.

Untersuchungen

Die wichtigste Untersuchungsmodalität ist die **Anamnese**. Mögliche iatrogene Ursachen einer vorzeitigen Menopause wie z. B. Beckenbestrahlung, zytotoxische Chemotherapie oder Ovarektomie sollen abgefragt werden. ❷

Klimakterische Beschwerden werden klinisch diagnostiziert. Die Bestimmung von E2 und FSH ist nicht erforderlich. Bei Frauen, die Östrogen / Gestagen-Präparate oder hoch dosierte Gestagene zur Empfängnisverhütung einnehmen, ist die FSH-Messung nicht aussagefähig. E2 und FSH sollten nur bei Frauen zwischen 40 und 45 Jahren mit vasomotorischen Symptomen und Zyklusveränderungen oder bei Frauen < 40 Jahren mit Hinweisen auf vorzeitige Ovarialinsuffizienz bestimmt werden. ❸

Laborchemisch gehen klimakterische Beschwerden mit einem niedrigen Estradiolserumspiegel (< 50 ng / l) und einem hohen Serumspiegel von follikelstimulierendem Hormon (FSH; > 30 IU / l) einher **(hypergonadotroper Hypogonadismus)**. ❹ Die quantitative Ausprägung der Hypoöstrogenämie und der Hypergonadotropinämie korreliert nicht mit dem Schweregrad der KB. Andere Hormone spielen aber in der Routinediagnostik keine Rolle.

Differenzialdiagnosen

Ursachen für klimakterische Beschwerden ❷

Mögliche Ursachen	Häufigkeit	Weiterführende Untersuchungen
Vorzeitige Ovarialinsuffizienz (Premature Ovarian Failure – POF)	+	FSH, E2, Transvaginalsonografie (etwa 50 % der Frauen mit POF weisen keine sichtbaren Follikel auf), Karyotyp, 17α-Hydroxylase (Mangel), Ferritin, Transferrin (Hämochromatose), evtl. Antikörper (Cy-Ad-AK, St-C-AK, LH-RH-AK, FSH-R-AK)
Z. n. chirurgischer Entfernung bzw. Teilentfernung des Ovars / der Ovarien (iatrogene Menopause)	++	Transvaginalsonografie, FSH, E2
Z. n. systemischer Chemotherapie (iatrogene Menopause)	+	Anamnese, FSH, E2
Z. n. Beckenbestrahlung (iatrogene Menopause)	+	Anamnese, FSH, E2
Depression, depressive Verstimmung	++	Fachpsychiatrische Konsiliaruntersuchung

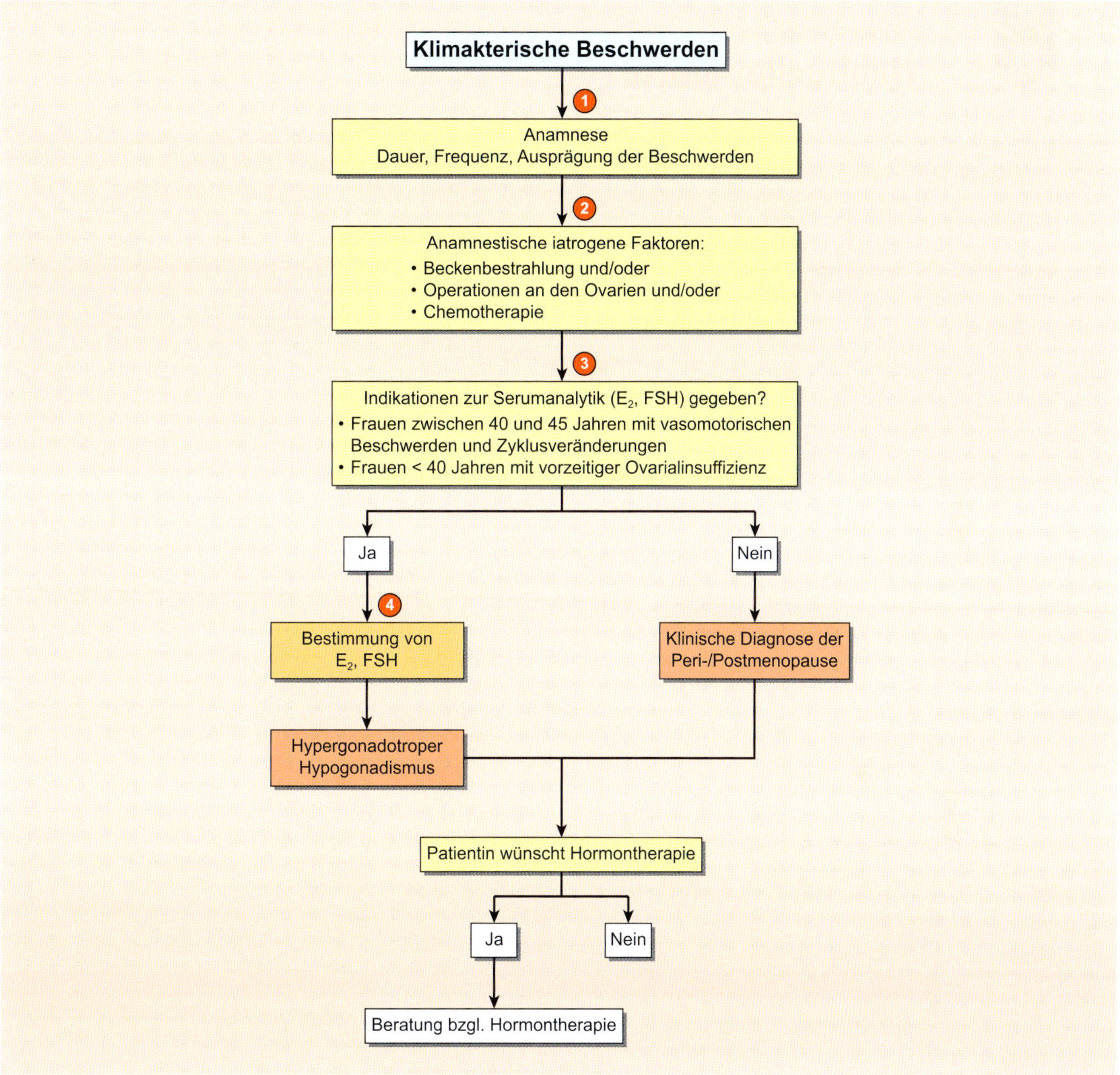
Klimakterische Beschwerden
1
Anamnese
Dauer, Frequenz, Ausprägung der Beschwerden
2
Anamnestische iatrogene Faktoren:
• Beckenbestrahlung und/oder
• Operationen an den Ovarien und/oder
• Chemotherapie
3
Indikationen zur Serumanalytik (E_2, FSH) gegeben?
• Frauen zwischen 40 und 45 Jahren mit vasomotorischen Beschwerden und Zyklusveränderungen
• Frauen < 40 Jahren mit vorzeitiger Ovarialinsuffizienz
Ja
Nein
4
Bestimmung von E_2, FSH
Klinische Diagnose der Peri-/Postmenopause
Hypergonadotroper Hypogonadismus
Patientin wünscht Hormontherapie
Ja
Nein
Beratung bzgl. Hormontherapie

8

Clemens Tempfer

Habituelle Aborte

Definition

Die World Health Organization (WHO) definiert ≥ 3 konsekutive Fehlgeburten vor der 20. SSW als wiederholten Spontanabort (WSA), die American Society for Reproductive Medicine (ASRM) bereits das Vorkommen von 2 konsekutiven Aborten. In der Leitlinie der Deutschen Gesellschaft für Gynäkologie und Geburtshilfe (DGGG) dient die WHO-Definition (≥ 3 konsekutive Spontanaborte) als Grundlage für die Empfehlung der diagnostischen und therapeutischen Maßnahmen (Toth et al. 2015).

Epidemiologie

Etwa 1–3 % aller Paare im reproduktionsfähigen Alter erleben den wiederholten Verlust einer Schwangerschaft. Eine Fehlgeburt ist der Verlust einer Schwangerschaft vom Beginn der Konzeption bis zur 24. SSW bzw. bei einem Gewicht des Fetus < 500 g. Unter Verwendung der Definition der ASRM für WSA erhöht sich die Inzidenz des habituellen Aborts auf bis zu 5 % aller Paare im reproduktionsfähigen Alter.

Falls noch keine Lebendgeburt stattgefunden hat, spricht man von primären WSA, nach einer stattgehabten Lebendgeburt von sekundären WSA. Eine andere Unterteilung, welche sich auf den Ablauf der Fehlgeburten bezieht, unterteilt nach wiederholten embryonalen Schwangerschaftsverlusten (Abortivei) und fetalen Schwangerschaftsverlusten (sonografisch nachweisbare Herzaktion bzw. histologisch nachweisbarer Embryo; Toth et al. 2015).

Anamnese / Klinik

Eine genaue Anamnese ❶ mit Klärung der Reihenfolge der Aborte, der SSW zum Zeitpunkt der Aborte, der Therapien und bereits erfolgter diagnostischer Maßnahmen ❷ steht am Anfang der Diagnostik. Wichtig sind ebenfalls bestehende Erkrankungen beider Partner, insbesondere Erbkrankheiten in der Eigen- und Familienanamnese sowie Medikamenten- und Toxineinnahme in vorangegangenen Schwangerschaften. Bei Hinweisen auf eine monogene Krankheit als Abortursache soll eine genetische Abklärung im Rahmen einer humangenetischen Beratung erfolgen.

Untersuchungen

Von beiden Partnern wird gemäß Leitlinie der **Karyotyp** bestimmt und / oder es erfolgt eine Karyotypsierung von Abortmaterial, falls verfügbar. Zum Ausschluss einer Uterusfehlbildung, submuköser Myome, intrauteriner Adhäsionen und Polypen soll eine **Vaginalsonografie** und / oder **Hysteroskopie** durchgeführt werden. Wichtig sind zudem die Bestimmung von Thyreoidea-stimulierendem Hormon (TSH) und bei auffälligen TSH-Werten zusätzlich von fT_3, fT_4 sowie der Schilddrüsenautoantikörper, die Abklärung eines Antiphospholipidsyndroms und Hinweis auf psychosoziale Hilfs- und Unterstützungsangebote.

Entsprechend den aktuellen Empfehlungen (Toth et al. 2018) soll **keine generelle Thrombophilieabklärung** bei Frauen mit WSA erfolgen. Bei asymptomatischen Frauen soll zudem **kein infektiologisches Screening** durch Vaginalabstriche durchgeführt werden. Es kann jedoch eine Endometriumbiopsie zum Ausschluss einer chronischen Endometritis (mithilfe einer immunhistochemischen Untersuchung des Plasmazell-spezifischen Antigens CD138) durchgeführt werden. Ohne Hinweis auf eine bekannte Autoimmunerkrankung sollen **keine alloimmunologischen Untersuchungen** wie T_H1 / T_H2-Quotient, T_4 / T_8-Index oder NK-Toxizitätstests durchgeführt werden.

Diagnosekriterien für das Antiphospholipidsyndrom

Klinische Kriterien	Laborkriterien
• ≥ 1 venöse oder arterielle Thrombosen • 1 oder 2 unerklärte Fehlgeburten bei morphologisch unauffälligen Feten > 10. SSW • ≥ 3 Aborte < 10. SSW • ≥ 1 später Abort bzw. Frühgeburt < 34. SSW aufgrund einer Plazentainsuffizienz	Zweimaliger Nachweis im Abstand von 12 Wochen: • Anti-Cardiolipin-Ak (IgM, IgG) → mittlere bis hohe Titer • Anti-β_2-Glykoprotein-1-Ak (IgM, IgG) → hohe Titer • Lupusantikoagulanz

Differenzialdiagnosen

Ursachen von habituellen Aborten

Mögliche Ursachen	Häufigkeit	Weiterführende Untersuchungen
Maternales Alter (sporadische Aborte, insbesondere bei erhöhtem maternalem Alter)	+++ 9–17 % (20–30 J.), 20 % (35 J.), 40 % (35–40 J.), 70 % (≥ 45 J.)[1]	Anamnese
Implantationsversagen nach assistierter Reproduktion	+	Interdisziplinäre Betreuung mit Reproduktionsmediziner / In
Nikotin	> 10 Zig. / Tag, bis zu 3-fach höheres Risiko	Anamnese
Alkohol	Erhöhtes Abortrisiko ab > 3 alkoholische Getränke / Wo.	Anamnese

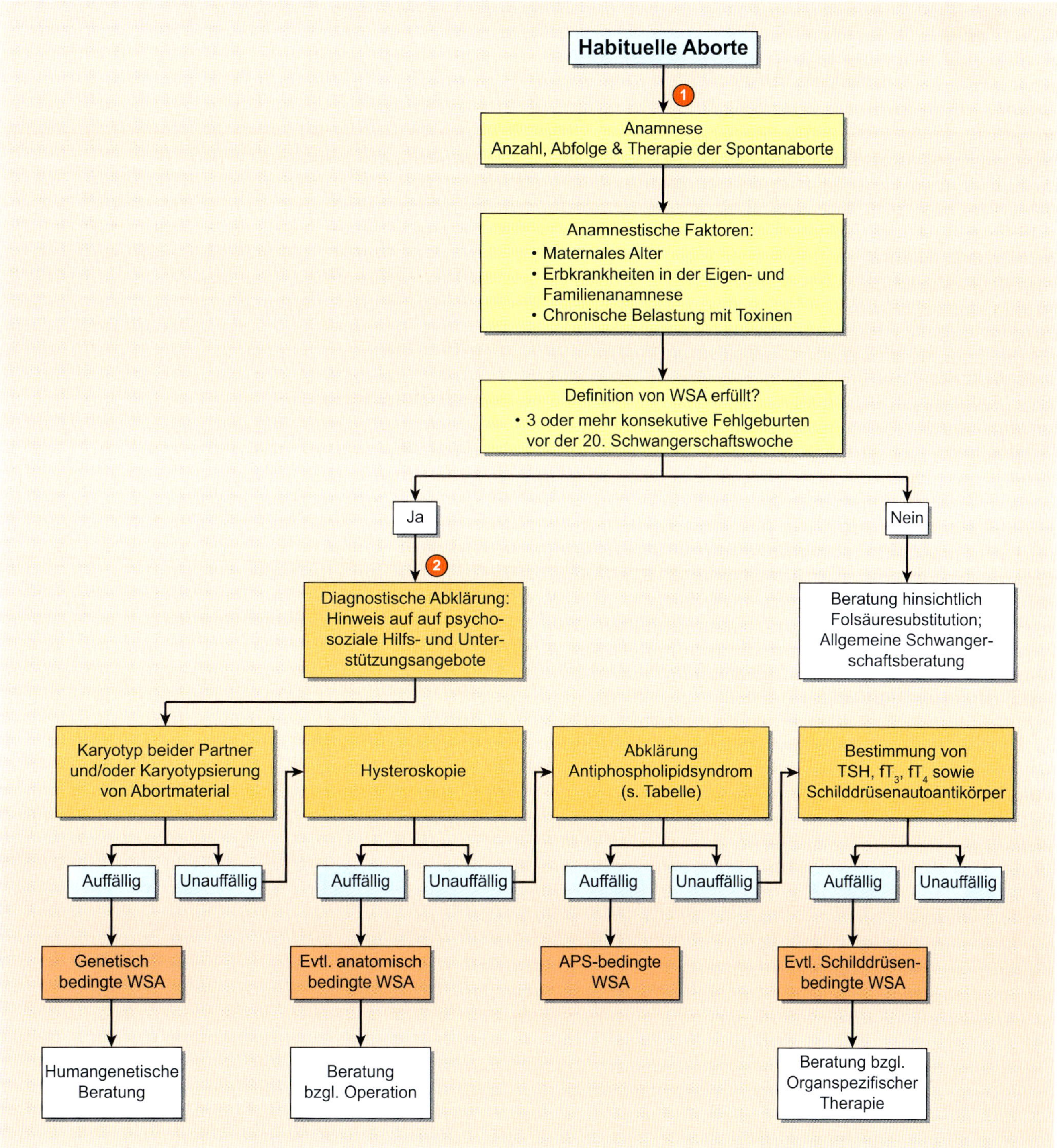

Ursachen von habituellen Aborten *(Forts.)*

Mögliche Ursachen	Häufigkeit	Weiterführende Untersuchungen
Koffein	Erhöhtes Abortrisiko ab 100 mg / d bzw. ab 4–5 Tassen Kaffee / d[2]	Anamnese
Andere Toxine, z. B., Schwermetalle		Anamnese

[1] nach: Rossen, Ahrens und Branum 2017
[2] Signorello et al. 2001

9

Clemens Tempfer

Haarausfall

Definition

Ein Ausfall von bis zu 100 Haaren täglich ist normal. Bei darüber hinaus gehenden Verlusten handelt es sich um verstärkten Haarausfall (Effluvium) oder um sichtbare Haarlosigkeit (Alopezie).

Anamnese / Klinik

Zunächst ist es wichtig zu erfragen, welche Art von Haarproblem vorliegt. Hierbei sind jedoch Angewohnheiten der Haarpflege zu berücksichtigen. Patientinnen, die täglich Haare waschen, verlieren regelmäßig etwa gleich viele Haare. Bei Frauen, die ihre Haare seltener oder in unregelmäßigen Abständen waschen, kann der an diesen Tagen wahrgenommene Haarverlust stark erhöht sein, ohne dass krankhafte Veränderungen vorliegen.

Im Gegensatz zu Männern entwickeln Frauen keine völlige Kahlheit. Charakteristisch ist eine diffuse Ausdünnung der Haare im Mittelscheitelbereich.

Untersuchungen

Durch eine **Inspektion** des Kapillitiums wird geklärt, ob eine sichtbare Haarverminderung (Alopezie) vorliegt. Hilfreich ist der klinische **Epilationstest.** Bei diesem einfachen klinischen Test greift man mit der Hand ein Büschel Haare und zieht mit geringer Kraft. Lassen sich auf diese Weise wiederholt und an verschiedenen Stellen schmerzlos größere Mengen an Haaren ausziehen, liegt ein verstärkter Haarausfall vor.

Das **Trichogramm** ❷ dient der Differenzierung der verschiedenen Haarwurzelformen und ermöglicht eine Quantifizierung der 3 Stadien des Haarzyklus. Bei einem Trichogramm werden zunächst 20–50 Haare epiliert. Dabei legt man ein passendes Kopfhautareal frei, greift mit einer Arterienklemme eine dichte Reihe von Haaren knapp über der Kopfhaut und epiliert dann kräftig und ruckartig in Austrittsrichtung der Haare. Die mikroskopische Wurzelanalyse erfolgt bei 20- bis 40-facher Vergrößerung. Die 3 physiologischen Wachstumsformen – Anagen, Katagen und Telogen – sind entsprechend der Dauer der Zyklusphasen zu verschiedenen Anteilen im Trichogramm zu finden. Normalerweise befinden sich im Trichogramm < 20 % der epilierten Kopfhaare im Telogenstadium.

Bei jüngeren Frauen mit ausgeprägter androgenetischer Alopezie sollten immer eine **gynäkologische Untersuchung** und eine Bestimmung der **Östrogen- und Androgenspiegel** im Serum erfolgen. Dies ist insbesondere dann notwendig, wenn neben der Alopezie auch Zyklusunregelmäßigkeiten und Hirsutismuszeichen vorliegen.

Differenzialdiagnosen

Bei der hormonell bedingten oder **androgenetischen Alopezie** kommt es durch einen erhöhten Androgenserumspiegel, die verstärkte Konversion von Testosteron in das biologisch aktive Dihydrotestosteron (durch das Enzym 5α-Reduktase) oder eine genetischen Prädisposition bei normalen Androgenspiegeln bzw. normaler Konversionsaktivität zur Miniaturisierung der Haarfollikel.

Ursachen und Klassifikation des Haarausfalls:

- Perimenopausale Übergangsphase, Postmenopause oder Wochenbett
- Haarschädigungen (chemisch, mechanisch)
- Schwere Allgemeinerkrankungen:
  - Bösartige Erkrankungen
  - Schwere fieberhafte Erkrankungen mit stark reduziertem Allgemeinzustand
  - Autoimmunerkrankungen
  - Anämie mit pathologisch niedriger Ferritinkonzentration (als Hinweis auf eine Erschöpfung der Eisenreserven) ❸
  - Mangelernährung mit Vitamin- und Spurenelementdefizit (z. B. Zink- und Magnesiummangel) ❸
  - Endokrinopathien: Androgenexzess, Hypothyreose, Hyperthyreose, Diabetes mellitus, Hypoparathyreoidismus
  - Lokale Hauterkrankungen (z. B. Infektionen, angeborene Dermatosen)

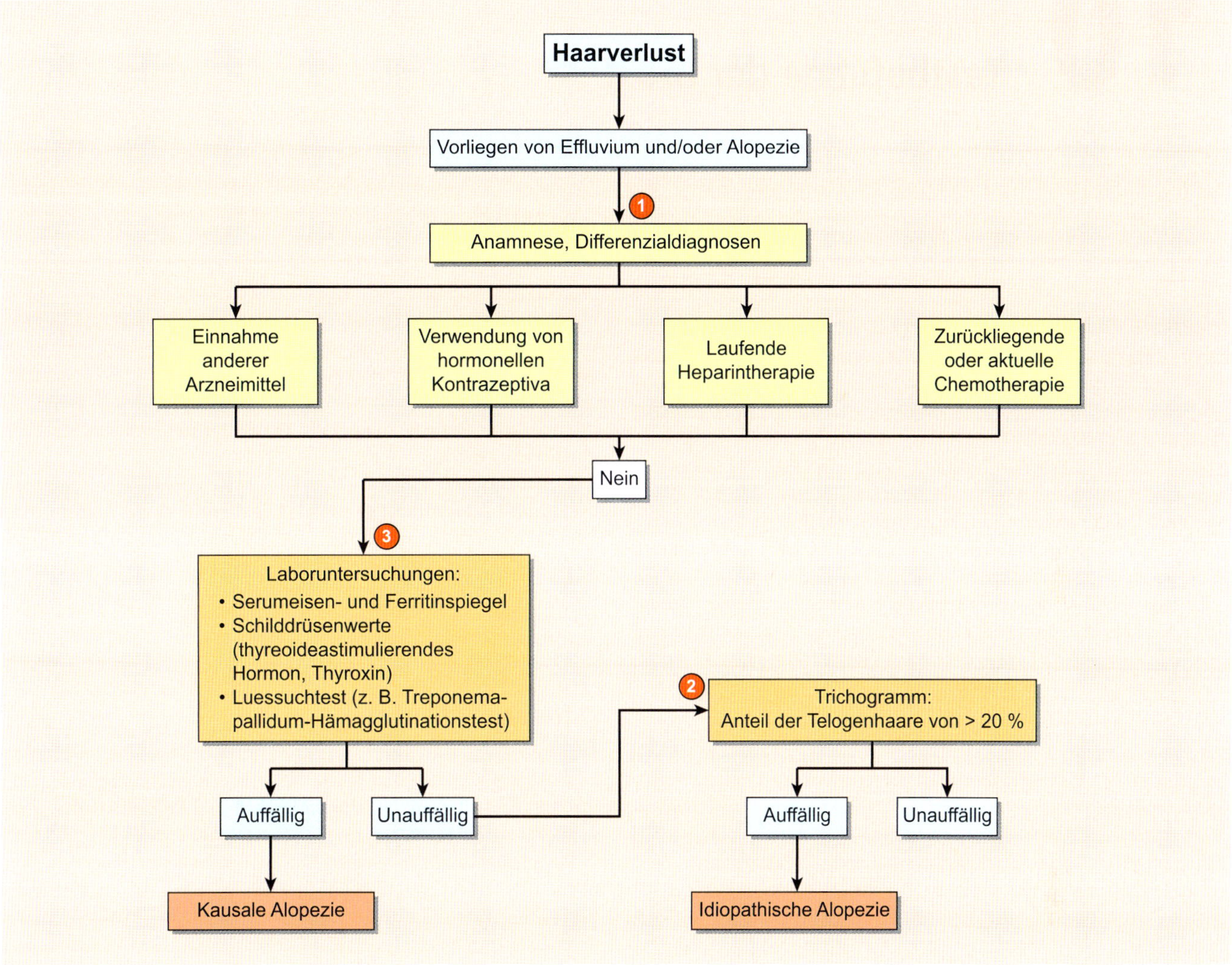
Haarverlust
Vorliegen von Effluvium und/oder Alopezie
1
Anamnese, Differenzialdiagnosen
Einnahme anderer Arzneimittel
Verwendung von hormonellen Kontrazeptiva
Laufende Heparintherapie
Zurückliegende oder aktuelle Chemotherapie
Nein
3
Laboruntersuchungen:
• Serumeisen- und Ferritinspiegel
• Schilddrüsenwerte (thyreoideastimulierendes Hormon, Thyroxin)
• Luessuchtest (z. B. Treponema-pallidum-Hämagglutinationstest)
2
Trichogramm: Anteil der Telogenhaare von > 20 %
Auffällig
Unauffällig
Auffällig
Unauffällig
Kausale Alopezie
Idiopathische Alopezie

10

Florian Schütz

Tastbefunde der Brust

Definition

Tastbefunde der Brust sind ein- oder mehrknollige Knoten, die in der Regel beweglich in der Brust sind aber auch an Haut oder Brustwand fixiert sein können. Sie können gutartig oder bösartig sein und müssen immer abgeklärt werden. Die meisten Tastbefunde liegen im oberen äußeren Quadranten, da hier der größte Teil des Drüsenkörpers liegt.

Anamnese / Klinik

Zunächst wird eine **symptombezogene Anamnese** ❶ durchgeführt. Dabei werden erfragt das erstmalige Auftreten des Tastbefundes, die Lokalisation (ein- oder beidseitig, welcher Teil der Brust), die Größenentwicklung über die Zeit (z. B. „War der Knoten Weihnachten schon so groß?"), die Symptome (Schmerzen, Spannen, Berührungsempfindlichkeit, Mamillensekretion), eine Zyklusabhängigkeit (prämenopausale Patientin), frühere Brustoperationen und Traumata, Familienanamnese ❷ (insbesondere in Bezug auf BRCA-typische Tumorentitäten, wie Mamma-, Ovarial- sowie seltener Pankreas- und Prostatakarzinom).

Es folgt die Erhebung der **allgemeinen Anamnese** und der **Nebenbefunde** insbesondere mit Blick auf mögliche weitere Untersuchungen und Interventionen (z. B. Gerinnungsstörungen, Herzschrittmacher usw.).

Untersuchungen

Die Patientin wird am vollständig unbekleideten Oberkörper untersucht. Zunächst erfolgt die **Inspektion** ❸ von Haut und Körperkontur. Auffällige Befunde sind Orangenhaut, Rötungen, Ulzerationen, Vorwölbungen, Asymmetrien der Brüste und eine einseitige Mamillensekretion. Bei der **Palpation** ❸ werden beide Brüste, die infra- und supraklavikulären sowie die axillären Lymphknoten sowie das Dekolleté, die Brustumschlagsfalte und die laterale Brustwand untersucht. Auffällige Befunde sind isolierte einseitige Knoten in Brust oder Axilla und verhärtete einseitige Areale. Bei palpatorisch auffälligen Befunden müssen Größe, Form, Konsistenz, Verschieblichkeit zur Haut und zur Thoraxwand beurteilt werden.

Bei auffälligen Tastbefunden ❹ müssen weiterführende bildgebende Untersuchungen durchgeführt werden. Die Standarduntersuchung ist die **Mammografie** in mindestens zwei Ebenen (kraniokaudal und in der Regel eine oblique Aufnahme).

Zusätzlich sollte eine **Sonografie** ❹ mit hochauflösendem Schallkopf durchgeführt werden.

Weiterführende Spezialuntersuchungen sind die MRT mit Kontrastmittel, die **Tomosynthese** ❹ und die **Elastografie** ❹. Bei unklaren oder suspekten Befunden muss eine histologische Abklärung mittels **Biopsie** ❺ erfolgen. Gegebenenfalls wird eine Operation zur weiterführenden Diagnostik oder zur Therapie notwendig. Laborchemische Untersuchungen sind nur zu Infektionsdiagnostik indiziert.

Differenzialdiagnosen

Prämenopausal entstehen häufig Knoten in der Brust, die meistens zyklusabhängig kommen und gehen. Beschwerden und Tastbefunde treten meistens beidseitig auf. In **Schwangerschaft und Stillzeit** können wechselnde zahlreiche Verhärtungen und Knoten getastet werden.

Postmenopausal können früher tastbare Befunde verschwinden, Symptome sich verbessern und komplett auflösen. Durch das Erschlaffen der Brust können aber Tastbefunde besser entdeckt werden. Häufig kommt es unter einer Hormonersatztherapie zu gutartigen tastbaren Veränderungen der Brüste (Fibroadenomen, fibrozystischer Mastopathie).

Ursachen von auffälligen Tastbefunden der Mamma

Mögliche Ursache	Häufigkeit	Weiterführende Untersuchungen
Trauma	+	Anamnese, Sonografie (Hämatom)
Abszess	+	Klinische Infektionszeichen, Sonografie (homogene Binnenechos, glatt berandet)
Zyste	+++	Sonografie (echoleer, glatt berandet, dorsale Schallverstärkung)
Lipom	++	Sonografie
Fibroadenom	+++ (8–10 % der Frauen > 40 J.)	Sonografie (gut abgrenzbar, horizontal angeordnet, homo- oder hypoechogen, keine vermehrte Durchblutung) Histologische Sicherung bei atypischen Befunden, Brustkrebsfamilienanamnese und starker Wachstumstendenz
Phylloidestumor	+ (< 1 %)	Sonografie (inhomogen, i. d. R. gut abgrenzbar)
Mastopathie		Mammografie (zystische Veränderung der Brustdrüse mit hohem Bindegewebsanteil) Stanzbiopsie zur differenzialdiagnostischen Abklärung
Mammakarzinom	+++	Mammografie (klassisch strahlendichte sternförmige Veränderungen mit und ohne Mikroverkalkungen, in 15 % radiologisch unauffällig) Sonografie (vertikal angeordneter Tumor mit Spiculae, dorsaler Schallauslöschung und oft starker Durchblutung) MRT (Kontrastmittelanreicherung)

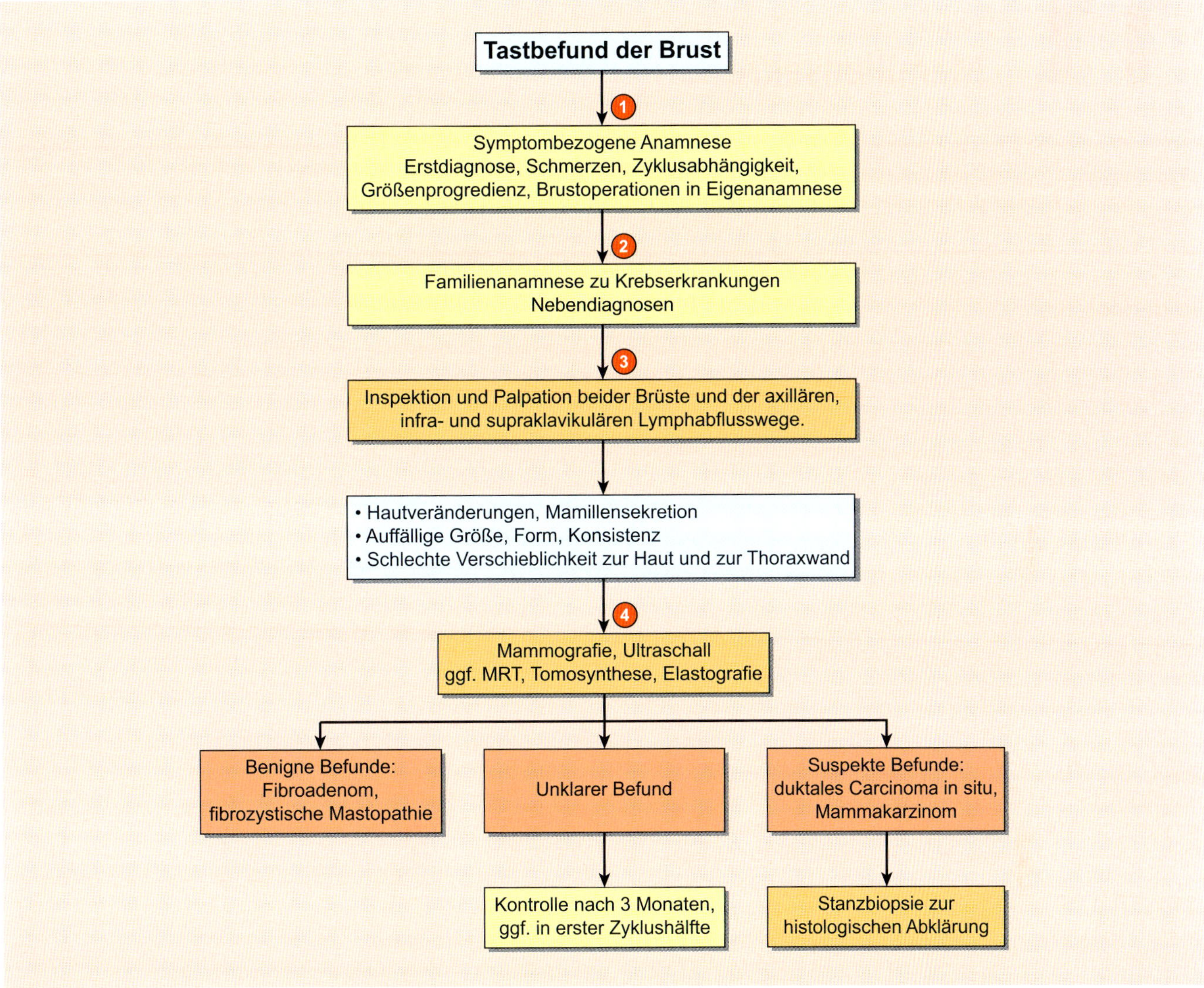
Tastbefund der Brust
1
Symptombezogene Anamnese
Erstdiagnose, Schmerzen, Zyklusabhängigkeit,
Größenprogredienz, Brustoperationen in Eigenanamnese
2
Familienanamnese zu Krebserkrankungen
Nebendiagnosen
3
Inspektion und Palpation beider Brüste und der axillären,
infra- und supraklavikulären Lymphabflusswege.
• Hautveränderungen, Mamillensekretion
• Auffällige Größe, Form, Konsistenz
• Schlechte Verschieblichkeit zur Haut und zur Thoraxwand
4
Mammografie, Ultraschall
ggf. MRT, Tomosynthese, Elastografie
Benigne Befunde:
Fibroadenom,
fibrozystische Mastopathie
Unklarer Befund
Suspekte Befunde:
duktales Carcinoma in situ,
Mammakarzinom
Kontrolle nach 3 Monaten,
ggf. in erster Zyklushälfte
Stanzbiopsie zur
histologischen Abklärung

11

Johannes Stubert

Mamillensekretion

Definition

Die Mamillensekretion entspricht einer Flüssigkeitsabsonderung aus den Milchgängen infolge einer primären Brustdrüsenveränderung. Hiervon abzugrenzen sind die physiologische Laktation (einschließlich Absonderung von Kolostrum) infolge einer Schwangerschaft und die Galaktorrhö.

Epidemiologie

Eine physiologische Mamillsensekretion kann bei bis zu 50 % aller Frauen im reproduktiven Alter durch retromamillären Druck provoziert werden. Als dritthäufigstes Leitsymptom ist sie für 5–10 % der Patientinnenvorstellung in einer Brustsprechstunde verantwortlich. Ursachen der pathologischen Sekretion sind benigne Papillome (~50 %), Duktektasien (~20 %) und maligne Erkrankungen (5–15 %).

Anamnese / Klinik ❶

Anamnese Gefragt wird nach Dauer und Ausprägung der Mamillensekretion. Eine positive Familienanamnese und ein Alter ab 50 Jahren sind Hinweise auf ein erhöhtes Brustkrebsrisiko. Im reproduktiven Alter ist gezielt nach einem Zusammenhang mit Schwangerschaft und Laktation zu fragen. Non-puerperale Mastitiden treten fast ausschließlich bei Raucherinnen auf. Spontanes Auftreten spricht eher für ein pathologisches Geschehen.

Klinik Das Sekret kann milchig, dickflüssig und dunkelgrün oder bräunlich, wässrig hell, eitrig, serös bernsteinfarben, blutig oder serös-blutig tingiert sein ❶. Bei bilateral austretendem milchigem Sekret besteht Verdacht auf eine Galaktorrhö ❸. Ursächlich können Medikamente sein (v. a. Neuropharmaka), die eine Hyperprolaktinämie auslösen, oder häufige (z.B. sexuelle) Manipulation bzw. Reizung der Brust(-warzen). Bei Verdacht auf Galaktorrhö nach Hinweisen auf endokrine Störungen suchen, wie Oligo- oder Amenorrhö, Androgenisierung, Fatigue, Kälte- oder Wärmeintoleranz, Schwitzen, Gewichtsverlust. Ein Hypophysenadenom kann Kopfschmerzen, Sehstörungen, Polyurie und Polydipsie auslösen. Bei Pruritus oder Überempfindlichkeit der Mamillen ist an primär dermatologische Veränderungen oder ein Morbus Paget zu denken.

Untersuchungen

Körperliche Untersuchung **Inspektion** (Rötung?) und **Palpation** (Tumor?) beider Mammae einschließlich des Lymphabflussgebiets ❷: Mamillenretraktion (seit wann?), Rötung, Schuppung, Hautverdickung, Größenveränderungen der Papille (DD Papillenadenom), Abszedierung oder Fistelbildung v. a. am Areolarand (Mastitis non-puerperalis). Durch Druck auf die retroareolären Milchgänge und ggf. nach zentral ausstreichender Palpation überprüfen, ob nur einer oder mehrere Milchgänge sezernieren. Möglichst immer **zytologische Diagnostik** ❹ (Ausstrich auf Objektträger anschließend mit Fixationsspray behandeln) wegen hoher Spezifität. Ein blutiges Sekret ist verdächtig, kommt aber oft auch bei benignen Brustveränderungen vor.

Bildgebende Diagnostik ❺ Immer durchführen:
- Sonografie von Mammae und axillären Lymphknoten
- Mammografie: strenge Indikation bei dichtem Drüsenkörper, Alter < 30 J.
- Galaktografie falls technisch durchführbar im Rahmen der Mammografie
- Mamma-MRT bei unklaren Befunden, Durchführung in der frühen Follikelphase

Duktoskopie Direkte Untersuchung der Milchgänge. Nur in spezialisierten Zentren; keine Routinediagnostik.

Labor Hyperprolaktinämie ❸ (Blutentnahme möglichst vor Manipulation der Brust) ausschließen.

Weiterführende Diagnostik Abhängig vom Untersuchungsergebnis ❻:
- Herdbefund → Hochgeschwindigkeitsstanzbiopsie
- Suspekter Mikrokalk → Vakuumbiopsie
- V.a. intraduktale Proliferationen → Duktektomie, retroareoläre Segmentresektion (Urbansche Operation)
- Hyperprolaktinämie → cMRT, endokrinologische Abklärung

Differenzialdiagnosen

Differenzialdiagnosen bei Sekretabsonderung der Mamille

Mögliche Erkrankungen	Häufigkeit	Weiterführende Untersuchungen
Papillom	+++	Stanzbiopsie bei Herdbefund, sonst Duktektomie
Duktektasie	+++	Häufig dickflüssiges dunkelgrünes, bräunliches oder blutiges Sekret, bei unklarem Befund Duktektomie bzw. Urbansche OP
Mammakarzinom, DCIS	++	Mamillenretraktion, unilateral blutiges Sekret, Zytologie, Bildgebung mit histologischer Sicherung
Morbus Paget	+	Punchbiopsie der ekzematösen Areola, Diagnostik wie bei Mammakarzinom
Mamillenekzem	++	Punchbiopsie der ekzematösen Areola
Prolaktinom	+	Prolaktin im Serum (morgens, nüchtern, vor Manipulation der Mamma, Wahrscheinlichkeit steigt ab Werten > 50 ng/ml), ophthalmologische Untersuchung, cMRT, TSH

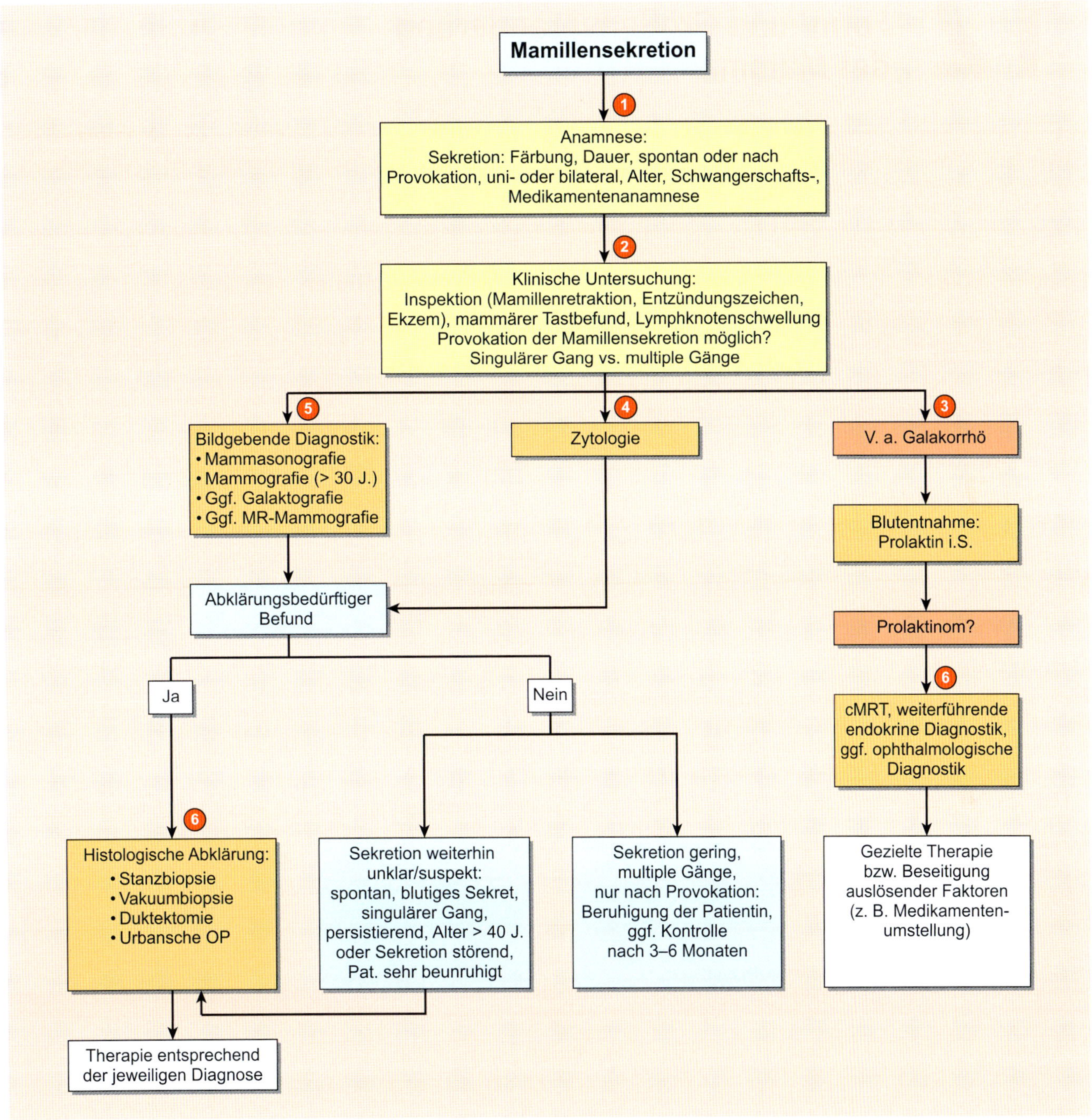
Mamillensekretion
1
Anamnese:
Sekretion: Färbung, Dauer, spontan oder nach Provokation, uni- oder bilateral, Alter, Schwangerschafts-, Medikamentenanamnese
2
Klinische Untersuchung:
Inspektion (Mamillenretraktion, Entzündungszeichen, Ekzem), mammärer Tastbefund, Lymphknotenschwellung
Provokation der Mamillensekretion möglich?
Singulärer Gang vs. multiple Gänge
5
Bildgebende Diagnostik:
• Mammasonografie
• Mammografie (> 30 J.)
• Ggf. Galaktografie
• Ggf. MR-Mammografie
4
Zytologie
3
V. a. Galakorrhö
Blutentnahme: Prolaktin i.S.
Prolaktinom?
6
cMRT, weiterführende endokrine Diagnostik, ggf. ophthalmologische Diagnostik
Gezielte Therapie bzw. Beseitigung auslösender Faktoren (z. B. Medikamenten-umstellung)
Abklärungsbedürftiger Befund
Ja
Nein
6
Histologische Abklärung:
• Stanzbiopsie
• Vakuumbiopsie
• Duktektomie
• Urbansche OP
Sekretion weiterhin unklar/suspekt: spontan, blutiges Sekret, singulärer Gang, persistierend, Alter > 40 J. oder Sekretion störend, Pat. sehr beunruhigt
Sekretion gering, multiple Gänge, nur nach Provokation: Beruhigung der Patientin, ggf. Kontrolle nach 3–6 Monaten
Therapie entsprechend der jeweiligen Diagnose

12 Form- und Größenveränderung der Mamma

Bernd Gerber

Definition

Die Größe und Form der Brust unterliegen dem subjektiven Empfinden, dem Zeitgeist und anderen Faktoren (Kulturkreis, Medien). Die meisten „echten" Abnormitäten sind genetisch bedingt. Dabei sind die Hormonrezeptoren unterwertig bzw. reagieren nicht adäquat auf normale Sexualhormone.

Epidemiologie

Valide Zahlen zur Häufigkeit der ein oder anderen Form- oder Größenabweichung der Mamma gibt es nicht, da diese Form- und Größenänderungen sehr subjektiv sind. Selbst deutlich erkennbare Asymmetrien und angeborene Fehlbildungen haben keinen echten Krankheitswert, sodass sich die Betroffenen damit nicht unbedingt in ärztliche Behandlung begeben.

Anamnese / Klinik

Die Diagnose wird in aller der Regel durch Inspektion und Palpation gestellt.❶ Vor einer jeden form- oder größenverändernden Operation müssen die Patientinnen über physiologische Variationen der Brustform und Größe aufgeklärt werden. Insbesondere müssen die Patientinnen auf den fehlenden Krankheitswert bei einer Form- und Größenabnormität hingewiesen werden.❸

Untersuchungen

In aller Regel ist die Anamnese, Inspektion und klinische Untersuchung für die Diagnosestellung ausreichend.❷

- **Hormonuntersuchungen:** Der Ausschluss einer fehlender ovariellen Hormonproduktion ist in der Regel nicht indiziert, da die meisten Frauen einen normalen Zyklus haben und eher der Rezeptorbesatz an den Brustepithelien Ursache der Fehlentwicklung ist.
- **Tumorausschluss:** Bei neu aufgetretenen Asymmetrien Mammasonografie, Mammografie und ggf. histologische Abklärung indiziert. Bei neu aufgetretener Gynäkomastie immer Ursachenforschung.

Differenzialdiagnosen

Tumoren Der Verdacht besteht bei neu aufgetretenen bzw. sich sekundär entwickelnden Asymmetrien (Fibroadenom, Phylloidtumor, Mammakarzinom).❹

Systemerkrankungen Neu aufgetretene Hyperplasien selten z. B. durch ein Lymphom usw.

Mammaasymmetrie Einseitige Entwicklungsstörung der Brust. Meist fehlen die Hormonrezeptoren an den Brustepithelien bzw. sind nur schwach exprimiert. Eine diskrete Asymmetrie findet sich bei vielen Frauen. Eine seltene Form der Asymmetrie ist das Poland-Syndrom mit fehlender Brustdrüse und Pektoralismuskulatur sowie oft weiteren Fehlbildungen.

Tubuläre Brust (Rüsselbrust, Schlauchbrust) Durch eine Fehlanlage gestörte Entwicklung des Drüsenkörpers. Je nach Ausprägung werden vier Schweregrade unterschieden. Meistens fehlt der Drüsenkörper in den unteren Quadranten. Bei der schweren Form sitzt der gesamte (spärlich ausgebildete) Drüsenkörper hinter den zu großen und weichen Brustwarzenhöfen (Hernie), sodass die ausgezogenen Warzenhöfe wie ein Rüssel nach unten hängen.

Mammahypoplasie Die Betroffenen empfinden ihre symmetrischen Brüste als zu klein.

Ptosis mamma (Hängebrust) Insbesondere nach längerem Stillen (Galaktationsatrophie), Gewichtsabnahme oder / und fehlender Elastizität der Haut.

Mammahyperplasie Ein zu großer Drüsenkörper, der insbesondere zu Beginn der Postmenopause durch die Größe der Brust und die degenerativen Veränderungen am Skelettsystem zu Schulter-Nacken-Beschwerden führt.

Ursachen von Form und Größenveränderungen der Brust

Mögliche Ursachen	Häufigkeit	Weiterführende Untersuchungen
Tumoren	(+)	Mammasonografie Mammografie
Asymmetrie	+	Inspektion / Palpation, ggf. Mammasonografie, Mammografie
Tubuläre Brust	(+)	Inspektion / Palpation
Ptosis mammae	++	Inspektion / Palpation
Mammahyperplasie	++	Inspektion / Palpation, vor OP: Mammasonografie, Mammografie
Hypoplasie	+	Inspektion / Palpation
Gynäkomastie	+	Inspektion / Palpation, ggf. Mammasonografie, Mammografie

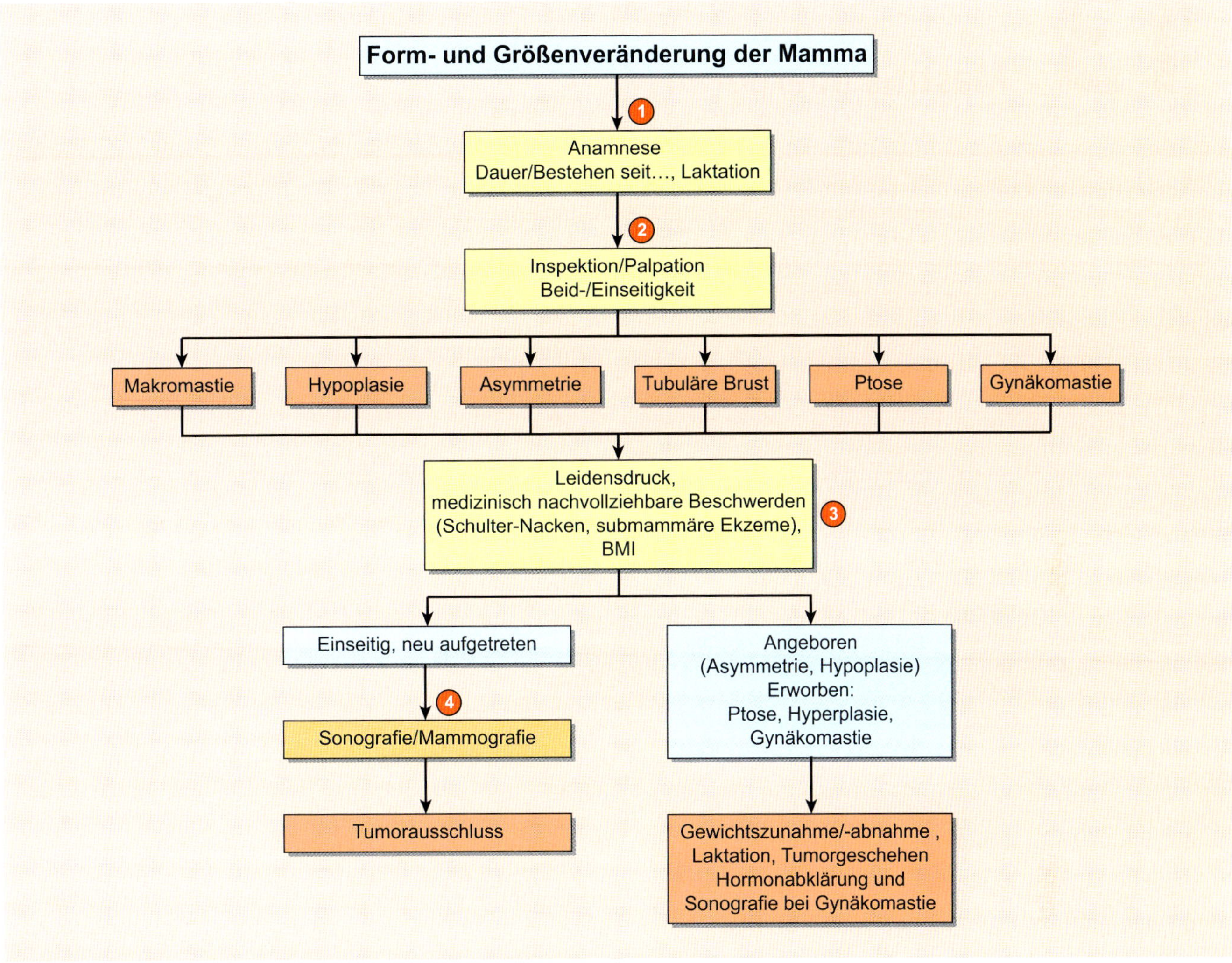
Form- und Größenveränderung der Mamma
1
Anamnese
Dauer/Bestehen seit…, Laktation
2
Inspektion/Palpation
Beid-/Einseitigkeit
Makromastie
Hypoplasie
Asymmetrie
Tubuläre Brust
Ptose
Gynäkomastie
Leidensdruck,
medizinisch nachvollziehbare Beschwerden
(Schulter-Nacken, submammäre Ekzeme),
BMI
3
Einseitig, neu aufgetreten
4
Sonografie/Mammografie
Tumorausschluss
Angeboren
(Asymmetrie, Hypoplasie)
Erworben:
Ptose, Hyperplasie,
Gynäkomastie
Gewichtszunahme/-abnahme ,
Laktation, Tumorgeschehen
Hormonabklärung und
Sonografie bei Gynäkomastie

13

Ute-Susann Albert

Mastitis puerperalis

Definition

Eine Mastitis puerperalis ist eine in der Stillzeit auftretende Entzündung in der Brustdrüse, die durch Behinderung eines effektiven Milchflusses oder durch eine Infektion verursacht wird. In Abgrenzung hierzu liegt beim Milchstau, die Blockierung eines Milchganges vor und die damit verbundenen lokalen Beschwerden, ohne dass das Allgemeinbefinden beeinträchtigt ist (WHO 2000, Lawrence 2011, Jacobs et al. 2013).

Epidemiologie

Die Inzidenz der Mastitis puerperalis wird in der Literatur mit 2–50 % aller Entbundenen angegeben (WHO 2000). Erstgebärende sind häufiger betroffen. Haupterreger sind *S. aureus,* einschließlich Methicillin-resistente *S. aureus,* seltener β-hämolysierende Streptokokken, Enterobakterien, *Pseudomonas aeruginosa* und Hefen. Die kanalikuläre Keimaszension durch die Milchgänge und (Mikro-) Verletzungen als Eintrittspforte in die periduktalen Lymphbahnen sind als Infektionswege beschrieben (Lawrence und Lawrence 2011, Peters 2009, WHO 2000).

Risikofaktoren sind vorangegangene Brustentzündungen, wunde Brustwarzen und Verletzungen (u.a. Piercing), Diabetes mellitus und eine allgemein reduzierte Immunabwehr. In engem Zusammenhang mit einer Mastitis stehen die mit einem ineffektivem Milchfluss assoziierten Brusterkrankungen: initiale Brustdrüsenschwellung und Milchstau (Lawrence und Lawrence 2011, Mangesi und Zakarija-Grkovic 2016, Peters 2009).

Anamnese/Klinik

Neben umschriebenen starken, überwiegend unilateral, lokalen Beschwerden sind **systemische Reaktionen** wie Unwohlsein und Fieber (> 38,4 °C) für eine Mastitis kennzeichnend.

Ausprägung und **Dauer** der Beschwerden sollen ebenso abgefragt werden ❶ wie lokale Schmerzen, Rötung, Verhärtung, Schwellung, Überwärmung, Seitenlokalisation, Allgemeinbefinden (Kopf- und Gliederschmerzen, Schüttelfrost) und Körpertemperatur.

Außerdem soll geklärt werden, wie stark mögliche Ursachen eines ineffektiven Milchflusses vorliegen um stillfördernde Maßnahmen zur Unterstützung und Hilfe gezielt einzusetzen (Jacobs et al. 2013, Peters 2009):

- Stilltechnik und Stillfrequenz
- Wunde Brustwarzen, Verletzungen, Hygiene
- Verstärkte initiale Brustdrüsenschwellung
- Mechanische Blockierung des Milchflusses
- Verstärkter Milchfluss
- Fehlender Milchspendereflex (Stress, Schlafentzug), psychische Faktoren

Untersuchungen

Die wichtigsten Untersuchungsmodalitäten sind **Anamnese** und **klinische Brustuntersuchung** mit Inspektion und Palpation sowie Messung der Körpertemperatur.

Laborchemisch unterscheidet die semiquantitative, mikrobiologische Untersuchung der Milch mit Erregernachweis und Leukozytenbestimmung eine **infektionsbedingte Mastitis puerperalis** (Leukozyten > 10^6/ml; Keimzahl > 10^3 CFU/ml) von einer stauungsbedingten Mastitis (Keimzahl < 10^3 CFU/ml). Die Sensitivitätstestung bei Erregernachweis erlaubt eine entsprechend ggf. anzupassende Antibiotikatherapie. ❸

Die Mastitis puerperalis soll klinisch diagnostiziert werden. Differenzialdiagnostisch können ergänzende Untersuchungen erforderlich sein (Bock 2017, Jacobs et al. 2013.) Vor dem Beginn einer kalkulierten Antibiotikatherapie soll bei Fieber > 38,4 °C über 24 h nach dem Einleiten von Maßnahmen für einen effektiven Milchfluss Milch zur mikrobiologischen Untersuchung mit Antibiogramm bei Erregernachweis gewonnen werden ❹ (Jacobs et al. 2013).

Differenzialdiagnosen

Mögliche Ursachen der Mastitis puerperalis (nach Bock 2017, Jacobs et al. 2013)

Ursache	Häufigkeit	Weiterführende Untersuchungen
Milchstau	Keine Literaturangaben zur Inzidenz	Klinische Ausschlussdiagnose zur Mastitis puerperalis: kein Fieber < 38,4 °C, Mamille mit White Blister (Lawrence und Lawrence 2011)
Brustabszess	3 %[1]	Anamnese (Symptompersistenz nach Antibiotikatherapie), klinische Brustuntersuchung, Mammasonografie Abszesspunktion
Mammakarzinom (inflammatorisch, M. Paget)	1 : 3000[2]	Anamnese (Symptompersistenz nach Antibiotikatherapie), klinische Brustuntersuchung, Mammasonografie, ggf. Abklärungsdiagnostik

Bezogen auf die Grundgesamtheit: [1]Frauen mit Mastitis, [2]Schwangere und stillende Frauen

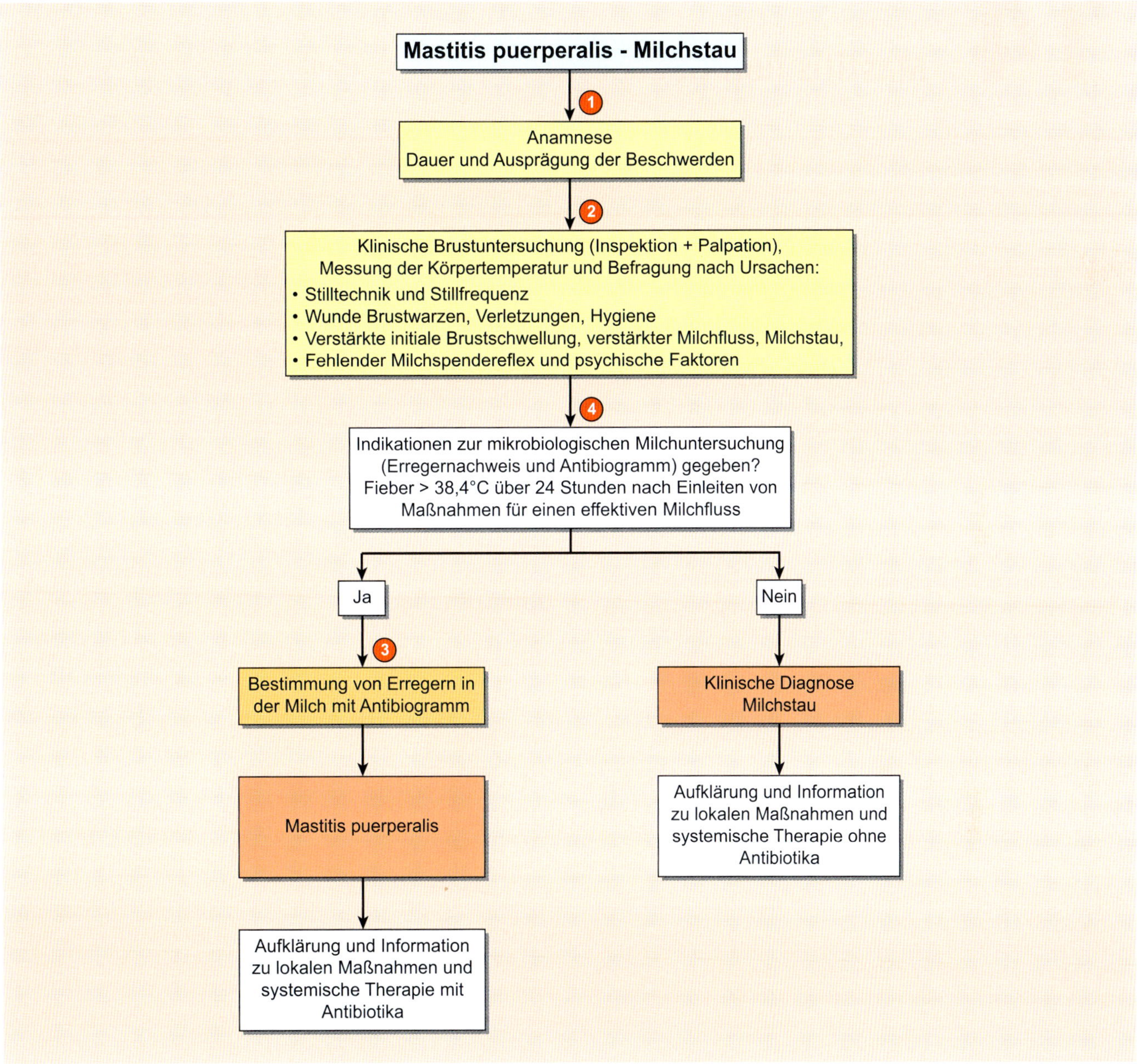
Mastitis puerperalis - Milchstau
1
Anamnese
Dauer und Ausprägung der Beschwerden
2
Klinische Brustuntersuchung (Inspektion + Palpation),
Messung der Körpertemperatur und Befragung nach Ursachen:
• Stilltechnik und Stillfrequenz
• Wunde Brustwarzen, Verletzungen, Hygiene
• Verstärkte initiale Brustschwellung, verstärkter Milchfluss, Milchstau,
• Fehlender Milchspendereflex und psychische Faktoren
4
Indikationen zur mikrobiologischen Milchuntersuchung (Erregernachweis und Antibiogramm) gegeben? Fieber > 38,4°C über 24 Stunden nach Einleiten von Maßnahmen für einen effektiven Milchfluss
Ja
Nein
3
Bestimmung von Erregern in der Milch mit Antibiogramm
Klinische Diagnose Milchstau
Mastitis puerperalis
Aufklärung und Information zu lokalen Maßnahmen und systemische Therapie ohne Antibiotika
Aufklärung und Information zu lokalen Maßnahmen und systemische Therapie mit Antibiotika

14

Marc Thill, Katharina Kelling

Mastitis non-puerperalis

Definition

Die Mastitis non-puerperalis ist definiert als eine akute bakterielle oder abakterielle Entzündung der Mamma außerhalb des Wochenbetts. Eine Entzündung der Mamma im Wochenbett wird als Mastitis puerperalis bezeichnet.

Epidemiologie

Eine Mastitis non-puerperalis betrifft 0,1–2,0 % aller gynäkologischen Patientinnen, vor allem Frauen im Alter < 30 Jahren mit einem zweiten Altersgipfel in der Perimenopause. Die **akute bakterielle Mastitis non-puerperalis** entsteht durch die Invasion von **Bakterien** (Mischflora), die durch Mikroläsionen in der Haut oder bei traumatischer Genese durch die entsprechenden Hautverletzungen in die Milchgänge gelangen. Die häufigsten Auslöser sind *Staphylococcus aureus* (40 %), koagulasenegative Staphylokokken (40 %), Anaerobier (10–20 %), *Escherichia coli* (< 5 %), *Proteus mirabilis* (< 5 %) und Enterokokken (< 5 %), weitere Keime sind B-Streptokokken, Laktobazillen, Fusobakterien, Mykoplasmen und andere. Nikotinabusus wirkt sich infektionsbegünstigend aus. Er ist in etwa 60 % und bei komplizierten Verläufen in 90 % mit einer Mastitis non-puerperalis assoziiert.

Die **chronische abakterielle Mastitis non-puerperalis** entsteht durch einen Sekretstau, mit Erweiterung der Milchgänge und konsekutiver Sekretresorption sowie daraus resultierender Entzündung des umliegenden Gewebes mit Bildung von Granulomen. Bei der granulomatösen Mastitis kann häufig eine Hyperprolaktinämie vorliegen, weitere begünstigende Faktoren können Schwangerschaft, Laktation, ein Trauma oder Ovulationshemmer sein. Grundsätzlich lassen sich zwei Formen unterscheiden: die idiopathische und die autoimmune Form (z. B. bei Diabetes, bei rheumatoiden und endokrinen Erkrankungen). Selten sind die mit einer Tuberkulose oder Sarkoidose assoziierten spezifischen granulomatösen Mastitiden.

Anamnese / Klinik

Klinisch imponiert die Mastitis non-puerperalis als umschriebene, später auch ausgedehntere Rötung der Haut, meist unilateral und in Nähe zum Nippel-Areola-Komplex. Neben der Rötung sind Überwärmung, Druckdolenz, mäßige und umschriebene Schmerzen sowie Schwellung der Brust und weitere lokale Symptome. Im Vergleich zu einer Mastitis puerperalis fallen die Symptome jedoch geringer aus. Allgemeinsymptome sind Temperaturerhöhung, Krankheitsgefühl und erhöhte laborchemische Infektparameter (Meretoja, Ihalainen und Leidenius 2017).

Wird die Mastitis nicht frühzeitig behandelt, droht ein Abszess und konsekutiv ein derbes Infiltrat im Bereich des erkrankten Brustgewebes. Mitunter bilden sich auch Milchgangsfisteln, die durch ihre Verbindung zur Haut einen chronisch-rezidivierenden Verlauf begünstigen (Lam, Chan und Wiseman 2014). Allerdings reichen für chronisch-rezidivierende Verläufe oft auch infektionsbegünstigende Faktoren, wie Nikotinabusus, aus.

Untersuchungen

Neben der körperlichen Untersuchung der entkleideten Patientin mit Inspektion und Palpation von Mammae sowie axillären, ggf. auch infra-und supraklavikulären Lymphabstromgebieten, kommt der Mammasonografie entscheidende Bedeutung zu (Dixon 2013). Es gilt dabei in erster Linie, eine Mastitis von einem Abszess oder einer anderen Differentialdiagnose zu differenzieren.

Besteht eine therapieresistente Hautrötung der Brust oder des Nippel-Areola-Komplexes, ist ein inflammatorisches Mammakarzinom, respektive ein Morbus Paget auszuschließen (DKG, DGGG et al., 2017).

Laborchemisch werden die Infektparameter (Leukozyten, CRP) sowie das Prolaktin im Serum bestimmt, um eine bisher unentdeckte Hyperprolaktinämie nachzuweisen (DGGG, et al. 2013). Liegt ein Abszess vor, so ist die sonografisch gesteuerte Punktion mit Gewinnung von Sekret oder Eiter zum Keimnachweis und Anpassung einer Antibiotikatherapie (Resistogramm) indiziert (DGGG et al. 2013).

Differenzialdiagnosen

Differenzialdiagnosen der Mastitis non-puerperalis

Differenzialdiagnose	Häufigkeit	Weiterführende Untersuchungen
Akute bakterielle Form		
Akute unkomplizierte Mastitis non puerperalis	+++	Bei kleineren Abszedierungen evtl. Punktion
Mammaabszess	+++	Punktion, Operation
Chronische abakterielle Form		
Granulomatöse Mastitis	+	Prolaktin im Serum (Hyperprolaktinämie), Mammasonografie, Mammografie, Magnetresonanztomografie, evtl. Core-Biopsie
Weitere Differenzialdiagnosen		
Inflammatorisches Mammakarzinom	+	Mammasonografie, Mammografie, MRT, Punchbiopsie, bei Tumor auch Core-Biopsie
Morbus Paget	+	Punchbiopsie, Mammasonografie, Mammografie, Punchbiopsie

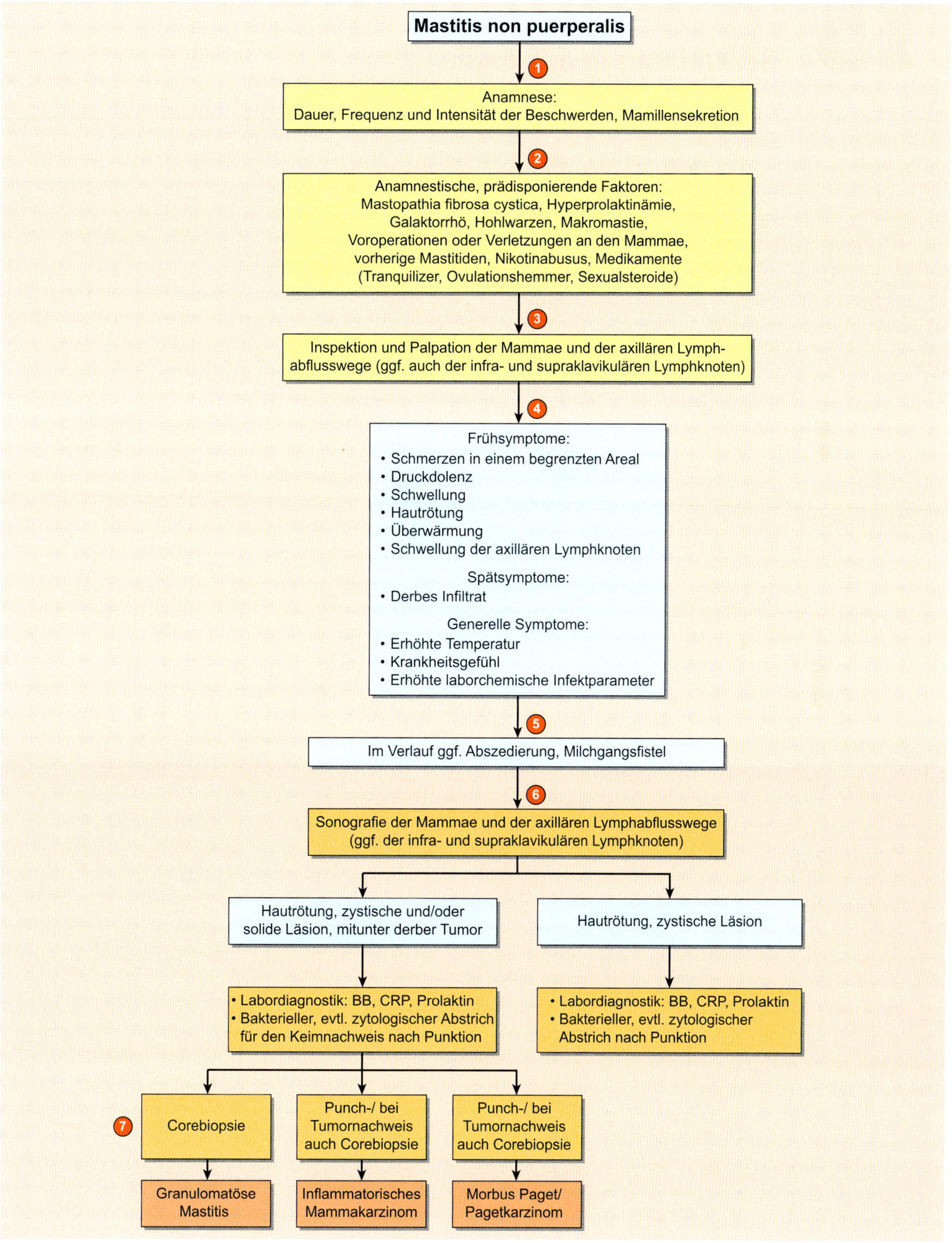
Mastitis non puerperalis
1
Anamnese:
Dauer, Frequenz und Intensität der Beschwerden, Mamillensekretion
2
Anamnestische, prädisponierende Faktoren:
Mastopathia fibrosa cystica, Hyperprolaktinämie, Galaktorrhö, Hohlwarzen, Makromastie, Voroperationen oder Verletzungen an den Mammae, vorherige Mastitiden, Nikotinabusus, Medikamente (Tranquilizer, Ovulationshemmer, Sexualsteroide)
3
Inspektion und Palpation der Mammae und der axillären Lymphabflusswege (ggf. auch der infra- und supraklavikulären Lymphknoten)
4
Frühsymptome:
• Schmerzen in einem begrenzten Areal
• Druckdolenz
• Schwellung
• Hautrötung
• Überwärmung
• Schwellung der axillären Lymphknoten
Spätsymptome:
• Derbes Infiltrat
Generelle Symptome:
• Erhöhte Temperatur
• Krankheitsgefühl
• Erhöhte laborchemische Infektparameter
5
Im Verlauf ggf. Abszedierung, Milchgangsfistel
6
Sonografie der Mammae und der axillären Lymphabflusswege (ggf. der infra- und supraklavikulären Lymphknoten)
Hautrötung, zystische und/oder solide Läsion, mitunter derber Tumor
Hautrötung, zystische Läsion
• Labordiagnostik: BB, CRP, Prolaktin
• Bakterieller, evtl. zytologischer Abstrich für den Keimnachweis nach Punktion
• Labordiagnostik: BB, CRP, Prolaktin
• Bakterieller, evtl. zytologischer Abstrich nach Punktion
7
Corebiopsie
Punch-/ bei Tumornachweis auch Corebiopsie
Punch-/ bei Tumornachweis auch Corebiopsie
Granulomatöse Mastitis
Inflammatorisches Mammakarzinom
Morbus Paget/ Pagetkarzinom

15

Amelie de Gregorio

Schwellung in der Axilla

Definition

Eine Schwellung in der Axilla ist eine vorübergehende oder dauerhafte Gewebszunahme unterschiedlicher Ätiologie. Sie kann ein- oder beidseitig auftreten. In der Regel werden Schwellungen in der Axilla von der Patientin erst bemerkt, wenn ein Tastbefund erhoben werden kann.

Anamnese/Klinik

Neben der allgemeinen Anamnese ❶ mit Vorerkrankungen, Tumoranamnese, Voroperationen (auch z. B. Brustimplantateinlage) und aktueller Medikation sind der zeitliche Verlauf der Symptomatik mit Beginn, Dauer und Klinik zu erfragen. Zudem wird nach sonstigen Symptomen und Auffälligkeiten, B-Symptomatik, Schwangerschaft bzw. ggf. aktueller Laktationsphase, Reiseanamnese und Umweltfaktoren gefragt. Die gynäkologische Anamnese erfasst den Menstruationszyklus, die Familienanamnese für Brust- und Eierstockkrebs sowie die regelmäßige Selbstuntersuchung der Brust und Wahrnehmung der gesetzlichen Vorsorge (mit Mammografiescreening ab dem 50. Lebensjahr). Für die weitere Einschätzung ist entscheidend, ob es sich um eine schmerzhafte oder nicht schmerzhafte Schwellung handelt und ob sie ein- oder beidseitig ist.

Untersuchungen

Bei der **körperlichen Untersuchung** ❷ wird im Rahmen der Inspektion der Axilla auf Hautrötungen und weitere äußerliche Auffälligkeiten geachtet (z. B. Acne inversa). Dafür ist eine vollständige Entkleidung des Oberkörpers notwendig. Im Seitenvergleich sind Unterschiede zwischen den Achseln zu identifizieren. Besonders wichtig ist, ob die Schwellung einseitig oder beidseitig bzw. im Rahmen einer generalisierten Lymphadenopathie vorliegt. Anschließend werden die Axillen sorgfältig palpiert. Dabei wird auf Besonderheiten wie Überwärmung, Schmerzhaftigkeit, Konsistenz und Verschieblichkeit des Tastbefundes geachtet. Zudem werden die Mammae sowie die weiteren Lymphabflussgebiete (Axilla bds., supra- und infraklavikuläre, zervikale und inguinale Lymphknoten) mitbeurteilt.

Einseitige Schwellungen sind in der Regel durch Palpation allein schwierig zu differenzieren, sodass meist ergänzend eine **Sonografie** ❸ durchgeführt wird. Ansonsten werden je nach Verdacht gezielte laborchemische und bildgebende Untersuchungen veranlasst. Abhängig von Alter und Klinik ist zudem eine gezielte senologische Diagnostik (Mammografie und Sonografie) indiziert. Abgrenzbare, unklare Befunde bzw. suspekte Lymphknoten in der Axilla sowie persistierende Auffälligkeiten sollten fast immer **histologisch** abgeklärt werden. ❹

Differenzialdiagnosen

Die einseitige Schwellung kann durch eine muskuläre Variante sowie benigne und maligne Gewebeveränderungen wie akzessorisches Brustdrüsengewebe, Lipome, verfettete, vergrößerte Lymphknoten sowie Lymphknotenmetastasen oder Lymphome bedingt sein.

Schmerzhafte Schwellungen der Axilla entstehen meist durch eine reaktive Lymphadenopathie bzw. infektiöse Veränderungen. Die Maximalvariante ist der Abszess häufig mit den klinischen Symptomen einer prallelastischen Raumforderung sowie Rötung, Überwärmung und Schwellung. Abszesse treten dabei gehäuft bei Risikopatientinnen mit Nikotinabusus oder Acne inversa auf.

Ursachen von Schwellungen in der Axilla

Mögliche Ursache	Häufigkeit	Weiterführende Diagnostik
Brustdrüsengewebe (akzessorisches)	++	Sonografie, Mammografie (selten MRT), Histologie
Lymphknoten		Sonografie, Mammografie, ggf. CT, seltener PET-CT, Labordiagnostik mit Entzündungsparametern und ggf. Virologie (CMV, EBV). Bei Persistenz oder suspektem Befund histologische Sicherung (diagnostische Exstirpation bzw. Stanzbiopsie)
Reaktiv/infektiös	++	
Neoplastisch	+	
Seltene benigne oder maligne Tumoren		Sonografie, ggf. MRT/CT, ggf. histologische Sicherung
Lipom	+/++	
Silikom (nach Implantat)	+	
Schwannom	–	
Liposarkom	–	
Knochentumor	–	
Lymphangiom	–	
Gefäßveränderungen	–	
Abszess (Schweißdrüsen, Haarbalken, Acne inversa, Nikotinabusus)	++	Sonografie, Klinik, Entzündungswerte, diagnostische bzw. therapeutische Punktion/Exzision
Internistische Krankheiten mit generalisierter Lymphadenopathie (z. B. Histiozytose, Sarkoidose)	+	Sonografie, ggf. Mammografie zur Komplettierung der senologischen Diagnostik/Vorsorge, situativ weitere Bildgebung (Röntgen-Thorax, CT, PET-CT), Labordiagnostik
Anatomische Variante des M. latissimus dorsi (Axillary Arch Muscle)	+/–	Sonografie
Postoperative Veränderungen (z. B. Serom, Narbe, Lipoidnekrose)		(Anamnese!), Sonografie, ggf. Punktion bzw. histologische Sicherung mittels Stanze
Lymphödem (➤ Kap. 57)		Klinik, Sonografie

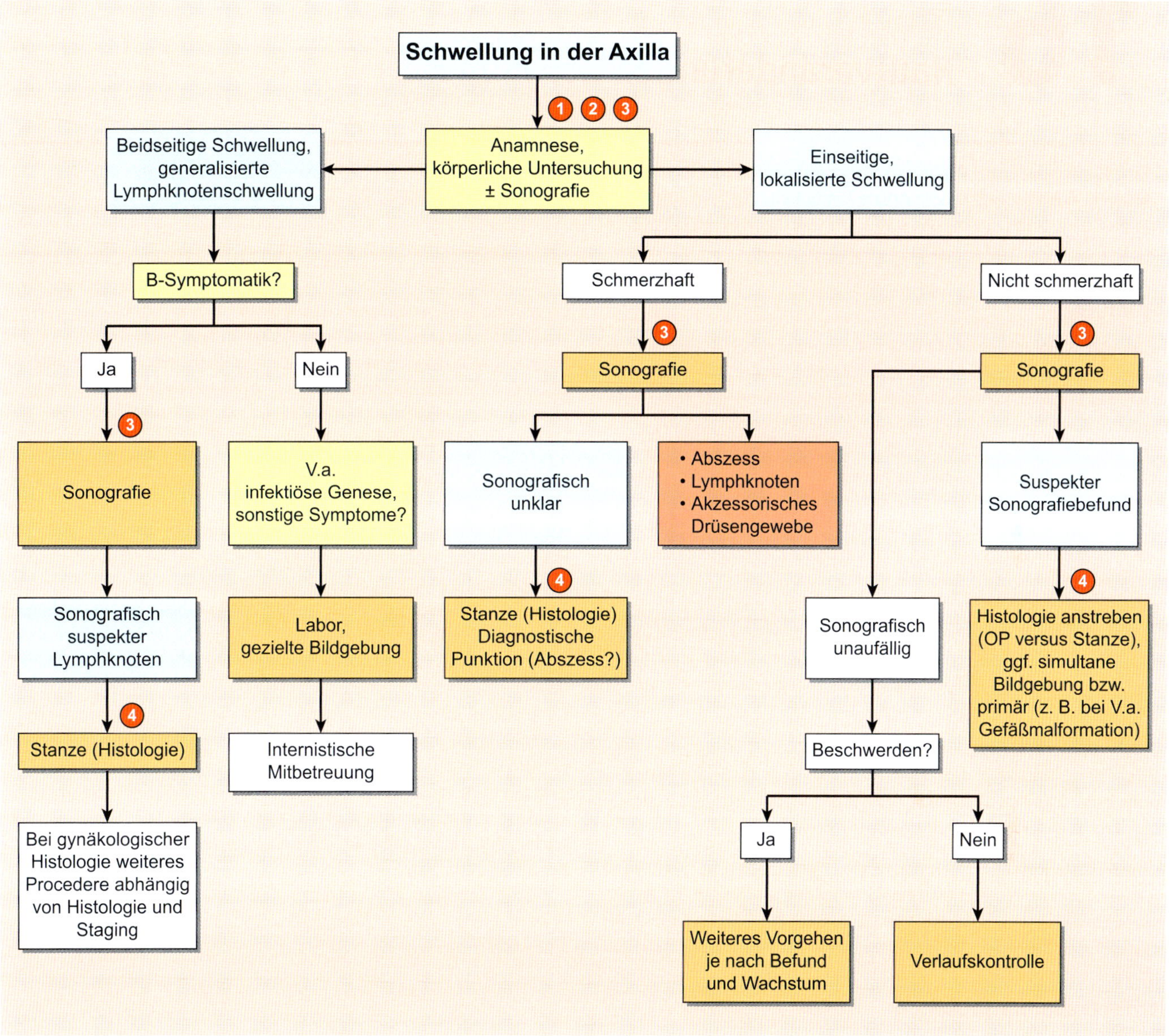
Schwellung in der Axilla
1 2 3
Anamnese, körperliche Untersuchung ± Sonografie
Beidseitige Schwellung, generalisierte Lymphknotenschwellung
Einseitige, lokalisierte Schwellung
B-Symptomatik?
Ja
Nein
3
Sonografie
V.a. infektiöse Genese, sonstige Symptome?
Sonografisch suspekter Lymphknoten
Labor, gezielte Bildgebung
4
Stanze (Histologie)
Internistische Mitbetreuung
Bei gynäkologischer Histologie weiteres Procedere abhängig von Histologie und Staging
Schmerzhaft
3
Sonografie
Sonografisch unklar
• Abszess
• Lymphknoten
• Akzessorisches Drüsengewebe
4
Stanze (Histologie) Diagnostische Punktion (Abszess?)
Nicht schmerzhaft
3
Sonografie
Suspekter Sonografiebefund
4
Histologie anstreben (OP versus Stanze), ggf. simultane Bildgebung bzw. primär (z. B. bei V.a. Gefäßmalformation)
Sonografisch unauffällig
Beschwerden?
Ja
Nein
Weiteres Vorgehen je nach Befund und Wachstum
Verlaufskontrolle

16

Erich Solomayer

Hautveränderungen der Mamma

Definition

Eine Hautveränderung der Mamma liegt vor, wenn die Kutis der Mamma sichtbare und / oder tastbare Veränderungen zeigt. Die Ursachen dafür können gynäkoonkologisch (z. B. beim Mammakarzinom) oder dermatologisch sein. Die Veränderungen der Mamille werden in ➤ Kapitel 17 dargestellt.

Anamnese

Bei Hautveränderungen der Mamma sollte primär eruiert werden ❶, ob es sich um sichtbare oder tastbare Veränderungen handelt. Vor allem werden Dauer (Tage oder bereits Monate, Jahre), Ausdehnung (lokalisiert oder die ganze Brust betreffend, einseitig oder beidseits) und Konsistenz (weich, derb usw.) erfragt. Außerdem sollten Fragen zu weiteren Veränderungen der Brust gestellt werden, die einen Hinweis auf ein Mammakarzinom liefern könnten. Dazu gehören derbe Knoten, das Orangenhaut-Phänomen (V. a. Hautinfiltration bei Mammakarzinom), eine schmerzlose Rötung (V. a. inflammatorisches Mammakarzinom) oder Destruktionen der Haut mit offener Wunde (z. B. exulzeriertes Mammakarzinom). Abschließend sollte nach Entzündungszeichen (z. B. bei Rötung und Schmerzen V. a. Mastitis), nach vorbekannten Allergien (hier v. a. Kontaktallergien), nach Juckreiz (z. B. Dermatomykose) sowie nach anderen Hautveränderungen am Körper (systemische Hauterkrankungen) gefragt werden.

Untersuchung

Obligat ist die Inspektion der Haut und die Palpation der beiden Mammae ❷ sowie der Lymphabflussgebiete. Eine Mammografie und eine Mammasonografie sollten ebenfalls durchgeführt werden.

Schmerzhafte Rötung Bei schmerzhafter, lokal begrenzter Rötung besteht vor allem der Verdacht auf eine Entzündung. Die Sonografie ❸ zeigt gegebenenfalls Abszessherde im Brustgewebe im Bereich der Rötung. Bei einer diffusen Mastitis non-puerperalis (➤ Kap. 14) ist die Rötung dagegen sehr stark ausgedehnt, häufig auch ohne sonografisches Korrelat. Die Mastitis puerperalis (➤ Kap. 13) kann mit einer lokalisierten oder mit einer sehr weit ausgedehnten Rötung vergesellschaftet sein. Die Sonografie ist hierbei allerdings aufgrund der postpartalen Situation deutlich schwieriger zu interpretieren. In beiden Fällen kann die Mastitis mit Fieber und erhöhten Entzündungszeichen ❹ einhergehen.

Schmerzlose Rötung In erster Linie muss ein Mammakarzinom ausgeschlossen werden. Bei verdächtiger Bildgebung (Mammografie, Sonografie, ggf. MRT ❺) sollten die Befunde mittels Histologie abgeklärt werden ❻. Bei unauffälliger Bildgebung sollte ggf. eine Biopsie der Haut erfolgen, um ein inflammatorisches Mammakarzinom auszuschließen. Nach Ausschluss dieser Diagnosen sollte die dermatologische Abklärung angeschlossen werden ❼. Eine häufige dermatologische Diagnose ist die Dermatomykose. Diese Veränderungen sind meist in der submammären Falte lokalisiert (andere Lokalisationen sind jedoch ebenfalls möglich). An eine allergische Komponente sollte gedacht werden, wenn die Hautveränderung nach direktem Kontakt mit bestimmten Stoffen (Creme, neuer BH usw.) oder nach Einnahme bestimmter Medikamente, Lebensmittel usw. auftritt. Bei Auftreten der Rötung an weiteren Körperstellen sollte an eine systemische Erkrankung gedacht werden (z. B. Lupus erythematodes, Psoriasis usw.). In solchen Situationen sollte auf jeden Fall umgehend eine dermatologische Vorstellung erfolgen.

Neben Rötungen gibt es weitere Hautveränderungen. Dazu gehören Warzen, Melanome usw. Auch in diesen Situationen ist eine dermatologische Abklärung essenziell.

Differenzialdiagnosen

Ursachen von Hautveränderungen der Mamma

Mögliche Ursachen	Häufigkeit	Weiterführende Untersuchungen
Schmerzhafte Rötung		
Entzündung	+++	Sonografie
Mastitis	+++	Sonografie
Abszess	+	Sonografie
Schmerzlose Rötung		
Mammakarzinom	+++	Mammografie, Sonografie
Dermatomykose	++	Dermatologische Abklärung
Kontaktallergie	+	Anamnese, dermatologische Abklärung

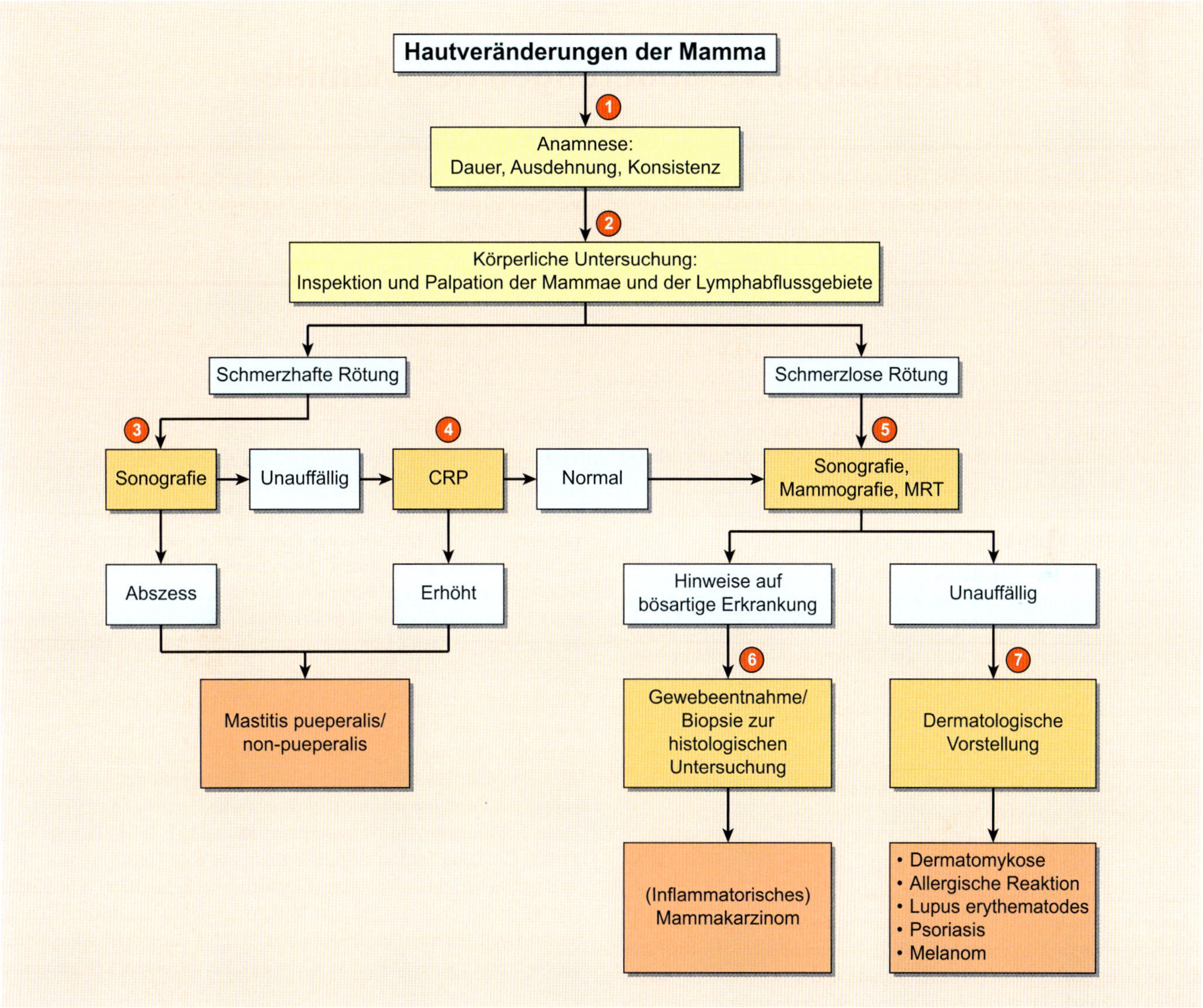
Hautveränderungen der Mamma
1
Anamnese:
Dauer, Ausdehnung, Konsistenz
2
Körperliche Untersuchung:
Inspektion und Palpation der Mammae und der Lymphabflussgebiete
Schmerzhafte Rötung
Schmerzlose Rötung
3
Sonografie
Unauffällig
4
CRP
Normal
5
Sonografie,
Mammografie, MRT
Abszess
Erhöht
Hinweise auf
bösartige Erkrankung
Unauffällig
Mastitis pueperalis/
non-pueperalis
6
Gewebeentnahme/
Biopsie zur
histologischen
Untersuchung
7
Dermatologische
Vorstellung
(Inflammatorisches)
Mammakarzinom
• Dermatomykose
• Allergische Reaktion
• Lupus erythematodes
• Psoriasis
• Melanom

17

Susanne Albrecht

Ekzematöse Veränderungen der Mamille

Definition

Ekzeme der Mamille können im Rahmen einer dermatologischen Vorerkrankung (atopische Dermatitis oder allergische Kontaktdermatitis), durch Hautirritationen (irritative Kontaktdermatitis), reizende Substanzen (Seife, Wasser, Duftstoffe) oder Beanspruchung („jogger's nipple") auftreten. Das Mamillenekzem betrifft gewöhnlich den Brustwarzenvorhof und breitet sich gelegentlich auf die Brust aus. Die Brustwarze selbst ist selten betroffen (Barankin und Gross 2004).

Epidemiologie

Eine genaue Inzidenz des Mamillenekzems ist nicht bekannt. Beinahe die Hälfte der stillenden Mütter mit Mamillenekzem weist in der Anamnese eine atopische Dermatitis auf. Auch das Einführen von Beikost in die kindliche Ernährung kann bei stillenden Frauen ein Mamillenekzem auslösen (Barankin und Gross 2004).

Anamnese/Klinik

Beim **atopischen Mamillenekzem** besteht oft eine Neurodermitis, Asthma und/oder Heuschnupfen. Der Pathogenese liegt eine komplexe Interaktion zwischen sog. Suszibilitätsgenen, immunologischen Faktoren, Hautbarrierestörungen, Infektionen, neuroendokrinen Faktoren und Umwelteinflüssen zugrunde (Leung und Hon 2012). Zur Erfassung einer **irritativen Kontaktdermatitis** muss die Verwendung von oder der Kontakt mit reizenden Produkten wie Seife, Waschmittel oder Duftstoffen erfragt bzw. eine entsprechende mechanische Beanspruchung (extensives Joggen, Stillen) eruiert werden. Während es bei einer reinen Kontaktdermatitis zu keiner Immunreaktion kommt, findet bei der **allergischen Kontaktdermatitis** eine verspätete Hypersensibilisierung (T-Zell-vermittelt) gegen ein Allergen statt. Häufige Allergene in Pflegeprodukten sind Kamille, Vitamin A und E, Aloe vera, Duftstoffe und Lanolin (gereinigtes Wollwachss; Barakin und Gross 2004).

Das Mamillenekzem manifestiert sich üblicherweise beidseits und symmetrisch, selten einseitig (Song et al. 2015). Es kann subakut oder chronisch als trockene, erythematöse, lichenifizierende und schuppende Dermatitis auftreten. Klinisch äußert es sich mit Juckreiz, Schmerzen oder Brennen. Vor allem bei stillenden Frauen können diese Beschwerden sehr ausgeprägt sein und dadurch ein Stillhindernis darstellen.

Untersuchungen

Da das Mamillenekzem sehr gut auf topische Kortikosteroide anspricht, muss bei einer Therapieresistenz über 3 Monate zum Ausschluss einer malignen Mamillenveränderung dringend eine **Probebiopsie** ❶ erfolgen. Bei Vorliegen oder V.a. einen Morbus Paget muss zusätzlich eine weiterführende **senologische Diagnostik** (Mammografie) ❹ zur Abklärung eines begleitenden Mammakarzinoms oder duktalen Carcinoma in situ (DCIS) erfolgen. An eine maligne Mamillenveränderung muss insbesondere bei einer einseitigen Manifestation und vorliegenden weiteren Brustveränderungen (Mamilleneinziehung, Peau d'orange, Tastbefund, Brustasymmetrie usw.) gedacht werden. Verschiedene Dermatosen wie Psoriasis, Vitiligo, Acne inversa usw. können sich als ekzematöse Mamillenveränderung manifestieren. Hier hilft die gezielte Anamnese nach ggf. anderweitig betroffenen Körperstellen und niedrigschwellig die Durchführung einer Probebiopsie als Punchbiopsie sowie dermatologische Vorstellung.

Ein **Kaliumhydroxid-Nativpräparat** ❷ und ggf. **Pilzkultur** ❷ kann bei V.a. Candidainfektion zielführend sein um eine Tinea corporis (Körperringelflechte) auszuschließen (Barankin und Gross 2004). Ein **Patch-Test** ❸ ist bei einer allergischen Kontaktdermatitis zur Identifizierung des Allergens hilfreich. In diesen Fällen und bei einer dermatologischen Grunderkrankung (z. B. Psorisasis) ist eine dermatologische Anbindung sinnvoll.

Differenzialdiagnosen

Differentialdiagnosen ekzematöse Mamillenveränderung

Mögliche Erkrankungen	Häufigkeit	Weiterführende Untersuchungen
Atopisches Mamillenekzem	++	Anamnese, Inspektion
Irritatives Kontaktekzem	++	Anamnese, Inspektion
Allergisches Kontaktekzem	+	Anamnese, Inspektion, ggf. Patch-Test
Andere Dermatosen (z. B. Psoriasis, Vitiligo, Acne inversa)	+	Anamnese (Befall von anderen Körperstellen), Inspektion, ggf. Probebiopsie, dermatologische Vorstellung
Bakterielle Infektion (Impetigo, Phlegmone, Mastitis)	+++	Anamnese, Inspektion, Palpation (Erwärmung), Entzündungszeichen, ggf. mikrobiologischer Abstrich
Candidose	++	Anamnese, Nativpräparat, ggf. Pilzkultur
Maligne Veränderungen der Mamille (M. Paget, M. Bowen)	+	Anamnese, Inspektion (einseitig, andere Brustveränderungen), Palpation (Tastbefund), Probebiopsie, ggf. senologische Diagnostik (Mammografie)

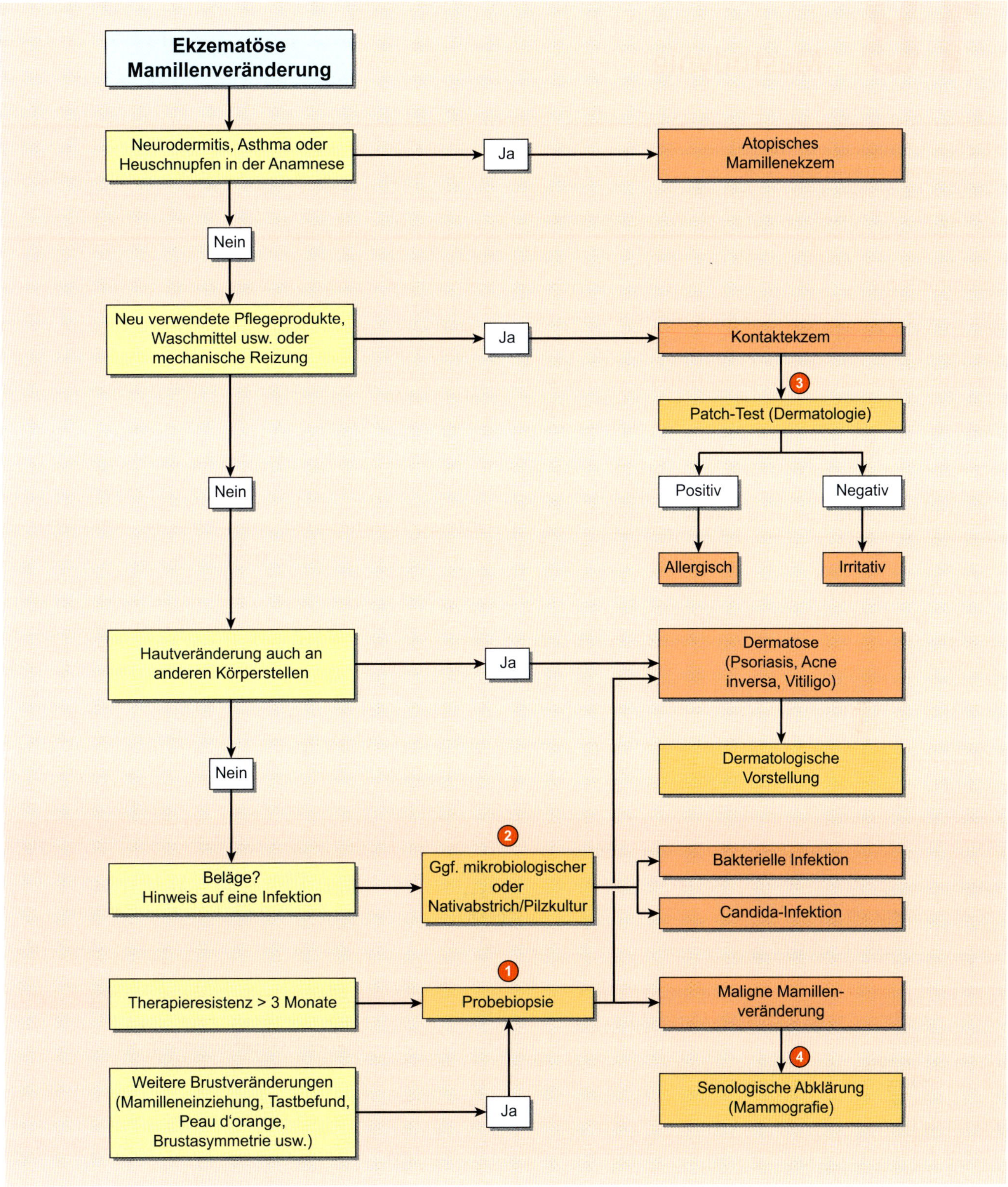
Ekzematöse Mamillenveränderung
Neurodermitis, Asthma oder Heuschnupfen in der Anamnese
Ja
Atopisches Mamillenekzem
Nein
Neu verwendete Pflegeprodukte, Waschmittel usw. oder mechanische Reizung
Ja
Kontaktekzem
3
Patch-Test (Dermatologie)
Positiv
Negativ
Allergisch
Irritativ
Nein
Hautveränderung auch an anderen Körperstellen
Ja
Dermatose (Psoriasis, Acne inversa, Vitiligo)
Dermatologische Vorstellung
Nein
Beläge? Hinweis auf eine Infektion
2
Ggf. mikrobiologischer oder Nativabstrich/Pilzkultur
Bakterielle Infektion
Candida-Infektion
Therapieresistenz > 3 Monate
1
Probebiopsie
Maligne Mamillen-veränderung
4
Senologische Abklärung (Mammografie)
Weitere Brustveränderungen (Mamilleneinziehung, Tastbefund, Peau d'orange, Brustasymmetrie usw.)
Ja

18 Mastodynie

Kristin Baumann, Achim Rody, Telja Pursche

Definition

Die Begriffe Mastodynie und Mastalgie leiten sich von den griechischen Wörten *mastós* = (Mutter)brust, *odýnē* = Schmerz, Qual und *álgos* = Schmerz ab und werden in der Literatur häufig synonym verwendet. Als **Mastodynie** werden zyklusabhängige Schmerzen bzw. Spannungszustände im Bereich der Mamma bezeichnet, die meist prämenstruell und ohne pathologisch-organische Ursache auftreten. Der seltenere, zyklusunabhängige (azyklische) Schmerz wird als **Mastalgie** bezeichnet.

Epidemiologie

Über 70 % aller Frauen erleben in ihrem Leben mindestens einmal Brustschmerzen (Onstad 2013), meistens zwischen dem 30. und 50. Lebensjahr (Goyal 2010). In der Postmenopause ist die Mastodynie selten. Auslöser scheint eine zyklusbedingte Schwankung des Östrogen-Progesteron-Gleichgewichts zugunsten des Östrogens mit resultierender Flüssigkeitseinlagerung ins Brustdrüsengewebe zu sein. Bei 20–30 % aller Frauen mit zyklischen Brustschmerzen verschwinden diese innerhalb von 3 Monaten nach Beginn spontan, treten jedoch häufig erneut auf. Bis zu 60 % der Frauen entwickeln rezidivierende Symptome (Goyal 2010).

Eine Mastodynie ist nicht mit einem erhöhten Mammakarzinomrisiko assoziiert (Yildirim 2015).

Anamnese / Klinik

Anamnese ❶ und klinische Untersuchung ❷ bilden die Grundpfeiler der Diagnosestellung. Dauer, Ausprägung, Lokalisation, Frequenz und subjektive Belastung der Brustschmerzen werden abgefragt. Die Zyklusabhängigkeit bzw. -unabhängigkeit ist für die Diagnose wegweisend, hierzu ist ggf. die Anfertigung eines Schmerzkalenders hilfreich.

Es sollte explizit auf folgende Faktoren eingegangen werden:

- Diät oder Lebensstiländerung
- Medikamentenanamnese (Hormonpräparate, prolaktinsteigernde Medikamente)
- Vorausgegangene Brustoperationen (Narben / Fettgewebenekrosen) oder Traumata
- Psychologische Auslöser

Typischerweise finden sich bei der Mastodynie prämenstruell geschwollene und schmerzhafte Mammae, sie kann jedoch auch einseitig auftreten. Bei einer Mastalgie treten die Schmerzen zyklusunabhängig auf.

Untersuchungen

Am wichtigsten ist die Anamnese ❶. Zur senologischen Standarddiagnostik ❷ gehören Inspektion und Palpation von Brust und regionalen Lymphabflusswegen. Zum sicheren Ausschluss einer malignen Erkrankung sollte eine apparative Diagnostik mittels Mammasonografie, ggf. Mammografie / Mamma-MRT erfolgen. Die Bestimmung verschiedener Hormone (Östrogene, Gestagene, Prolaktin) kann bei V.a. endokrine Genese erwogen werden, häufig lässt sich jedoch keine Pathologie erkennen. Die Mastodynie ist letztendlich eine Ausschlussdiagnose bei sonst blander bildgebender Diagnostik.

Differenzialdiagnosen

Ursachen für Brustschmerzen

Mögliche Erkrankungen	Häufigkeit	Weiterführende Untersuchungen
Brustbezogene Ursachen		
Mastodynie	+++	Inspektion und Palpation Mammasonografie, ggf. Mammografie / MRT Ggf. histologische Sicherung bei Herdbefunden
Operationen / Narben	+++	
Mastitis (non-)puerperalis	++	
Traumata	++	
Benigne Mammatumoren / -zysten, Mastopathie	+	
Mammakarzinom	++	
Erkrankungen des Bewegungsapparates		
Tietze-Syndrom (Entzündung des kostosternalen Überganges)	++	Fachspezifische Konsiliaruntersuchung Ggf. gezielte Bildgebung (Röntgen, MRT)
Rippenfrakturen	++	
Fibromyalgie-Syndrom	++	
Zervikale Radikulopathie (z. B. Bandscheibenvorfall C6 / C7)	++	
Schulterschmerzen	++	
Herpes zoster	++	
Internistische Erkrankungen		
Angina pectoris, Myokardinfarkt, Perikarditis	++	Fachspezifische Konsiliaruntersuchung
Embolie	++	
Hiatushernie, Cholezystitis, Magenulkus	++	
Mondor-Krankheit (Thrombophlebitis der V. thoraco-epigastrica)	++	
Psychosomatisch / psychiatrisch	++	
Endokrine und medikamentöse Ursachen		
Zyklusstörungen, Hormonpräparate, prolaktinsteigernde Medikamente, Lifestyle-Veränderungen		Hormonlabor (E2 / FSH / Prolaktin, Progesteron, TSH), ggf. endokrinologische Vorstellung

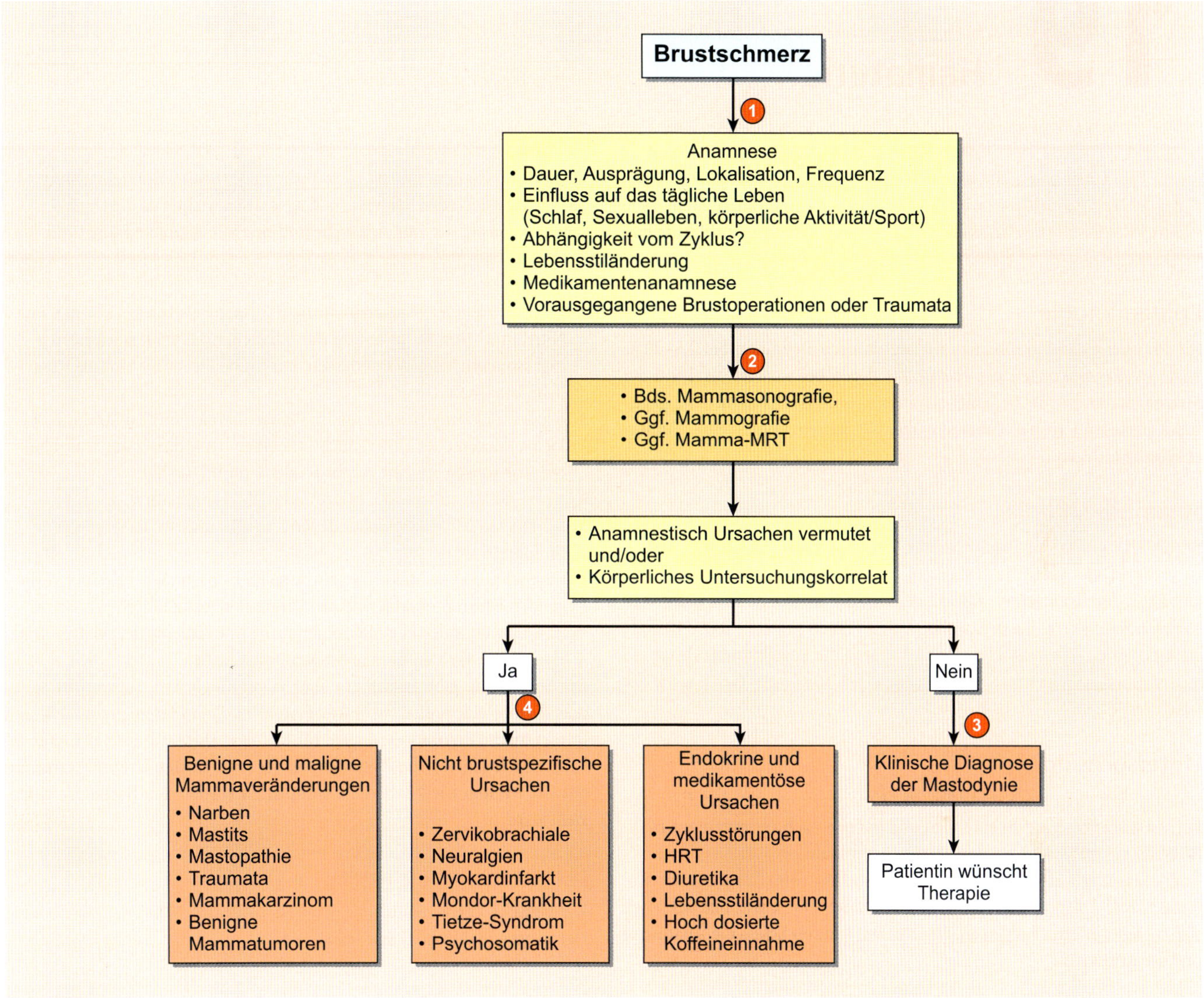
Brustschmerz
1
Anamnese
• Dauer, Ausprägung, Lokalisation, Frequenz
• Einfluss auf das tägliche Leben (Schlaf, Sexualleben, körperliche Aktivität/Sport)
• Abhängigkeit vom Zyklus?
• Lebensstiländerung
• Medikamentenanamnese
• Vorausgegangene Brustoperationen oder Traumata
2
• Bds. Mammasonografie,
• Ggf. Mammografie
• Ggf. Mamma-MRT
• Anamnestisch Ursachen vermutet und/oder
• Körperliches Untersuchungskorrelat
Ja
Nein
4
3
Benigne und maligne Mammaveränderungen
• Narben
• Mastits
• Mastopathie
• Traumata
• Mammakarzinom
• Benigne Mammatumoren
Nicht brustspezifische Ursachen
• Zervikobrachiale
• Neuralgien
• Myokardinfarkt
• Mondor-Krankheit
• Tietze-Syndrom
• Psychosomatik
Endokrine und medikamentöse Ursachen
• Zyklusstörungen
• HRT
• Diuretika
• Lebensstiländerung
• Hoch dosierte Koffeineinnahme
Klinische Diagnose der Mastodynie
Patientin wünscht Therapie

19

Michael Eichbaum, Tanja Neunhöffer

Hämaturie

Definition

Eine Hämaturie beschreibt das Vorhandensein von Erythrozyten im Urin. Bei der Makrohämaturie ist die Blutbeimengung bereits mit bloßem Auge durch Rotfärbung des Urins erkennbar. Bei der Mikrohämaturie können die Erythrozyten nur mittels Teststäbchen oder Sedimentuntersuchung nachgewiesen werden. Differenzialdiagnostisch wichtig ist die Unterscheidung in eine asymptomatische und eine schmerzhafte Hämaturie.

Epidemiologie

Die Prävalenz der Mikrohämaturie liegt je nach Definition bei 2,5–20 %. Bösartige Erkrankungen des Harntrakts liegen bei weniger als 1,5 % der Mikrohämaturien vor. Bei einer schmerzlosen Makrohämaturie hingegen sollte insbesondere bei Patienten über 40 Jahren immer eine Tumorabklärung erfolgen.

Anamnese / Klinik

Bei der Hämaturie sind Beginn, Dauer, Schmerzlokalisation und -charakter zu erfragen ❶. Auch die bisherigen Begleiterkrankungen insbesondere kürzlich durchgemachte Infektionen und Medikamenteneinnahmen sollten bekannt sein. Bei prämenopausalen Frauen sollte die letzte Periode erfragt werden, um Blutbeimengungen durch die Regelblutung als Grund auszuschließen. Sehr selten sind Parasiten (Schistosomen) die Ursache der Beschwerden.

Untersuchungen

Wichtig sind Anamnese und klinische Untersuchung, um das Zielorgan Niere-Harnleiter-Blase zu erkennen und dann je nach vermutetem Krankheitsbild die spezifische Diagnostik durchzuführen.

Zur Basis gehört die körperliche Untersuchung mit Palpation des Abdomens und Abklopfen des Nierenlagers. Je nach klinischem Bild schließen sich weitere Untersuchungen an. Einen ersten Hinweis liefern die **Anamnese** und der **Urinstatus:**

- Eine Mikro- oder Makrohämaturie mit Nachweis von Leukozyten und Nitrit im **U-Stix** ❷ spricht bei dauerhaften, brennenden Schmerzen, insbesondere beim Wasserlassen, mit / ohne Fieber für eine entzündliche Ursache.
- Starke kolikartige Schmerzen im Flankenbereich mit Ausstrahlung ins kleine Becken oder Unterbauchschmerzen bei Mikro- oder Makrohämaturie weisen auf eine Nephro- oder Urolithiasis hin.
- Eine zyklisch auftretende Mikro- oder Makrohämaturie, die mit Schmerzen bei Miktion oder davon losgelöst auftritt, lässt an eine Endometriose denken.
- Eine schmerzlose Makrohämaturie sollte insbesondere bei einer vorliegenden B-Symptomatik zu einer Tumorabklärung führen.
- Eine asymptomatische Makrohämaturie mit Proteinurie, Ödemen und Hypertonie spricht für eine Glomerulonephritis.

Die **Sonografie** gibt Aufschluss über einen möglichen Aufstau bei Stein- oder Tumorleiden, eine verdickte Zystenwand bei Blasenentzündung und intrazystische Raumforderungen. Mittels **Low-Dose CT** können Steine lokalisiert werden. Mit der **Zystoskopie,** der **retrograden Ureterografie** und der **i. v. Pyelografie** können die kompletten ableitenden Harnwege dargestellt werden.

Differenzialdiagnosen

Die Ursache der Hämaturie liegt meistens in der Niere, den ableitenden Harnwegen und in der Blase selbst.

Ursachen der Hämaturie

Mögliche Ursachen	Häufigkeit	Weiterführende Diagnostik / Befunde
Schmerzlose Hämaturie		
Tumoren des Urogenitaltrakts oder intraabdominelle Tumoren, die von außen die Harnwege komprimieren / invadieren	++	Tumornachweis durch Sonografie / CT / MRT, Zystoskopie, retrograde Ureteropyelografie
Medikamente	+	Anamnese
Glomerulonephritis	+	Hyperlipoproteinämie, Autoantikörper, Nierenbiopsie
Parasiten	(+)	Urinsediment und Zystoskopie
Schmerzhafte Hämaturie		
Entzündlich bedingt (Zystitis, Pyelonephritis)	+++	Bei Zystitis verdickte Blasenwand im Ultraschall CRP und Leukozyten im Blut erhöht
Nephro- / Urolithiasis	++	Steinnachweis mit Low-Dose-CT, i. v. Pyelogramm
Endometriose	+	Sonografisch oder per MRT darstellbare Endometrioseknoten

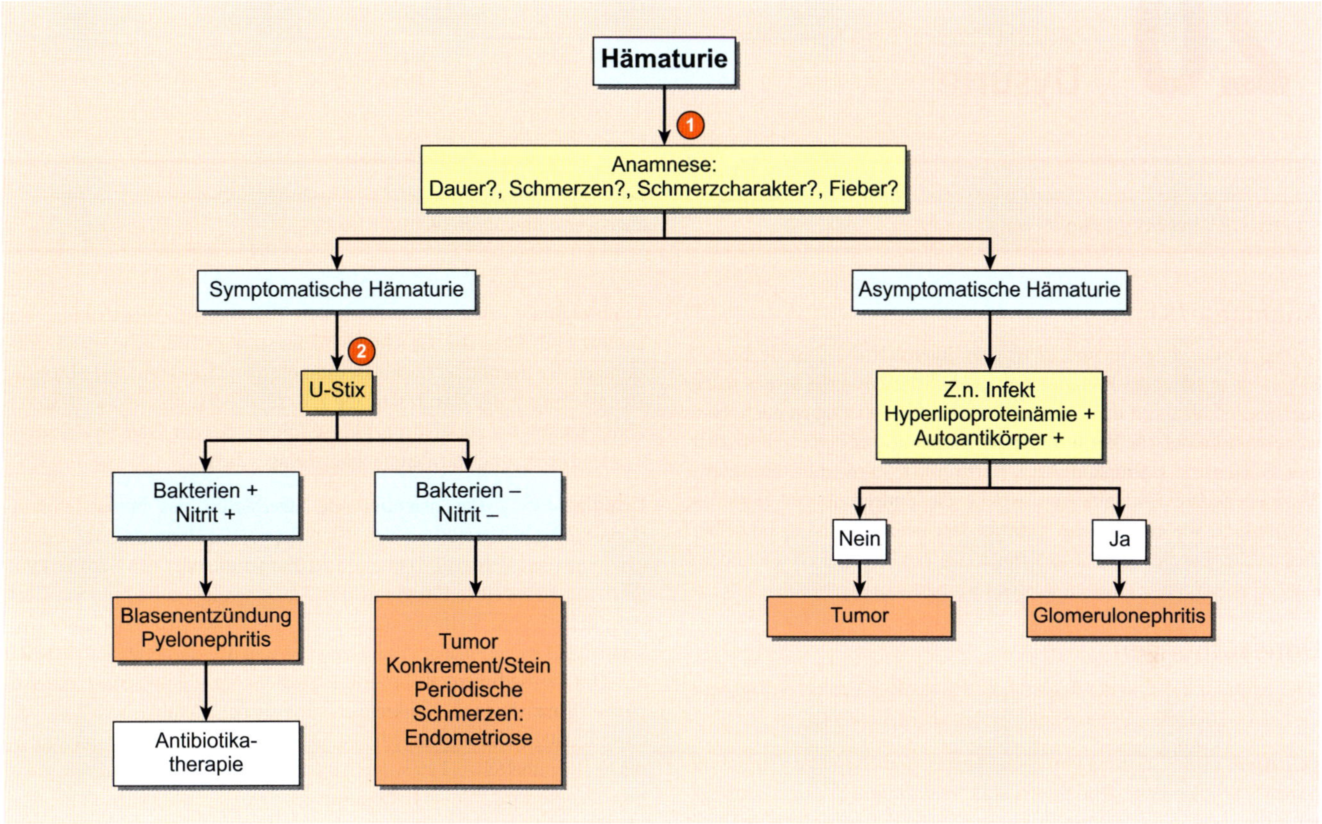
Hämaturie
1
Anamnese:
Dauer?, Schmerzen?, Schmerzcharakter?, Fieber?
Symptomatische Hämaturie
Asymptomatische Hämaturie
2
U-Stix
Z.n. Infekt
Hyperlipoproteinämie +
Autoantikörper +
Bakterien +
Nitrit +
Bakterien –
Nitrit –
Nein
Ja
Blasenentzündung
Pyelonephritis
Tumor
Konkrement/Stein
Periodische
Schmerzen:
Endometriose
Tumor
Glomerulonephritis
Antibiotika-
therapie

20 Dysurie

Michael Eichbaum, Tanja Neunhöffer

Definition

Als Dysurie wird eine erschwerte oder schmerzhafte Harnentleerung bezeichnet. Der Begriff stammt aus dem Altgriechischen und setzt sich zusammen aus *dys-* (deutsch: unangenehm) und *ouron* (deutsch: Harn).

Anamnese/Klinik

Gefragt wird, seit wann und in welcher Intensität die Dysurie besteht. Gab es ein auslösendes Ereignis? Gab es ähnliche Zustände bereits früher oder wiederholen sich die Symptome regelmäßig? Wichtig ist auch, ob es **weitere pathologische Befunde** bei der Harnentleerung gibt, z. B. Hämaturie, Pollakisurie, Harninkontinenz, Harnverhalt, Strangurie oder Algurie. Bestehen andere Erkrankungen, welche die Entleerung der Harnblase beeinflussen, wie ein Diabetes mellitus oder neurologische Krankheiten? Zusätzlich sollte die regelmäßige Trinkmenge der Patientin erfragt und ggf. eine Sexualanamnese erhoben werden („Honeymoon-Zystitis").

Untersuchungen

Die Anamnese liefert in der Regel schon sehr konkret Verdachtsdiagnosen, die bei der klinischen Untersuchung gezielt abgeklärt werden.

Palpation Untersuchung von Nierenbecken und Harnblase (suprasymphysär). Schmerzhafte Reaktionen sind verdächtig auf eine Harnwegsinfektion, wie eine Zystitis bzw. eine aszendierende Infektion mit Pyelonephritis.

Gynäkologische Untersuchung Untersuchung des Orificium externum der Urethra bzw. des Vestibulum vaginae auch mithilfe von Spekula. Dabei werden lokale Infekte, wie Kolpitiden oder Vulvitiden, erkannt, die ggf. auch die Urethra reizen, sowie schmerzhafte Erosionen oder Hautverletzungen. Auch stenosierende Prozesse der Urethra, wie vulvovaginale Raumforderungen, werden festgestellt. Dazu gehören z. B. Condylomata acuminata, sowie maligne Tumoren, wie Vulvakarzinome, Vaginalkarzinome oder Metastasen anderer Primärtumoren. Bei Verdacht auf eine vulvovaginale Infektion sollte ein mikrobiologischer Abstrich entnommen werden.

Transvaginale und transabdominale Sonografie Beurteilung von Urethra und Harnblase. Geachtet wird auf stark entzündliche Wandverdickungen der Harnblase, Harnblasentumoren und Konkremente, sowie auf Stenosierungen des Harntrakts, die z. B. zur Überlaufblase oder Harnleiteraufstauung bis zur Hydronephrose führen. Bei der Flankensonografie werden Nieren und Harnleiterabgänge eingesehen.

Urindiagnostik Der **orientierende Streifentest** des Mittelstrahlurins (Urin-Stix) gibt meist schon klare Hinweise auf die Diagnose bzw. bestätigt den klinischen Verdacht. Leukozyturie, Hämaturie oder der Nachweis von Nitrit weisen auf einen Harnwegsinfekt hin. Eine Glukosurie kann Ausdruck einer diabetischen Stoffwechsellage sein. Eine Proteinurie weist unter Umständen auf einen renalen Prozess mit Störung der glomerulären Filtration hin. Das **Urinsediment** als Laboruntersuchung weist durch eine mikroskopische Urinanalyse z. B. Konkremente, wie sie bei Urolithiasis vorkommen, nach. Zusätzlich lassen sich zelluläre Bestandteile erkennen und differenzieren (z. B. Epithelzellen, Leukozyten, Bakterien). Bei Verdacht auf eine infektiöse Genese wird mittels **Urinkultur** der Erreger nach Kultivierung einer Mittelstrahlurinprobe nachgewiesen. Ein Antibiogramm ermöglicht eine gezielte antibiotische Therapie.

Weiterführende Diagnostik Meistens ist durch die o. g. Untersuchungen bereits eine ausreichende diagnostische Abklärung zu erzielen. In komplizierten Behandlungssituationen muss darüber hinaus eine invasive oder bildgebende Diagnostik, unter Umständen auch eine urologische Mitbeurteilung in Betracht gezogen werden. So ist bei einer schweren dysurischen Makrohämaturie in manchen Fällen eine Urethrozystoskopie erforderlich, um eine hämorrhagische Zystitis von einem Harnblasentumor abzugrenzen. Bei klinischem und sonografischem Verdacht auf eine Raumforderung der Harnblase, des kleinen Beckens oder der Nieren ist CT oder MRT angezeigt.

Differenzialdiagnosen

Ursachen der Dysurie

Mögliche Ursachen	Häufigkeit	Weiterführende Untersuchungen
Harnwegsinfekt (Urethritis, Zystitis)	+++	Urin-Stix, ggf. Urinsediment, ggf. Urinkultur
Vulvitis, Kolpitis	+++	Mikrobiologische Untersuchung
Vaginale Erosionen, Verletzungen	++	Ggf. Hormonstatus oder mikrobiologische Untersuchung
Benigne vulvovaginale Tumoren	+	Ggf. histologische Sicherung vor Therapie
Maligne Tumoren von Vulva, Vagina, Urethra, Harnblase oder Niere	+	Histologische Sicherung und weiterführende bildgebende Abklärung lokal, sowie krankheitsspezifische Staginguntersuchungen
Urolithiasis	+(+)	Urinsediment, ggf. i. v. Pyelografie

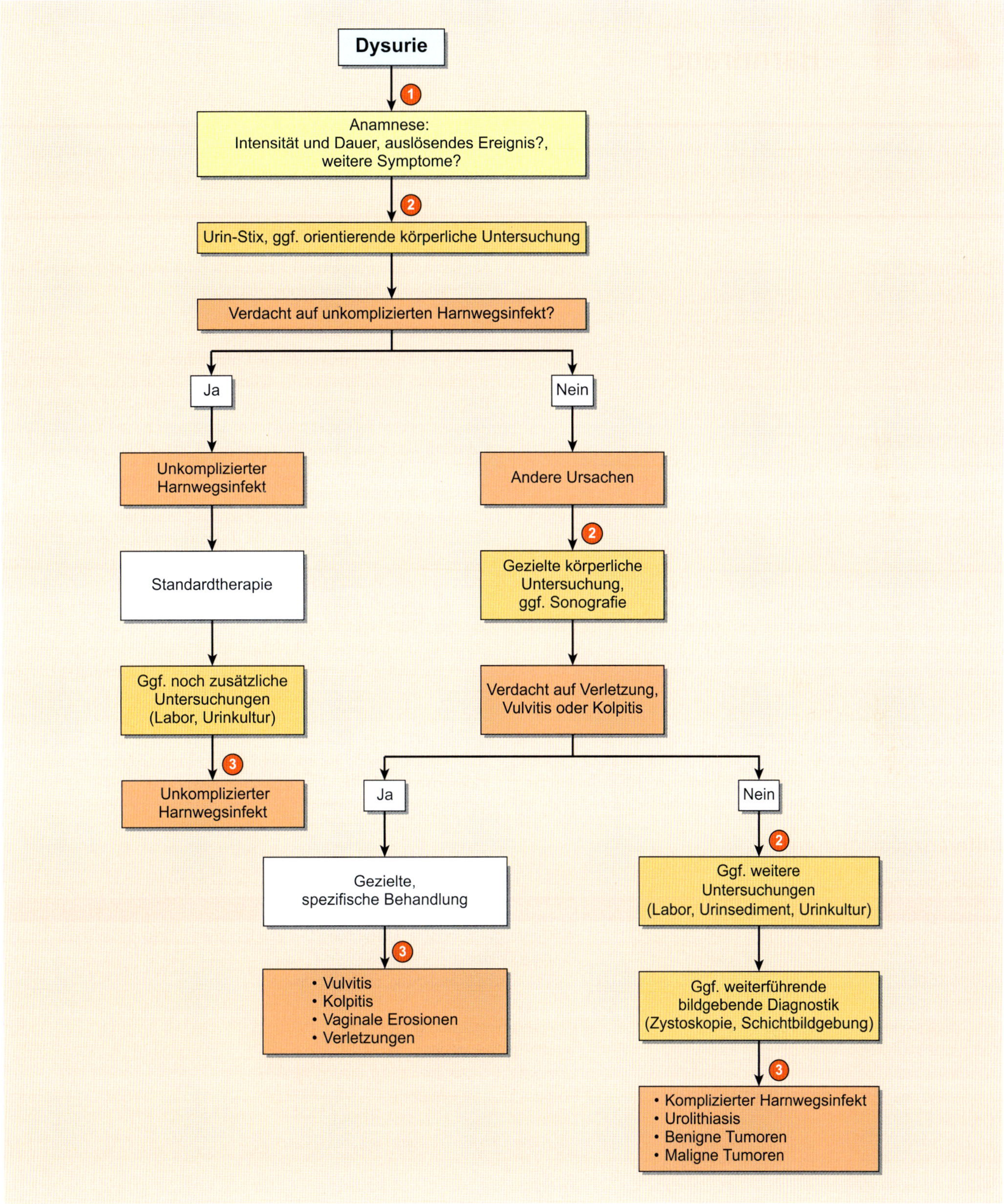
Dysurie
1
Anamnese:
Intensität und Dauer, auslösendes Ereignis?,
weitere Symptome?
2
Urin-Stix, ggf. orientierende körperliche Untersuchung
Verdacht auf unkomplizierten Harnwegsinfekt?
Ja
Nein
Unkomplizierter Harnwegsinfekt
Andere Ursachen
Standardtherapie
2
Gezielte körperliche Untersuchung, ggf. Sonografie
Ggf. noch zusätzliche Untersuchungen (Labor, Urinkultur)
Verdacht auf Verletzung, Vulvitis oder Kolpitis
3
Unkomplizierter Harnwegsinfekt
Ja
Nein
Gezielte, spezifische Behandlung
2
Ggf. weitere Untersuchungen (Labor, Urinsediment, Urinkultur)
3
• Vulvitis
• Kolpitis
• Vaginale Erosionen
• Verletzungen
Ggf. weiterführende bildgebende Diagnostik (Zystoskopie, Schichtbildgebung)
3
• Komplizierter Harnwegsinfekt
• Urolithiasis
• Benigne Tumoren
• Maligne Tumoren

21

Boris Gabriel, Bettina Blau-Schneider

Harndrang

Definition

Die überaktive Blase (Overactive Bladder – OAB) ist gekennzeichnet durch imperativen Harndrang mit(OAB wet) oder ohne Urinverlust (OAB dry), mit Pollakisurie (Miktion ≥ 8x am Tag) und Nykturie (> 2x/Nacht) bei normaler Harnmenge (bis 2,8 l/24 h), ohne Vorhandensein pathologischer Befunde oder metabolischer Faktoren, die Drangsymptome auslösen.

Epidemiologie

Im Alter von 25-44 Jahren liegt die Prävalenz bei 8 %, im Alter von 45–59 Jahren bei 18 % und im Alter > 60 Jahren bei 45 % (Hannestad et al. 2000). Die Ausgaben für Inkontinenzhilfsmittel können zu einer starken finanziellen Belastung werden und werden nur teilweise von den Gesetzlichen Krankenkassen übernommen.

Anamnese/Klinik

Im Rahmen der ärztlichen **Anamnese** ❶ sollten die Miktionshäufigkeit tagsüber und nachts, die Miktionsvolumina, die Trinkmenge, Inkontinenzepisoden, das Auftreten eines imperativen Harndrangs, dysurische Beschwerden, Darmfunktion, die geburtshilfliche und gynäkologische Vorgeschichte, relevante insbesondere neuropsychiatrische (Depression) und endokrinologische Begleiterkrankungen, Medikamente (z. B. Betablocker, Parkinsonmedikamente), frühere Therapien und die aktuellen Therapieziele der Patientin erfasst werden. Hilfreich ist es hierbei, wenn die Patientin ein Miktionstagebuch über 2–5 Tage führt.

Harndrang ist ein häufiges Symptom, das erhebliche Folgen für die Lebensqualität der Betroffenen hat und zu Depressionen, Stürzen, Hautkomplikationen, sozialer Isolierung und Pflegeheimaufnahmen führen kann. Schweregrad und Leidensdruck der Inkontinenz sind höher als bei der Belastungsharninkontinenz. Da es sich immer noch um ein stark tabuisiertes Thema handelt, leiden die Betroffenen häufig unter gravierenden psychosozialen Auswirkungen, insbesondere da es anders als bei der Belastungsharninkontinenz häufig zu einer kompletten und teils unvorhersehbaren Blasenentleerung kommt.

Klinische Untersuchungen

Zunächst sollte eine **gynäkologische Untersuchung** ❷ mit geteilten Spekula erfolgen, um Veränderungen des äußeren Genitales und das Vorliegen eines Descensus genitalis zu erfassen. Zudem wird ein klinischer **Stresstest** zum Ausschluss einer Belastungsinkontinenz durchgeführt (➤ Kap. 22) Durch **Palpation** wird die Beckenbodenkontraktilität erfasst. Zum Ausschluss eines Harnwegsinfekts sollte eine **Urinuntersuchung** ❸ mittels Urin-Stix und ggf. Urinkultur durchgeführt werden.

Zur topografisch-funktionellen Beurteilung von Blase, Harnröhre und Beckenbodenmuskulatur werden die **Introitussonografie** und die **Perinealsonografie** eingesetzt. Mit ihr können die Urethra (Länge, Mobilität) und eventuelle Pathologien (Divertikel, Trichterbildung des proximalen Anteils) dargestellt und die Dicke der Harnblasenwand sowie bereits implantierte Netze beurteilt werden.

Zur objektiven Beurteilung der Blasen- und Urethrafunktion sollte spätestens vor einer operativen Therapie eine **urodynamische Untersuchung** ❹ erfolgen. Die größte Bedeutung haben die Zystometrie zum Nachweis einer neurogenen oder idiopathischen Detrusorüberaktivität sowie das Urethradruckprofil in Ruhe und unter Stress zum Ausschluss einer gleichzeitig vorliegenden Belastungsinkontinenz. Bei speziellen Fragestellungen können zusätzlich die **Videourodynamik** (bei V.a. neurogene Blasenfunktionsstörung) oder die nichtinvasive **Uroflowmetrie** (V.a. subvesikale Obstruktion) eingesetzt werden.

Differenzialdiagnosen

Mögliche Ursachen

Krankheit	Häufigkeit	Weiterführende Diagnostik
Überaktive Blase	+++	Anamnese, gynäkologische Untersuchung, U-Status, Urodynamik, Urethrozystoskopie
Harnwegsinfekt	+++	U-Status, Urinkultur
Atrophe Kolpitis	+++ (postmenopausal)	Gynäkologische Untersuchung, pH, Nativpräparat
Postoperativ	+	
Nach suburethraler Bandeinlage	+	Anamnese, Perinealsonografie
Nach Burch-Kolposuspension	++	Anamnese, Perinealsonografie
Harnblasentumor	+	Sonografie, U-Status (Hämaturie), Urethrozystoskopie
Harnblasensteine	+	Sonografie, Urethrozystoskopie
Interstitielle Zystitis	+	Zystoskopie (Mucosal Cracking), Biopsie
Herzinsuffizienz	+ (< 70 J.) ++ (> 70 J.)	Anamnese, Ödeme, fachkardiologische Vorstellung
Medikamenteneinnahme	++	Anamnese
Psychosomatische Ursachen	++	Anamnese, fachpsychiatrische Vorstellung
Sexueller Missbrauch, Gewalterfahrung	+	Anamnese
Neurologische Erkrankungen	+	Orientierende neurologische Untersuchung, Urodynamik, fachneurologische Vorstellung, ggf. MRT Schädel, CT Schädel
Depression	++	Anamnese, psychiatrisches Konsil

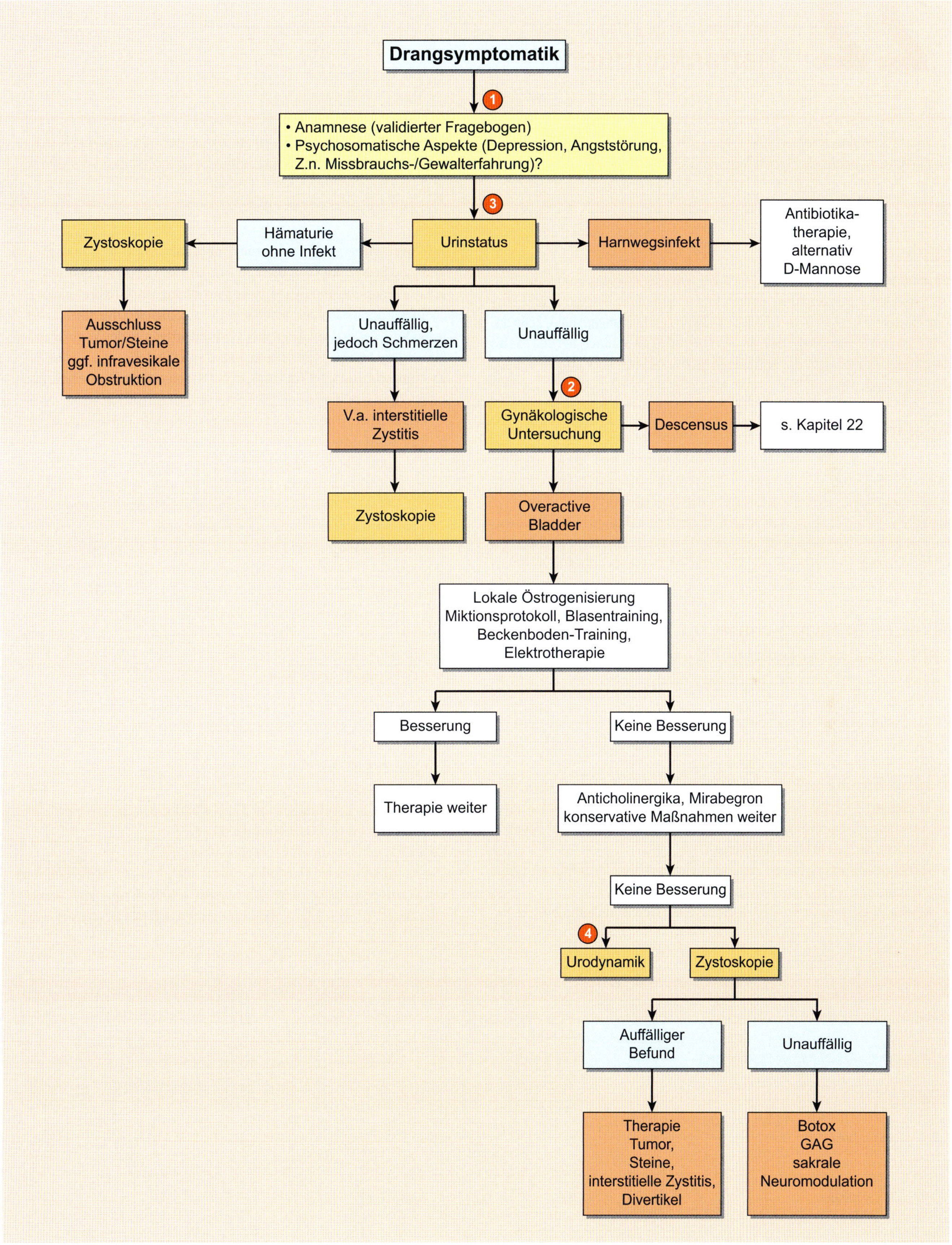
Drangsymptomatik
1
• Anamnese (validierter Fragebogen)
• Psychosomatische Aspekte (Depression, Angststörung, Z.n. Missbrauchs-/Gewalterfahrung)?
3
Zystoskopie
Hämaturie ohne Infekt
Urinstatus
Harnwegsinfekt
Antibiotika-therapie, alternativ D-Mannose
Ausschluss Tumor/Steine ggf. infravesikale Obstruktion
Unauffällig, jedoch Schmerzen
Unauffällig
2
V.a. interstitielle Zystitis
Gynäkologische Untersuchung
Descensus
s. Kapitel 22
Zystoskopie
Overactive Bladder
Lokale Östrogenisierung Miktionsprotokoll, Blasentraining, Beckenboden-Training, Elektrotherapie
Besserung
Keine Besserung
Therapie weiter
Anticholinergika, Mirabegron konservative Maßnahmen weiter
Keine Besserung
4
Urodynamik
Zystoskopie
Auffälliger Befund
Unauffällig
Therapie Tumor, Steine, interstitielle Zystitis, Divertikel
Botox GAG sakrale Neuromodulation

22 Harninkontinenz

Boris Gabriel, Bettina Blau-Schneider

Definition

Unter Harninkontinenz versteht man einen unwillkürlichen Urinabgang. Man unterscheidet die Belastungsinkontinenz und das Syndrom der überaktiven Harnblase / OAB (Pollakisurie ≥ 8x täglich, Nykturie > 2x, imperativer Harndrang). In ca. einem Drittel der Fälle liegt eine Mischinkontinenz vor. Extraurethrale Inkontinenz, Reflexinkontinenz durch neurogene Ursachen und Überlaufinkontinenz sind deutlich seltener.

Epidemiologie

Harninkontinenz ist weltweit gesehen ein häufiges Problem, wobei die Inzidenz mit dem Alter zunimmt. Frauen sind aufgrund der Anatomie und Physiologie des weiblichen Beckenbodens und der Veränderungen durch Schwangerschaft und Geburt wesentlich häufiger betroffen als Männer. Bei den 25- bis 44-jährigen Frauen liegt die Prävalenz bei 10 %, bei den über 60-jährigen bei 33 % (Hannestad et al. 2000).

Anamnese / Klinik

Bei der Anamnese ❶ wird nach Miktionshäufigkeit tagsüber und nachts, Miktionsvolumina, Trinkmenge, Inkontinenzepisoden, imperativem Harndrang, dysurischen Beschwerden, der geburtshilflichen und gynäkologischen Vorgeschichte, relevanten Begleiterkrankungen, Medikamenten, früheren Therapien und aktuellen Therapiezielen der Patientin gefragt. Hilfreich ist das Führen eines Miktionstagebuchs über mindestens 2–5 Tage.

Klinische Untersuchungen

- **Gynäkologische Untersuchung** mit geteilten Spekula ❷: Nachweis von Veränderungen des äußeren Genitales (z. B. Fisteln) und das eines urogenitalen Descensus
- **Klinischer Stresstest bei voller Harnblase:** Dazu wird die Patientin zum Husten aufgefordert. Bei einer Belastungsinkontinenz kommt es dabei zum transurethralen Urinabgang.
- **Quantifizierung des Urinverlusts:** mittels Pad-Test durch Wiegen der Vorlagen.
- Palpation: Überprüfung der Kontraktionsfähigkeit des Beckenbodens (Grading nach dem Oxford-Schema).
- **Infektausschluss:** immer Urinuntersuchung mittels Urin-Stix und ggf. Urinkultur.
- **Restharnbestimmung:** zum Ausschluss einer Überlaufinkontinenz.
- **Introitussonografie oder Perinealsonografie** ❸ zur topografisch-funktionellen Beurteilung von Blase, Harnröhre und Beckenbodenmuskulatur. Statische und dynamische Darstellung von Urethra (Länge, Mobilität des Blasenhalsbereichs) und Pathologien (Divertikel, Trichterbildung des proximalen Anteils) und Beurteilung der Vaginalsulcushöhe sowie bereits implantierter Netze und Bänder.
- **Zystometrie und Urethradruckprofil:** zur objektiven Beurteilung der Blasen- und Urethrafunktion vor einer operativen Therapie.
  - Zystometrie: Ermittlung der Blasenkapazität und Ausschluss einer Detrusorüberaktivität.
  - Urethradruckprofil ❹ in Ruhe und bei Belastung (Ruhe- bzw. Stressprofil): Informationen über den Pathomechanismus der urethralen Verschlussinsuffizienz und Nachweis einer Harnröhrenhypotonie und einer verminderten Drucktransmission.
- **Urethrozystoskopie:** bei zusätzlicher Drangsymptomatik, Entleerungsstörungen, rezidivierenden Harnwegsinfekten oder Hämaturie zum Ausschluss von Harnblasentumoren oder -steinen, Harnröhrenstenosen, Urethraldivertikel oder chronischen Blasenschleimhautveränderungen

Differenzialdiagnosen

- Belastungsinkontinenz: Urinverlust durch intraabdominale Druckerhöhung bei körperlicher Anstrengung, z. B. beim Niesen, Husten oder sportlicher Anstrengung
- Syndrom der überaktiven Harnblase / OAB: Pollakisurie ≥ 8x täglich, Nykturie > 2x, imperativer Harndrang
- Extraurethrale Inkontinenz durch Fistelbildung nach Voroperationen, radiogen oder durch Geburtsverletzungen
- Reflexinkontinenz durch neurogene Ursachen
- Überlaufinkontinenz: Harninkontinenz infolge passiver Überdehnung des Detrusors bei myo- oder neurogener Detrusorhypo- oder -atonie oder durch infravesikale Abflusshindernisse z. B. bei Descensus genitalis

Ursachen der Harninkontinenz

Krankheit	Häufigkeit	Weiterführende Untersuchungen
Belastungsinkontinenz	+++	Anamnese, gynäkologische Untersuchung, klinischer Stresstest, Perineal- / Introitussonografie (Urodynamik)
Dranginkontinenz (Overactive Bladder wet)	+++	➤ Kap. 21
Extraurethrale Inkontinenz	+	Anamnese, gynäkologische Untersuchung, Urethrozystoskopie, Fisteldarstellung mit Blaulösung
Reflexinkontinenz	+	Anamnese, neurologische Untersuchung
Überlaufinkontinenz	+	Anamnese, Restharnsonografie, gynäkologische Untersuchung (Descensus?), Ausschluss Diabetes (HbA_{1c}, Blutglukose), ggf. neurologische Untersuchung, Uroflowmetrie (subvesikale Obstruktion, Detrusorhypotonie?), ggf. Zystoskopie (Harnröhrenkarzinom, Meatusstenose)
Harnröhrendivertikel	+	Beckenbodensonografie, Zystoskopie

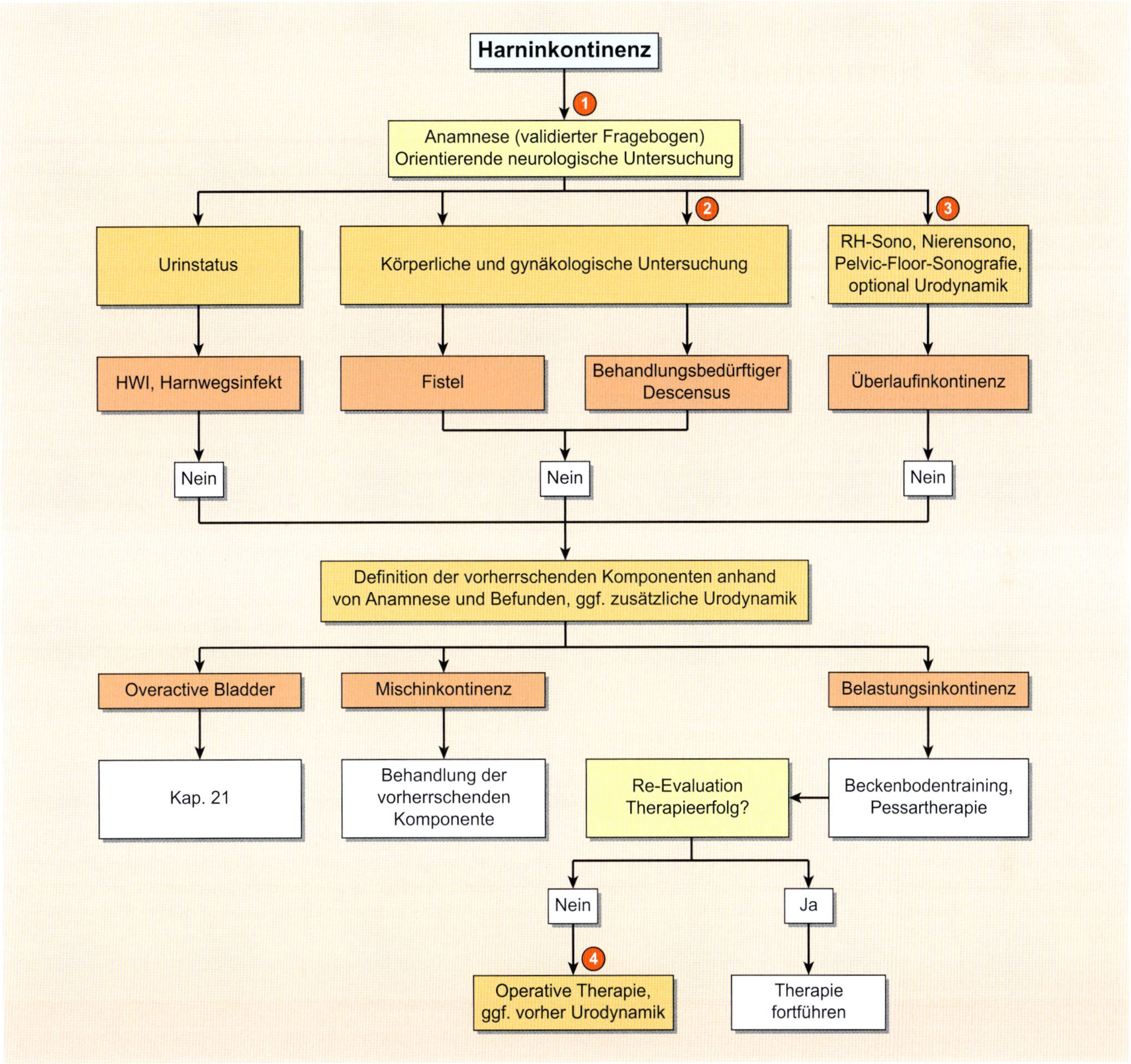
Harninkontinenz
1
Anamnese (validierter Fragebogen)
Orientierende neurologische Untersuchung
2
3
Urinstatus
Körperliche und gynäkologische Untersuchung
RH-Sono, Nierensono, Pelvic-Floor-Sonografie, optional Urodynamik
HWI, Harnwegsinfekt
Fistel
Behandlungsbedürftiger Descensus
Überlaufinkontinenz
Nein
Nein
Nein
Definition der vorherrschenden Komponenten anhand von Anamnese und Befunden, ggf. zusätzliche Urodynamik
Overactive Bladder
Mischinkontinenz
Belastungsinkontinenz
Kap. 21
Behandlung der vorherrschenden Komponente
Re-Evaluation Therapieerfolg?
Beckenbodentraining, Pessartherapie
Nein
Ja
4
Operative Therapie, ggf. vorher Urodynamik
Therapie fortführen

23

Günther Häusler

Harnverhalt

Definition

Kann die Harnblase nicht willentlich spontan entleert werden, besteht ein Harnverhalt oder einer Ischurie. Ein akuter Harnverhalt tritt meist durch eine Blockade der Harnwege z. B. durch Steine oder Tumoren oder eine Senkung des inneren Genitales auf, kann aber auch neurologische Ursachen (z. B. Bandscheibenvorfall) haben. Beim chronischen Harnverhalt sind die Ursachen vielfältig, meist entsteht er jedoch auf dem Boden einer vorbestehenden chronischen Blasenentleerungsstörung.

Epidemiologie

Während die asymptomatische Harnverhaltung vor allem bei älteren Frauen mit einer Häufigkeit von bis zu 14,4 % angegeben wird (Justo et al. 2017), ist die symptomatische, akute Harnverhaltung deutlich seltener (Mevcha und Drake 2010). Postpartal kann es bei bis zu 14,1 % der Mütter (Østergaard, Langhoff-Roos und Møller 2010) zu einem Harnverhalt kommen. Meist normalisiert sich die Miktion bis zum Spitalaustritt, chronische Retention als Spätfolge wird in 0,2 % angegeben.

Anamnese / Klinik

Ein **akuter Harnverhalt** ist ein medizinischer Notfall, der mit zunehmenden suprapubischen Schmerzen, einem prallen Unterbauch und vegetativen Symptomen wie Unruhe und Blässe einhergeht (die bei Diabetes mellitus fehlen können). Sobald der intravesikale Druck den obstruktiven Verschlussdruck der Harnblase überwindet, kommt es zur **Überlaufinkontinenz** (syn. Überlaufblase).

Die **Anamnese** ❶ sollte vorbestehende Blasenentleerungsstörungen, mögliche medikamentöse Ursachen (Anticholinergika, trizyklische Antidepressiva) und neurologische Vorerkrankungen (MS) sowie Akutereignisse (Bandscheibenvorfall) beinhalten.

Der **chronische Harnverhalt** verursacht meist keine Schmerzen, dafür aber andere Beschwerden, wie häufigen Harndrang (auch unmittelbar nach dem Urinieren), Pollakisurie und Inkontinenz. Als Folge eines persistierenden Harnstaus sowie bei chronischem Harnverhalt sind Nierenschäden möglich. Eine Erhöhung harnpflichtiger Substanzen (Kreatinin, Harnstoff, Harnsäure) und / oder eine Hydronephrose beziehungsweise ein Hydroureter können auftreten.

Untersuchungen

Bei Verdacht auf einen Infekt soll eine **Harnkultur mit Antibiogramm** durchgeführt werden ❷. Zur weiteren Diagnostik erfolgen ein transabdominaler Ultraschall ❸ der Blase sowie eine **Nephrosonografie** ❸ zum Ein- / Ausschluss einer Hydronephrose. Ergänzt wird die Untersuchung durch die vaginalsonografische Darstellung ❸ einer eventuellen Erweiterung der distalen Ureteren.

In weiterer Folge soll eine diagnostische **Urethrozystoskopie** ❹ zum Ausschluss von Tumoren, Strikturen und Fremdkörpern der Harnröhre und der Blase erfolgen. Bei weiterhin unklarem Harnverhalt sollen eine i.v.-Pyelografie, ein CT oder MRT des kleinen Beckens erfolgen.

Sind mechanische Ursachen ausgeschlossen, ist die Durchführung einer urodynamischen Untersuchung angezeigt um eine Detrusor-Sphinkter-Dyssynergie ein- oder auszuschließen.

Differenzialdiagnosen

Die Ursachen eines Harnverhalts können mechanisch (angeboren, erworben, iatrogen) oder funktionell (Detrusor-Sphinkter-Dyssynergie) sein. Seltener bestehen neurogene oder psychogene Blasenentleerungsstörungen (z. B. bei multipler Sklerose oder diabetischer Neuropathie).

Mögliche Ursachen des Harnverhalts

Ursache	Häufigkeit	Weiterführende Untersuchungen
Akute Ursachen		
Steine oder andere Fremdkörper in der Urethra	+++	i. v.-Pyelografie, CT mit Abschlussurogramm
Tumoren der Urethra	++	i. v.-Pyelografie, CT mit Abschlussurogramm, MRT
Prolaps des inneren Genitale	++	Klinische Untersuchung, Vaginalsonografie
Meatusstenose	+	Urethroskopie
Postpartale Blasenentleerungsstörung	bis zu 14,1 %	Restharnmessung, transabdominaler Ultraschall
Iatrogene Blasenentleerungsstörung	++	Anamnese: Medikamente (Anticholinergika, Benzodiazepine, Antidepressiva), Vor-OP (Radikal-OP, Deszensus- oder Inkontinenzoperation, Spinal- oder Epiduralanästhesie, z. B. nach Sectio)
Chronische Ursachen		
Neurogene Blasenentleerungsstörung	+	Neurologische Untersuchung
Psychische Blasenentleerungsstörung (Paruresis)		Anamnese (Angststörung)
Narben, Fehlbildungen der Urethra	++	i.v.-Pyelografie, CT mit Abschlussurogramm, MRT

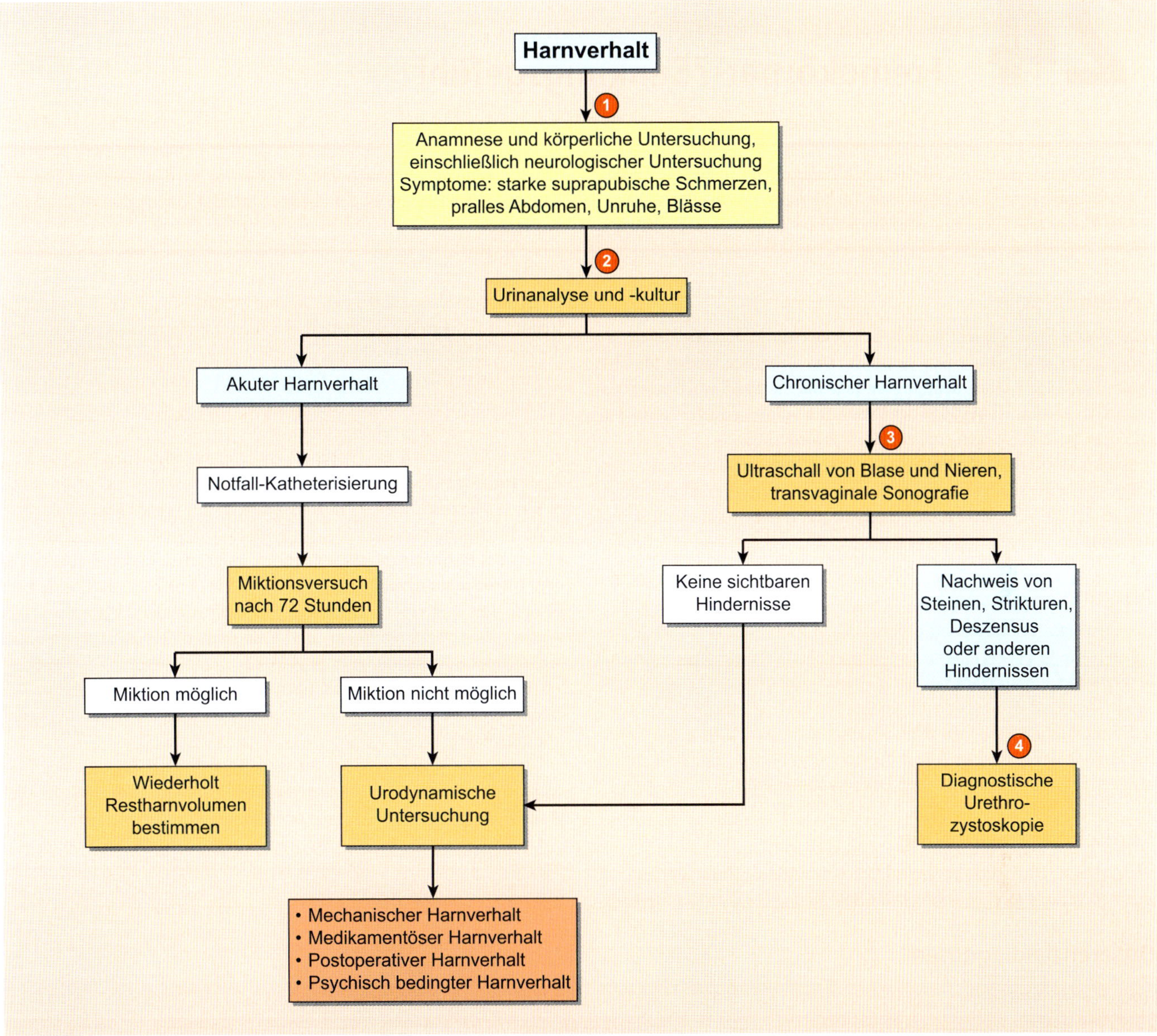
Harnverhalt
1
Anamnese und körperliche Untersuchung, einschließlich neurologischer Untersuchung
Symptome: starke suprapubische Schmerzen, pralles Abdomen, Unruhe, Blässe
2
Urinanalyse und -kultur
Akuter Harnverhalt
Chronischer Harnverhalt
Notfall-Katheterisierung
3
Ultraschall von Blase und Nieren, transvaginale Sonografie
Miktionsversuch nach 72 Stunden
Keine sichtbaren Hindernisse
Nachweis von Steinen, Strikturen, Deszensus oder anderen Hindernissen
Miktion möglich
Miktion nicht möglich
4
Wiederholt Restharnvolumen bestimmen
Urodynamische Untersuchung
Diagnostische Urethro-zystoskopie
• Mechanischer Harnverhalt
• Medikamentöser Harnverhalt
• Postoperativer Harnverhalt
• Psychisch bedingter Harnverhalt

24

Boris Gabriel, Bettina Blau-Schneider

Fremdkörper-/Senkungsgefühl

Definition

Der Descensus genitalis ist definiert als Tiefertreten von Blase (Zystozele), Rektum (Rektozele), Dünn- oder Dickdarm (Enterozele), Vagina oder Uterus. Ein Senkungs- oder Fremdkörpergefühl tritt dabei häufig erst auf, wenn der Hymenalsaum erreicht wird. Im deutschsprachigen Raum wird ein Descensus, der über den Introitus hinausgeht als Prolaps bezeichnet.

Epidemiologie

Jede zweite Frau, die entbunden hat, leidet im Laufe des Lebens an Symptomen eines Descensus genitalis. Das Lebenszeitrisiko für eine Operation wegen einer Senkung beträgt bis zu 19 %. Nach der Descensus-Operation ist bei 30 % der Patientinnen im Laufe der Jahre eine erneute Operation wegen eines Rezidivs erforderlich.

Risikofaktoren für die Entwicklung eines Deszensus sind Schwangerschaft und insbesondere vaginale Geburten, schwere körperliche Arbeit über einen längeren Zeitraum, genetische Faktoren, Nikotinabusus und Adipositas.

Anamnese/Klinik

Es sollten Eigen-, Familien- und geburtshilfliche **Anamnese** ❶, bisherige Therapien sowie die Blasen-, Darm- und Sexualfunktion erfragt werden. Sinnvoll ist hierbei der Einsatz eines validierten Fragenbogens (im deutschsprachigen Raum: Deutscher Beckenbodenfragebogen von Baessler et al. 2004).

Häufig kommt es neben dem Senkungsgefühl auch zu einer Beeinträchtigung der Blasen- und Darmfunktion mit Blasen- und Stuhlentleerungsstörungen, Inkontinenz und Drangsymptomatik.

Klinische Untersuchung

Die wichtigste Untersuchungsmodalität ist die **vaginale Untersuchung** mit geteilten Spekula ❷. Dabei erfolgt eine Beurteilung des Östrogenisierungsgrads der Scheide sowie der Senkung mit Veränderungen beim Pressen getrennt für das vordere, mittlere und hintere Kompartiment. Zudem sollte die Zervixlänge zum Ausschluss einer Elongatio colli beschrieben werden.

Eine **Quantifizierung** des Descensus sollte nach dem POP-Q-Schema der ICS / IUGA erfolgen (Bump 1996, Persu et al. 2011). Im vorderen Kompartiment unterscheidet man:

- Einen zentralen Defekt (Pulsionszystozele) mit erhaltenen Sulci und verstrichenen Rugae
- Einen lateralem Defekt (Traktionszytozele) mit verstrichenen Sulci jedoch erhaltenen Rugae

Mittels der **Perinealsonografie** (perineal aufgesetzte Abdominalsonde) ❸ oder **Introitussonografie** (Vaginalsonde) kann dynamisch die Position des Blasenhalses und eine Trichterbildung der proximalen Urethra beurteilt werden sowie zwischen Rekto- und Enterozele differenziert werden. Bei begleitender Harninkontinenz ➢ Kap. 22.

Mittels **Vaginalsonografie** können Uterus- und Adnexpathologien vor einer operativen Therapie erkannt werden sowie eine Elongatio colli quantifiziert werden.

Da in 5–17 % ein Harnstau vorliegt, der sich nach Therapie des Descensus in der Regel bessert, sollte eine **Nierensonografie** ❹ erfolgen. Dies ist auch aus forensischer Sicht vor operativen Eingriffen erforderlich.

Ein **dynamisches MRT** ist vor allem bei obstruktiver Defäkationsstörung zum Ausschluss einer Intussuszeption indiziert. Dies muss anamnestisch aktiv erfragt werden.

Differenzialdiagnosen

Ursachen von Fremdkörpergefühl

Krankheit	Häufigkeit	Weiterführende Diagnostik
Descensus genitalis	+++	Gynäkologische Untersuchung, Introitus-/Perinealsonografie
Elongatio colli	+	Gynäkologische Untersuchung, Vaginalsonografie
Vaginaler Fremdkörper	+	Gynäkologische Untersuchung
Vaginaltumor	+	Vaginale Untersuchung
Vaginalzysten	+	Vaginale Untersuchung
Myoma in statu nascendi, Zervixpolyp, Korpuspolyp, Inversio uteri	+	Vaginale Untersuchung, Vaginalsonografie

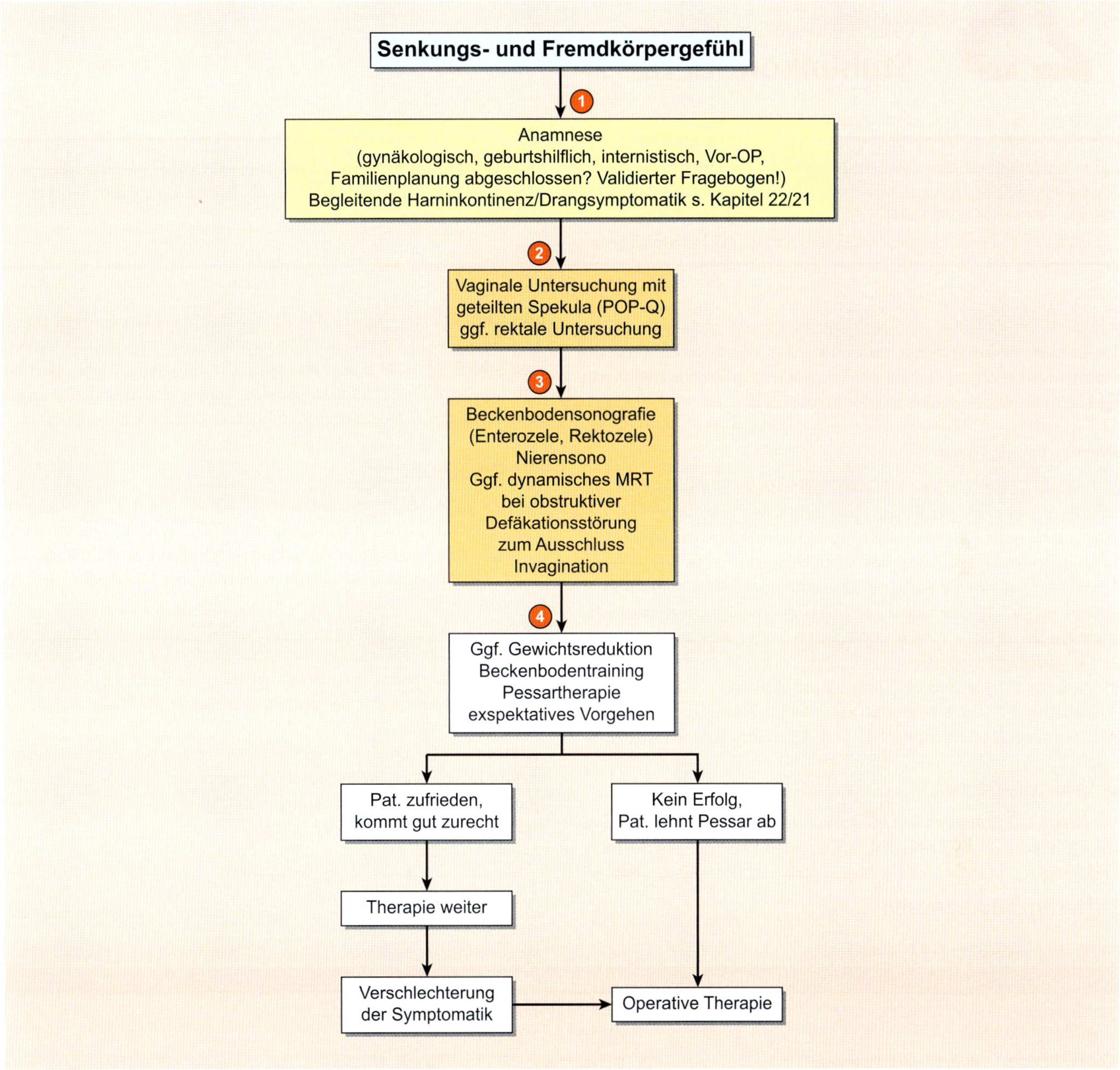
Senkungs- und Fremdkörpergefühl
1
Anamnese
(gynäkologisch, geburtshilflich, internistisch, Vor-OP,
Familienplanung abgeschlossen? Validierter Fragebogen!)
Begleitende Harninkontinenz/Drangsymptomatik s. Kapitel 22/21
2
Vaginale Untersuchung mit geteilten Spekula (POP-Q) ggf. rektale Untersuchung
3
Beckenbodensonografie (Enterozele, Rektozele) Nierensono Ggf. dynamisches MRT bei obstruktiver Defäkationsstörung zum Ausschluss Invagination
4
Ggf. Gewichtsreduktion Beckenbodentraining Pessartherapie exspektatives Vorgehen
Pat. zufrieden, kommt gut zurecht
Kein Erfolg, Pat. lehnt Pessar ab
Therapie weiter
Verschlechterung der Symptomatik
Operative Therapie

25

Cédric R.D. Demtröder, Jürgen Zieren

Stuhlinkontinenz

Definition

Die Stuhlinkontinenz ist definiert als unwillkürlicher Verlust von festem oder flüssigem Stuhl, der zu einem sozialen und hygienischen Problem führt. 1998 stellte die WHO fest, dass Inkontinenz ein größtenteils vermeidbares und behandelbares Krankheitsbild ist, und „sicherlich keine unausweichliche Konsequenz des Alterns". Sie reicht von gelegentlicher Verschmutzung der Unterwäsche bis zur völligen Unfähigkeit den Stuhlgang zu halten.

Epidemiologie

Die Inzidenz wird in größeren Studien mit 0,3–1,5 % angegeben. Unter den Frauen leiden 3–22 % an Stuhlinkontinenz, wobei ältere Frauen deutlich häufiger betroffen sind als jüngere (Markland et al. 2011).

Pathophysiologie

Insbesondere Frauen leiden unter einer kombinierten Störung. So führt die natürliche Geburt und der Dammschnitt nicht unweigerlich zu einer Inkontinenz, auch wenn endosonografisch ein ventraler Sphinkterdefekt vorliegt. Erst die Änderung der Textur des Kontinenzorgans, sei es durch weitere Operationen, alimentäre Kollagensynthesestörungen, Störung der Beckenbodendynamik, Stuhlkonsistenz und -frequenz führen zu einer manifesten Inkontinenz.

Als grobe Einteilung gilt:

- Inkontinenz I: Unfähigkeit Winde zurückzuhalten.
- Inkontinenz II: Unvermögen flüssigen Stuhl zu halten.
- Inkontinenz III: normalgeformter Stuhl kann nicht gehalten werden.

Anamnese/Klinik

Die Diagnose Inkontinenz lässt sich allein anhand der Anamnese ❶ stellen. Sie bildet das entscheidende Instrument zur Sicherstellung des therapeutischen Erfolges. Im Rahmen der ärztlichen Anamnese sollen Dauer, Ausprägung und Frequenz der einzelnen Beschwerden abgefragt werden. Eine hohe Stuhlfrequenz oder eine plötzliche notwendige Stuhlentleerung kann als Inkontinenzgefühl empfunden werden und betroffen machen, ohne dass sich gleich der gesamte Stuhl in der Unterwäsche befindet.

Untersuchungen

Die wichtigste Untersuchungsmodalität für die Diagnose Stuhlinkontinenz ist die Anamnese. Unabdingbar sind die digital rektale Untersuchung (DRU) und die Proktoskopie durch einen erfahrenen Untersucher. ❷

Die Stuhlinkontinenz kann grob in drei Gruppen eingeteilt werden. In eine sensorische, muskulosphinktäre und neurogene Inkontinenz. Leider lässt sich aktuell aus dieser Einteilung keine suffiziente Therapie ableiten. Daher sollten die Untersuchungen auf die Ermittlung der Rektumcompliance, der Rektumkapazität, der anorektalen Sensibilität, der Sphinkterkraft, der Stuhlkonsistenz und Stuhlfrequenz sowie der Funktionalität des Beckenbodens abzielen.

Wesentlich für die Entscheidung für oder gegen eine behandlungsbedürftige Inkontinenz sind nicht laborchemische oder bildgebende Untersuchungen, sondern die Dauer, Frequenz, Ausprägung der Beschwerden und die subjektive Einschätzung der Patienten.

Differenzialdiagnosen

Mögliche Ursachen der Stuhlinkontinenz

Symptom	Häufigkeit	Weiterführende Untersuchungen
Unfähigkeit den Stuhl zu halten bei dünnen Stuhlgängen / Diarrhö	+++	DRU, Proktoskopie, Stuhlprotokoll, Stuhlkulturen, Koloskopie, Laktose- und Fruktoseintoleranztest, Koloskopie
Unfähigkeit den Stuhl zu halten bei normaler Stuhlkonsistenz	+	Stuhlprotokoll, DRU, Proktoskopie, Manometrie, Endosonografie, MR-Defäkografie / konventionelle Defäkografie, Koloskopie
Fehlendes Haltegefühl	++	DRU, Proktoskopie, Endosonografie, Nerventest
Plötzliche Stuhlentleerung	+	Stuhlprotokoll, DRU, Proktoskopie, Endosonografie, MR-Defäkografie / konventionelle Defäkografie, Koloskopie
Stuhlschmieren	+	DRU, Proktoskopie, Endosonografie, Proktoskopie in Narkose zum Fistelausschluss

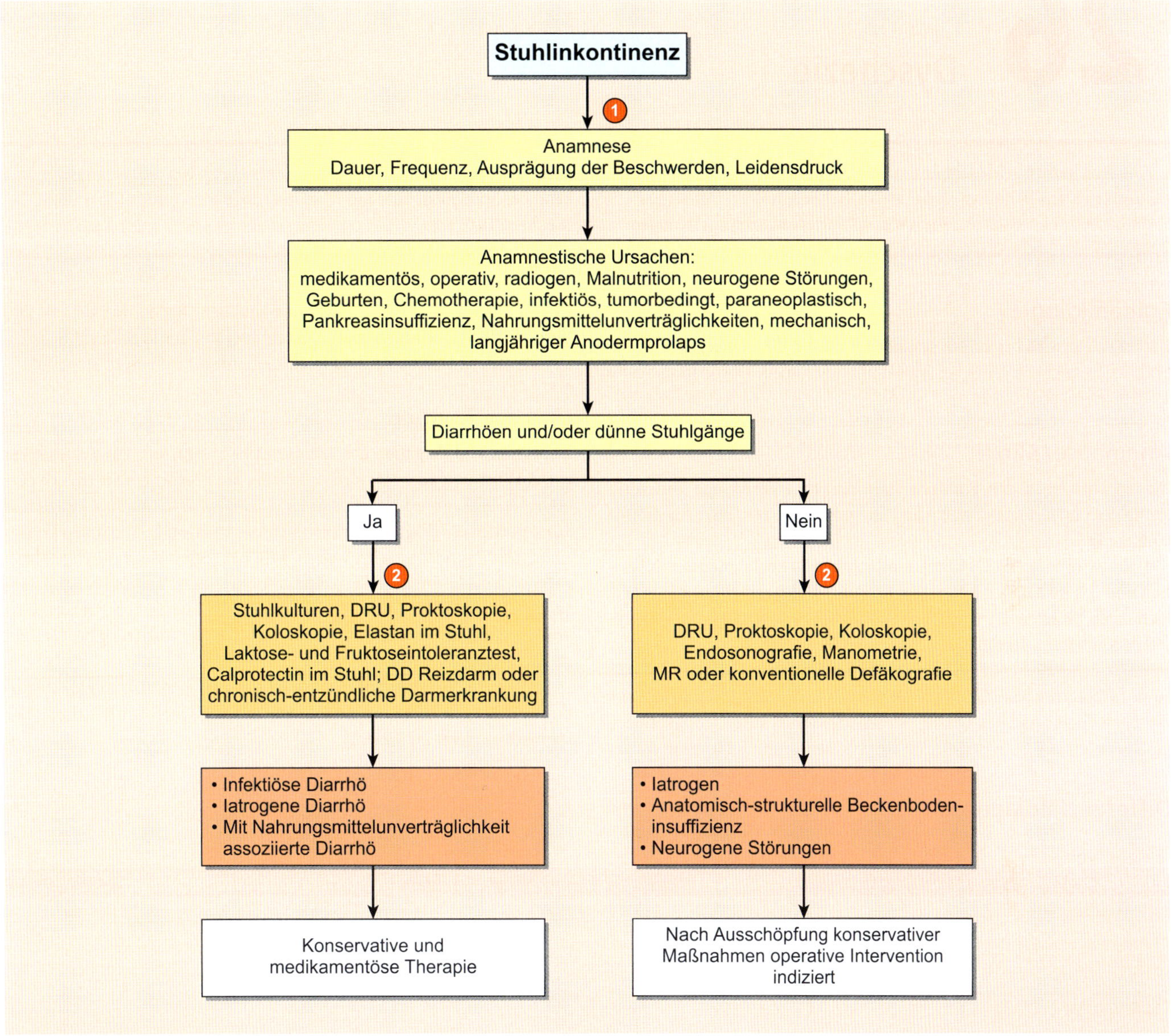
Stuhlinkontinenz
1
Anamnese
Dauer, Frequenz, Ausprägung der Beschwerden, Leidensdruck
Anamnestische Ursachen:
medikamentös, operativ, radiogen, Malnutrition, neurogene Störungen, Geburten, Chemotherapie, infektiös, tumorbedingt, paraneoplastisch, Pankreasinsuffizienz, Nahrungsmittelunverträglichkeiten, mechanisch, langjähriger Anodermprolaps
Diarrhöen und/oder dünne Stuhlgänge
Ja
Nein
2
Stuhlkulturen, DRU, Proktoskopie, Koloskopie, Elastan im Stuhl, Laktose- und Fruktoseintoleranztest, Calprotectin im Stuhl; DD Reizdarm oder chronisch-entzündliche Darmerkrankung
2
DRU, Proktoskopie, Koloskopie, Endosonografie, Manometrie, MR oder konventionelle Defäkografie
• Infektiöse Diarrhö
• Iatrogene Diarrhö
• Mit Nahrungsmittelunverträglichkeit assoziierte Diarrhö
• Iatrogen
• Anatomisch-strukturelle Beckenboden-insuffizienz
• Neurogene Störungen
Konservative und medikamentöse Therapie
Nach Ausschöpfung konservativer Maßnahmen operative Intervention indiziert

26

Günther Häusler

Dyschezie

Definition

Eine Dyschezie ist eine schmerzhafte Stuhlentleerung (Defäkation), die auf einer Koordinationsstörung der Analschließmuskeln (Musculus sphincter ani internus und Musculus sphincter ani externus) mit der Beckenbodenmuskulatur beruht. Trotz imperativen Stuhldrangs kann der Stuhl nicht oder nur inadäquat abgesetzt werden (Zbar und Wexner 2010).

Epidemiologie

Die Prävalenz wird bei jungen gesunden Frauen mit 8 % angegeben (Ribas et al. 2011), liegt allerdings bei Frauen mit funktionelle Obstipation bei bis zu 25 % (Öncü et al. 2010).

Anamnese / Klinik

Gefragt wird nach den Stuhlgewohnheiten, da eine häufige Unterdrückung des Entleerungsreflexes oder häufige Einläufe zur Dyschezie führen können. ❶

Hauptsymptome der Dyschezie sind Schmerzen im Rahmen der Defäkation und das inadäquate Absetzen von Stuhl. Begleitend können Übelkeit, Blähungen, Spasmen, Tenesmen (schmerzhafter Stuhldrang) und wechselnde Konsistenz des Stuhls auftreten.

Zusätzlich bestehende prämenstruelle Beschwerden und / oder Dyspareunie (Schmerzen beim Geschlechtsverkehr) weisen auf eine Endometriose zwischen Vagina und Rektum hin. Als schwerwiegendsten Komplikationen der Endometriose kann es dabei zur Rektumstenose mit Infiltration der Serosa und der Muscularis des Rektums kommen (Baden, van de Ven und Verbeek 2015). Die Mukosa des Rektums wird in der Regel nicht befallen. Der fibrotische Umbau der Endometrioseherde führt dann zu Stenosen.

Untersuchungen

Inspektion und Palpation des Anus / Analkanals ❷ zum Ein- / Ausschluss von Analfissuren oder Hämorrhoiden und um gegebenenfalls eine Hypertonie der Beckenmuskulatur und der Analmuskulatur zu diagnostizieren. Zur erweiterten Diagnostik zählt hier die anorektale Manometrie. Um einen Rektumprolaps nachzuweisen, wird ein Pressversuch durchgeführt.

Sowohl die konventionelle Bildgebung wie Ultraschall und Magnetresonanztomografie (MRT) des Beckens als auch die dynamische Defäkationsproktografie und die Ballon Expulsion werden in der Abklärung der Dyschezie häufig eingesetzt.

Besteht der Verdacht auf eine Hirschsprung-Krankheit, ist eine Rektoskopie und Koloskopie mit Biopsie zur histologischen Untersuchung der Darmschleimhaut indiziert.

Differenzialdiagnosen

Mögliche Ursachen der Dyschezie

Ursache	Häufigkeit	Weiterführende Untersuchungen
Rektumprolaps	++	Pressversuch, Koloskopie
Hirschsprung-Krankheit	+	Koloskopie, PE, Histologie
Reizdarm (Colon irritabile)	+	Koloskopie
Hämorrhoiden	++	
Analfissuren	+	

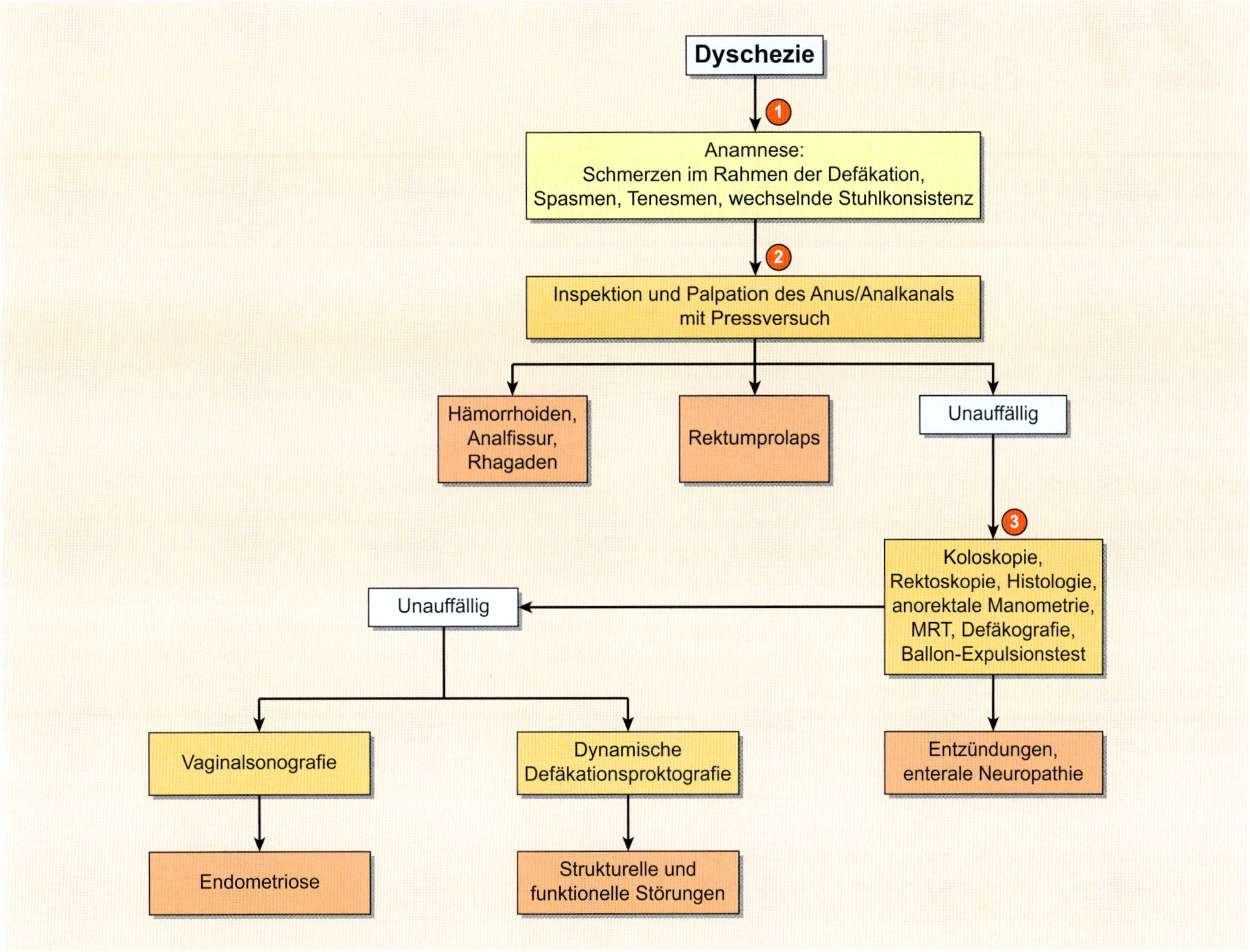
Dyschezie
1
Anamnese:
Schmerzen im Rahmen der Defäkation,
Spasmen, Tenesmen, wechselnde Stuhlkonsistenz
2
Inspektion und Palpation des Anus/Analkanals mit Pressversuch
Hämorrhoiden, Analfissur, Rhagaden
Rektumprolaps
Unauffällig
3
Koloskopie, Rektoskopie, Histologie, anorektale Manometrie, MRT, Defäkografie, Ballon-Expulsionstest
Unauffällig
Entzündungen, enterale Neuropathie
Vaginalsonografie
Dynamische Defäkationsproktografie
Endometriose
Strukturelle und funktionelle Störungen

27

Günther Häusler

Flankenschmerzen

Definition

Flankenschmerzen sind in der seitlichen hinteren Oberbauchregion lokalisiert. Sie treten meist einseitig und akut auf, können aber auch beidseitig auftreten und chronischen Charakter entwickeln.

Epidemiologie

Angaben zur Häufigkeit lassen sich aufgrund der Heterogenität der Ursachen nur schwer machen, da die Patientenkontakte in Arztpraxen und Ambulanzen meist unter der letztlich gestellten Diagnose und nicht unter dem unspezifischen Symptom des Flankenschmerzes erfasst werden.

Anamnese / Klinik

Flankenschmerzen können lokalisiert auftreten oder in den Unterbauch oder den Rücken ausstrahlen. Sowohl in der Intensität als auch in ihrem Charakter können die Schmerzen stark variieren. So weisen krampfartige, ziehende Schmerzen eher auf eine viszerale Genese wie Nierenkoliken und dumpfe bis scharfe Schmerzen eher auf somatische Ursachen wie zum Beispiel eine Pyelonephritis hin. Begleitsymptome wie Übelkeit und Erbrechen treten vorwiegend bei viszeralen Flankenschmerzen auf. ❶

Cholezystitis, Hämaturie (Blutbeimengungen im Urin), Dysurie (Schmerzen und Brennen beim Urinieren) und Pollakisurie (gesteigerter Harndrang und häufiges Urinieren) sind Hinweise auf Steine oder Infektionen der ableitenden Harnwege. Je nach Schweregrad der Infektion treten Fieber / Schüttelfrost, Appetit- und Kraftlosigkeit zusätzlich auf.

Infektionen der harnableitenden Wege können zu Urosepsis und Niereninsuffizienz führen, die v.a. bei älteren Patientinnen mit einer erheblichen Co-Morbidität assoziiert sind und mitunter lebensbedrohlich sein können.

Obwohl Erkrankungen der Nieren und Harnleiter die häufigsten Ursachen für Flankenschmerzen sind, muss die Anamnese Symptome von Darm-, Gallenblasen- und Pankreaserkrankungen sowie mögliche gynäkologische Ursachen beinhalten. Ebenso müssen Hämatome (z. B. durch Unfälle) und Muskelverletzungen (z. B. durch intensiven Sport), aber auch Herpes Zoster-Infektionen ein- oder ausgeschlossen werden.

Untersuchungen

Eine Harnkultur mit Antibiogramm ist obligat.

Bei der **körperlichen Untersuchung** weist ein druck- und klopfdolentes Nierenlager auf eine Beteiligung der Nieren hin und ist beweisend für das Symptom Flankenschmerzen.

Die meisten Nierensteine oder eine Stauungsniere können mit einer **Nierensonografie** ❷ sehr gut diagnostiziert werden. Um röntgendichte Steine auszuschließen, kann eine Röntgenübersichtsaufnahme zusätzlich notwendig werden.

Eine diagnostische **Urethrozystografie** wird zum Ausschluss von Tumoren und Steinen in der Blase durchgeführt.

Um bei einer Hydronephrose die Engstelle des Ureters (bedingt z. B. durch Endometriose, Narben oder Raumforderungen) zu lokalisieren, wird je nach Verdachtsdiagnose eine i.v.-Pyelografie, eine CT mit Abschlussurogramm oder eine MRT durchgeführt. ❸

Differenzialdiagnosen

Die häufigste Ursache für Flankenschmerzen sind Erkrankungen der Nieren und der Ureteren.

Mögliche Ursachen von Flankenschmerzen

Ursachen	Häufigkeit	Weiterführende Untersuchungen
Nephrologische Ursachen		
Pyelonephritis	+++	Harnkultur, Nierensonografie, Labor
Nephrolithiasis	++	Nierensonografie, i.v.-Pyelografie, CT
Ureterabgangsstenose	+	Nierensonografie, i.v.-Pyelografie, CT
Tumoren	+	Nierensonografie, i.v.-Pyelografie, CT, Zystoskopie
Gastroenterologische Ursachen		
Ileus	sehr selten	Abdomen-Röntgen, CT
Cholezystitis	+	Labor Oberbauchsonografie
Pankreatitis	sehr selten	Labor, Oberbauchsonografie
Divertikulitis	+	Koloskopie, CT
Enteritis	+	Labor, Koloskopie
Gynäkologische Ursachen		
Ovarialtumoren	Sehr selten	Vaginalsonografie, CT
Uterustumoren	Sehr selten	Vaginalsonografie, CT, MRI
Endometriose	Sehr selten	Vaginalsonografie, (Laparoskopie)
Rupturierte Tubargravidität	Sehr selten	Vaginalsonografie, Labor

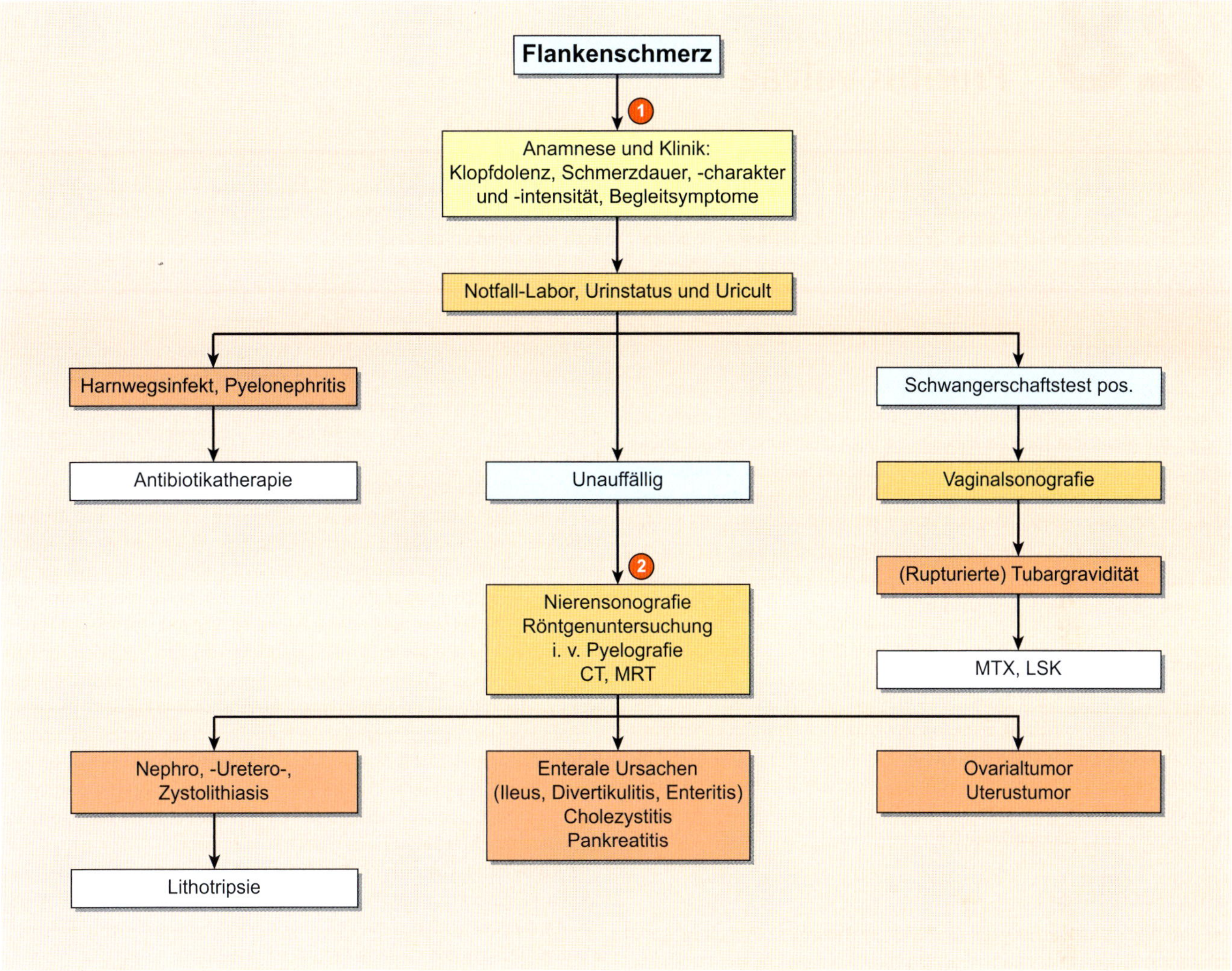
Flankenschmerz
1
Anamnese und Klinik:
Klopfdolenz, Schmerzdauer, -charakter
und -intensität, Begleitsymptome
Notfall-Labor, Urinstatus und Uricult
Harnwegsinfekt, Pyelonephritis
Schwangerschaftstest pos.
Antibiotikatherapie
Unauffällig
Vaginalsonografie
2
(Rupturierte) Tubargravidität
Nierensonografie
Röntgenuntersuchung
i. v. Pyelografie
CT, MRT
MTX, LSK
Nephro, -Uretero-,
Zystolithiasis
Enterale Ursachen
(Ileus, Divertikulitis, Enteritis)
Cholezystitis
Pankreatitis
Ovarialtumor
Uterustumor
Lithotripsie

28

Linn Wölber, Katharina Prieske

Pruritus vulvae

Definition

Pruritus vulvae ist ein von den Patientinnen meist als sehr quälend empfundener Juckreiz des äußeren Genitales, der häufig vermehrt nachts auftritt. Er kann in jeder Lebensphase der Frau erstmalig auftreten. Ursachen können entzündlich / infektiös (z. B. Candidose, Parasitosen, autoimmun, HPV), neoplastisch (z. B. Dysplasien, Karzinom), allergisch (z. B. Slipeinlagen, übertriebene Intimhygiene), hormonell (z. B. Östrogenmangel) oder auch psychosomatisch sein.

Epidemiologie

Am häufigsten verursachen Candidosen einen vulvovaginalen Pruritus. Genaue Daten zur Prävalenz liegen leider nicht vor. Aber nur 35–40 % der Frauen mit genitalem Juckreiz haben tatsächlich eine Vulvovaginalcandidose. Der **Lichen sclerosus** ist eine oft unterdiagnostizierte Ursache des vulvären Pruritus (Kirtschig et al. 2015). Die **vulväre intraepitheliale Neoplasie** (VIN) geht in etwa 60 % der Fälle mit Beschwerden u.a. im Sinne eines vulvären Pruritus einher. Auch ein **Vulvakarzinom** kann mit vulvärem Pruritus einhergehen. Eine psychosomatische Ursache sollte lediglich als Ausschlussdiagnose gestellt werden.

Anamnese / Klinik

Jede Patientin sollte nach **Dauer, Ausprägung** und **Häufigkeit** der Beschwerden gefragt werden ❶. Insbesondere ist die Schaffung einer vertrauten Atmosphäre sehr wichtig. Es sollte geklärt werden ob die Beschwerden von der Patientin als so belastend empfunden werden, dass sie z. B. Aktivitäten des täglichen Lebens einschränken. Wichtig ist auch die Frage nach Beschwerden beim Geschlechtsverkehr.

Untersuchungen

Die wichtigste Untersuchungsmodalität ist die **Anamnese**. Abgefragt werden sollten Zeitpunkt des Auftretens, Lokalisation, mögliche Hautveränderungen, Zyklus abhängige Schwankungen der Beschwerden, Intimhygiene und Sexualpartner. ❶

Die allgemeine gynäkologische Untersuchung stellt den zweitwichtigsten Baustein dar. Die Vulva wird zunächst inspiziert ❷. Hierbei fallen ggf. bereits Hautveränderungen (Erosionen, Ulzerationen, Rötung, Papeln / Pusteln, Fissuren, Leukoplakien, Schuppungen, Atrophie) auf. Ist die Inspektion blande kann man die Patientin bitten mit dem Finger das Areal des Beschwerdemaximums zu zeigen.

An die allgemeine gynäkologische Untersuchung schließt sich die **Vulvoskopie** (mikroskopische Untersuchung der Vulva) an ❷. Hierdurch kann die Betrachtung der Vulva mit einer 6- bis 40-fachen Lupenvergrößerung erfolgen. Die Applikation von 5%iger Essiglösung auf Vulva und Anus kann zur Differenzialdiagnose beitragen. Die mikroskopische Untersuchung der Vulva erfordert große Erfahrung, denn im Vergleich zur Portio präsentieren sich Veränderungen häufig nur subtil. Ggf. kann die Überweisung der Patientin an eine Dysplasiesprechstunde erfolgen.

Bei suspekten Befunden erfolgt die Entnahme einer oder mehrerer **Probebiopsien** mittels 3- bis 6-mm Stanze in Lokalanästhesie ❸. Für die optimale Therapieplanung sollte jeder suspekte Befund biopsiert werden. Je nach Ausdehnung des Befundes und Wunsch der Patientin kann auch die Entnahme von Mapping-PEs in Vollnarkose erfolgen.

Zytologische Abstriche der Vulva haben eine geringe Spezifität und sollten möglichst vermieden werden. Ein unauffälliger Befund schließt eine Dysplasie nicht aus, ein auffälliger Befund muss ohnehin biopsiert werden (z. B. zur Beurteilung der Invasionstiefe).

Differenzialdiagnosen

Ursachen für vulvären Pruritus ❹

Mögliche Erkrankungen	Häufigkeit	Weiterführende Untersuchungen
Candidose	+++	Anamnese, gynäkologische Untersuchung. Bei unsicheren oder chronisch-rezidivierenden Fällen Pilzkultur zur Erregerdifferenzierung, ggf. auch histologische Abklärung
Condyloma acuminata (low-grade humane Papillomaviren (z. B. 6, 11, 44)	++	Anamnese, gynäkologische Untersuchung, ggf. mit Vulvoskopie zum Ausschluss höhergradiger Dysplasien
Östrogenmangel	++	Anamnese, gynäkologische Untersuchung
(Allergische) Vulvitis	++	Anamnese, gynäkologische Untersuchung incl. Vulvoskopie, ggf. Probebiopsie
Lichen sclerosus (autoimmun)	++	Anamnese, gynäkologische Untersuchung mit Vulvoskopie, ggf. Probebiopsie bei V. a. Dysplasie; zur Diagnosesicherung nicht vorgeschrieben
Dysplasie der Vulva / Vulvakarzinom (neoplastisch)	+	Anamnese, gynäkologische Untersuchung mit Vulvoskopie, Probebiopsie aus allen suspekten Arealen zur besseren Therapieplanung
Psychosomatisch	+	Anamnese! Klinische Untersuchung mit Vulvoskopie, wiederholte Abstriche auf pathogene Keime vermeiden, wenn klinisch kein Anhalt

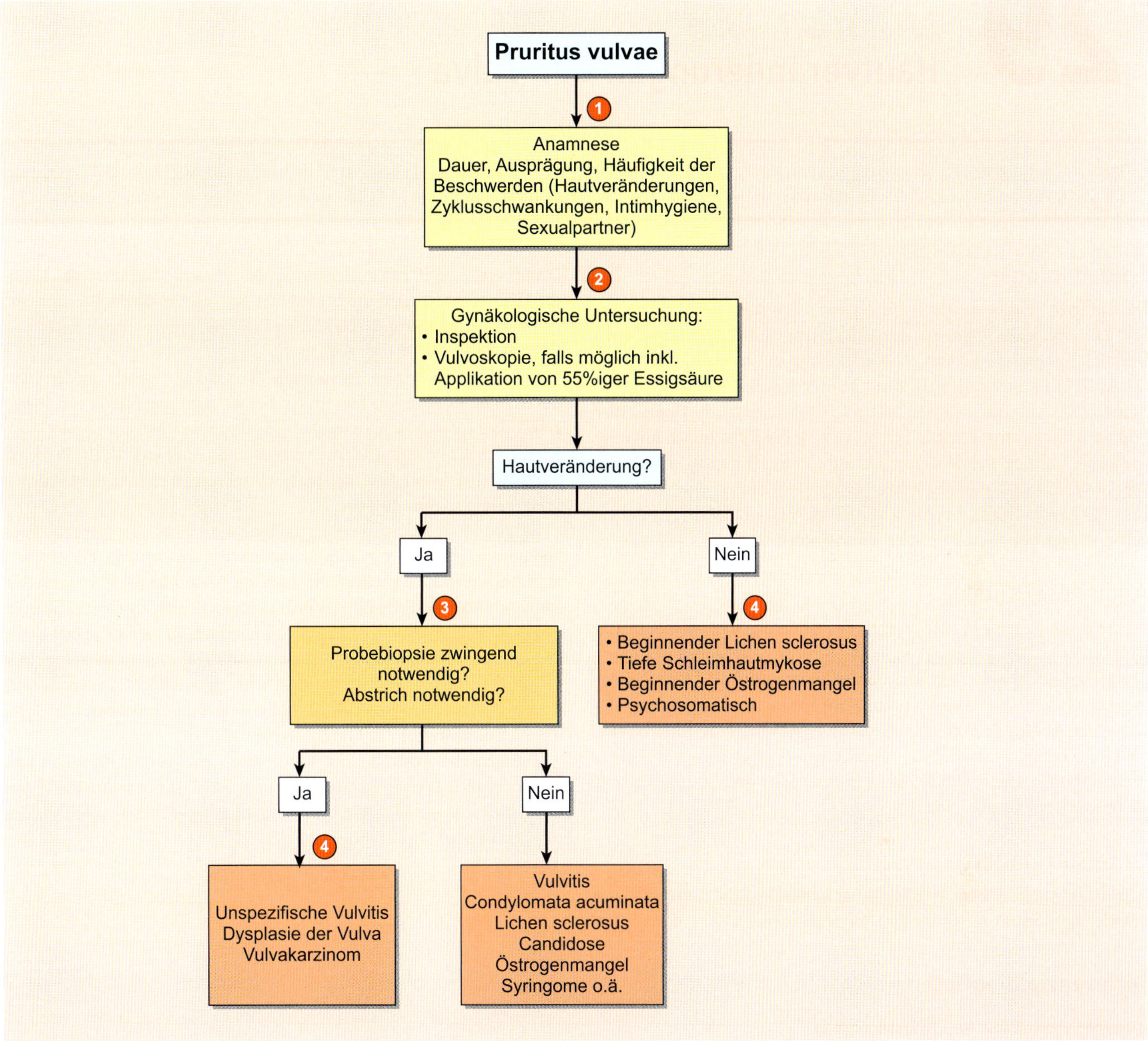
Pruritus vulvae
1
Anamnese
Dauer, Ausprägung, Häufigkeit der Beschwerden (Hautveränderungen, Zyklusschwankungen, Intimhygiene, Sexualpartner)
2
Gynäkologische Untersuchung:
• Inspektion
• Vulvoskopie, falls möglich inkl. Applikation von 55%iger Essigsäure
Hautveränderung?
Ja
Nein
3
Probebiopsie zwingend notwendig?
Abstrich notwendig?
4
• Beginnender Lichen sclerosus
• Tiefe Schleimhautmykose
• Beginnender Östrogenmangel
• Psychosomatisch
Ja
Nein
4
Unspezifische Vulvitis
Dysplasie der Vulva
Vulvakarzinom
Vulvitis
Condylomata acuminata
Lichen sclerosus
Candidose
Östrogenmangel
Syringome o.ä.

29

Katharina Prieske, Linn Wölber

Hautveränderungen der Vulva

Definition

Hautveränderungen der Vulva präsentieren sich äußerst unterschiedlich und können zum Teil subtil sein, ggf. auch nur bei Betrachtung mit dem Mikroskop auffallen. Sie gehen in etwa der Hälfte aller Fälle mit Pruritus, Brennen oder Schmerzen z. B. auch bei der Miktion einher.

Epidemiologie

Die häufigste Ursache für Hautveränderungen der Vulva sind Infektionen. Fast jede Frau leidet in ihrem Leben mindestens einmal an einer vulvären Infektion mit entsprechenden Hautveränderungen. Der **Lichen sclerosus** (Kirtschig 2015, Kirtschig et al. 2016) kann in jedem Alter erstmalig auftreten. Die Prävalenz wird auf 1 : 300 bis 1 : 1000 geschätzt, die Dunkelziffer liegt wahrscheinlich deutlich höher. Bis zu 12 % der Patientinnen mit idiopathischer Vulvodynie haben einen Lichen sclerosus (Kirtschig et al. 2016). Die vulväre intraepitheliale Neoplasie bzw. das präklinische Vulvakarzinom kann mit Beschwerden, aber nur sehr subtilen Hautveränderungen einhergehen, die ggf. nur mikroskopisch erkannt werden können.

Anamnese / Klinik

Bei der Konsultation aufgrund einer Hautveränderung sollte jede Patientin nach **Dauer** und **Ausprägung** sowie ggf. zusätzlich bestehenden Beschwerden gefragt werden (extragenitale Hautveränderungen?) ❶. Auch bei der gynäkologischen Routineuntersuchung wird explizit nach vulvären Beschwerden gefragt, da Veränderungen und Beschwerden im Intimbereich häufig ein Tabuthema sind. Viele Patientinnen verfolgen zudem eine übertriebene Intimhygiene, welche die Flora beschädigt und Infektionen und allergische Reaktionen begünstigt.

Untersuchungen

Neben der Anamnese ist die **allgemeine gynäkologische Untersuchung** der wichtigste Schritt zur Beurteilung von Hautveränderungen. Vulva sowie Dammbereich und Perianalregion werden zunächst inspiziert ❷. Mögliche Hautveränderungen sind Schwellung, Rötung, Erosionen, Ulzerationen, Fissuren, Leukoplakien, Hyperkeratosen, Schuppungen, Atrophie, Hyper-/Hypopigmentierungen oder Narben.

Bei der anschließenden **Vulvoskopie** ❷ erfolgt die Betrachtung der Vulva mit einer 6- bis 40-fachen Lupenvergrößerung nach Applikation von 5%iger Essiglösung auf Vulva und Anus. Die mikroskopische Untersuchung der Vulva erfordert große Erfahrung, da die Veränderungen im Vergleich zur Portio oft nur subtil sind. Es empfiehlt sich bei nicht eindeutigem Befund die Abklärung in einer Dysplasiesprechstunde.

Bei suspekten Befunden erfolgt die Entnahme einer oder mehrerer **Probebiopsien** mittels 3- bis 6-mm-Stanze in Lokalanästhesie ❸. Für die optimale Therapieplanung sollte jeder suspekte Befund biopsiert werden. Abhängig von der Ausdehnung des Befundes und dem Wunsch der Patientin werden Mapping-PEs in Vollnarkose entnommen. Das klinische Bild ist für den erfahrenen Untersucher oft diagnoseweisend und ein histologischer Nachweis bei vielen Diagnosen, wie Lichen sclerosus, nicht zwingend erforderlich. Bei Zweifel an der Diagnose sollte immer die Probebiopsie erfolgen, um ein Vulvakarzinom nicht zu übersehen.

Zytologische Abstriche der Vulva haben eine geringe Spezifität und sollten möglichst vermieden werden. Ein unauffälliger Befund schließt eine Dysplasie nicht aus, ein auffälliger Befund muss ohnehin biopsiert werden (u.a. zur Beurteilung der Invasionstiefe).

Differenzialdiagnosen

Ursachen von vulvären Hautveränderungen ❹

Mögliche Erkrankungen	Häufigkeit	Weiterführende Untersuchungen
Candidose	+++	Anamnese, gynäkologische Untersuchung. Bei unsicheren oder chronisch-rezidivierenden Fällen Pilzkultur zur Erregerdifferenzierung
Bakterielle Infektion (Bartholin-) Abszess	++	Anamnese, gynäkologische Untersuchung, bakterieller Abstrich, Marsupialisation, bei rezidivierenden Abszessen Probebiopsie zum Karzinomausschluss
Herpes genitalis (Herpes simplex Typ 2)	++	Anamnese, gynäkologische Untersuchung, Abstrich, häufig Blickdiagnose
Condylomata acuminata (low-grade humane Papillomaviren, z. B. 6, 11, 44)	++	Anamnese, gynäkologische Untersuchung ggf. mit Vulvoskopie zum Ausschluss höhergradiger Dysplasien
(Allergische) Vulvitis	++	Anamnese, gynäkologische Untersuchung mit Vulvoskopie, ggf. Probebiopsie
Lichen sclerosus / Lichen ruber (autoimmun)	++	Anamnese, gynäkologische Untersuchung mit Vulvoskopie, ggf. Probebiopsie bei V. a. Dysplasie; zur Diagnosesicherung nicht zwingend notwendig
Dysplasie der Vulva / Vulvakarzinom (neoplastisch)	+	Anamnese, gynäkologische Untersuchung mit Vulvoskopie, Probebiopsie aus allen suspekten Arealen zur besseren Therapieplanung

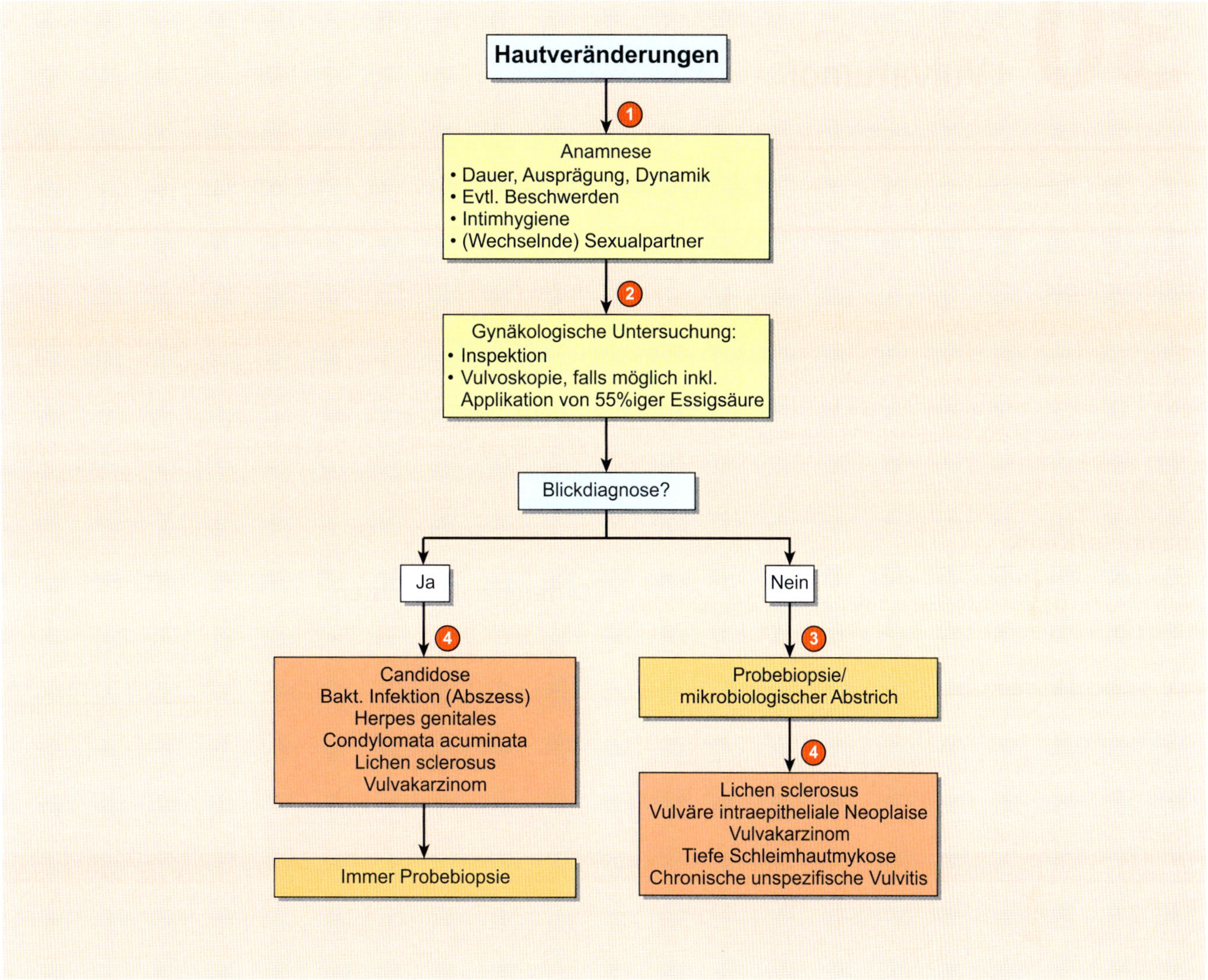
Hautveränderungen
1
Anamnese
• Dauer, Ausprägung, Dynamik
• Evtl. Beschwerden
• Intimhygiene
• (Wechselnde) Sexualpartner
2
Gynäkologische Untersuchung:
• Inspektion
• Vulvoskopie, falls möglich inkl. Applikation von 55%iger Essigsäure
Blickdiagnose?
Ja
Nein
4
Candidose
Bakt. Infektion (Abszess)
Herpes genitales
Condylomata acuminata
Lichen sclerosus
Vulvakarzinom
Immer Probebiopsie
3
Probebiopsie/ mikrobiologischer Abstrich
4
Lichen sclerosus
Vulväre intraepitheliale Neoplaise
Vulvakarzinom
Tiefe Schleimhautmykose
Chronische unspezifische Vulvitis

30 Vulvatumor

Anne Christine Mondal

Definition

Ein Vulvatumor ist eine unklare Raumforderung im Bereich des äußeren weiblichen Genitale. Diese kann sowohl benigne als auch maligne und im Bereich der gesamten Vulva lokalisiert sein.

Epidemiologie

Bei der Epidemiologie muss zwingend nach der Ätiologie unterschieden werden. Bei den gutartigen Tumoren ist die zu den epithelialen Tumoren gehörende Bartholinitis die häufigste Schwellung im Bereich der Vulva. Bezüglich des Vulvakarzinoms wird für 2016 mit 4.400 Neuerkrankungen auf 100.000 Frauen ausgegangen (RKI 2016), wobei es in den letzten Jahren zu einer stetigen Steigerung der Inzidenz gekommen ist und zunehmend jüngere Frauen betroffen sind (Baandrup 2011).

Anamnese / Klinik

Schmerzlokalisation, Frequenz, Intensität und Art der Beschwerden sollen abgefragt werden ❶. Je nach Ätiologie des Tumors sind die Symptome unterschiedlich und reichen von Beschwerdefreiheit über Schwellung mit und ohne Schmerzen bis hin zu quälendem Pruritus, Brennen, Dysurie, Gefühl des Wundseins, Blutungen oder Dyspareunie. Die Klinik des Vulvakarzinoms ist häufig unspezifisch, Frühsymptome fehlen oft gänzlich. Miktionsbeschwerden oder übler Geruch treten häufig erst in fortgeschrittenen Stadien auf. Ebenso stellen Schwellungen in der Leiste oder Raumforderungen, die selbst ertastet werden, eine Seltenheit bei Erstdiagnose dar und sind Zeichen einer fortgeschrittenen, metastasierten Erkrankung.

Die wichtigste Untersuchungsmodalität ist die **vaginale Untersuchung**, wenn möglich in Kombination mit einer **Kolposkopie.** Zudem kann auch die Anamnese wegweisend sein. ❷ Bei V. a. Dysplasie oder Invasion sollte stets eine **histologische Sicherung (PE = Probeexzision)** mittels Punch-Biopsie erfolgen ❸ sowie bei V. a. Vulvakarzinom eine Sonografie der Leisten zur Beurteilung der Leistenlymphknoten. Zudem ist in diesen Fällen wegen möglicher Multizentrizität eine Untersuchung von Vagina, Portio und der Perianalregion erforderlich ❹ (Leitlinie Vulvakarzinom 2015).

Differenzialdiagnosen

Die Ursachen sind mannigfaltig, so können dem Tumor gutartige Zysten zugrunde liegen. Auch virale oder bakterielle Infektionen oder Hauterkrankungen wie der Lichen sclerosus und Vaskulitiden wie die Behçet-Krankheit können ursächlich für Ulzerationen im Bereich der Vulva sein. Differenzialdiagnostisch muss zudem an das Vulvakarzinom sowie Metastasen anderer Tumoren gedacht werden.

Ursachen von Vulvatumoren

Mögliche Ursachen	Häufigkeit	Weiterführende Untersuchungen
Bartholinitis	+++	Anamnese, vaginale Untersuchung, ggf. Sonografie
Lichen sclerosus	++	Anamnese, Kolposkopie, ggf. Probeexzision
Kondylome	+++	Anamnese, Kolposkopie, ggf. Probeexzision
Bakterielle Infektionen (STD)	++	Anamnese, vaginale Untersuchung, Abstrich, ggf. Probeexzision
Vulväre intraepitheliale Neoplasie	++	Anamnese, Kolposkopie, Probeexzision
Vulvakarzinom	+	Anamnese, Kolposkopie, Probeexzision, Leistensonografie

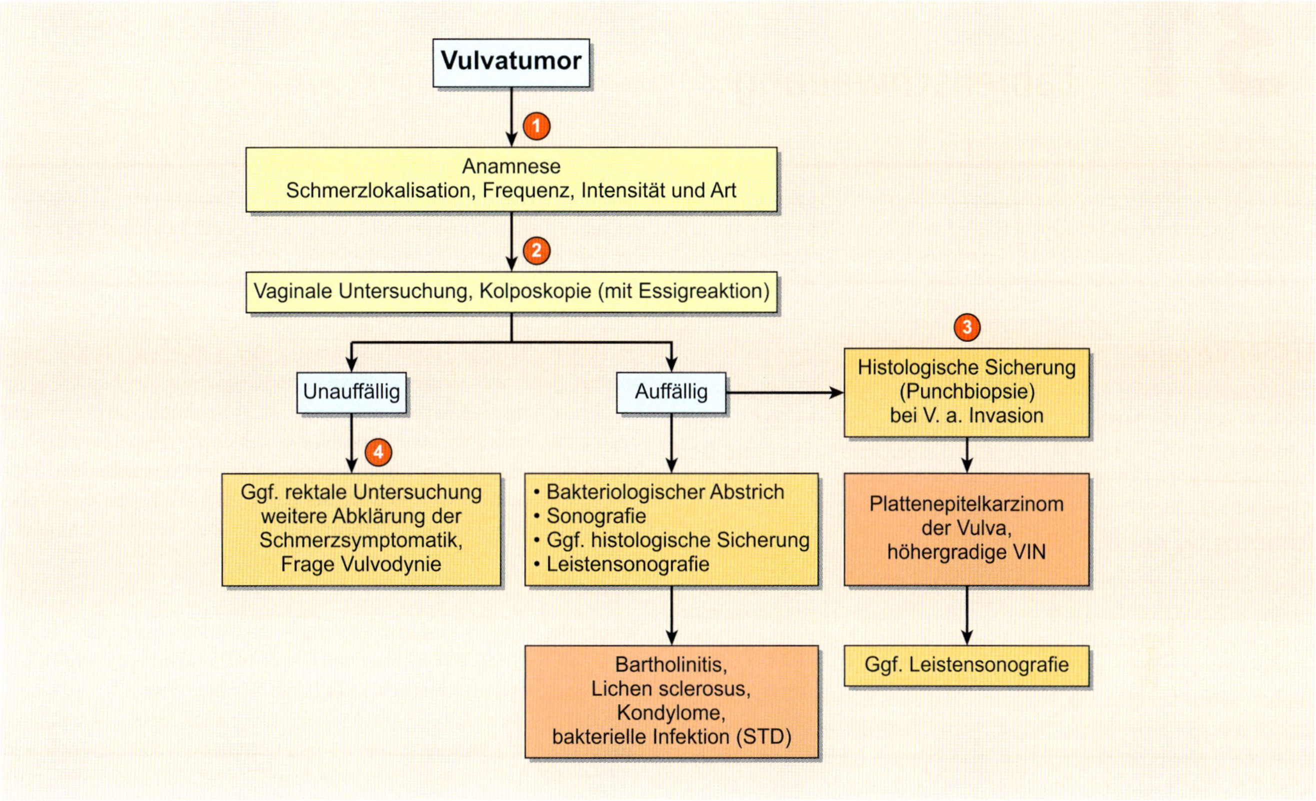
Vulvatumor
1
Anamnese
Schmerzlokalisation, Frequenz, Intensität und Art
2
Vaginale Untersuchung, Kolposkopie (mit Essigreaktion)
3
Unauffällig
Auffällig
Histologische Sicherung
(Punchbiopsie)
bei V. a. Invasion
4
Ggf. rektale Untersuchung
weitere Abklärung der
Schmerzsymptomatik,
Frage Vulvodynie
• Bakteriologischer Abstrich
• Sonografie
• Ggf. histologische Sicherung
• Leistensonografie
Plattenepitelkarzinom
der Vulva,
höhergradige VIN
Bartholinitis,
Lichen sclerosus,
Kondylome,
bakterielle Infektion (STD)
Ggf. Leistensonografie

31 Labienschwellung

Vera Kreuzer

Definition

Als Labienschwellung bezeichnet man die Vergrößerung der inneren und / oder äußeren Schamlippen. Hierbei kann es sich um eine Volumenzunahme- aber auch um ein vermehrtes Längenwachstum der Schamlippen handeln. Häufig geht die Labienschwellung mit Schmerzen und Schamgefühlen der Patientin einher. Es kann zu Einschränkungen im sozialen Leben und der Lebensqualität kommen.

Epidemiologie

Die Labienschwellung ist ein alltägliches Symptom in der gynäkologischen Praxis. Die **Bartholin-Zyste,** als häufigste Ursache der Labienschwellung, ist der Grund für 2 % aller Frauenarztbesuche jedes Jahr (Marzano und Haefner 2004).

Anamnese / Klinik

Die allgemeine Anamnese erfasst Vorerkrankungen, bisherige Operationen, Medikamente, Allergien, Nikotin / Drogen, die gynäkologische Anamnese den Beginn der letzten Periode, Zyklus- und Blutungsdauer, Dysmenorrhö, Dyspareunie, Dyschezie und Dysurie. Bei der symptombezogenen Anamnese ❶ wird nach Dauer der Schwellung, Intensität der Schmerzen, möglichen Auslösern oder dem Entstehungszeitpunkt sowie nach bisher durchgeführten Maßnahmen gefragt. Die Labienschwellung kann mit und ohne klassische Entzündungszeichen (Rubor, Dolor, Calor, Tumor,) auftreten.

Untersuchungen

Allgemeine Untersuchungen > 37,5 °C Körpertemperatur, Leukozytose im Blutbild und CRP-Erhöhung weisen bei einer Labienschwellung auf einen Abszess hin.

Vaginale Untersuchung Inspektion des äußeren Genitales und der angrenzenden Anogenital-, Leisten- und Glutealregion auf Hautzustand (Intaktheit, Rötung, Turgor), Symmetrie der Schwellung, Behaarungsmuster, Pubertäts- / Entwicklungsstadium. Palpation der Leistenregion auf Schwellung, Schmerzen und Sekretion. Inspektion von Vulva und Vagina mit Separation und Traktion der Labien zur Inspektion der Labienzwischenräume, des Introitus vaginae mit den Ausgängen der Bartholin-Drüsen und dem ersten Drittel der Vagina. Palpation von Vulva und Vagina auf Schwellung (derb, prall elastisch oder weich?), Schmerzen und Sekretion. Auf Geruch achten. Bei Sekretion mikrobiologischer Abstrich.

Sonografie Liefert Auskunft über die Beschaffenheit des Inhalts. Unterschieden wird zwischen echoleerem (Flüssigkeit) und echoreichem (Eiter) Befund (Bindegewebe, epithelreicher Inhalt, Fremdkörper).

Sollte sich aus den vorhergehenden Untersuchungen ein Malignitätsverdacht ergeben, so schließen sich weitere bildgebende Verfahren wie die Magnetresonanztomografie (MRT) oder Computertomografie (CT) an.

Differenzialdiagnosen

Neben den in der Tabelle aufgeführten Ursachen besteht gelegentlich der Wunsch nach einer Reduktionsplastik bei subjektiv zu groß empfundenen inneren Schamlippen. Unabhängig von der tatsächlichen Größe der Schamlippen kann es neben dem subjektiven Missfallen zu Schmerzen bei Alltagsbewegungen kommen.

Ursachen einer Labienschwellung

Mögliche Erkrankungen	Häufigkeit	Weiterführende Untersuchungen
Infektiöse Ursachen		
Vulvaabszess	Sehr häufig	Mikrobiologischer Abstrich, Zeichen einer generalisierten Infektion? Wegweisend: Die Patientin möchte lieber stehen als sitzen oder gehen.
Ulcus molle	Sehr selten	Nachweis von *Haemophilus ducreyi* im Abstrich (Anzucht)
Gonorrhö	13,7 Neuerkrankungen pro 100.000 Einwohner	Nachweis von *Neisseria gonorrhoeae* im Abstrich (Anzucht)
Syphilis	8,5 Neuerkrankungen pro 100.000 Einwohner[1]	TPPA- bzw. TPHA-Test
Condylomata acuminata	Prävalenz von 1 %[2]	Molekulargenetischer HPV-Nachweis im Abstrich
Bartholin-Abszess	2 % aller gynäkologischen Arztbesuche pro Jahr[3]	Mikrobiologischer Abstrich, allgemeine Infektionszeichen
Herpes genitalis	+	Nachweis von Virus-DNA im Abstrich, HSV-Antikörpern im Blut

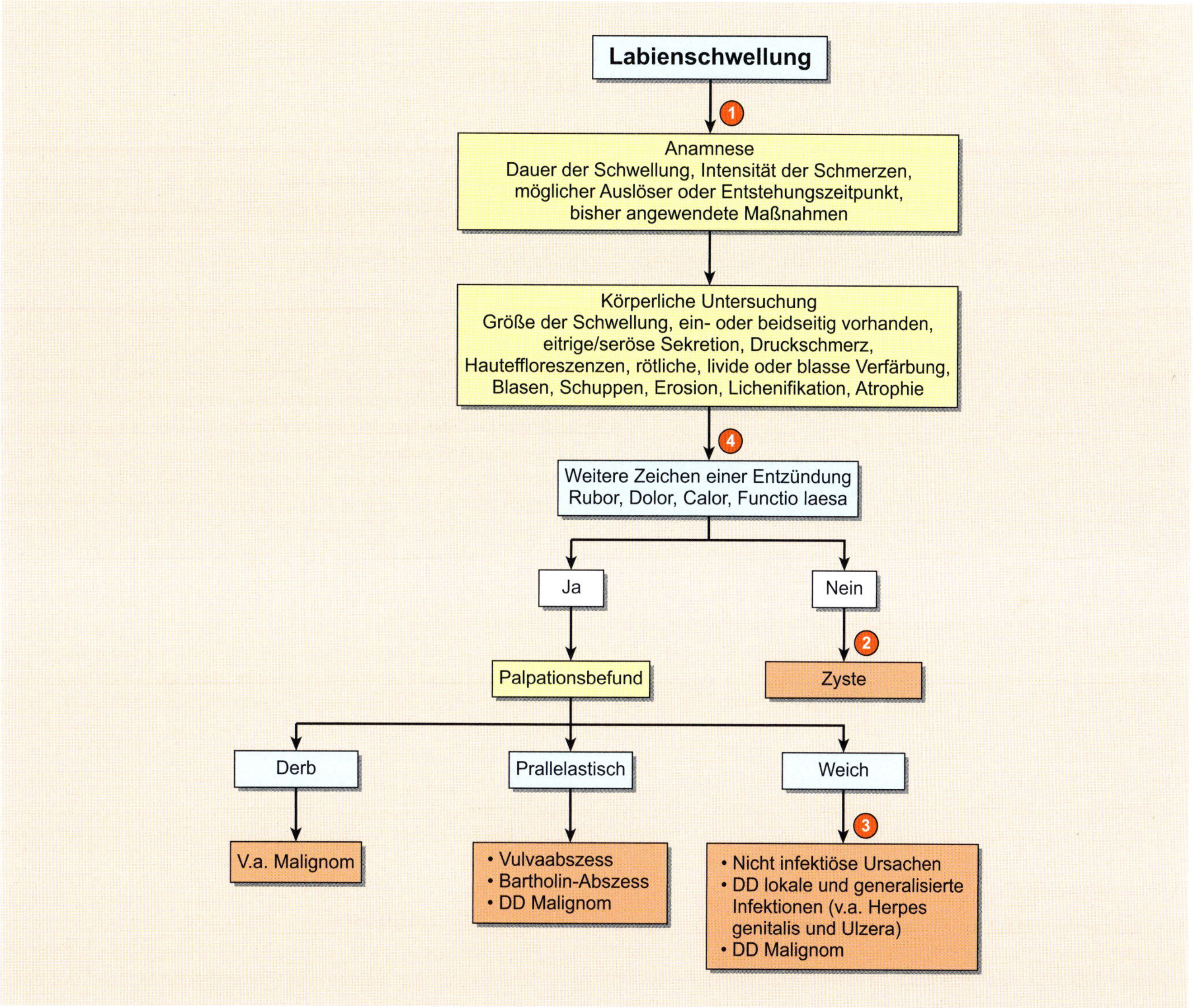

Ursachen einer Labienschwellung *(Forts.)*

Mögliche Erkrankungen	Häufigkeit	Weiterführende Untersuchungen
Nichtinfektiöse Ursachen ❸		
Postpartal	+	Zeichen einer generalisierten Infektion? Uteruskantenschmerz?
Bartholin-Zyste (Glandula vestibularis major), Gartner-Zyste (Rudiment des Urnierengangs), Nuck-Zyste (Rudiment des Processus vaginalis), Skene-Zyste (Glandula paraurethralis)	Selten	Körperliche Untersuchung und orientierende Sonografie, Histologie zur Diagnosesicherung
Trauma / sexuelle Gewalt	+	Anamnese, Überleiten des Opfers an die Kriminalpolizei, Dokumentation der Befunde und Spuren sichern
Labienödem	±	Elektrolyte, Nierenwerte, Hämatokrit
Konstitutionelle Labienhypertrophie	±	Ausführliche Anamnese der körperlichen und psychischen Beschwerden
Maligne Tumoren		
Karzinom der Bartholin-Drüse	Selten	Probebiopsie
Vulvakarzinom	5,8 Neuerkrankungen pro 100.000 Frauen	Probebiopsie

[1] RKI 2016, [2] Petry et al. 2012, [3] Marzano und Haefner 2004

32

Katharina Rall

Formveränderung der Labien

Definition

Formveränderungen der Labien (im Folgenden als Labienanomalien bezeichnet) sind meist isolierte Veränderungen, wie **Labienhypertrophien** (Vergrößerung der Labia minora über die Labia majora hinaus), seltener -**hypotrophien, Labienasymmetrien** sowie Folgen von intrapartalen Verletzungen oder anderen Traumata und im weiteren Sinne **Labiensynechien, -schwellungen** oder **-tumoren.** Die Variationsbreite ist sehr groß und Normvarianten sind häufig. Möglich sind körperliche und psychische Symptome. Die Vorstellung erfolgt meist mit dem Wunsch nach operativer Therapie.

Epidemiologie

Sicherlich auch aufgrund der großen Variationsbreite und der Schwierigkeit, die Grenze zum Normalen festzulegen, fehlen Zahlen zur Inzidenz der Labienanomalien weitgehend. Außerdem gibt es **keine standardisierten diagnostischen Kriterien**. Labienanomalien können ein- oder beidseitig auftreten und sind **nicht mit Fehlbildungen des äußeren Genitales assoziiert**.

Weltweit ist ein klarer Trend zu mehr **Labienreduktionen** zu verzeichnen. So wird aus dem Vereinigten Königreich von 1998–2005 ein 5-facher Anstieg und aus Australien von 2000–2010 ein 2,5-facher Anstieg berichtet (Malone 2013, Moran und Lee 2014). Verlässliche Zahlen aus Deutschland fehlen.

Die Normvorstellungen der heutigen Mädchen und jungen Frauen sind durch meist manipulierte falsche Darstellungen des weiblichen Genitales geprägt. Dies wird noch gefördert von einer massiven Werbung um Ästhetische / Intimchirurgie. Die heutzutage übliche Intimrasur trägt ihren Teil zur verstärkten Wahrnehmung auch augenscheinlich normaler Labien als zu groß bei (Barbara et al. 2015).

Anamnese / Klinik

Dauer, **Ausprägung** und **Art** der Beschwerden müssen abgefragt werden ❶. Außerdem soll geklärt werden, inwiefern die bestehenden Symptome als **körperlich und / oder psychisch belastend und therapiebedürftig empfunden** werden. ❷ Typische körperliche Symptome sind Schmerzen (z. B. beim Tragen enger Kleidung und beim Geschlechtsverkehr) sowie Wundsein der Labien (z. B. nach Sportarten wie Reiten oder Fahrradfahren) bis hin zu rezidivierenden Infektionen. Es kann ein hoher psychischer Leidensdruck entstehen. Die Betroffenen fühlen sich häufig deutlich im Alltag und in ihrer Lebensqualität eingeschränkt.

Subjektiv als Labienanomalie empfundene Befunde bedürfen nicht notwendigerweise einer Therapie. Eine operative Therapie muss gut überlegt sein und soll nur bei starker Beeinträchtigung im Alltag oder großem psychischen Leidensdruck erwogen werden. ❸

Untersuchungen

Der erste Schritt ist die **Anamnese, um herauszufinden ob körperliche und / oder psychische Beschwerden überwiegen.** ❹ Traumatische Ursachen müssen erfasst / ausgeschlossen werden. Als nächstes muss eine gynäkologische Untersuchung mit Inspektion der Labien und ggf. auch direkt einer Fotodokumentation erfolgen.

Labienanomalien müssen klinisch diagnostiziert werden. **Standardisierte diagnostische Kriterien fehlen** und die Diagnose ist teilweise sehr relativ. **Bei fehlenden Beschwerden haben Labienanomalien keinen Krankheitswert.**

Differenzialdiagnosen

Eingruppierung ❺ in Labienhypertrophie oder -hypotrophie, vordergründige Labienasymmetrie, traumatische Spaltungen, Labiensynechie, Labienschwellung / -tumor usw.

Arten der Labienanomalien

Art	Häufigkeit	Weiterführende Untersuchungen
Labienhypertrophie (ein- oder beidseitig)	+++	Anamnese, Inspektion, Separation, Traktion, Palpation
Labienhypotrophie oder -aplasie (ein- oder beidseitig)	+	Anamnese, Inspektion, Separation, Traktion, Palpation
Labienasymmetrie (häufig auch kombiniert mit einseitiger -hypertrophie)	+++	Anamnese, Inspektion, Separation, Traktion, Palpation
Labiensynechie / Vulvasynechie	++	Anamnese, Inspektion, Separation, Traktion, Palpation
Posttraumatische Veränderungen (v.a. Spaltung)	+	Anamnese, Inspektion, Separation, Traktion, Palpation
Labienschwellung	++	➤ Kap. 31
Labien- / Vulvatumor	+	➤ Kap. 30

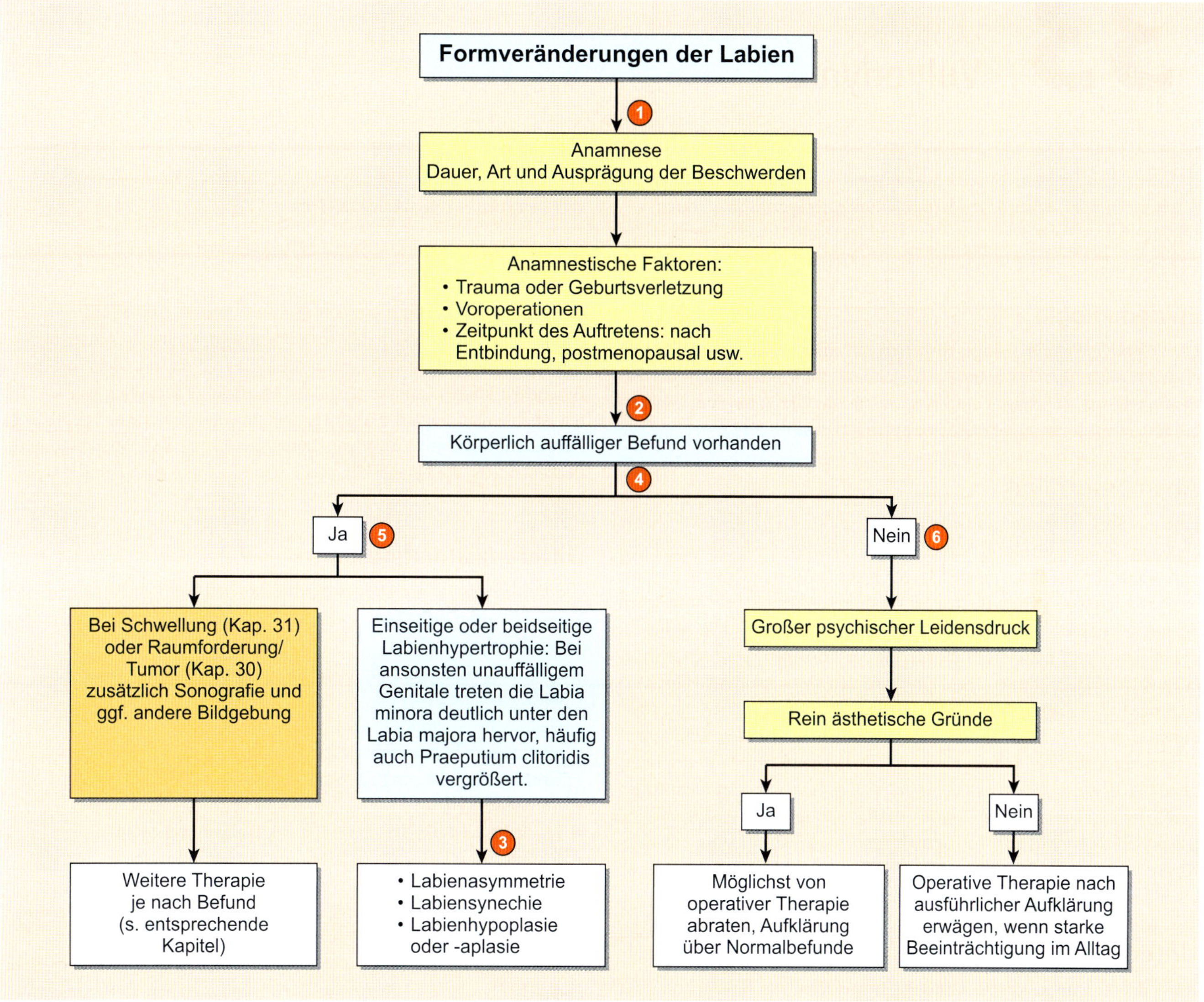
Formveränderungen der Labien
1
Anamnese
Dauer, Art und Ausprägung der Beschwerden
Anamnestische Faktoren:
• Trauma oder Geburtsverletzung
• Voroperationen
• Zeitpunkt des Auftretens: nach Entbindung, postmenopausal usw.
2
Körperlich auffälliger Befund vorhanden
4
Ja
5
Nein
6
Bei Schwellung (Kap. 31) oder Raumforderung/ Tumor (Kap. 30) zusätzlich Sonografie und ggf. andere Bildgebung
Einseitige oder beidseitige Labienhypertrophie: Bei ansonsten unauffälligem Genitale treten die Labia minora deutlich unter den Labia majora hervor, häufig auch Praeputium clitoridis vergrößert.
Großer psychischer Leidensdruck
Rein ästhetische Gründe
Ja
Nein
3
Weitere Therapie je nach Befund (s. entsprechende Kapitel)
• Labienasymmetrie
• Labiensynechie
• Labienhypoplasie oder -aplasie
Möglichst von operativer Therapie abraten, Aufklärung über Normalbefunde
Operative Therapie nach ausführlicher Aufklärung erwägen, wenn starke Beeinträchtigung im Alltag

33

Julia Wittenborn

Vulvodynie

Definition

Unter Vulvodynie versteht man Schmerzen im Vulvabereich. Dabei unterscheidet man zwischen Schmerzen aufgrund einer spezifischen Erkrankung und der Vulvodynie ohne klar identifizierbarer Ursache. Hierbei hält der Schmerz in der Regel mindestens über drei Monate an und kann mit verschiedenen Faktoren assoziiert sein.

Epidemiologie

Die Vulvodynie ist ein häufiges Symptom mit einer Inzidenz von 17 % und einer Prävalenz von 7 %. Häufig auftretendes Schamgefühl seitens der Patientinnen und Unbehagen auf Therapeutenseite führen zu einer weitverbreiteten Unkenntnis über diese Erkrankung (Edwards 2015).

Anamnese/Klinik

Eine ausführliche **Anamnese** ist entscheidend für die Diagnose. Es sollte abgefragt werden wo der Schmerz auftritt (lokalisiert oder generalisiert) und wann (Provokation möglich?). Auch die Schmerzintensität und die Art des Schmerzes sollten ähnlich der Anamneseerhebung bei chronischen Schmerzen abgefragt werden (Bornstein et al. 2016) ❶. Zudem sollten in der allgemeinen Anamnese Hinweise auf das Vorliegen spezifischer Ursachen für vulvären Schmerz gesammelt werden (Menopause, Geburtsverletzungen, Beschneidung usw.) ❷. Die Patientinnen berichten von ständigem Brennen, Wundsein oder einer chronischen Irritation. Häufig tritt Dyspareunie auf. Der Schmerz wird oft als stechend, ziehend oder brennend beschrieben. Juckreiz steht bei der Vulvodynie ohne klar identifizierbare Ursache häufig nicht im Vordergrund. Wichtig ist von Anfang an eine psychosoziale Paralleldiagnostik durchzuführen. Viele Patientinnen haben bereits viele somatische Abklärungen und Therapien hinter sich bevor es zu einer ausführlichen psychosomatischen Exploration kommt.

Untersuchungen

Nach der Anamnese ist die **klinische Inspektion,** am besten unter zur Hilfenahme eines Kolposkops, die entscheidende Untersuchungsmodalität. Hierbei sollte eine ausführliche Musterung des äußeren Genitals und der Vagina durchgeführt werden ❸. Zur besseren Darstellung von Neoplasien und Vorläuferläsionen wird 5%ige Essiglösung appliziert und bei Verdacht eine Punchbiopsie entnommen. Bei Verdacht auf ein infektiöses Geschehen können mikrobiologische Abstriche entnommen werden. Selten ist eine neurologische Abklärungen notwendig (Nunns et al. 2010) ❹. Bei Patientinnen mit Vulvodynie findet sich häufig eine Verspannung des Beckenbodens, die bei der klinischen Untersuchung auch palpiert werden kann.

Differenzialdiagnosen

Die Vulvodynie ist am ehesten **multifaktoriell** bedingt. Es werden viele Einflussfaktoren diskutiert, und es können auch mehrere Ursachen überlappend vorliegen:

- Komorbiditäten wie andere Schmerzsyndrome (Fibromyalgie, Reizdarmsyndrom usw.)
- Genetische Polymorphismen mit Prädisposition für verlängerte Entzündungsreaktionen oder Infektionsneigung
- Hormonelle Faktoren (z. B. orale Kontrazeptiva)
- Entzündungen
- Muskuloskelettale Ursachen (z. B. Beckenbodenverspannung)
- Psychosoziale Ursachen (z. B. Stimmung, Copingstrategien, sexuelle Funktion)
- Neurologische Ursachen (z. B. vermehrte Dichte an sensiblen Nerven)
- Strukturelle Defekte (z. B. Deszensus)

Davon abzugrenzen ist der vulväre Schmerz aufgrund **spezifischer Ursachen.** Hier besteht eine eindeutige Korrelation zwischen vorhandenen Veränderungen (infektiös, traumatisch, entzündlich, neoplastisch o.ä.) und dem Schmerz.

Spezifische Ursachen des vulvären Schmerzes

Mögliche Ursachen	Häufigkeit	Weiterführende Untersuchungen
Infektiös (z. B. Herpes genitalis, rezidivierende Candidose)	++	Abstrich
Entzündlich (z. B. Lichen sclerosus, Lichen ruber planus, bullöse Dermatosen)	+++	Blickdiagnose, ggf. Biopsie
Neoplasien (z. B. Plattenepithelkarzinom, M. Paget)	+	Biopsie
Neurologisch (z. B. Postherpesneuralgie, Nervenkompression, Nervenverletzung, Neurinom)	+	Neurologisches Konsil, ggf. MRT Untersuchung
Iatrogen (z. B. postoperativ, nach Strahlen- oder Chemotherapie)	+	Bei Verdacht auf sekundäre Infektion ggf. Abstrich
Hormonell (z. B. Östrogenmangel in der Postmenopause oder Stillzeit)	++	Bei Verdacht auf sekundäre Infektion ggf. Abstrich

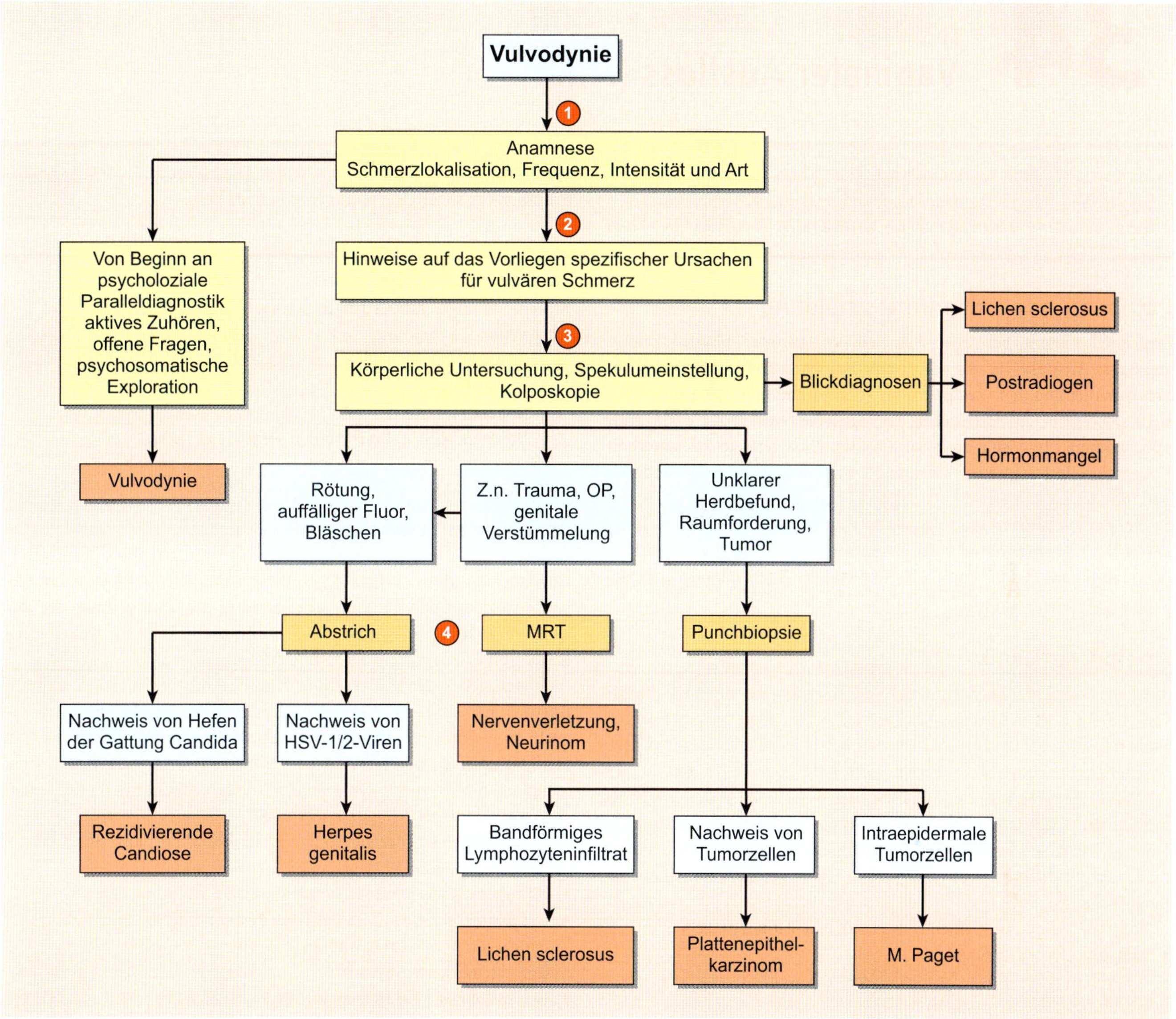

Vulvodynie
1
Anamnese
Schmerzlokalisation, Frequenz, Intensität und Art
2
Hinweise auf das Vorliegen spezifischer Ursachen für vulvären Schmerz
3
Körperliche Untersuchung, Spekulumeinstellung, Kolposkopie
Blickdiagnosen
Lichen sclerosus
Postradiogen
Hormonmangel
Von Beginn an psycholoziale Paralleldiagnostik aktives Zuhören, offene Fragen, psychosomatische Exploration
Vulvodynie
Rötung, auffälliger Fluor, Bläschen
Z.n. Trauma, OP, genitale Verstümmelung
Unklarer Herdbefund, Raumforderung, Tumor
Abstrich
4
MRT
Punchbiopsie
Nachweis von Hefen der Gattung Candida
Nachweis von HSV-1/2-Viren
Nervenverletzung, Neurinom
Rezidivierende Candiose
Herpes genitalis
Bandförmiges Lymphozyteninfiltrat
Nachweis von Tumorzellen
Intraepidermale Tumorzellen
Lichen sclerosus
Plattenepithel-karzinom
M. Paget

34

Melanie Henes

Vaginaler Ausfluss (Fluor)

Definition

Als vaginalen Ausfluss (Fluor genitalis) bezeichnet man das Sekret, das bei der Frau von den Zervixdrüsen und der Scheide sezerniert wird. Beim vaginalen Fluor muss man den sogenannten physiologischen Fluor vom pathologischen Fluor unterscheiden. Die Menge an Fluor schwankt sowohl zyklusabhängig, als auch von Frau zu Frau.

Pathophysiologische Unterscheidung

Prinzipiell kommt bei jeder Frau ein sogenannter **physiologischer vaginaler Ausfluss** vor. Er wird unter Einfluss von Östrogen von den Zervixdrüsen und dem Vaginalepithel gebildet und meist als eher durchsichtig und geruchlos beschrieben. Im Regelfall erreicht er zur Zyklusmitte seine maximale Intensität und wird auch dünnflüssiger. Dies erleichtert die Konzeption. In der zweiten Zyklushälfte wird der Fluor häufig zähflüssig und mündet dann in der Menstruation.

Ein **pathologischer Fluor genitalis** tritt im Rahmen einer Kolpitis, Zervizitis, Endometritis oder auch Adnexitis auf. Er ist gekennzeichnet durch eine Veränderung von Farbe, Geruch oder Intensität oder geht mit Begleitsymptomen einher.

Anamnese/Klinik

Mögliche Voroperationen, eine Schwangerschaft und eventuell bereits vorhandene genitale Infektion des Partners sollten abgefragt werden. Des Weiteren sollte gerade zur Einschätzung der Möglichkeit eines invasiven Geschehens der Zeitpunkt der letzten Vorsorge erfragt werden ❷.

Dauer, **Ausprägung** und **Veränderung** des Fluors sollten abgefragt werden ❶. Außerdem sollte geklärt werden, inwiefern der bestehende Fluor als **belastend und therapiebedürftig empfunden** wird. Wichtig ist die Unterscheidung eines physiologischen Fluors genitalis von einem pathologischen Befund.

Folgende Symptome können Hinweis auf eine Pathologie geben:

- Zunahme der Fluormenge
- Veränderung von Konsistenz und Farbe (z. B. weißlich, krümelig, wässrig, blutig, gelblich, grünlich)
- Veränderungen im Geruch (fischartig, übel riechend)
- Begleitende Symptome:
  - Fieber, Nachtschweiß, Krankheitsgefühl
  - Unterbauchschmerzen
  - Kontaktblutungen
  - Brennen, Jucken, Beschwerden beim Wasserlassen

Untersuchungen

Bei Verdacht auf einen pathologischen Befund sollte eine vaginale Untersuchung, ggf. unter kolposkopischer Sicht, erfolgen. Eine zytologische Untersuchung der Zervix und ggf. der Vagina liefern Hinweise auf eine Dysplasie oder Invasion. Stellt sich bereits in der Untersuchung der Verdacht auf eine Krebsvorstufe oder eine Invasion, sollte zur weiteren Abklärung eine histologische Sicherung erfolgen.

Finden sich in der Untersuchung Hinweise auf eine Infektion, sollte ein Abstrich auf Bakterien, Pilze oder Parasiten erfolgen. Wichtig hierbei ist auch ein gesonderter Abstrich auf Chlamydien durchzuführen, um eine Sterilität als Folgekomplikation zu vermeiden. Bei weiteren klinischen Symptomen wird eine Blutentnahme mit Untersuchung des Blutbildes und der Entzündungszeichen durchgeführt ❸.

Folgende Untersuchungen sind bei pathologischem Fluor zu empfehlen:

- Vaginale Untersuchung, ggf. unter kolposkopischer Sicht
- Mikrobiologischer/virologischer Abstrich
- Ggf. Blutentnahme mit Blutbild und Bestimmung von Entzündungsparametern (CRP, Procalcitonin)
- Ggf. zytologischer Abstrich
- Ggf. histologische Untersuchung ❹

Differenzialdiagnosen

Ursachen für vaginalen Fluor

Mögliche Erkrankungen	Häufigkeit	Weiterführende Untersuchungen
Kolpitis, Zervizitis	++	Vaginale gynäkologische Untersuchung mit Abnahme eines vaginalen Abstriches auf Viren (z. B. HSV, HPV), Bakterien (CAVE Chlamydien), Pilze
Endometritis, Adnexitis	+	S.o. sowie Transvaginalsonografie, BB, CRP
Dysplasie	+	Gynäkologische Untersuchung unter kolposkopischer Sicht, ggf. mit Zytologie und Histologie
Invasive Veränderung	(+)	Gynäkologische Untersuchung unter kolposkopischer Sicht, ggf. mit Zytologie und Histologie Ggf. zusätzliche bildgebende Verfahren (CT, MRT)
Individuell	+	Ausschluss anderer o. g. Ursachen

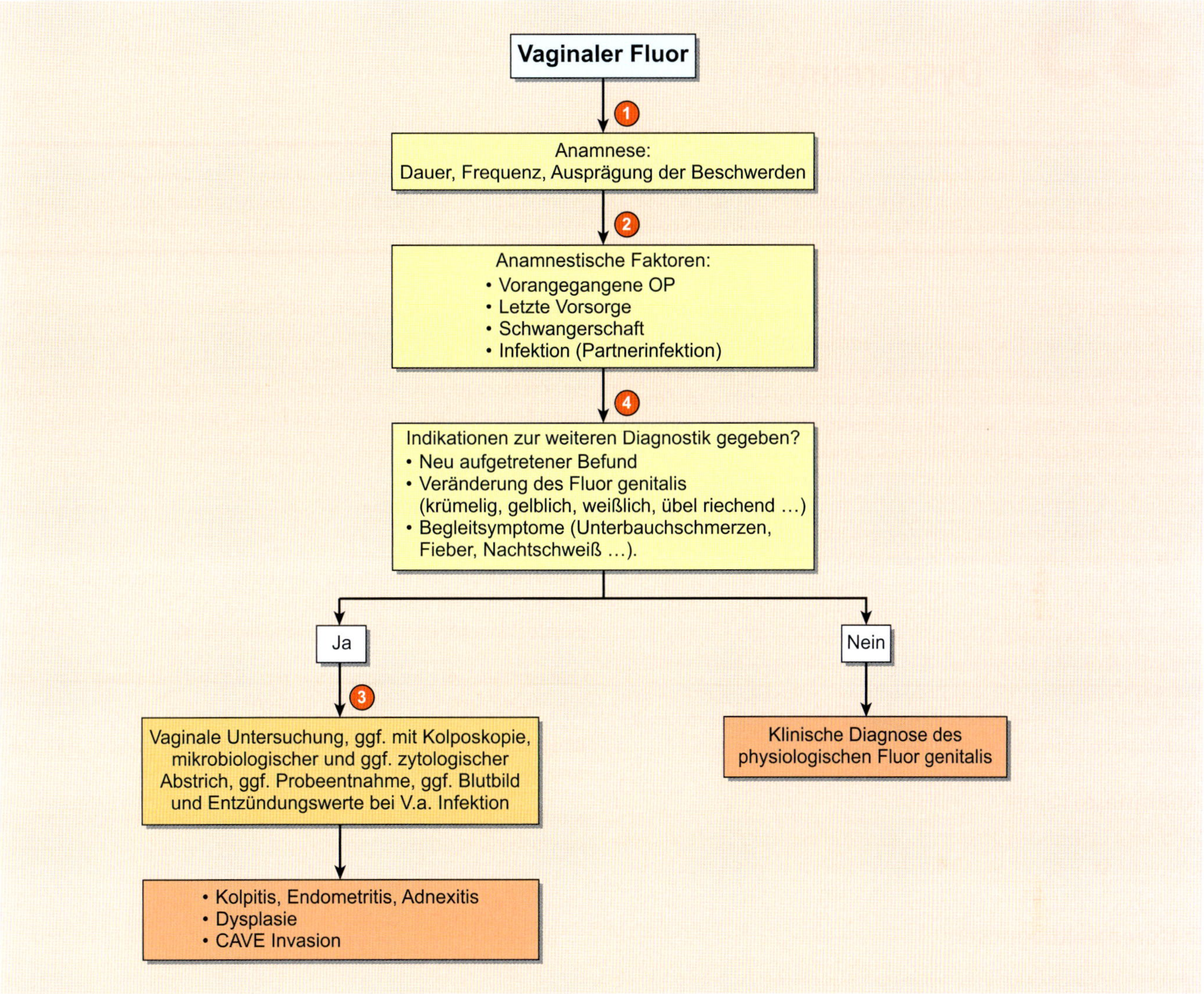
Vaginaler Fluor
1
Anamnese:
Dauer, Frequenz, Ausprägung der Beschwerden
2
Anamnestische Faktoren:
• Vorangegangene OP
• Letzte Vorsorge
• Schwangerschaft
• Infektion (Partnerinfektion)
4
Indikationen zur weiteren Diagnostik gegeben?
• Neu aufgetretener Befund
• Veränderung des Fluor genitalis (krümelig, gelblich, weißlich, übel riechend …)
• Begleitsymptome (Unterbauchschmerzen, Fieber, Nachtschweiß …).
Ja
Nein
3
Vaginale Untersuchung, ggf. mit Kolposkopie, mikrobiologischer und ggf. zytologischer Abstrich, ggf. Probeentnahme, ggf. Blutbild und Entzündungswerte bei V.a. Infektion
Klinische Diagnose des physiologischen Fluor genitalis
• Kolpitis, Endometritis, Adnexitis
• Dysplasie
• CAVE Invasion

35

Martina Helbig

Dyspareunie

Definition

Unter dem Begriff der Dyspareunie werden Schmerzen im Bereich der Geschlechtsorgane sowie im kleinen Becken vor, während und nach dem Geschlechtsverkehr zusammengefasst. Anhand der Schmerzlokalisation wird zwischen äußerer und innerer Dyspareunie unterschieden. Auftreten, Dauer und Art der Beschwerden variieren. Die Dyspareunie tritt idiopathisch oder als Folge einer Vielzahl physischer und psychischer Ursachen auf.

Epidemiologie

Die Dyspareunie der Frau ist ein weit verbreitetes Syndrom. Betroffen sind insbesondere junge Patientinnen (< 30 Jahre) sowie postmenopausale Frauen. Die Prävalenz wird in der Literatur mit ungefähr 20 % für alle Altersklassen angegeben (Ahrendt und Friedrich 2015). Die Notwendigkeit sowie die Bereitschaft beim Gynäkologen über Dyspareunie zu sprechen, hängt stark von der Patientin, ihrem kulturellen Hintergrund sowie Leidensdruck und Schamgefühl ab. Es wird von einer großen Zahl nicht erfasster Dyspareunie-Patientinnen ausgegangen.

Als häufigste **Risikofaktoren** für die Entstehung dyspareunischer Beschwerden gelten der postmenopausale Hormonstatus, entzündliche Erkrankungen des Beckens (Pelvic Inflammatory Disease) sowie eine positive psychiatrische Anamnese (Depressionen, Angststörungen).

Hauptursache der Dyspareunie der jungen, prämenopausalen Frau sind **Vulvodynie** (➤ Kap. 33) und **Endometriose,** während bei den älteren Patientinnen die **urogenitale Atrophie** aufgrund postmenopausaler Hormonveränderungen (➤ Kap. 7) führend ist.

Anamnese / Klinik

Zentrales diagnostisches Element ist die Erhebung einer ausführlichen Anamnese ❶. Während des Gesprächs lassen sich bereits mögliche Ursachen und Faktoren aufdecken, die anschließend zur Planung der Diagnostik herangezogen werden können. Der behandelnde Arzt erfragt Zeitpunkt des Auftretens, Dauer, Art, Ausprägung und Lokalisation der dyspareunischen Beschwerden. Ebenso werden Vorerkrankungen (urogenital und allgemein) sowie psychische Vorbelastungen notiert.

Untersuchungen

Körperliche Untersuchung Stets behutsam und im geschützten Raum durchführen ❷

Gynäkologische Untersuchung Inspektion des äußeren und inneren Genitals, Palpation und Spekulumeinstellung mit Erfassen der **Schmerzpunkte** (Wattestäbchen-Test). Vaginalsonografie. ❷

Laborchemie ❸ Abhängig von der Verdachtsdiagnose z. B. Entzündungszeichen, Hormonstatus, Antikörper.

Bildgebende Verfahren ❹ Abdominal-Sonografie, Becken- MRT, Abdomen-CT, Duplex-Sonografie.

Konsiliarische Vorstellung ❺ Bei Verdacht auf fachfremde Ursache stets in Betracht ziehen.

Differenzialdiagnosen

Ursachen dyspareunischer Beschwerden ❻ (nach: Ahrendt HJ, Friedrich C; 2015)	
Anatomisch	Fehlbildungen, Fisteln, Urethrazyste, retroflektierter Uterus, utero-vesikaler Descensus, intakter Hymenalsaum
Autoimmun	Sjögren-Syndrom, Lichen sclerosus genitalis, chronisch-entzündliche Darmerkrankungen, systemischer Lupus erythematodes
Benigne ❿	Ovarialzysten, Endometriose, Uterus myomatosus
Entzündlich ❽	(Vulvo-)Vaginitis, Zystitis, Kolpitis, Ekzeme
Hormonell ❼	Postmenopausal, Östrogenmangel anderer Ursachen
Iatrogen	Postoperativ, Zustand nach Radiatio und / oder Chemotherapie
Idiopathisch ⓬	Vulvodynie (➤ Kap. 33)
Infektiös	STD (Kondylome, Ulcera, Adnexitiden)
Internistisch	Diabetes mellitus, chronisch entzündliche Darmerkrankungen, Reizdarmsyndrom
Maligne ❾	Neoplasien von Vulva, Vagina und Zervix
Medikamentös	Antihormonelle Therapie, Antihypertensiva, Anticholinergika, Immunsuppressiva
Muskulär	Vaginismus, Beckenbodenhypertrophie, -myalgie
Neurologisch	Pudendusneuralgie, Parkinson-Syndrom, Multiple Sklerose
Psychogen ⓫	Depression, Angststörung, Partnerkonflikte, posttraumatisch
Traumatisch	Postoperativ, postpartal, nach weiblicher Beschneidung
Vaskulär	Mikro- / Makroangiopathien, Lubrikationsstörungen

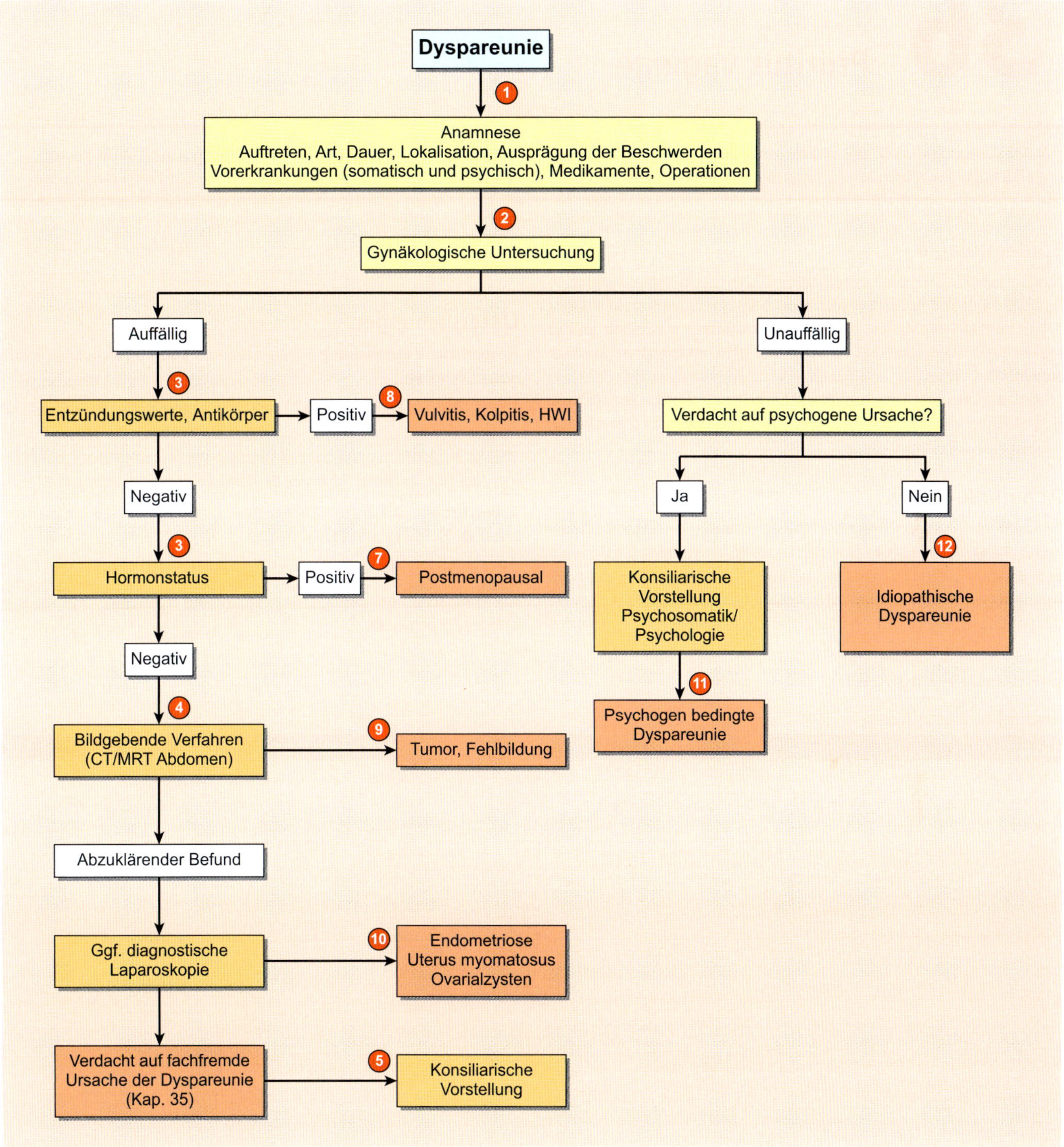
Dyspareunie
1
Anamnese
Auftreten, Art, Dauer, Lokalisation, Ausprägung der Beschwerden
Vorerkrankungen (somatisch und psychisch), Medikamente, Operationen
2
Gynäkologische Untersuchung
Auffällig
Unauffällig
3
Entzündungswerte, Antikörper
Positiv
8
Vulvitis, Kolpitis, HWI
Verdacht auf psychogene Ursache?
Negativ
Ja
Nein
3
Hormonstatus
Positiv
7
Postmenopausal
Konsiliarische Vorstellung Psychosomatik/ Psychologie
12
Idiopathische Dyspareunie
Negativ
11
Psychogen bedingte Dyspareunie
4
Bildgebende Verfahren (CT/MRT Abdomen)
9
Tumor, Fehlbildung
Abzuklärender Befund
Ggf. diagnostische Laparoskopie
10
Endometriose
Uterus myomatosus
Ovarialzysten
Verdacht auf fachfremde Ursache der Dyspareunie (Kap. 35)
5
Konsiliarische Vorstellung

36

Martina Helbig

Pruritus vaginae

Definition

Vaginaler Juckreiz ist ein weit verbreitetes Symptom, das zu starken Beeinträchtigungen führen kann. Auftreten, Dauer und Begleitsymptome variieren. Alle Altersgruppen können betroffen sein. Pruritus vaginae tritt als Folge einer Vielzahl physischer und psychischer Ursachen auf.

Epidemiologie

Nahezu jede Frau verspürt irgendwann in ihrem Leben einmal vaginalen Juckreiz, fühlt sich dadurch jedoch nicht belästigt. Einen Krankheitswert bekommt das Symptom Juckreiz erst dann, wenn es wiederholt und in kurzen Intervallen oder sogar ständig und ohne erkennbaren Auslöser auftritt.

Risikofaktoren und Ursachen für die Entstehung von vaginalem Juckreiz sind vielfältig und abhängig von Alter sowie Hormonstatus (präpubertär, prämenopausal, postmenopausal).

Anamnese/Klinik

Zentrales diagnostisches Element ist die Erhebung einer ausführlichen Anamnese ❶. Während des Gesprächs lassen sich bereits mögliche Ursachen und Faktoren aufdecken, die zur anschließenden Planung der Diagnostik herangezogen werden können. Der behandelnde Arzt erfragt Zeitpunkt des Auftretens, Dauer, Art und mögliche Begleitsymptome des vaginalen Juckreizes. Vorerkrankungen (urogenital und allgemein) sowie psychische Vorbelastungen werden ebenfalls erfasst.

Untersuchungen

Körperliche Untersuchung Stets behutsam und im geschützten Raum durchführen. ❷

Gynäkologische Untersuchung ❸ Sorgfältige Inspektion des äußeren und inneren Genitales, bimanuelle Palpation und Spekulumeinstellung (**Cave**: virgo intacta). Bestimmung des vaginalen pH-Werts (Teststreifen), mikrobiologischer Untersuchung (Abstrich) ❹, Kolposkopie, Vaginalsonografie.

Laborchemie Abhängig von der Verdachtsdiagnose z. B. Infektparameter ❺, Hormonstatus ❻, Antikörper.

Bildgebende Verfahren Ggf. Abdominal-Sonografie, Becken-MRT.

Konsiliarische Vorstellung Bei Verdacht auf fachfremde Ursache stets in Betracht ziehen. ❼

Differenzialdiagnosen

Ursachen für Pruritus vaginae

Ursache	Häufigkeit	Weiterführende Untersuchungen
Kontaktekzem	+++	Anamnese (Seifen, Waschmittel, Intimsprays)
Anatomisch (Fehlbildungen, Fisteln, Urethrazyste, utero-vesikaler Deszensus, Inkontinenz)	+/++	Fisteln ➤ Kap. 39, Harninkontinenz ➤ Kap. 22, Deszensus ➤ Kap. 24
Autoimmun (Sjögren-Syndrom, Lichen sclerosus genitalis, systemischer Lupus erythematodes, Psoriasis)	+	➤ Kap. 29
Entzündlich (Vulvo-/Vaginitis, Zystitis, Kolpitis)	+++	Inspektion, mikrobiologischer Abstrich
Fremdkörper (vergessenes Tampon, lost-IUD)	+	Inspektion, vaginale Untersuchung, evtl. Sonografie
Hormonell (Östrogenmangel, Schwangerschaft)	+++	Serumspiegel bestimmen, Anamnese (Schwangerschaft, Menopause)
Nachlässige oder übertriebene Hygiene	+++	Anamnese, Inspektion
Iatrogen (Zustand nach OP, Radiatio und/oder Chemotherapie)	++	Anamnese, Inspektion
Idiopathisch (Vulvodynie)	+	➤ Kap. 33
Infektiös (bakterielle Vaginose, Pilzbefall, STD)	+++	Anamnese, vaginale Untersuchung, Abstrichentnahme
Internistisch (Adipositas, Diabetes mellitus, chronisch-entzündliche Darmerkrankungen, Reizdarmsyndrom)	++	Anamnese
Maligne (Neoplasien von Vulva, Vagina und Zervix)	+	➤ Kap. 30, ➤ Kap. 37
Medikamentös (Antibiotika, antihormonelle Therapie, Anticholinergika, Immunsuppressiva)	++	Anamnese
Psychogen (Depression, Angststörung, Partnerkonflikte, posttraumatisch)	+	Anamnese
Sexueller Missbrauch	+	Anamnese, behutsame gynäkologische Untersuchung
Vaskulär (Mikro-/Makroangiopathien, Lubrifikationsstörungen)	+	Anamnese, Gerinnungsstatus

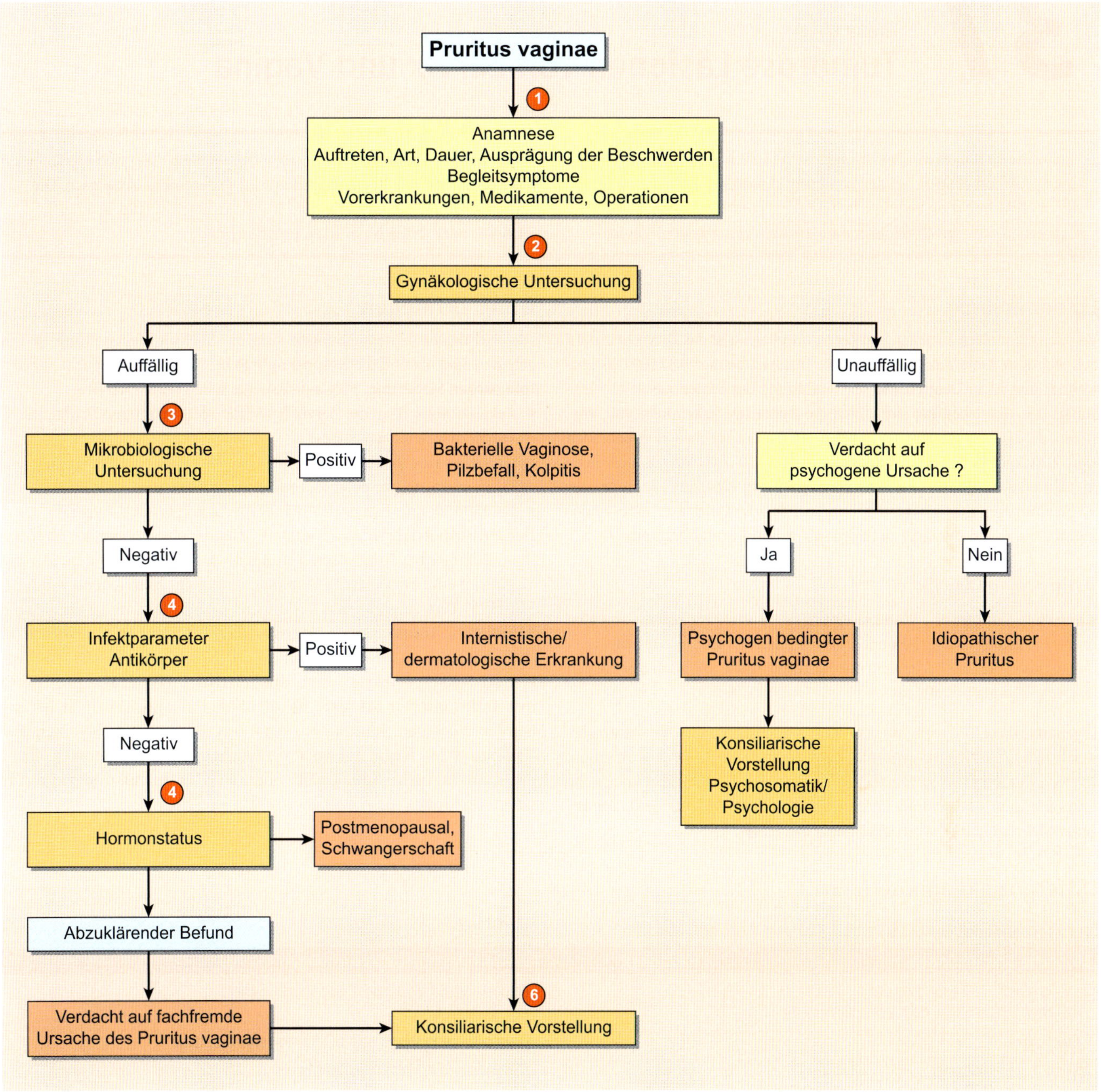
Pruritus vaginae
1
Anamnese
Auftreten, Art, Dauer, Ausprägung der Beschwerden
Begleitsymptome
Vorerkrankungen, Medikamente, Operationen
2
Gynäkologische Untersuchung
Auffällig
3
Mikrobiologische Untersuchung
Positiv
Bakterielle Vaginose, Pilzbefall, Kolpitis
Negativ
4
Infektparameter Antikörper
Positiv
Internistische/ dermatologische Erkrankung
Negativ
4
Hormonstatus
Postmenopausal, Schwangerschaft
Abzuklärender Befund
Verdacht auf fachfremde Ursache des Pruritus vaginae
6
Konsiliarische Vorstellung
Unauffällig
Verdacht auf psychogene Ursache ?
Ja
Nein
Psychogen bedingter Pruritus vaginae
Idiopathischer Pruritus
Konsiliarische Vorstellung Psychosomatik/ Psychologie

37

Gregor Olmes

Tumoröse Läsionen von Zervix und Vagina

Definition

Tumoröse Läsionen von Zervix und Vagina sind benigne oder maligne Gewebsvermehrungen. Bei den benignen Tumoren sind insbesondere durch HPV-Infektion bedingte Befunde und gutartige Befunde wie Zervixpolypen, Myome, Scheidenendometriose, Vaginalzysten, Vaginalpolypen und Hämatome zu unterscheiden. Maligne Läsionen umfassen das Zervix- und das Vaginalkarzinom sowie deren Präkanzerosen. Die Entitäten sind vom Normalbefund wie einer Ektopie, einer senilen Atrophie oder Ovula Nabothi zu unterscheiden.

Epidemiologie

Von den tumorösen Läsionen von Zervix und Vagina ist das Zervixkarzinom die wichtigste Differenzialdiagnose. Die Inzidenz beträgt 9,3 / 100.000 Einwohner und ist in Deutschland seit Einführung des Screenings 1971 rückläufig. Das Überleben hat sich durch die frühzeitige Erkennung von Vorstufen, die 10-fach häufiger sind, verbessert. Gegenüber malignen Befunden sind Zervixpolypen häufig Zufallsbefunde bei der gynäkologischen Routine-Untersuchung, v. a. in der Postmenopause. Maligne Befunde der Vagina hingegen sind selten, wobei ein Rezidiv bzw. Metastasen eines Endometriumkarzinoms häufiger zu finden sind als ein Vaginalkarzinom.

Anamnese / Klinik

Klinische Symptome Kontaktblutungen, Postmenopausenblutungen, Ausfluss, Schmerzen, insbesondere Dyspareunie, Dyschezie, Dysurie, Dysmenorrhoe (bei V. a. Scheidenendometriose) sowie Menometrorrhagien (bei V. a. Myoma in statu nascendi).

Eigenanamnese Wichtig sind der Menopausenstatus, aktuelle Schwangerschaft bzw. Z. n. Geburt, gynäkologische Voroperationen (V. a. Konisation, Hysterektomie und Myomresektionen bzw. gynäkologische und onkologische Erkrankungen: z. B. Myome, Endometriose und HPV-Infektionen). Das Ergebnis des letzten PAP-Abstrichs ist zu eruieren. ❶

Untersuchungen

Die wichtigsten Untersuchungen sind die **Spekulumeinstellung** ❷ mit geteilten Spekula und die **Kolposkopie** ❸ bei Malignitätsverdacht zur **histologischen Sicherung.** Folgende Aspekte sollen erfasst werden:

- Lokalisation z. B. an der Zervix bei 8 Uhr oder im unteren Drittel des vorderen Scheidengewölbes
- Größenangabe in cm
- Form und Struktur: polypös, zerklüftet, exulzeriert
- Bei Kolposkopie: Essigweiß / Jodnegativ, hyperplastisch, hyperäm

Der **PAP-Abstrich** kann der ersten Orientierung in benigne und maligne Befunde bei tumorösen Befunden an der Zervix dienen. Für die Vagina ist eine zytologische Untersuchung nicht hinreichend validiert. Ein **HPV-Test** zeigt, ob die Läsion mit einer Infektion assoziiert sein könnte. Die **transvaginale Sonografie** gibt Hinweise bei Myoma in statu nascendi, Zervixpolypen und Hämatomen oder Abszessen postoperativ oder postpartal. Eine **diagnostische Hysteroskopie (HSK) mit fraktionierter Abrasio** ❹ dient der histologischen Sicherung bei Zervixpolypen, Blutung aus dem Zervikalkanal und Myomen. Bei Vaginalzysten, Vaginalpolypen, Abszessen oder Hämatomen dient die **transvaginale Sonografie** oder eine **Introitussonografie** zur Unterscheidung.

Differenzialdiagnosen

Tumoröse Läsionen der Zervix

Mögliche Erkrankungen	Häufigkeit	Weiterführende Untersuchungen
Zervixkarzinom, Präkanzerosen der Zervix (CIN I, II, III nach WHO bzw. LSIL und HSIL nach Bethesda-System)	++	Kolposkopie, HPV-Test und histologische Sicherung,
Zervixpolyp	+++	Diagnostische Hysteroskopie mit fraktionierter Kürettage
Myoma in statu nascendi	+	HSK / Abrasio und Resektion des Myoms

Tumoröse Läsionen der Vagina

Mögliche Erkrankungen	Häufigkeit	Weiterführende Untersuchungen
Vaginalkarzinom und VaIN I, II, III	+	Kolposkopie, HPV-Test und histologische Sicherung
Rezidiv eines Zervix- / Endometriumkarzinoms	+	Kolposkopie und histologische Sicherung
Scheidenendometriose	+	Histologische Sicherung bei unklarem Befund mit kompletter Exzision oder im Rahmen einer Endometriosesanierung
Postpartal / Postoperative Hämatome und Abszesse	++	Transvaginale Sonografie / Introitussonografie
Vaginalpolypen und Vaginalzysten	++	Transvaginale Sonografie / Introitussonografie und komplette Exzision zur histologischen Sicherung bei unklarem Befunde

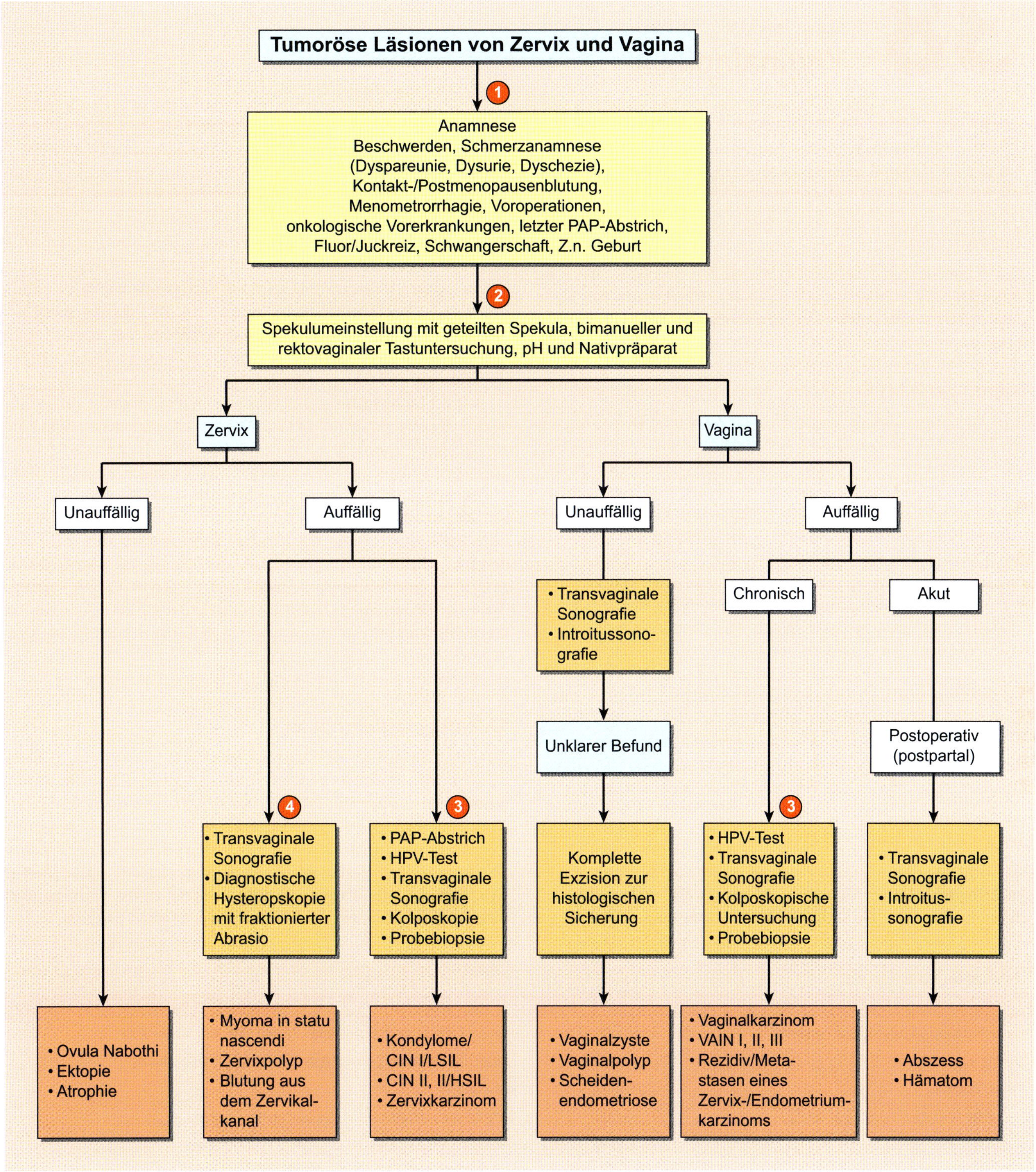
Tumoröse Läsionen von Zervix und Vagina
1
Anamnese
Beschwerden, Schmerzanamnese (Dyspareunie, Dysurie, Dyschezie), Kontakt-/Postmenopausenblutung, Menometrorrhagie, Voroperationen, onkologische Vorerkrankungen, letzter PAP-Abstrich, Fluor/Juckreiz, Schwangerschaft, Z.n. Geburt
2
Spekulumeinstellung mit geteilten Spekula, bimanueller und rektovaginaler Tastuntersuchung, pH und Nativpräparat
Zervix
Vagina
Unauffällig
Auffällig
Unauffällig
Auffällig
• Transvaginale Sonografie • Introitussonografie
Chronisch
Akut
Unklarer Befund
Postoperativ (postpartal)
4
3
3
• Transvaginale Sonografie • Diagnostische Hysteropskopie mit fraktionierter Abrasio
• PAP-Abstrich • HPV-Test • Transvaginale Sonografie • Kolposkopie • Probebiopsie
Komplette Exzision zur histologischen Sicherung
• HPV-Test • Transvaginale Sonografie • Kolposkopische Untersuchung • Probebiopsie
• Transvaginale Sonografie • Introitus-sonografie
• Ovula Nabothi • Ektopie • Atrophie
• Myoma in statu nascendi • Zervixpolyp • Blutung aus dem Zervikalkanal
• Kondylome/CIN I/LSIL • CIN II, II/HSIL • Zervixkarzinom
• Vaginalzyste • Vaginalpolyp • Scheidenendometriose
• Vaginalkarzinom • VAIN I, II, III • Rezidiv/Metastasen eines Zervix-/Endometriumkarzinoms
• Abszess • Hämatom

38

Jürgen Hoffmann

Vaginalaplasie

Definition

Eine Vaginalaplasie bezeichnet den Zustand einer nicht ausgereiften Vaginalanlage. Häufig wird synonym der Begriff Vaginalagenesie verwendet, der eigentlich den Zustand eines vollständigen Fehlens einer Organanlage kennzeichnet.

Epidemiologie

Abhängig von der zugrunde liegenden Störung liegt eine Vaginalaplasie bei 1:4.000 bis 1:25.000 phänotypisch weiblichen Neugeborenen vor. Sie ist grundsätzlich mit einer primären Amenorrhö vergesellschaftet (10–15 % aller Frauen mit primärer Amenorrhö).

Anamnese/Klinik

Ein wichtiger Bestandteil der Diagnostik ist die **Anamnese,** ❶ abhängig vom Alter ggf. auch die Befragung der Eltern. Typisch ist die asymptomatische Konstellation, welche die Diagnose häufig verzögert bis eine primäre Amenorrhö (Ausbleiben der Menarche bei phänotypisch weiblichen Individuen nach Vollendung des 15. Lebensjahres) diagnostiziert wird, andere Begleiterscheinungen immanent werden wie Schwierigkeiten beim Geschlechtsverkehr oder eine Sterilitätsproblematik.

Liegen Beschwerden wie Unterbauchschmerzen (evtl. zyklisch) und/oder evtl. auch eine „Pseudotumorbildung" mit Hämatokolpos oder Hämatometra vor, muss an eine **Vaginal-** oder **Hymenalatresie** gedacht werden, die durch eine Eröffnungsoperation relativ einfach zu beseitigen ist.

Unabhängig von der Ausgangssituation sollte bereits eine sensible weitergehende Allgemeinanamnese erfolgen, um auch weitere Begleiterscheinungen möglicher Grunderkrankungen zu erfassen, wie Wachstumsstörungen, Entwicklung der sekundären Geschlechtsmerkmale, Körperbehaarung, evtl. Störungen innerer Organe, Hörstörungen usw. ❷

Untersuchungen

Der wichtigste Schritt zur Erkennung einer Vaginalaplasie ist die **gynäkologische Untersuchung.** ❷ Bei oberflächlicher Inspektion erscheint die Vulva einschließlich des Introitus häufig normal. Eine Vagina lässt sich mit Spekula nicht entfalten und häufig ist eine unterschiedlich tief angelegte Vaginalgrube palpabel.

Zur weiteren Differenzierung liefert die **Karyotypisierung** ❸ wesentliche Hinweise. Bei **weiblichem Karyotyp** sollte sich eine **MRT des Abdomens** und/oder eine differenzierte **Sonografie des inneren Genitales** ❹ anschließen, um eine zusätzliche Uterusaplasie auszuschließen und weitere Fehlbildungen, wie Fehlbildungen oder Dystopien der Harnorgane, zu erkennen.

Bei einer **Uterusaplasie** ist die Fertilität naturgemäß eingeschränkt und eine sensible Beratung der Betroffenen und Angehörigen, ggf. auch unter Einschluss professioneller psychischer Begleitung, über Möglichkeiten der Verwirklichung eines Kinderwunsches empfehlenswert (Adoption, Leihmutterschaft, Uterustransplantation). Gleiches gilt für die Schaffung einer Neovagina, um die Voraussetzungen zur Aufnahme geschlechtlicher Kontakte zu ermöglichen. Beim **Karyotyp X0 (Turner-Syndrom)** gilt das zuvor beschriebene Beratungsszenario bezüglich einer evtl. Neovagina, wenn dies gewünscht wird. Gleiches gilt für die Konstellation eines **männlichen Karyotyps XY** mit weiblicher Phänotypisierung bei der kompletten **Androgeninsensitivität** (CAIS) oder dem **Swyer-Syndrom (XY-Gonadendysgenesie).** ❺ Bei diesen Konstellationen sollte erfragt werden, ob eine Entfernung der mit einem erhöhten Entartungsrisiko einhergehenden Gonaden bereits erfolgt ist, oder aber noch erfolgt.

Differenzialdiagnosen

Der Vaginalaplasie liegen unterschiedliche Störungen zugrunde. Gemeinsam ist allen, dass die Verschmelzung der Müller-Gänge im 2. Embryonalmonat gehemmt ist, aus denen sich normalerweise Eileiter, Uterus und Vagina bilden. Bei den meisten, der in der Tabelle genannten Störungen, abgesehen vom Mayer-Rokitansky-Küster-Hauser-Syndrom und der isolierten Vaginalaplasie, ist die Vaginalaplasie ein fakultatives Symptom, d. h., die Diagnose ist nicht zwingend an das Vorliegen einer Vaginalaplasie gebunden. Auch die Ausprägung variiert erheblich.

Ursachen der Vaginalaplasie

Mögliche Ursachen	Häufigkeit	Weiterführende Diagnostik
Mayer-Rokitansky-Küster-Hauser-Syndrom	1 : 5.000	Karyogramm, Ultraschall Abdomen, Nieren (ggf. MRT Abdomen)
Isolierte Vaginalaplasie	Extrem selten	Ultraschall Abdomen, perineal oder transrektal (Uterusnachweis)
Turner-Syndrom	1 : 2.500	Karyogramm
Komplette Androgeninsensitivität (CAIS)	1 : 15.000	Karyogramm, Ultraschall zur Lokalisation der Gonaden
Swyer-Syndrom	1 : 25.000	Karyogramm, Ultraschall zur Lokalisation der Gonaden

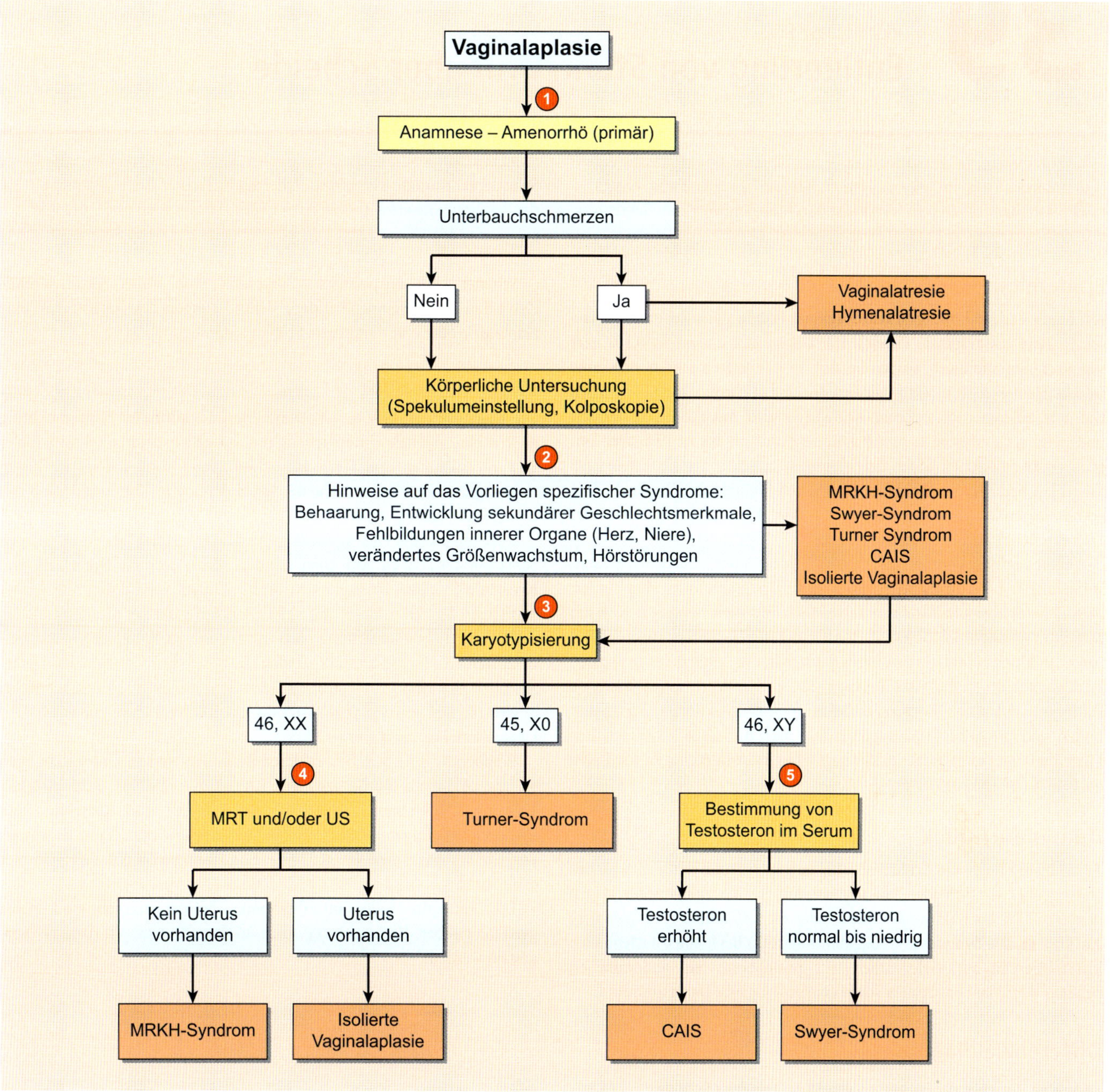
Vaginalaplasie
1
Anamnese – Amenorrhö (primär)
Unterbauchschmerzen
Nein
Ja
Vaginalatresie
Hymenalatresie
Körperliche Untersuchung
(Spekulumeinstellung, Kolposkopie)
2
Hinweise auf das Vorliegen spezifischer Syndrome:
Behaarung, Entwicklung sekundärer Geschlechtsmerkmale,
Fehlbildungen innerer Organe (Herz, Niere),
verändertes Größenwachstum, Hörstörungen
MRKH-Syndrom
Swyer-Syndrom
Turner Syndrom
CAIS
Isolierte Vaginalaplasie
3
Karyotypisierung
46, XX
45, X0
46, XY
4
MRT und/oder US
Turner-Syndrom
5
Bestimmung von
Testosteron im Serum
Kein Uterus
vorhanden
Uterus
vorhanden
Testosteron
erhöht
Testosteron
normal bis niedrig
MRKH-Syndrom
Isolierte
Vaginalaplasie
CAIS
Swyer-Syndrom

39

Ingolf Juhasz-Böss

Entleerung von Stuhl / Urin über Scheide

Definition

Rektovaginale bzw. vesikovaginale Fisteln sind mit Epithel ausgekleidete unnatürliche Verbindungen zwischen Rektum bzw. Blase und Vagina. Klinisch manifestieren sie sich meist durch Abgang von Luft, Sekret bzw. Stuhl aus dem Rektum bzw. Urin aus der Blase (ggf. Ureter) über die Scheide. Eine exakte Klassifikation der vaginalen Fistel existiert nicht, die Beschreibung erfolgt meist nach Größe, Lokalisation und Ätiologie.

Epidemiologie

Am häufigsten sind mit 88 % **rektovaginale Fisteln** nach Geburtstraumata (postpartale rektovaginale Fisteln). Die Gesamtzahl entspricht 0,1 % aller vaginalen Entbindungen, wobei die Zahl in den letzten Jahren rückläufig ist. Die Häufigkeit von rektovaginalen Fisteln bei chronisch-entzündlichen Darmerkrankungen (v. a. Crohn-Krankheit) wird mit 0,2–2,1 % beziffert und steigt nach tiefer anteriorer Rektumresektion auf bis zu 10 % aller Eingriffe an. In den letzten Jahren treten zunehmend rektovaginale Fisteln nach Eingriffen beim Hämorrhoidalleiden und bei funktionellen Beckenbodenerkrankungen auf, v. a. bei Verwendung von Klammernahtgeräten oder Fremdmaterial (Ommer et al. 2012).

Vesikovaginale Fisteln entstehen in etwa 90 % der Fälle durch Blasenverletzungen bei chirurgischen Eingriffen. Hysterektomien sind für ca. 75 % der Vesikovaginalfisteln verantwortlich. Meistens handelt es sich um eine intraoperativ nicht erkannte Verletzung der Harnblase, die zunächst zur Ausbildung eines Urinoms führt, das sich häufig entlang des geringsten Widerstands durch die Naht am vaginalen Cuff entleert. Komplizierende Faktoren sind eine Hämatomausbildung und Infektionen. Insgesamt finden sich iatrogene Vesikovaginalfisteln nach 0,25–2,00 % der pelvinen Eingriffe (Haferkamp et al. 2005), nach Hysterektomien liegen die Raten bei 0,16 % (DGGG 2015).

Anamnese / Klinik

Typisch sind Luft- und Schleimabgang, ggf. auch Stuhlverlust, bzw. Urinabgang über die Scheide. Patientinnen mit Vesikovaginalfisteln klagen hauptsächlich über Harninkontinenz oder eine Zunahme von vaginalem Ausfluss ❶. Die Symptome treten kontinuierlich, bei kleinen Fisteln auch intermittierend auf. Gelegentlich tritt postoperativ ein abdomineller, pelviner oder Flankenschmerz sowie eine prolongierte Darmatonie auf.

Seltener sind unspezifische Symptome, wie Fieber, rezidivierende Zystitiden oder Pyelonephritiden, Veränderungen des Harnstrahls, eine Hämaturie oder eine veränderte Stuhlanamnese.

Untersuchungen

Die Diagnose beruht v. a. auf Anamnese und **klinischer Untersuchung** ❷, v. a. eine vaginale Untersuchung mit Spiegeleinstellung, rektovaginaler Tastuntersuchung und Transvaginalsonografie. Am häufigsten liegen rektovaginale Fisteln auf Höhe der Linea dentata in Kommunikation mit dem posterioren vaginalen Fornix.

Außerdem muss sichergestellt werden, dass es sich bei der wässrigen Sekretion tatsächlich um Urin handelt. Dazu werden **Harnstoff** und **Kreatinin** in dieser Flüssigkeit bestimmt. Zudem kann durch retrogrades Auffüllen der Harnblase mit Methylenblau-gefärbter Kochsalzlösung der Übertritt der Blaufärbung nach intravaginal (z. B. mittels vaginal eingeführtem Tupfer) festgestellt werden. Zeigt sich bei der vaginalen Untersuchung weiterhin eine farblose Sekretion, sollte eine Harnleiterfistel ausgeschlossen werden (ggf. Miktionszysturethrogramm und / oder i.v.-Urogramm; Haferkamp et al. 2005).

Präoperativ sind v. a. bei unklaren Befunden weitere Untersuchungen ❸, v. a. eine **Zystoskopie** bzw. eine **Koloskopie** und eine **Schichtuntersuchung des kleinen Beckens** (CT oder MRT) zum Ausschluss von Begleiterkrankungen (v. a. Malignomen), zu erwägen. Zum Nachweis von Sphinkterläsionen ist ggf. eine **Endosonografie** indiziert (Ommer et al. 2012).

Die Patientin sollte interdisziplinär betreut werden und nebst gynäkologischer Untersuchung auch urologisch bzw. chirurgisch vorgestellt werden.

Differenzialdiagnosen

Mögliche Ursachen der Entleerung von Stuhl / Urin über Scheide

Ursachen	Häufigkeit	Weiterführende Untersuchungen
Kongenital	+	Gynäkologische Untersuchung inkl.: • Spiegeleinstellung • Rektovaginaler Tastuntersuchung • Transvaginalsonografie Ggf. Vorstellung Urologie, Chirurgie Ggf. Bakteriologie, Urindiagnostik Ggf. Vorstellung Gastroenterologie Ausschluss Tumorrezidiv bzw. Tumorsuche / -Staging
Lokale Infektion	++	
Traumatisch		
Postpartal	+++	
OP-Folge	+++	
Durch Gewaltanwendung	+	
Chronisch-entzündliche Darmerkrankung	+++	
Postradiogen (bei Tumoren im kleinen Becken)	++	
Karzinome	++	

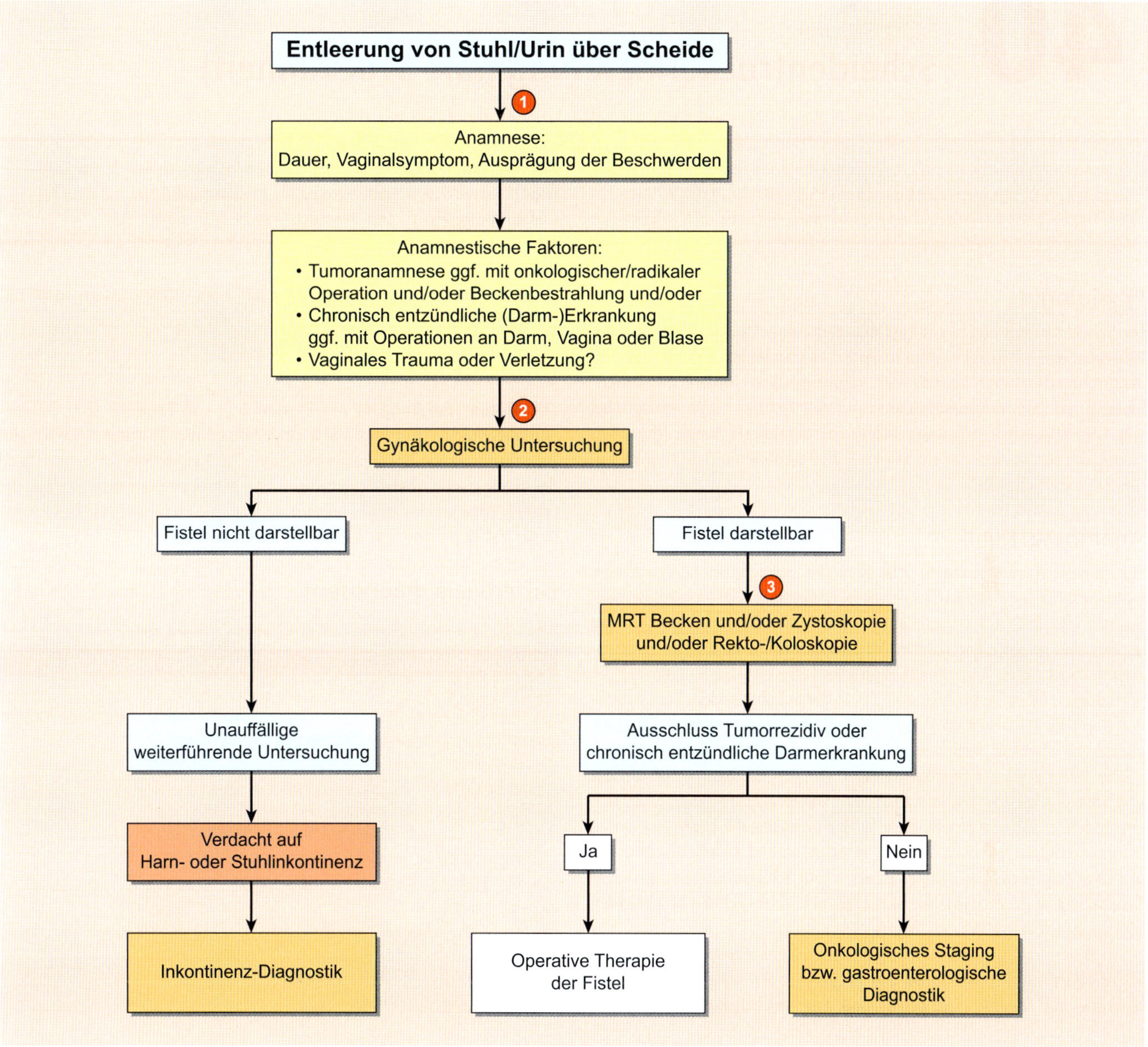
Entleerung von Stuhl/Urin über Scheide
1
Anamnese:
Dauer, Vaginalsymptom, Ausprägung der Beschwerden
Anamnestische Faktoren:
• Tumoranamnese ggf. mit onkologischer/radikaler Operation und/oder Beckenbestrahlung und/oder
• Chronisch entzündliche (Darm-)Erkrankung ggf. mit Operationen an Darm, Vagina oder Blase
• Vaginales Trauma oder Verletzung?
2
Gynäkologische Untersuchung
Fistel nicht darstellbar
Fistel darstellbar
3
MRT Becken und/oder Zystoskopie und/oder Rekto-/Koloskopie
Unauffällige weiterführende Untersuchung
Ausschluss Tumorrezidiv oder chronisch entzündliche Darmerkrankung
Verdacht auf Harn- oder Stuhlinkontinenz
Ja
Nein
Inkontinenz-Diagnostik
Operative Therapie der Fistel
Onkologisches Staging bzw. gastroenterologische Diagnostik

40

Brigitta Karbowski

Scheidentrockenheit (vaginale Trockenheit)

Definition

Eine zu trockene Scheide äußert sich unter anderem durch Juckreiz, Brennen, ggf. Petechien oder Rissen in der Scheidenwand sowie durch Schmerzen beim Geschlechtsverkehr / Dyspareunie oder auch Miktionsbeschwerden / Overactive Bladder (OAB) oder wiederholte Harnwegsinfekte. Die trockene Scheide wird häufig in Zusammenhang mit dem Klimakterium gesehen, kann aber auch jüngere Frauen betreffen.

Physiologie

Die Scheide ist mit einem gut durchbluteten Epithel ausgekleidet, mit der Fähigkeit, einen Flüssigkeitsfilm in der Scheide zu bilden. Estriol induziert die Proliferation und Reifung des Vaginalepithels, fördert die Durchblutung und die Glykogenproduktion und stellt letztlich die physiologische, von Laktobakterien (Milchsäurebakterien) dominierte Vaginalflora her. Laktobakterien sorgen für ein saures Milieu und bieten damit einen optimalen natürlichen Infektionsschutz.

Anamnese / Klinik

Hormonelle Veränderungen, z. B. nach der Menopause, bei vorzeitiger Ovarialinsuffizienz oder nach operativer Entfernung, Chemotherapie oder Bestrahlung der Ovarien, verändern das Scheidenepithel. Die Zellen werden flacher, sind weniger durchblutet, der Flüssigkeitsfilm nimmt ab. Eine trockene Scheide kann auch durch natürliche Lebensumstände aufgrund der hormonellen Situation bedingt sein, z. B. in der Stillphase oder bei Einnahme der Minipille (Gestagenpille). Auch Nikotin hat einen negativen Einfluss, ebenso wie Scheideninfektionen. ❶

Die Scheide ist bei **Östrogenmangel** weniger elastisch, empfindlicher und trocken, Sex kann schmerzhaft sein. Die trockene Scheide kann sich entzünden, es kann zu rezidivierenden Harnwegsinfekten kommen oder zu Symptomen der „overactive bladder" (OAB).Während andere Beschwerden des Östrogenmangels wie Hitzewallungen und Schlafstörungen auch ohne Behandlung im Laufe der Jahre zurückgehen, können sich die Beschwerden im Urogenitalbereich verschlimmern.

Auch der Einfluss **seelischer, psychischer und psychosozialer Faktoren** ist zu bedenken. Stressfaktoren und Ängste können zu einer Erregungsblockade mit sexueller Inappetenz und Partnerschaftskonflikten führen. Traumata wie sexueller Missbrauch sind selten, dürfen jedoch nicht unerwähnt bleiben.

Untersuchungen

Die **Blutuntersuchung** ❷ mit Bestimmung von Estradiol (E2), follikelstimulierendem Hormon (FSH) und Anti-Müller-Hormon (AMH) gibt Auskunft über die hormonelle Situation. Die **Inspektion** der Scheide und der **zytologische Abstrich** zeigen bei Östrogenmangel ein atrophes Bild, die Scheide ist schmerzhaft bei Berührung. ggf. mit Einblutungen. Der mikrobielle Abstrich dient dem Ausschluss einer Infektion.

Differenzialdiagnosen

Ursachen der Scheidentrockenheit mit absteigender Häufigkeit

Mögliche Ursachen	Weiterführende Diagnostik
Postmenopause	Anamnese E2, FSH, AMH
Vorzeitige Ovarialinsuffizienz (kongenital)	Anamnese E2, FSH, AMH
Vorzeitige Ovarialinsuffizienz durch iatrogene Faktoren (z. B. Chemotherapie, Beckenbestrahlung, Operationen der Ovarien)	Anamnese E2, FSH, AMH
Lebensumstände (Wochenbett / Stillphase, Ovulationshemmer, Minipille)	Anamnese
Scheideninfektion	Mikrobieller Abstrich
Psychische / Psychosoziale Faktoren wie (sexuelle Inappetenz, Partnerschaftskonflikt, Erregungsblockade / Ängste, Traumata / sexueller Missbrauch, Stress)	Anamnese / Medikation E2, FSH, AMH

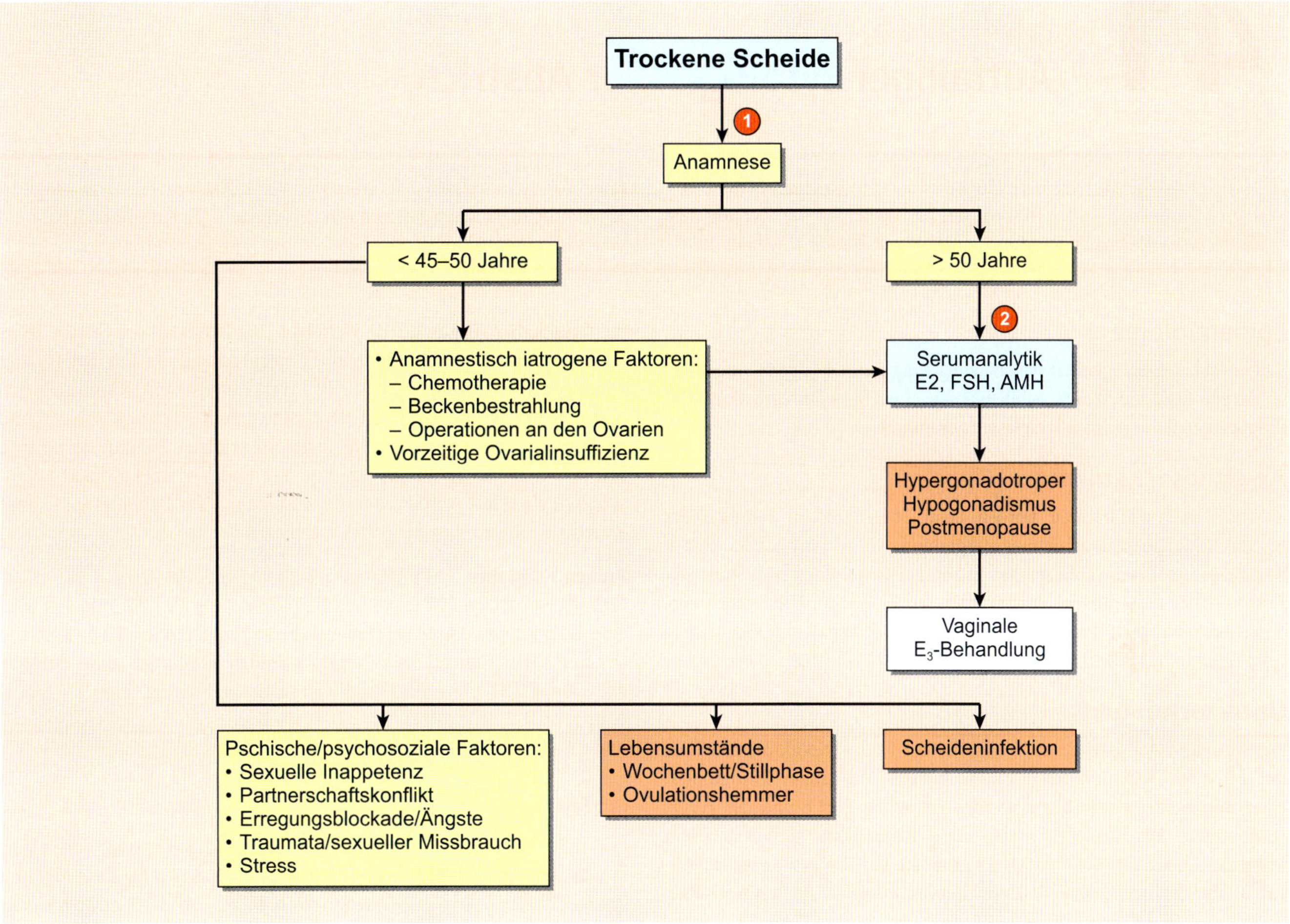
Trockene Scheide
1
Anamnese
< 45–50 Jahre
> 50 Jahre
2
• Anamnestisch iatrogene Faktoren:
– Chemotherapie
– Beckenbestrahlung
– Operationen an den Ovarien
• Vorzeitige Ovarialinsuffizienz
Serumanalytik
E2, FSH, AMH
Hypergonadotroper
Hypogonadismus
Postmenopause
Vaginale
E3-Behandlung
Pschische/psychosoziale Faktoren:
• Sexuelle Inappetenz
• Partnerschaftskonflikt
• Erregungsblockade/Ängste
• Traumata/sexueller Missbrauch
• Stress
Lebensumstände
• Wochenbett/Stillphase
• Ovulationshemmer
Scheideninfektion

41

Carla E. Schulmeyer

Auffälliger zytologischer Abstrich

Definition

Der zytologische Abstrich nach Papanicolau (Pap-Abstrich) beinhaltet einen Abstrich der Portio (P) sowie des Zervikalkanals (C). Zytologische Abstriche werden nach der München-III-Klassifikation eingeteilt. Bereits PAP IIp und g gelten als grenzwertig auffällig. Frauen mit zytologischen Auffälligkeiten benötigen je nach Schweregrad eine differenzialdiagnostische Abklärung oder eine kolposkopische Untersuchung.

Epidemiologie

Zytologische Auffälligkeiten treten sehr häufig auf. Die unten aufgeführte Tabelle fasst die Wahrscheinlichkeiten einer Spontanregression oder Progression der jeweiligen Dysplasien zusammen.

Anamnese / Klinik

Zytologische Auffälligkeiten werden beim Frauenarzt im Rahmen des gesetzlichen Krebsfrüherkennungsprogramms GKFP festgestellt. Selten gehen diese mit Beschwerden einher. Es können Kontaktblutung, vermehrter Ausfluss oder unspezifische Beschwerden wie Ziehen im Unterbauch vorliegen. Auch hinter anderen Beschwerdebildern wie Dyspareunie (Schmerzen beim Geschlechtsverkehr) kann sich ein auffälliger PAP-Abstrich verbergen.

Untersuchungen

Standard der zytologischen Abstrichentnahme ist die Spekulumeinstellung mit geteiltem Spekulum oder Entenschnabel. Mit einem Wattetupfer, einer Bürste oder einem Spatel werden Zellen der Portio und der Zervix entnommen. Anschließend werden diese aufgearbeitet und unter dem Mikroskop beurteilt. Bei einer Atrophie sollte vor der zytologischen Abstrichkontrolle eine lokale Östrogenisierung erfolgen. Bei zytologischen Auffälligkeiten sollte ein HPV-Test durchgeführt werden. Zytologische Abstriche werden nach der **München-III-Klassifikation** eingeteilt.

Frauen < 35 Jahre Aktuelle wird ein jährlicher PAP-Abstrich empfohlen. Die kolposkopische Abklärung sollte bei rezidivierenden Befunden der Gruppe II-p, II-g und IIID-1 erfolgen. Bei Befunden der Gruppe III-p, III-g, III-e und III-x sollte individuell entsprechend der Empfehlung des Zytologen (Ko-Testung mittels HPV-Test, Kolposkopie, Kürettage) entschieden werden. Bei Gruppe IIID-2 sollte eine Ko-Testung erfolgen und bei Positivität die kolposkopische Abklärung erfolgen. Befunde der Gruppe IVa-p, IVa-g, IVb-p, IVb-g, V-p, V-g, V-e und V-x sollten direkt kolposkopisch abgeklärt werden, um die Ausprägung des Befundes und somit Planung des operativen Eingriffes festzulegen.

Frauen > 35 Jahre Aktuell wird alle 3 Jahre ein PAP-Abstrich mit HPV-Testung empfohlen. Bei PAP I und HPV-Persistenz nach 12 Monaten wird eine Kolposkopie empfohlen, ebenso bei rezidivierenden PAP II-a, II-p, II-g und IIID 1 (nur bei HPV-Negativität) über 12 Monate sollte. Befunde der Gruppe IIID-1 mit HPV-Positivität sowie unabhängig vom HPV-Status Gruppe IIID-2, III-p, III-g, III-e, III-x sowie alle Befunde der Gruppen IV und V sollten direkt kolposkopisch abgeklärt werden.

Differenzialdiagnosen

Der differenzialdiagnostische Wert eines auffälligen zytologischen Abstrichs ist eingeschränkt. Bei unklaren Befunden kann die Beschreibung der auffälligen Zellen wegweisend sein, z. B. bei PAP III-P atrophes oder entzündliches Zellbild, Dysplasie nicht auszuschließen oder unklare Kernveränderungen, die einer höhergradigen Dysplasie entsprechen könnten.

Wahrscheinlichkeit einer Spontanregression und Progression der jeweiligen Dysplasien

	Geringgradige zervikale Dysplasie (CIN I / LSIL)	Mittelgradige zervikale Dysplasie (CIN II / HSIL)	Hochgradige zervikale Dysplasie (CIN III / HSIL)
Wahrscheinlichkeit der Spontanregression	56,7 %	50,4 %	12,2 %
Wahrscheinlichkeit der Progression	14,2 %	22,4 %	64 %

Ursachen eines auffälligen zytologischen Abstrichs

Mögliche Ursachen	Häufigkeit	Weiterführende Untersuchungen
Endometrium- / Zervixkarzinom, Präkanzerosen der Zervix (CIN I, II, III nach WHO), Adenocarcinoma in situ bzw. LSIL und HSIL (nach Bethesda-System)	++	Kolposkopie, HPV-Test und histologische Sicherung mittels Portio-Biopsie
Zervixpolyp	+++	Diagnostische Hysteroskopie mit fraktionierter Kürettage
Ektopie	+	Ausschluss bakt. Infektion oder Chlamydien-Infektion
Atrophie	++	Lokale Östrogenisierung vor der zytologischen Abstrichkontrolle
Entzündung: bakterielle Vaginose, Kandidose, Zervizitis	+++	Nativ, ggfs. bakterieller Abstrich
Vaginalkarzinom, Präkanzerosen der Vagina (VaIN I, II, III nach WHO) bzw. LSIL und HSIL nach (Bethesda-System)		Kolposkopie, HPV-Test und histologische Sicherung mittels Biopsie der Vaginalwand
Vulvakarzinom, Präkanzerosen der Vulva (VIN I, II, III nach WHO) bzw. LSIL und HSIL (nach Bethesda-System)		Kolposkopie, HPV-Test und histologische Sicherung mittels Biopsie der Vulva

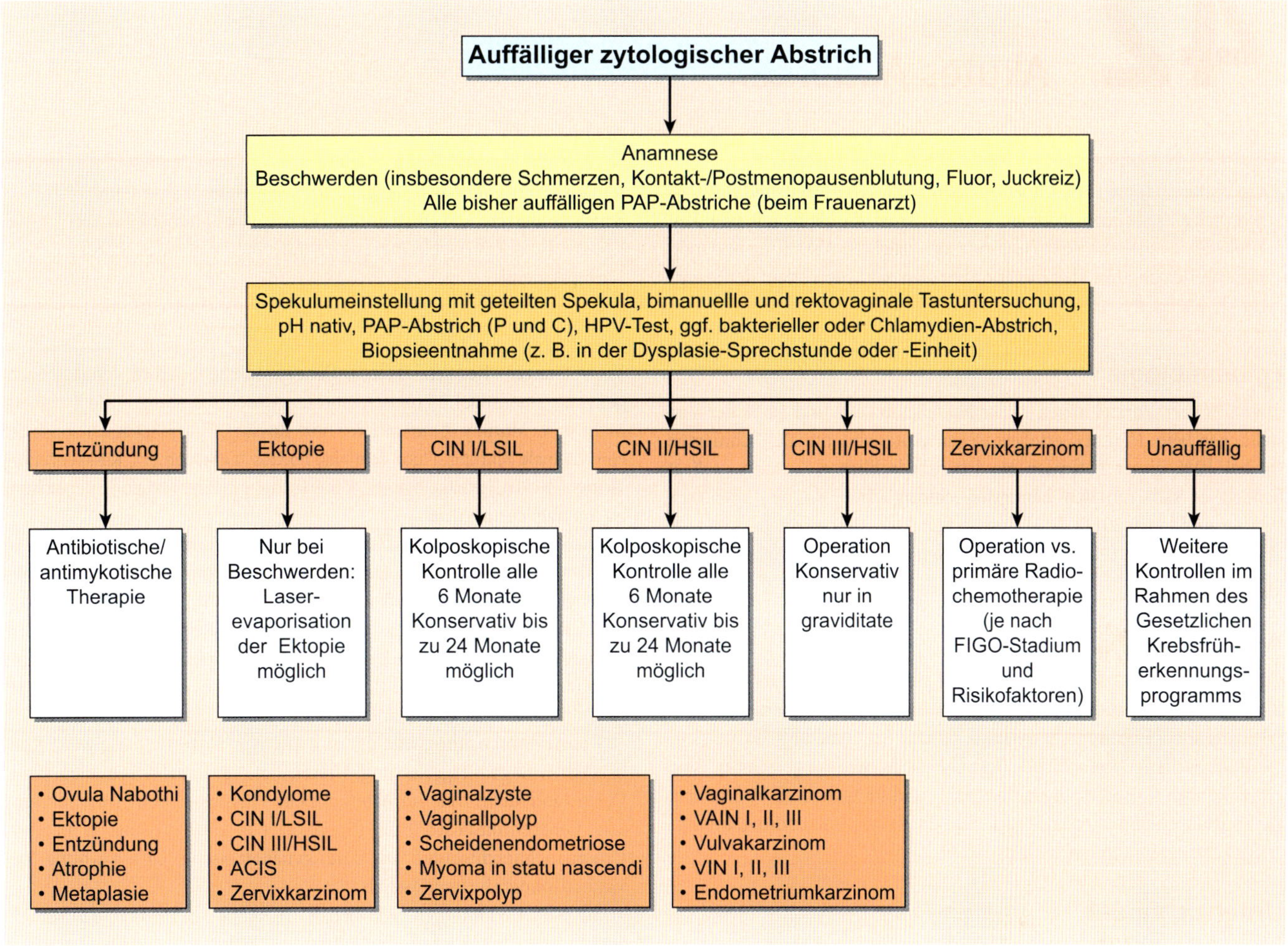
Auffälliger zytologischer Abstrich
Anamnese
Beschwerden (insbesondere Schmerzen, Kontakt-/Postmenopausenblutung, Fluor, Juckreiz)
Alle bisher auffälligen PAP-Abstriche (beim Frauenarzt)
Spekulumeinstellung mit geteilten Spekula, bimanuellle und rektovaginale Tastuntersuchung, pH nativ, PAP-Abstrich (P und C), HPV-Test, ggf. bakterieller oder Chlamydien-Abstrich, Biopsieentnahme (z. B. in der Dysplasie-Sprechstunde oder -Einheit)
Entzündung
Ektopie
CIN I/LSIL
CIN II/HSIL
CIN III/HSIL
Zervixkarzinom
Unauffällig
Antibiotische/ antimykotische Therapie
Nur bei Beschwerden: Laser-evaporisation der Ektopie möglich
Kolposkopische Kontrolle alle 6 Monate Konservativ bis zu 24 Monate möglich
Kolposkopische Kontrolle alle 6 Monate Konservativ bis zu 24 Monate möglich
Operation Konservativ nur in graviditate
Operation vs. primäre Radio-chemotherapie (je nach FIGO-Stadium und Risikofaktoren)
Weitere Kontrollen im Rahmen des Gesetzlichen Krebsfrüh-erkennungs-programms
• Ovula Nabothi • Ektopie • Entzündung • Atrophie • Metaplasie
• Kondylome • CIN I/LSIL • CIN III/HSIL • ACIS • Zervixkarzinom
• Vaginalzyste • Vaginallpolyp • Scheidenendometriose • Myoma in statu nascendi • Zervixpolyp
• Vaginalkarzinom • VAIN I, II, III • Vulvakarzinom • VIN I, II, III • Endometriumkarzinom

42

Svetlana Tchaikovski

Akutes Abdomen

Definition

Das akute Abdomen bezeichnet ein bedrohliches Krankheitsbild mit plötzlich einsetzenden abdominellen Schmerzen, die häufig mit einer Peritonealreizung einhergehen und eine unverzügliche Abklärung und möglicherweise operative Therapie erfordern. Der zeitliche Verlauf der Symptomatik ist auf eine Woche beschränkt. Leitsymptome sind akute Bauchschmerzen, Abwehrspannung, Kreislaufsymptomatik bis zum Kreislaufschock, Verschlechterung des Allgemeinzustandes, Störung der Darmperistaltik.

Epidemiologie

Etwa 5 % aller Vorstellungen in der Notfallambulanz und 1,5 % der Vorstellungen beim Hausarzt erfolgen wegen akuter abdominaler Schmerzen. Da bei 10 % dieser Patienten ein lebensbedrohlicher Zustand vorliegt, handelt es sich um den häufigsten chirurgischen Notfall (Trentzsch, Werner und Jauch 2011). In ⅔ sind uncharakteristische Bauchschmerzen, akute Appendizitis, Cholezystitis, Ileus oder gynäkologische Erkrankungen ursächlich.

Anamnese / Klinik

Gefragt wird nach Schmerzlokalisation, -charakter, Begleitsymptomen (Gelbsucht, Obstipation, Fieber, Übelkeit, Erbrechen), verstärkenden und erleichternden Faktoren (Bewegung, Atmen, Schonhaltung, Erbrechen), gynäkologischer Vorgeschichte (letzte Periode, Schwangerschaft), Vorerkrankungen (Diabetes, Sigmadivertikel) und stattgehabten Operationen ❶. Konstante Schmerzen entstehen eher durch eine Entzündung, krampfartige Schmerzen durch eine Obstruktion.

Untersuchungen

Initial wird geklärt, ob eine notfallmäßige Indikation zur operativen Intervention besteht. Anhand der klinischen Untersuchung kann die richtige Diagnose mit einer Sensitivität von 88 % und einer Spezifität von 41 % gestellt werden. ❷ Insbesondere wird geachtet auf Vitalparameter, Hautkolorit, Kaltschweißigkeit, Haltung (Schonhaltung, motorische Unruhe), Narben, Vorwölbungen, Hernien, Ikterus, Darmgeräusche (spärlich, lebhaft, hochgestellt, Totenstille), Loslassschmerz, Abwehrspannung, Klopfschmerz, McBurney, Murphy, Courvoisier, Lanz, Rovsing, Psoas-Zeichnen sowie auf eine vaginale Blutung, Fluor genitalis, Portioschiebeschmerz, Resistenzen im kleinen Becken (gynäkologische Untersuchung). Eine rektale Untersuchung ist von fraglichem Nutzen.

Die **Schmerzlokalisation** (Cartwright und Knudson 2008) liefert Hinweise auf die wichtigsten Differenzialdiagnosen. ❸ Die **Laboruntersuchung** erfolgt abhängig von den Verdachtsdiagnosen. ❹ Basislabordiagnostik: kleines Blutbild, CRP, Kreatinin, Kalium, Blutzucker, Laktat, Bilirubin, Transaminasen, Urinsediment, ggf. alkalische Phosphatase, γ-GT, Lipase / Amylase, Troponin / Kreatinkinase(CK) / CK-MB, D-Dimer und β-HCG bei Frauen im reproduktionsfähigen Alter (Lankisch, Mahlke und Lübbers 2006).

Die **Abdomensonografie** ggf. mit Doppler-Untersuchung weist Konkremente, Organvergrößerung, Nierenstauung, Bauchaortenaneurysma, Darmwandödem, freie intraabdominelle Flüssigkeit bzw. Durchblutung und Venenthrombosen nach (Sandholzer et al. 2006). Bei Frauen mit Unterbauchbeschwerden ist eine gynäkologische Untersuchung mit Vaginalsonografie unerlässlich. ❺

Bei Alarmsymptomen, wie Sepsis, Ischämie oder zunehmender Abdomendistension, wird die Indikation zur (Angio-)CT gestellt (Trentzsch, Werner und Jauch 2011). Die Diagnostik darf jedoch auf keinen Fall die operative Therapie verzögern! Nach Ausschöpfung von nicht invasiven diagnostischen Maßnahmen wird eine diagnostische Laparoskopie in Erwägung gezogen.

Differenzialdiagnosen

Gynäkologische Ursachen des akuten Abdomens

Mögliche Ursachen	Häufigkeit	Weiterführende Untersuchungen
Ovarialzysten, -tumoren	+++	Transvaginalsonografie
Adnexitis, Endometritis, Tuboovarialabszess, Pelvioperitonitis	++	Labor (Leukozytose, CRP-Erhöhung), Transvaginalsonografie, Vaginalabstrich (pH, Nativpräparat, mikrobiologischer Erregernachweis)
Extrauteringravidität	++	Labor (β-HCG), Transvaginalsonografie
Uterustumoren mit Nekrose, Stieldrehung, in statu nascendi	+	Transvaginalsonografie, bei unklaren Befunden Abdomen-CT
Hämatometra	+	Transvaginalsonografie
Ovarielles Hyperstimulationssyndrom	+	Anamnese, Transvaginalsonografie, Labor (Hämatokriterhöhung)
Komplikationen vorangegangener Bauchoperation	++	Labor (Leukozytose, CRP-Erhöhung), Transvaginalsonografie, Abdomen-CT
Menstruationsbeschwerden	+++	Anamnese, Ausschlussdiagnose
Ovulationsschmerzen	++	Anamnese, Transvaginalsonografie
Fehlgeburten	+++	Labor (β-HCG), Transvaginalsonografie
Pelvic Congestion Syndrome	+	Transvaginal-, Beckensonografie, MRT, Beckenvenografie

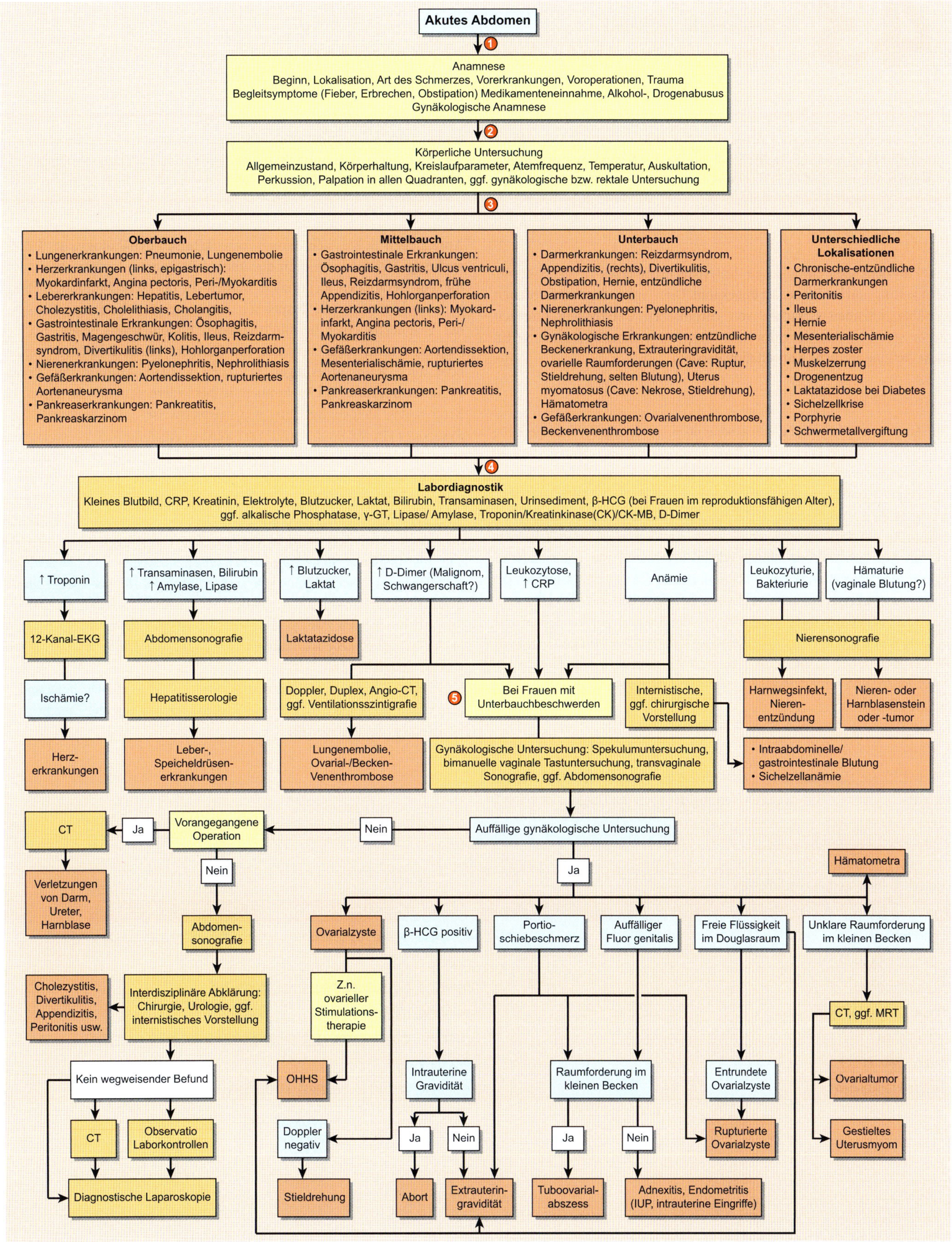
Akutes Abdomen
1
Anamnese
Beginn, Lokalisation, Art des Schmerzes, Vorerkrankungen, Voroperationen, Trauma
Begleitsymptome (Fieber, Erbrechen, Obstipation) Medikamenteneinnahme, Alkohol-, Drogenabusus
Gynäkologische Anamnese
2
Körperliche Untersuchung
Allgemeinzustand, Körperhaltung, Kreislaufparameter, Atemfrequenz, Temperatur, Auskultation,
Perkussion, Palpation in allen Quadranten, ggf. gynäkologische bzw. rektale Untersuchung
3
Oberbauch
• Lungenerkrankungen: Pneumonie, Lungenembolie
• Herzerkrankungen (links, epigastrisch): Myokardinfarkt, Angina pectoris, Peri-/Myokarditis
• Lebererkrankungen: Hepatitis, Lebertumor, Cholezystitis, Cholelithiasis, Cholangitis,
• Gastrointestinale Erkrankungen: Ösophagitis, Gastritis, Magengeschwür, Kolitis, Ileus, Reizdarm-syndrom, Divertikulitis (links), Hohlorganperforation
• Nierenerkrankungen: Pyelonephritis, Nephrolithiasis
• Gefäßerkrankungen: Aortendissektion, rupturiertes Aortenaneurysma
• Pankreaserkrankungen: Pankreatitis, Pankreaskarzinom
Mittelbauch
• Gastrointestinale Erkrankungen: Ösophagitis, Gastritis, Ulcus ventriculi, Ileus, Reizdarmsyndrom, frühe Appendizitis, Hohlorganperforation
• Herzerkrankungen (links): Myokard-infarkt, Angina pectoris, Peri-/Myokarditis
• Gefäßerkrankungen: Aortendissektion, Mesenterialischämie, rupturiertes Aortenaneurysma
• Pankreaserkrankungen: Pankreatitis, Pankreaskarzinom
Unterbauch
• Darmerkrankungen: Reizdarmsyndrom, Appendizitis, (rechts), Divertikulitis, Obstipation, Hernie, entzündliche Darmerkrankungen
• Nierenerkrankungen: Pyelonephritis, Nephrolithiasis
• Gynäkologische Erkrankungen: entzündliche Beckenerkrankung, Extrauteringravidität, ovarielle Raumforderungen (Cave: Ruptur, Stieldrehung, selten Blutung), Uterus myomatosus (Cave: Nekrose, Stieldrehung), Hämatometra
• Gefäßerkrankungen: Ovarialvenenthrombose, Beckenvenenthrombose
Unterschiedliche Lokalisationen
• Chronische-entzündliche Darmerkrankungen
• Peritonitis
• Ileus
• Hernie
• Mesenterialischämie
• Herpes zoster
• Muskelzerrung
• Drogenentzug
• Laktatazidose bei Diabetes
• Sichelzellkrise
• Porphyrie
• Schwermetallvergiftung
4
Labordiagnostik
Kleines Blutbild, CRP, Kreatinin, Elektrolyte, Blutzucker, Laktat, Bilirubin, Transaminasen, Urinsediment, β-HCG (bei Frauen im reproduktionsfähigen Alter),
ggf. alkalische Phosphatase, γ-GT, Lipase/ Amylase, Troponin/Kreatinkinase(CK)/CK-MB, D-Dimer
↑ Troponin
↑ Transaminasen, Bilirubin ↑ Amylase, Lipase
↑ Blutzucker, Laktat
↑ D-Dimer (Malignom, Schwangerschaft?)
Leukozytose, ↑ CRP
Anämie
Leukozyturie, Bakteriurie
Hämaturie (vaginale Blutung?)
12-Kanal-EKG
Abdomensonografie
Laktatazidose
Nierensonografie
Ischämie?
Hepatitisserologie
Doppler, Duplex, Angio-CT, ggf. Ventilationsszintigrafie
5
Bei Frauen mit Unterbauchbeschwerden
Internistische, ggf. chirurgische Vorstellung
Harnwegsinfekt, Nieren-entzündung
Nieren- oder Harnblasenstein oder -tumor
Herz-erkrankungen
Leber-, Speicheldrüsen-erkrankungen
Lungenembolie, Ovarial-/Becken-Venenthrombose
Gynäkologische Untersuchung: Spekulumuntersuchung, bimanuelle vaginale Tastuntersuchung, transvaginale Sonografie, ggf. Abdomensonografie
• Intraabdominelle/ gastrointestinale Blutung
• Sichelzellanämie
CT
Ja
Vorangegangene Operation
Nein
Auffällige gynäkologische Untersuchung
Nein
Ja
Hämatometra
Verletzungen von Darm, Ureter, Harnblase
Abdomen-sonografie
Ovarialzyste
β-HCG positiv
Portio-schiebeschmerz
Auffälliger Fluor genitalis
Freie Flüssigkeit im Douglasraum
Unklare Raumforderung im kleinen Becken
Cholezystitis, Divertikulitis, Appendizitis, Peritonitis usw.
Interdisziplinäre Abklärung: Chirurgie, Urologie, ggf. internistisches Vorstellung
Z.n. ovarieller Stimulations-therapie
CT, ggf. MRT
Kein wegweisender Befund
OHHS
Intrauterine Gravidität
Raumforderung im kleinen Becken
Entrundete Ovarialzyste
Ovarialtumor
CT
Observatio Laborkontrollen
Doppler negativ
Ja
Nein
Ja
Nein
Rupturierte Ovarialzyste
Gestieltes Uterusmyom
Diagnostische Laparoskopie
Stieldrehung
Abort
Extrauterin-gravidität
Tuboovarial-abszess
Adnexitis, Endometritis (IUP, intrauterine Eingriffe)

43 Chronische Unterbauchschmerzen

Magdalena M. Zeppernick

Definition

Nach der Begriffserklärung der Weltschmerzorganisation (IASP = International Association for the Study of Pain) ist Schmerz ein **unangenehmes Sinnes- und Gefühlserlebnis**, das mit einer tatsächlichen oder drohenden Gewebeschädigung verknüpft ist. Der chronische Unterbauchschmerz der Frau ist charakterisiert durch eine **Dauer von mindestens 6 Monaten** und kann zyklisch oder nicht-zyklisch auftreten.

Epidemiologie

Die Prävalenz des chronischen Unterbauchschmerzes in der Gesamtbevölkerung und bei Frauen ist unbekannt. Dies liegt an den verschiedenen, fachübergreifenden Ursachen von chronischen Unterbauchschmerzen. Sicher ist jedoch, dass der chronische Unterbauchschmerz eine häufige Ursache für eine ärztliche Konsultation darstellt.

Anamnese/Klinik

Die Anamnese führt häufig zur genaueren Eingrenzung der infrage kommenden Krankheitsbilder. Hier hilft häufig die genaue Charakterisierung der Unterbauchschmerzen. Die **(Un-)Abhängigkeit vom Menstruationszyklus** kann erste Hinweise auf mögliche gynäkologische oder andere Ursachen geben. ❶ Bei zyklusabhängigen Beschwerden, insbesondere der Dysmenorrhö, sollte die Differenzialdiagnose einer **Endometriose** immer bedacht werden. Die Beschwerden können erheblich variieren, was unter anderem an den sehr unterschiedlichen Lokalisationen und Ausprägungsformen der Endometriose liegen kann. Bei zyklusunabhängigen Beschwerden gilt es insbesondere anderen Symptomen wie Lage- oder Bewegungsabhängigkeit oder Beschwerden im Miktions- und Defäkationsverhalten Beachtung zu schenken. ❷ Voroperationen in der Eigenanamnese können auch ein Hinweis auf Adhäsionen als Schmerzursache sein, insbesondere bei einem stechenden Schmerzcharakter.

Untersuchungen

Die wichtigste Untersuchungsmodalität ist die **Anamnese.** Hier werden die entscheidenden Hinweise zur Planung der weiteren Diagnostik erfragt. Anschließen sollte sich immer eine **klinisch-gynäkologische Untersuchung.** Mit der Inspektion des Abdomens können Narben als Hinweis für Voroperationen identifiziert werden. In der Spekulumuntersuchung kann insbesondere die Inspektion des hinteren Scheidengewölbes bei der Diagnostik einer tief-infiltrierenden Endometriose helfen. Bei der Palpation kann möglicherweise der Schmerz besser lokalisiert werden oder auch Raumforderungen gefunden werden. Mithilfe der **Transvaginalsonografie (TVS)** können insbesondere Raumforderungen im Bereich des kleinen Beckens, wie beispielsweise eine (Endometriose-) Zyste oder ein Myom diagnostiziert werden. Auch die Verdachtsdiagnose einer Adenomyosis uteri kann anhand von sonografischen Kriterien gestellt werden ❸. Bei all den genannten Befunden sollte stets bedacht werden, dass mithilfe der klinisch-gynäkologischen Untersuchung und der transvaginalsonografischen Diagnostik stets nur Verdachtsdiagnosen formuliert werden können. Zur endgültigen Diagnostik ist eine **histologische Sicherung** in Erwägung zu ziehen und bei der Verdachtsdiagnose der Endometriose auch empfohlen. Dennoch sollte im Individualfall gemeinsam mit der Patientin entschieden werden, ob eine histologische Sicherung zwingend erforderlich ist oder die Verdachtsdiagnose in der aktuellen Lebenssituation zur Planung einer möglichen Therapie vorerst ausreichend ist.

Bei unauffälligem gynäkologischem Untersuchungsbefund sollte insbesondere bei zyklusunabhängigen Beschwerden an nicht-gynäkologische Ursachen der Symptome gedacht werden ❹.

Differenzialdiagnosen

Ursachen für Unterbauchschmerzen

Mögliche Erkrankungen	Häufigkeit	Weiterführende Untersuchungen
Endometriose	+++	Anamnese, gynäkologische Untersuchung, TVS, diagnostische Laparoskopie
Adenomyosis uteri	++	Anamnese, TVS
Uterusmyom (e)	+++	Anamnese, gynäkologische Untersuchung, TVS
Pelvic Congestion Syndrome	+	Anamnese, MRT
Adhäsionen	++	Anamnese, diagnostische Laparoskopie
Interstitielle Zystitis	+	Anamnese
Darmerkrankungen	++	Anamnese, Laktosetoleranztest, Koloskopie

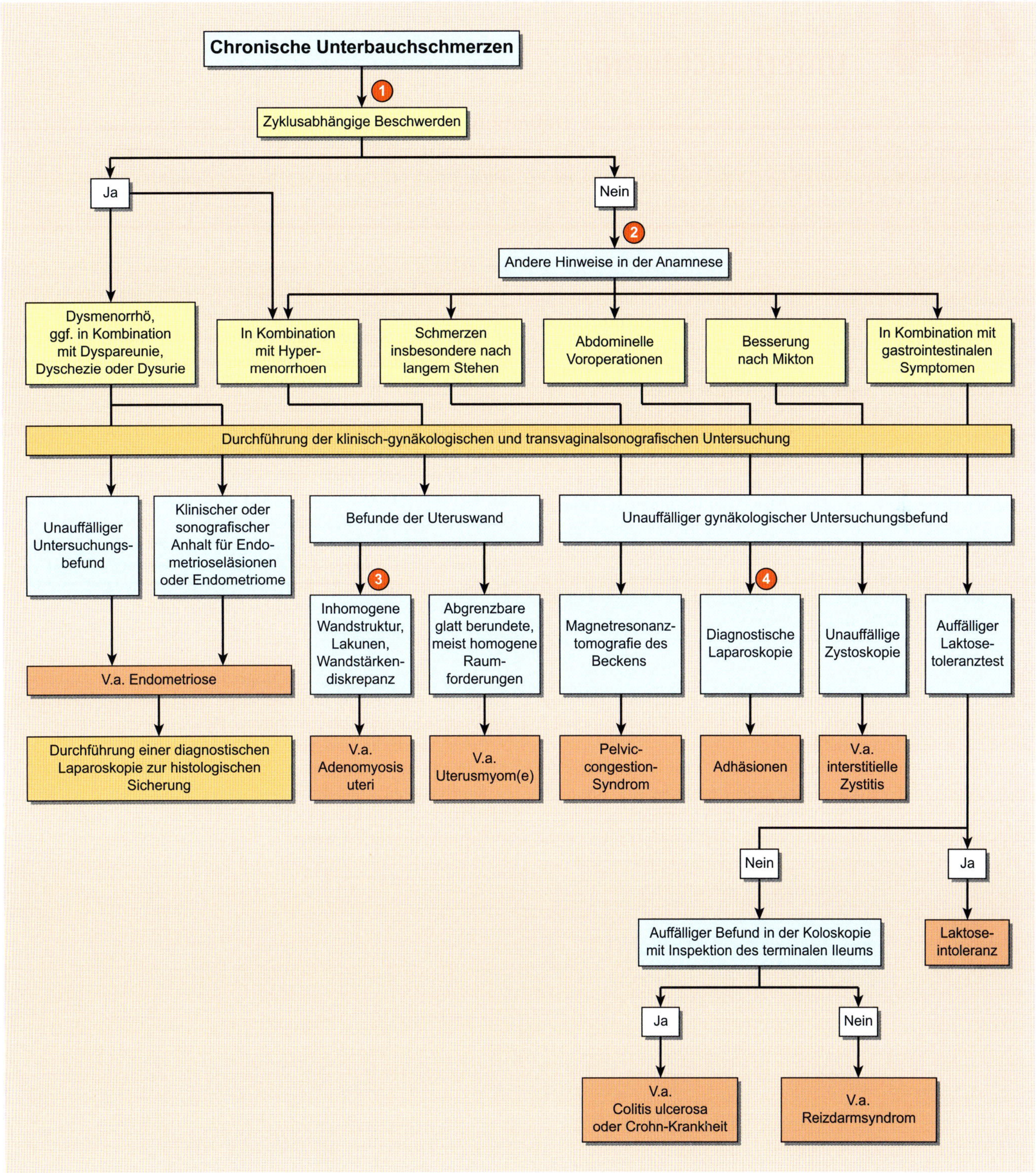
Chronische Unterbauchschmerzen
1
Zyklusabhängige Beschwerden
Ja
Nein
2
Andere Hinweise in der Anamnese
Dysmenorrhö, ggf. in Kombination mit Dyspareunie, Dyschezie oder Dysurie
In Kombination mit Hypermenorrhoen
Schmerzen insbesondere nach langem Stehen
Abdominelle Voroperationen
Besserung nach Mikton
In Kombination mit gastrointestinalen Symptomen
Durchführung der klinisch-gynäkologischen und transvaginalsonografischen Untersuchung
Unauffälliger Untersuchungsbefund
Klinischer oder sonografischer Anhalt für Endometrioseläsionen oder Endometriome
Befunde der Uteruswand
Unauffälliger gynäkologischer Untersuchungsbefund
3
Inhomogene Wandstruktur, Lakunen, Wandstärkendiskrepanz
Abgrenzbare glatt berundete, meist homogene Raumforderungen
Magnetresonanztomografie des Beckens
4
Diagnostische Laparoskopie
Unauffällige Zystoskopie
Auffälliger Laktosetoleranztest
V.a. Endometriose
Durchführung einer diagnostischen Laparoskopie zur histologischen Sicherung
V.a. Adenomyosis uteri
V.a. Uterusmyom(e)
Pelvic-congestion-Syndrom
Adhäsionen
V.a. interstitielle Zystitis
Nein
Ja
Auffälliger Befund in der Koloskopie mit Inspektion des terminalen Ileums
Laktoseintoleranz
Ja
Nein
V.a. Colitis ulcerosa oder Crohn-Krankheit
V.a. Reizdarmsyndrom

44

Barbara Flege

Unterbauchtumor

Definition

Ein Unterbauchtumor (UB) ist eine umschriebene **Schwellung** oder **Umfangszunahme** eines Gewebes oder Organs der unteren Quadranten des Abdomens. **Ursächlich** sind im weiteren Sinn ein **Ödem** oder eine **Entzündung**, im engeren Sinne eine **benigne** oder **maligne Neubildung**. Je nach Ursache kann es sich um ein chronisches oder akutes Krankheitsbild handeln.

Epidemiologie

Die Lebenszeitprävalenz eines Unterbauchtumors liegt für Frauen in Deutschland bei 30–70 % (Jahn et al. 2007). Aufgrund der Vielzahl der möglichen Ursachen liegen zu den **benignen** Erkrankungen keine detaillierten und einheitlichen epidemiologischen Daten vor. Prävalenzdaten (Jahn et al. 2007) zeigen als häufige Ursache Myome (ca. 30 %, 35.–54. Lebensjahr), Infektionen (ca. 20 %, 15.–35. Lebensjahr), Zysten und anderen benigne Ovarialtumoren (17 %), Uterushypertrophie (12 %), Polypen und anderen benigne Uterustumoren (9 %).

Im Jahr 2013 gab es ca. 23.000 **maligne** Neuerkrankungen des weiblichen kleinen Beckens in Deutschland (GEKID 2016). Das entspricht etwa 10 % der Krebsneuerkrankungen der Frau. Die häufigste Entität ist das Korpuskarzinom (➢ Kap. 53) als vierthäufigste Karzinomerkrankung der Frau (RKI 2015) mit ca. 10.900 Fällen. Für das Ovarialkarzinom gab es 2013 7.400 Neuerkrankungen, gefolgt vom Zervixkarzinom (➢ Kap. 37) mit 4.600 Fällen (GEKID 2016).

Anamnese/Klinik

Häufig verursachen Unterbauchtumoren keine Frühsymptome. **Leitsymptom** ist der Unterbauchschmerz. Auch Obstipation, Bauchumfangszunahme und Blutung können hinweisend sein.

Nach der symptomorientierten **Anamnese** ❶ in der Art und Dauer der Beschwerden erfragt werden, ist eine gezielte gynäkologische Anamnese zu erheben. Darin sind die Teilnahme an Vorsorgeuntersuchungen, Zyklusanamnese und Menopausenstatus, Schwangerschaften sowie gynäkologische Vorerkrankungen und -operationen zu erheben. Änderung der Miktions-, Stuhl- und Fluorgewohnheiten sowie aktuelle vaginale Blutung und deren Stärke sind zu erfassen. B Symptomatik weist auf ein malignes Geschehen hin.

Allein durch Anamnese und **Alter** kann die Ursache deutlich eingegrenzt werden. So kann bei postmenopausalen Frauen eine Schwangerschaft oder assoziierte Erkrankungen (Trophoblasttumor, Abort, Extrauteringravidität) ausgeschlossen werden. Funktionelle Ovarialzysten, deren Komplikationen (Ruptur, Stieldrehung, Einblutung) und Adnexitiden treten mit akuten Schmerzen gehäuft zwischen dem 15. und 40. Lj. auf.

Obstipation oder Ileus sind Sekundärsymptome, die durch eine mechanische Passagestörung bedingt sind und gehäuft bei malignen Prozessen auftreten. Sie können zusammen mit Aszites alleinige Symptome eines Ovarialkarzinoms sein. Ebenso ist Harnstau durch infiltratives Wachstum oder Kompression der Harnleiter Sekundärmerkmal eines Unterbauchtumors.

Untersuchungen

Körperliche Untersuchung ❷ Inspektion, Palpation und Auskultation des gesamten Abdomens, inkl. Nierenlager und Leisten zur Identifikation des Ursprungsorgans. Dabei auf folgende Befunde achten:

- Ort des Druckschmerzes, palpabler Unterbauchtumor
- Geblähtes oder pralles Abdomen, fehlende Peristaltik bei Ileus
- Abwehrspannung und Peritonismus als Zeichen des akuten Abdomens
- Nierenlagerklopfschmerz bei Harnwegsinfektion oder Harnstau
- Fluktuationswelle bei Aszites
- Vergrößerte Leistenlymphknoten entzündlich oder bei Metastasierung

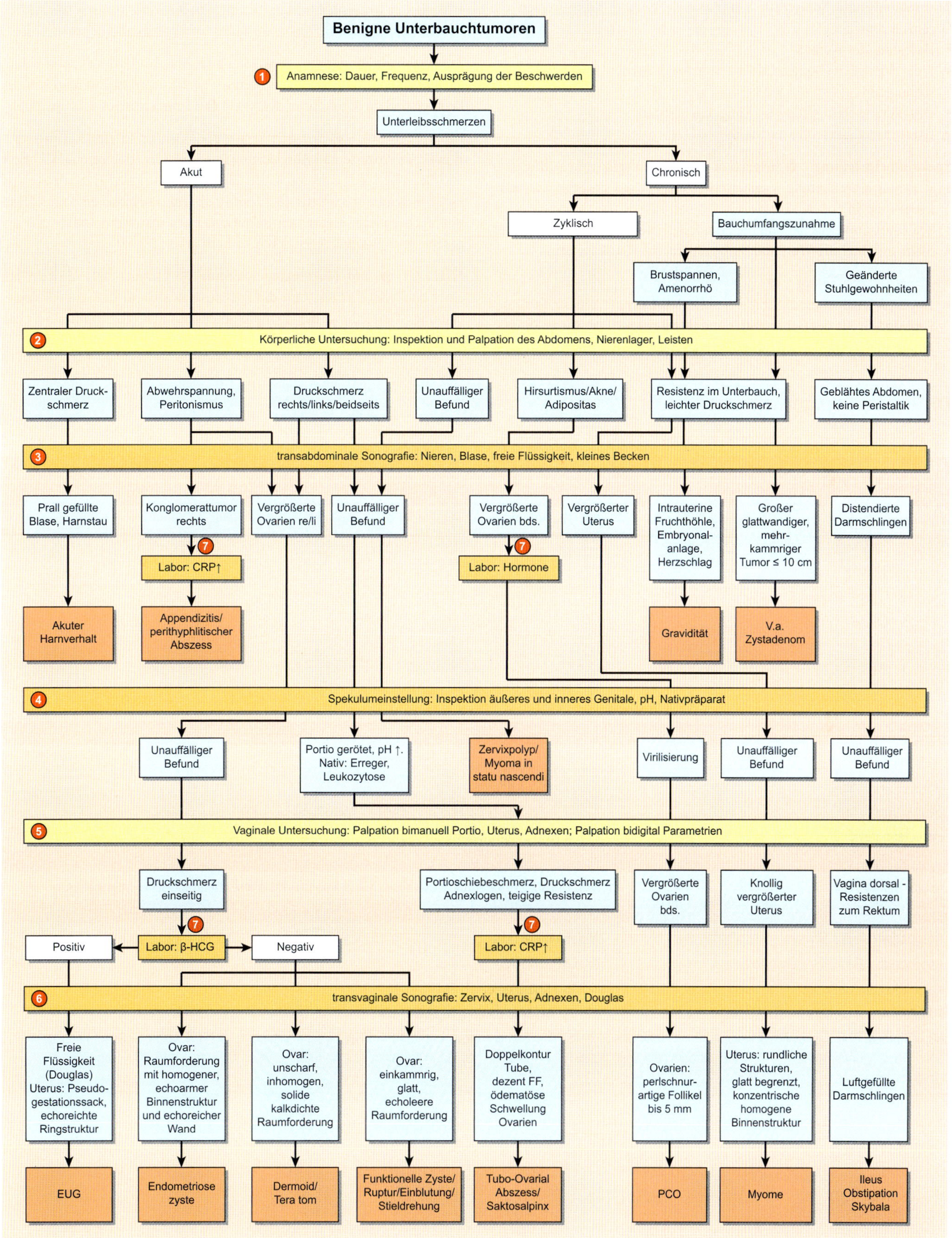
Benigne Unterbauchtumoren
1 Anamnese: Dauer, Frequenz, Ausprägung der Beschwerden
Unterleibsschmerzen
Akut
Chronisch
Zyklisch
Bauchumfangszunahme
Brustspannen, Amenorrhö
Geänderte Stuhlgewohnheiten
2 Körperliche Untersuchung: Inspektion und Palpation des Abdomens, Nierenlager, Leisten
Zentraler Druckschmerz
Abwehrspannung, Peritonismus
Druckschmerz rechts/links/beidseits
Unauffälliger Befund
Hirsurtismus/Akne/ Adipositas
Resistenz im Unterbauch, leichter Druckschmerz
Geblähtes Abdomen, keine Peristaltik
3 transabdominale Sonografie: Nieren, Blase, freie Flüssigkeit, kleines Becken
Prall gefüllte Blase, Harnstau
Konglomerattumor rechts
Vergrößerte Ovarien re/li
Unauffälliger Befund
Vergrößerte Ovarien bds.
Vergrößerter Uterus
Intrauterine Fruchthöhle, Embryonalanlage, Herzschlag
Großer glattwandiger, mehrkammriger Tumor ≤ 10 cm
Distendierte Darmschlingen
7 Labor: CRP↑
7 Labor: Hormone
Akuter Harnverhalt
Appendizitis/ perithyphlitischer Abszess
Gravidität
V.a. Zystadenom
4 Spekulumeinstellung: Inspektion äußeres und inneres Genitale, pH, Nativpräparat
Unauffälliger Befund
Portio gerötet, pH ↑. Nativ: Erreger, Leukozytose
Zervixpolyp/ Myoma in statu nascendi
Virilisierung
Unauffälliger Befund
Unauffälliger Befund
5 Vaginale Untersuchung: Palpation bimanuell Portio, Uterus, Adnexen; Palpation bidigital Parametrien
Druckschmerz einseitig
Portioschiebeschmerz, Druckschmerz Adnexlogen, teigige Resistenz
Vergrößerte Ovarien bds.
Knollig vergrößerter Uterus
Vagina dorsal - Resistenzen zum Rektum
Positiv
7 Labor: β-HCG
Negativ
7 Labor: CRP↑
6 transvaginale Sonografie: Zervix, Uterus, Adnexen, Douglas
Freie Flüssigkeit (Douglas) Uterus: Pseudogestationssack, echoreichte Ringstruktur
Ovar: Raumforderung mit homogener, echoarmer Binnenstruktur und echoreicher Wand
Ovar: unscharf, inhomogen, solide kalkdichte Raumforderung
Ovar: einkammrig, glatt, echoleere Raumforderung
Doppelkontur Tube, dezent FF, ödematöse Schwellung Ovarien
Ovarien: perlschnurartige Follikel bis 5 mm
Uterus: rundliche Strukturen, glatt begrenzt, konzentrische homogene Binnenstruktur
Luftgefüllte Darmschlingen
EUG
Endometriose zyste
Dermoid/ Tera tom
Funktionelle Zyste/ Ruptur/Einblutung/ Stieldrehung
Tubo-Ovarial Abszess/ Saktosalpinx
PCO
Myome
Ileus Obstipation Skybala

Transabdominale Sonografie ❸ Folgende Befunde unterstützen die Organzuordnung:

- Harnstau, Harnverhalt
- Freie Flüssigkeit (Douglas, Koller, Morrison), Aszites (zwischen Darmschlingen)
- Distendierte Darmschlingen, Konglomerattumor
- Ovarprozess, Vergrößerter Uterus

Spekulumeinstellung ❹ Inspektion von Vulva, Vagina und Portio:

- Ursprung einer Blutung: Vaginalverletzung, Portiooberfläche, Zervikalkanal→ uterin
- Schleimhautoberfläche: Rötung, Tumoren, Fistelgänge
- Fluor: erhöhter pH-Wert und Nativpräparat bei V. a. Adnexitis

Vaginale Untersuchung ❺

- Bimanuell palpatorisch Schmerzpunkte lokalisieren (Adnexe, Portio), Lage und Größe der Gebärmutter und ihre Beweglichkeit sowie Resistenzen und Tumoren der Adnexlogen erfassen
- Bidigitale Untersuchung der Parametrien auf Verhärtungen von rektal und vaginal (Infiltration bei malignen Tumoren, Endometrioseherde)

Transvaginale Sonografie Beurteilung der Adnexe und des Endometriums, die abdominal häufig nicht oder weniger genau dargestellt werden können. Befunde sind im Algorithmus dargestellt ❻ (Timmerman et al. 2000, 2008).

Labordiagnostik ❼ Urin-Stix, kleines Blutbild und CRP zum Nachweis entzündlicher Prozesse und Abschätzung ihrer Schwere. Hämoglobin (Schwere und Bedrohlichkeit einer vaginalen Blutung, rupturierten Ovarialzyste und EUG), Retentionsparameter (bei Harnstau), Transaminasenerhöhung (Hinweis auf hepatische Metastasen bei malignen Erkrankungen), Differenzierung der malignen Erkrankungen durch Tumormarker.

MRT, CT ❽ **und Histologiegewinnung** ❾ Immer bei Verdacht auf einen malignen Prozess, um die Diagnose zu sichern und zur Therapieplanung. Darstellung der Lymphknotenstationen, der Infiltration von Nachbarorganen und von Fernmetastasen.

Differenzialdiagnosen

Mögliche Ursachen von Unterbauchtumoren (Uterustumoren ➢ Kap. 54, Zervixtumoren ➢ Kap. 37)

Mögliche Erkrankungen	Häufigkeit	Weiterführende Untersuchungen
Ovarien		
Funktionelle Zysten	+++	TVS, Doppler, Ruptur? Einblutung? Stieldrehung?
Polyzystische Ovarien	+	TVS, Testosteron ↑, LH/FSH-Quotient ↑, DHEAS ↑, Prolaktin ↑, TSH ↑, oGTT ↑, BMI ↑
Ovarielle Endometriome	++	TVS
Muzinöses Zystadenom	+	TVS
Seröses Zystadenom	++	TVS
Dermoidzyste / Reifes Teratom	+	TVS
Ovarialkarzinom (maligne / Borderlinetumoren)	+	TAS, Spec, VU, TVS, Doppler, TM, Gastroskopie, Koloskopie, CT-Staging, HS: Laparotomie / -skopie
Tuben		
Saktosalpinx	+	TVS
Tuboovarialabszess	++	VU, TVS, BB, CRP, VP
Genitaltuberkulose	+	TVS, direkter Nachweis Mykobakterien im Menstrualblut, Tuberkulin-Hauttest, Röntgen Thorax
Extrauteringravidität	+++	TVS, β-HCG Serum, BB, Gerinnung, VP
Blase		
Akuter Harnverhalt	++	TAS, Urinstatus, Retentionsparameter, Medikamentenanamnese, Neurologische Untersuchung
Darm		
Obstipation / Ileus / Skybala	+++	Abdomenübersicht
Appendizitis / Perityphlitischer Abszess	+	BB, CRP, VP, TAS
Kolon- / Rektumkarzinom	+	Prokto- / Koloskopie, CT, TM
Pseudomyxoma peritoneii	+	CT, HS: Aszitespunktion, Laparoskopie

BB = Blutbild, BMI = Body Mass Index, CRP = C-reaktives Protein, CT = Computertomografie, HS = histologische Sicherung, OGTT = oraler Glukosetoleranztest, Spec = Spekulumeinstellung, TAS = transabdominale Sonografie, TM = Tumormarker, TVS = transvaginale Sonografie, VP = Vitalparameter, VU = vaginale Untersuchung,

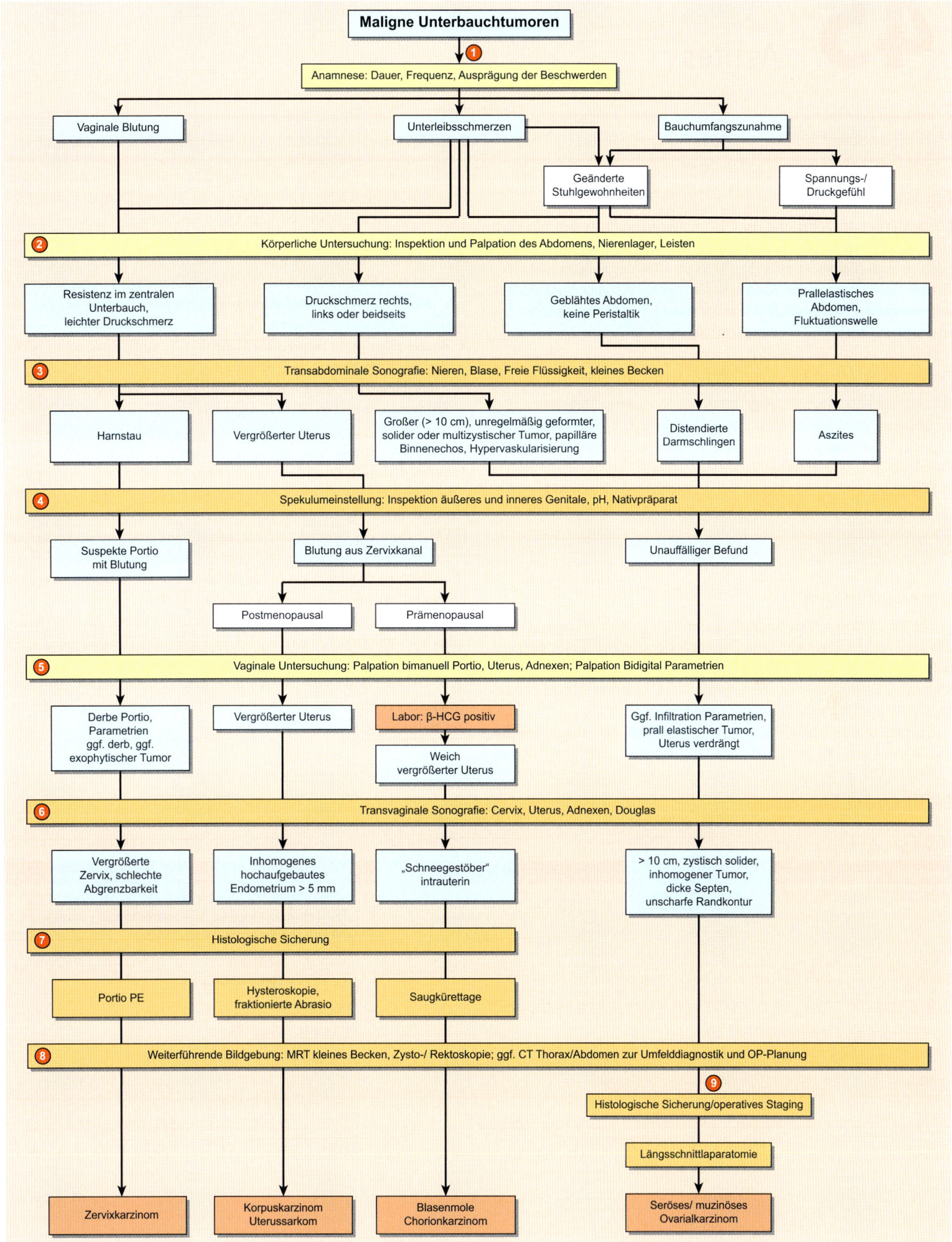
Maligne Unterbauchtumoren
1
Anamnese: Dauer, Frequenz, Ausprägung der Beschwerden
Vaginale Blutung
Unterleibsschmerzen
Bauchumfangszunahme
Geänderte Stuhlgewohnheiten
Spannungs-/ Druckgefühl
2
Körperliche Untersuchung: Inspektion und Palpation des Abdomens, Nierenlager, Leisten
Resistenz im zentralen Unterbauch, leichter Druckschmerz
Druckschmerz rechts, links oder beidseits
Geblähtes Abdomen, keine Peristaltik
Prallelastisches Abdomen, Fluktuationswelle
3
Transabdominale Sonografie: Nieren, Blase, Freie Flüssigkeit, kleines Becken
Harnstau
Vergrößerter Uterus
Großer (> 10 cm), unregelmäßig geformter, solider oder multizystischer Tumor, papilläre Binnenechos, Hypervaskularisierung
Distendierte Darmschlingen
Aszites
4
Spekulumeinstellung: Inspektion äußeres und inneres Genitale, pH, Nativpräparat
Suspekte Portio mit Blutung
Blutung aus Zervixkanal
Unauffälliger Befund
Postmenopausal
Prämenopausal
5
Vaginale Untersuchung: Palpation bimanuell Portio, Uterus, Adnexen; Palpation Bidigital Parametrien
Derbe Portio, Parametrien ggf. derb, ggf. exophytischer Tumor
Vergrößerter Uterus
Labor: β-HCG positiv
Weich vergrößerter Uterus
Ggf. Infiltration Parametrien, prall elastischer Tumor, Uterus verdrängt
6
Transvaginale Sonografie: Cervix, Uterus, Adnexen, Douglas
Vergrößerte Zervix, schlechte Abgrenzbarkeit
Inhomogenes hochaufgebautes Endometrium > 5 mm
„Schneegestöber" intrauterin
> 10 cm, zystisch solider, inhomogener Tumor, dicke Septen, unscharfe Randkontur
7
Histologische Sicherung
Portio PE
Hysteroskopie, fraktionierte Abrasio
Saugkürettage
8
Weiterführende Bildgebung: MRT kleines Becken, Zysto-/ Rektoskopie; ggf. CT Thorax/Abdomen zur Umfelddiagnostik und OP-Planung
9
Histologische Sicherung/operatives Staging
Längsschnittlaparatomie
Zervixkarzinom
Korpuskarzinom Uterussarkom
Blasenmole Chorionkarzinom
Seröses/ muzinöses Ovarialkarzinom

45 Aszites

Christoph Cirkel, Lars Hanker, Achim Rody

Definition

Ein Aszites ist eine pathologische Ansammlung von freier Flüssigkeit in der Bauchhöhle. Meistens handelt es um ein Exsudat oder ein Transsudat.

Epidemiologie

Erkrankungen der Leber und des Gastrointestinaltrakts stellen mit etwa 80 % den größten Teil der Erkrankungen, die ursächlich für eine Aszitesbildung sind (Gerbes et al. 2011). In etwa 10 % der Fälle entsteht der Aszites im Rahmen einer Neoplasie als sogenannter maligner Aszites und in weiteren 10 % handelt es sich um andere als die vorgenannten Aszitesformen (Wiest und Schölmerich 2008).

Anamnese / Klinik

Die ausführliche Anamnese ❶ sollte neben anderen bekannten Erkrankungen auch eine Familienanamnese bezüglich Krebsleiden einschließen. Ziel ist es einen Hinweis auf andere Erkrankungen zu erhalten, die mit einem Aszites einhergehen können.

Der Aszites selbst kann dabei mit Symptomen wie Bauchumfangsvermehrung, Gewichtszunahme und Magen-Darm-Beschwerden (Blähungen, Obstipation, Übelkeit) einhergehen. Hinzu kommen Symptome seitens der Grunderkrankungen.

Untersuchungen

In der **körperlichen Untersuchung** zeigen sich größere Mengen Aszites durch ein vorgewölbtes Abdomen, lageabhängige Klopfschalldämpfung im seitlichen Abdomen (Flüssigkeitsspiegel mit oben schwimmenden Darmschlingen), Undulationsphänomen. Sonografisch lassen sich bereits kleine Mengen freie abdominelle Flüssigkeit nachweisen.

Bei neu aufgetretenem Aszites soll in der Regel eine **diagnostische Aszitespunktion** ❷ unter sterilen Bedingungen erfolgen (Gerbes et al. 2011). Sie schafft insbesondere auch weitere Klarheit darüber, ob es sich um einen infizierten oder um einen malignen Aszites handelt. Obligatorisch ist hier die zytologische und laborchemische Aufarbeitung des Punktats. Aerobe und anaerobe **Blutkulturen** sollten bei der initialen Aszitesdiagnostik mit 10–20 ml Aszitesflüssigkeit beimpft werden. Die **makroskopische Erscheinung** kann erste Hinweise auf die Beschaffenheit des Aszites liefern:

- Blutige Flüssigkeit: Hinweis auf Malignität, Trauma, Pankreatitis oder Peritonealtuberkulose (selten).
- Trübe Flüssigkeit: durch Leukozyten und hohen Eiweißgehalt
- Milchig-trübe und chylöse Flüssigkeit: hoher Anteil an Chylomikronen und Triglyzeriden aus geschädigten Lymphgefäßen, insbesondere bei malignen Erkrankungen und Leberzirrhose

Labormedizinisch ❸ sind die Bestimmung der Leberwerte, Nierenfunktion, Serum-, sowie Urinelektrolyte sowie ggf. Tumormarker (Ca-125) Bestandteil der Primärdiagnostik. Ein **Serum-Aszites-Albumin-Gradient** (SAAG ; Differenz zwischen der Albuminkonzentration im Serum und im Aszites) von > 1,1 g / dl geht mit einer Wahrscheinlichkeit von 97 % mit einer portalen Hypertension einher. Bei anderen Aszitesursachen, wie der Peritonealkarzinose, beträgt der SAAG < 1,1 g / dl.

Eine **Bildgebung** vervollständigt die Diagnostik. Die Ovarien werden zunächst sonografisch beurteilt. Bei hochgradigem Verdacht auf einen malignen Aszites kann eine **Schnittbildgebung** ❹ von Abdomen / Becken (z. B. CT oder MRT) durchgeführt werden. Bei Anhalt für eine nicht gynäkologische Ursache des Aszites sollte die Überweisung an die betreffende Fachdisziplin erfolgen.

Differenzialdiagnosen

Mögliche Ursachen des Aszites

Ursache	Häufigkeit	Weiterführende Untersuchungen
Portale Hypertension (hepatische und kardiale Genese)	+++	Bestimmung der Leberwerte (AST, ALT, γ-GT), Gerinnungslabor, Leber(duplex)sonografie, Herzechografie, Aszitespunktion und Bestimmung des SAAG
Maligner Aszites (peritoneale Metastasierung bei Ovarial-, Magen-, Pankreas-, Kolon-, Mamma-, Lungenkarzinom sowie bei Lymphomen und Mesotheliomen)	++	Sonografie, Aszitespunktion und zytologische Aufarbeitung, CT, Gastroskopie, Koloskopie
Entzündungen (bakterielle / sekundäre Peritonitis, tuberkulöse Peritonitis)	+	Aszitespunktion
Ovarielles Überstimulationssyndrom	+	Anamnese, Sonografie
Benigne Eierstockerkrankungen (Ovarialfibrom, Meigs-Syndorm)	+	Sonografie, ggf. simultaner Pleuraerguss
Hypalbuminämie (nephrotisches Syndrom, Mangelernährung)	+	Albuminbestimmung, Kreatinin, Urinstatus, Anamnese, internistische Konsiliaruntersuchung
Andere (internistische) Erkrankungen, u. a. Galleaszites (z. B. Gallefisteln iatrogener oder spontaner Ursache, Amyloidose, Whipple-Krankheit, Myxödem)	+	Anamnese, gezielte die vermutete Erkrankung betreffende Untersuchungen mit Laborentnahmen

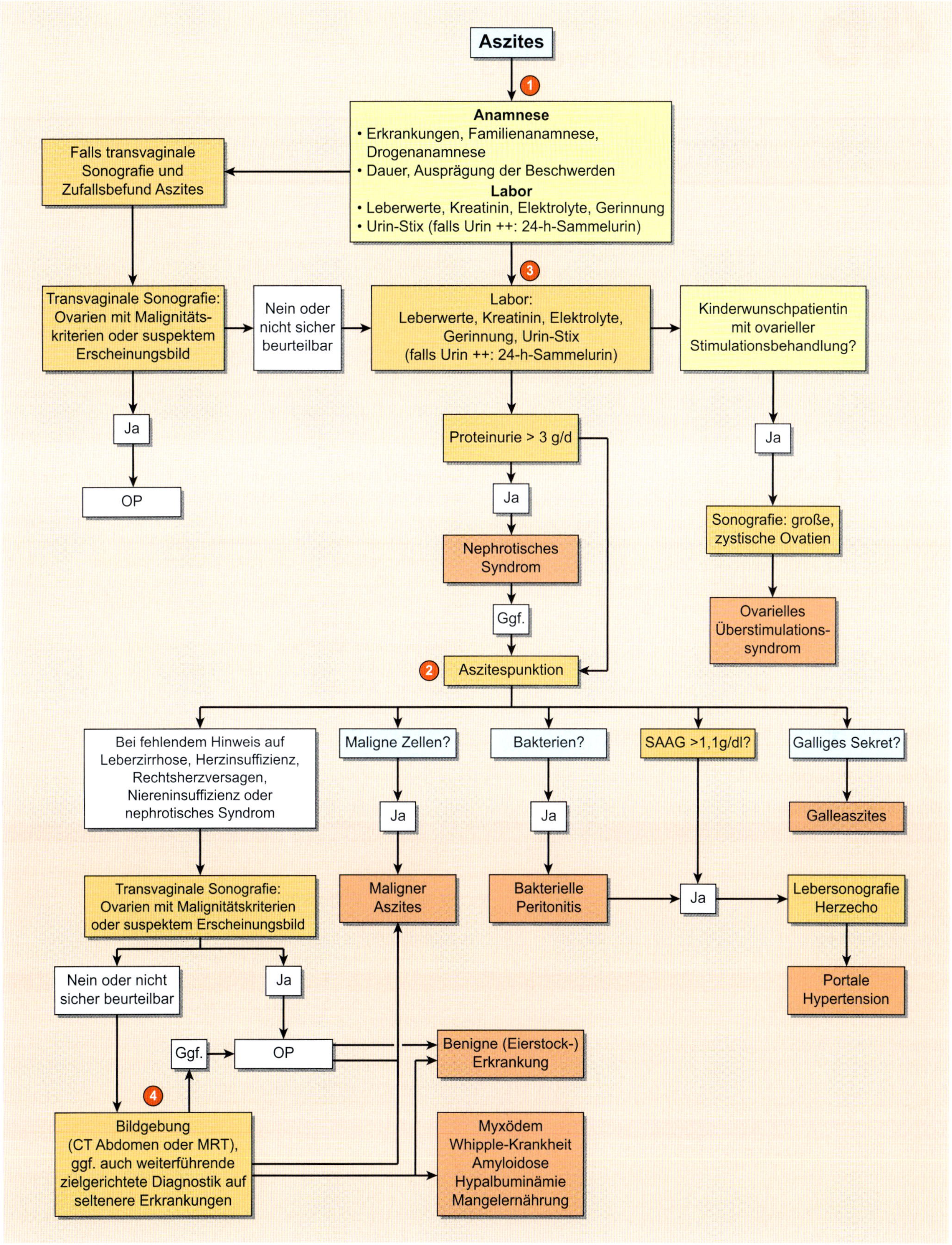
Aszites
1
Anamnese
• Erkrankungen, Familienanamnese, Drogenanamnese
• Dauer, Ausprägung der Beschwerden
Labor
• Leberwerte, Kreatinin, Elektrolyte, Gerinnung
• Urin-Stix (falls Urin ++: 24-h-Sammelurin)
Falls transvaginale Sonografie und Zufallsbefund Aszites
Transvaginale Sonografie: Ovarien mit Malignitätskriterien oder suspektem Erscheinungsbild
Ja
OP
Nein oder nicht sicher beurteilbar
3
Labor: Leberwerte, Kreatinin, Elektrolyte, Gerinnung, Urin-Stix (falls Urin ++: 24-h-Sammelurin)
Kinderwunschpatientin mit ovarieller Stimulationsbehandlung?
Ja
Sonografie: große, zystische Ovatien
Ovarielles Überstimulationssyndrom
Proteinurie > 3 g/d
Ja
Nephrotisches Syndrom
Ggf.
2
Aszitespunktion
Bei fehlendem Hinweis auf Leberzirrhose, Herzinsuffizienz, Rechtsherzversagen, Niereninsuffizienz oder nephrotisches Syndrom
Maligne Zellen?
Bakterien?
SAAG >1,1g/dl?
Galliges Sekret?
Ja
Ja
Galleaszites
Transvaginale Sonografie: Ovarien mit Malignitätskriterien oder suspektem Erscheinungsbild
Maligner Aszites
Bakterielle Peritonitis
Ja
Lebersonografie Herzecho
Portale Hypertension
Nein oder nicht sicher beurteilbar
Ja
Ggf.
OP
Benigne (Eierstock-) Erkrankung
4
Bildgebung (CT Abdomen oder MRT), ggf. auch weiterführende zielgerichtete Diagnostik auf seltenere Erkrankungen
Myxödem
Whipple-Krankheit
Amyloidose
Hypalbuminämie
Mangelernährung

46

Svetlana Tchaikovski

Inguinale Schwellung

Definition

Eine Leistenschwellung ist eine sichtbare oder tastbare Vorwölbung zwischen der gedachten Linie zwischen den beiden Spinae iliacae anteriores superiores, dem lateralen Rand des M. rectus abdominis und der Projektion des Leistenbandes.

Epidemiologie

Hernien sind die häufigste Ursache inguinaler Schwellungen. 90 % der Leistenhernien treten beim Mann auf, 75 % der Schenkelhernien bei der Frau, wobei die Leistenhernie mit einer Inzidenz von 1,9 % auch bei der Frau 2–3 Mal häufiger ist als die Schenkelhernie. Die zweithäufigste Ursache ist eine Vergrößerung der inguinalen / femoralen Lymphknoten mit einer Inzidenz von 0,6 % (Gaddey und Riegel 2016). Eine Lymphknotenvergrößerung ist bei Patienten < 30 Jahren in bis zu 80 % durch benigne Veränderungen zu erklären. Bei 40–60 % der Patienten > 50 Jahren liegt eine maligne Erkrankung zugrunde (Korenkov, Hünermund und Purr 2016).

Anamnese / Klinik

Gefragt wird nach Dauer der Symptome, Schmerzhaftigkeit der Schwellung, Begleitsymptomen (Fieber, Hautveränderungen, Exanthem, Ileuss, Gelenkschwellung, Blutungsneigung, B-Symptomatik), Vorerkrankungen (Diabetes mellitus, Tbc, HIV), Operationen, Punktionen der Femoralgefäße, Medikamenten, Reise-, Sexual- und Drogenanamnese, Kontakt mit Tieren, Insektenbissen und gynäkologischer Anamnese ❶.

Untersuchungen

Inspektion Lage und Größe der Schwellung, Hautkolorit, Lokalinfektion, Kratzspuren, Insektenbisse, Erythem im Lymphabflussgebiet (Beine, Genitalbereich, Bauchwand, Rücken), Hautausschlag ❷.

Auskultation Darmgeräusche bei inkarzerierter Leistenhernie, Strömungsgeräusche bei Aneurysma, Gefäßfistel.

Palpation im Liegen und Stehen Konsistenz, Abgrenzung von umliegenden Strukturen, Verschieblichkeit, Reponierbarkeit, Druckdolenz, Beschaffenheit, Überwärmung der Schwellung, Anprallphänomen (Progredienz des Tastbefundes beim Husten und Pressen), Abdomen (Hepato- / Splenomegalie) und alle Lymphknochenstationen.

Gynäkologische Untersuchung Spekulumuntersuchung (Malignome, Herpes genitalis, Schanker, Vulvovaginitis), Kolposkopie, zytologische Abstriche, bei kolposkopischen Auffälligkeiten HPV-Test, gezielte Probeentnahme; bimanuelle ggf. rektale Tastuntersuchung, transvaginale Sonografie.

Sonografie / Doppler Lymphknoten (Malignitätskriterien: runde Form, verminderte Echogenität, fehlende Mark-Rinden-Struktur, erhöhte periphere Durchblutung), Lipom, Atherom, Varixknoten, Aneurysma, Hämatom, Serom (ggf. sonografisch gestützte Punktion).

Laboruntersuchung Kleines Blutbild (Anämie, Leukopenie, Thrombozytopenie), LDH, Kreatinin, Harnsäure, Transaminasen, ggf. Differentialblutbild, C-reaktives Protein serologischer Erreger- / Infektionsnachweis, immunologische Diagnostik.

Hämatologische Abklärung Knochenmarkpunktion, ggf. Lymphknoten-Stanzbiopsie / offene Lymphknotenexstirpation.

Ergänzende Bildgebung Bei Malignomnachweis CT zum Ausschluss von Fernmetastasen und Einschätzen der Krankheitsausdehnung. In Spezialfällen, z. B. „cancer of unknown primary" (CUP) PET-CT möglich.

Differenzialdiagnosen

Ursachen einer Leistenschwellung

Mögliche Ursachen	Häufigkeit	Weiterführende Untersuchungen
Leistenhernie, Schenkelhernie	+++	Sonografie
Postoperative / traumatische Veränderungen	++	Anamnese, Sonografie
Entzündliche Erkrankungen (Hydradenitis, Follikulitis, Psoasabszess)	++	Ggf. Sonografie, ggf. CT (Psoasabszess)
Gutartige Neubildungen	++	Sonografie, ggf. MRT (Hüftgelenksganglion)
Gefäßerkrankungen	+	Sonografie, Doppleruntersuchung, Angio-CT, MRT
Generalisierte Lymphadenopathie		
Hämatologische Erkrankungen	++	Labor (Differenzialblutbild, LDH-Erhöhung), Sonografie, Knochenmarkpunktion, ggf. Lymphknotenstanzbiopsie / -exstirpation
Bakterielle (Tuberkulose), virale, parasitäre Erkrankungen	++	Labor (serologischer Erreger- / Infektionsnachweis)
Arzneimittel	+	Anamnese (Einnahme von Phenytoin, Atenolol, Captopril, Allopurinol, Carbamazepin, Hydralazin, Penicillin), Ausschlussdiagnose
Autoimmune und seltene Erkrankungen	+	Immunologische Diagnostik, Sonografie
Regionale Lymphadenopathie		
Reaktiv vergrößerte Lymphknoten	+++	Sonografie
Lymphknotenmetastasen	++	Sonografie, gynäkologische Untersuchung, Lymphknotenstanzbiopsie / -exstirpation, CT, MRT, ggf. PET-CT (CUP)
Sexuell übertragbare Infektionen	++	Serologischer Erreger- / Infektionsnachweis
Bakterielle Erkrankungen	+	Serologischer Erreger- / Infektionsnachweis

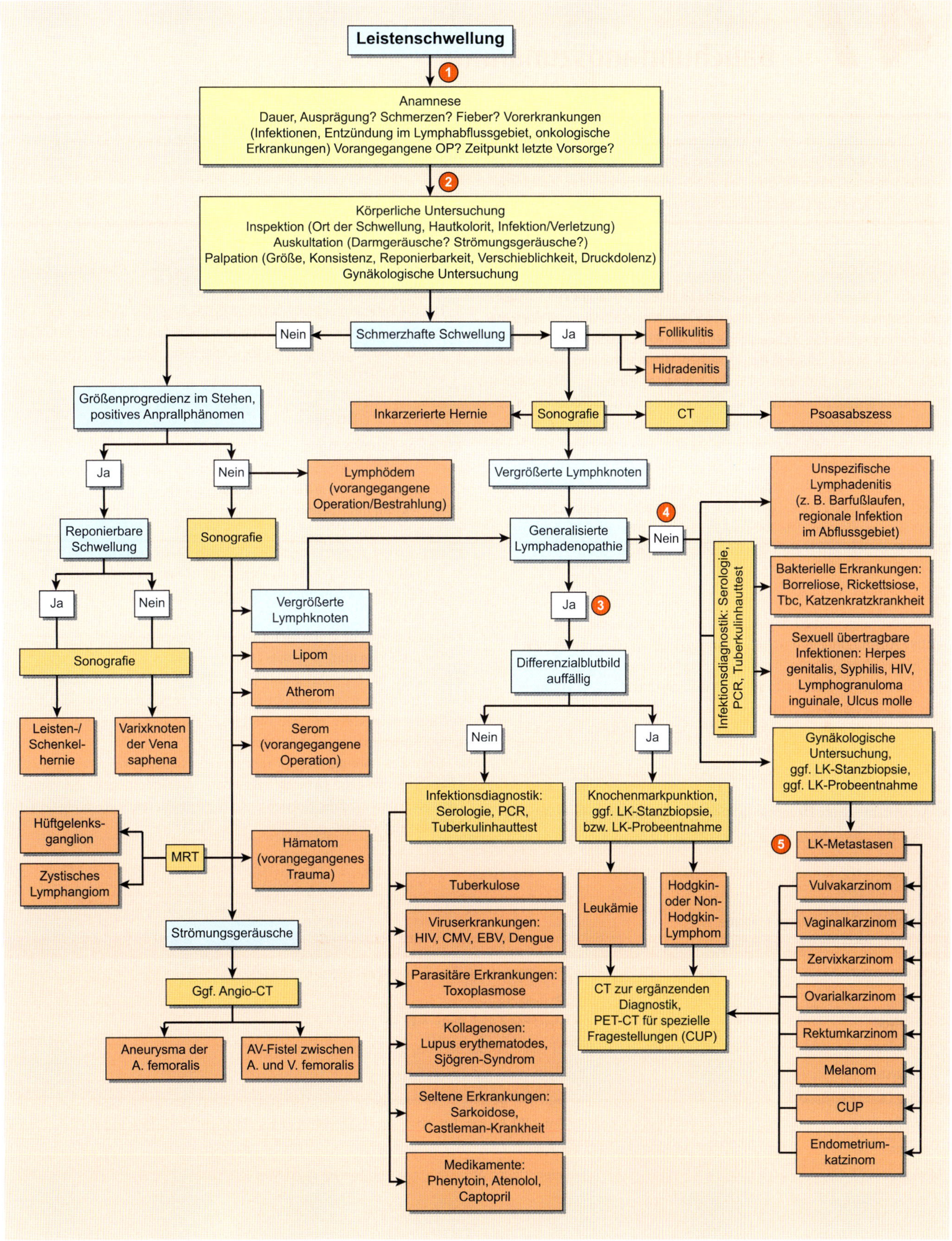
Leistenschwellung
1
Anamnese
Dauer, Ausprägung? Schmerzen? Fieber? Vorerkrankungen (Infektionen, Entzündung im Lymphabflussgebiet, onkologische Erkrankungen) Vorangegangene OP? Zeitpunkt letzte Vorsorge?
2
Körperliche Untersuchung
Inspektion (Ort der Schwellung, Hautkolorit, Infektion/Verletzung)
Auskultation (Darmgeräusche? Strömungsgeräusche?)
Palpation (Größe, Konsistenz, Reponierbarkeit, Verschieblichkeit, Druckdolenz)
Gynäkologische Untersuchung
Schmerzhafte Schwellung
Nein
Ja
Follikulitis
Hidradenitis
Größenprogredienz im Stehen, positives Anprallphänomen
Inkarzerierte Hernie
Sonografie
CT
Psoasabszess
Ja
Nein
Lymphödem (vorangegangene Operation/Bestrahlung)
Vergrößerte Lymphknoten
Unspezifische Lymphadenitis (z. B. Barfußlaufen, regionale Infektion im Abflussgebiet)
Reponierbare Schwellung
Sonografie
Generalisierte Lymphadenopathie
4
Nein
Infektionsdiagnostik: Serologie, PCR, Tuberkulinhauttest
Bakterielle Erkrankungen: Borreliose, Rickettsiose, Tbc, Katzenkratzkrankheit
Ja
Nein
Vergrößerte Lymphknoten
Ja
3
Sonografie
Lipom
Differenzialblutbild auffällig
Sexuell übertragbare Infektionen: Herpes genitalis, Syphilis, HIV, Lymphogranuloma inguinale, Ulcus molle
Atherom
Leisten-/Schenkelhernie
Varixknoten der Vena saphena
Serom (vorangegangene Operation)
Nein
Ja
Gynäkologische Untersuchung, ggf. LK-Stanzbiopsie, ggf. LK-Probeentnahme
Infektionsdiagnostik: Serologie, PCR, Tuberkulinhauttest
Knochenmarkpunktion, ggf. LK-Stanzbiopsie, bzw. LK-Probeentnahme
Hüftgelenksganglion
MRT
Hämatom (vorangegangenes Trauma)
5
LK-Metastasen
Zystisches Lymphangiom
Tuberkulose
Leukämie
Hodgkin- oder Non-Hodgkin-Lymphom
Vulvakarzinom
Vaginalkarzinom
Strömungsgeräusche
Viruserkrankungen: HIV, CMV, EBV, Dengue
Zervixkarzinom
Parasitäre Erkrankungen: Toxoplasmose
Ggf. Angio-CT
CT zur ergänzenden Diagnostik, PET-CT für spezielle Fragestellungen (CUP)
Ovarialkarzinom
Rektumkarzinom
Aneurysma der A. femoralis
AV-Fistel zwischen A. und V. femoralis
Kollagenosen: Lupus erythematodes, Sjögren-Syndrom
Melanom
CUP
Seltene Erkrankungen: Sarkoidose, Castleman-Krankheit
Endometriumkatzinom
Medikamente: Phenytoin, Atenolol, Captopril

47

Cordula Franz

Bauchumfangszunahme

Definition

Als Bauchumfangszunahme im klinisch relevanten Sinne ist eine für die Patientin spürbare, ungewollte Zunahme des abdominellen Umfangs, meist innerhalb einer umschriebenen Zeit, zu verstehen. Sie wird durch die intraabdominelle Vermehrung von Gas, Flüssigkeit oder Gewebe hervorgerufen.

Leitsymptome sind (Spannungs-)Schmerzen, zu enge Kleidung, Obstipation sowie Gewichtszunahme.

Epidemiologie

Fast jede Patientin wird sich irgendwann in Ihrem Leben mit einer Bauchumfangszunahme konfrontiert sehen. In Deutschland sind physiologische (z. B. Schwangerschaft, Lebensprävalenz ca. 80 %, Statistisches Bundesamt 2017) sowie alimentäre Ursachen (Prävalenz der Adipositas, BMI > 30 kg/m^2) mit etwa 14 % die häufigsten Ursachen (Statistisches Bundesamt 2014). Klinisch relevante Ursachen sind oft Folge anderer Erkrankungen (z. B. Aszites, Meteorismus) und variieren stark in Abhängigkeit von Alter und Risikoprofil der Patientin, weswegen ihre Häufigkeit schlecht abgeschätzt werden kann. Zu gynäkologisch häufigen Befunden können Myome gezählt werden (ca. 25 % der Frauen im fortpflanzungsfähigen Alter, Stewart et al. 2017), die jedoch nur selten eine Bauchumfangszunahme verursachen. Die Lebenszeitprävalenz ovarieller Malignome ist mit 1,4 % zu beziffern (Leitlinienprogramm Onkologie 2016).

Anamnese/Klinik

Neben der allgemeinen Eigen- und Familienanamnese sollen **Dauer**, relative **Ausprägung** und weitere **Symptomatik** abgefragt werden ❶:

- Über welchen Zeitraum hat sich die Bauchumfangszunahme entwickelt (Adipositas → Jahre, Aszites → Monate, Schwangerschaft / Tumor → Wochen bis Monate, Meteorismus → Tage)? BMI?
- Ist die Bauchumfangszunahme für die Patientin klinisch relevant (z. B. Schmerzen, Obstipation)?
- Relevante Vorerkrankungen (hepatisch / onkologisch → potenzieller Aszites)?
- Appetitanregende Dauermedikation (z. B. Antidepressive → Adipositas ↑)?
- Patientin prä- / postmenopausal? Antikonzeption? Schwangerschaft? Vaginale Blutung?
- Hat die Patientin eine regelmäßige gynäkologische Vorsorge wahrgenommen und wenn ja, wann waren die Befunde zuletzt unauffällig?
- Kürzlich vorangegangene medizinische Behandlung (z. B. Abdominalchirurgie, Sterilitätsbehandlung)?

Untersuchungen

Klinische Untersuchung unter Berücksichtigung relevanter Aspekte der erhobenen Anamnese. Eine gute körperliche Untersuchung kann oft schon ohne apparative Diagnostik wegweisend sein ❷:

- **Inspektion** des Abdomens: Narben? Schwellungen? Peristaltik?
- **Auskultation**: regelrechte Darmgeräusche?
- **Perkussion**: hypersonorer Klopfschall → Meteorismus
- **Palpation**: Schmerzen? Palpabler Tumor? Stand Fundus uteri? Lebergröße (Lebererkrankungen → ggf. Aszites)? Undulatorische Welle (→ Aszites)?
- **Gynäkologische Untersuchung**: Spekulumeinstellung regelrecht? Vaginale Palpation: palpable Tumormasse?

Bei Frauen im reproduktionsfähigen Alter **β-HCG** bestimmen ❸ (Urin oder Serum). Je nach Verdachtsdiagnose weitere **laborchemische Untersuchungen** anschließen, wie Blutbild, Elektrolyte, Transaminasen, Proteine, Tumormarker (nach Bildgebung).

Über eine **Sonografie** ❹ (abdominell/vaginal) kann ein Überblick gewonnen werden (Aszites? Sichtbare Veränderungen des inneren Genitale?) und wird die Notwendigkeit einer weiteren Bildgebung (z. B. CT, MRT ❺) abgeschätzt.

Differenzialdiagnosen

Ursachen der Bauchumfangszunahme

Mögliche Ursache	Häufigkeit	Weiterführende Untersuchungen
Schwangerschaft	+++	Patientin der regulären Schwangerenvorsorge zuführen
Aszites	+++	➤ Kap. 45
Uterusmyom	+	Meist keine, ggf. Hysteroskopie, Laparoskopie
Uterussarkom	+	CT oder MRT des Beckens, ggf. Staging
Ovarialzyste	++	Meist keine, ggf. Laparoskopie
Benigne Ovarialneoplasie	++	Ggf. MRT Becken, Befundexstirpation / Adnektomie zur histologischen Sicherung
Ovarialkarzinom	+	Ggf. MRT Becken, Befundexstirpation / Adnektomie zur histologischen Sicherung
Adipositas	+++	Keine
Meteorismus	+	Internistische Abklärung, ggf. Röntgen des Abdomens

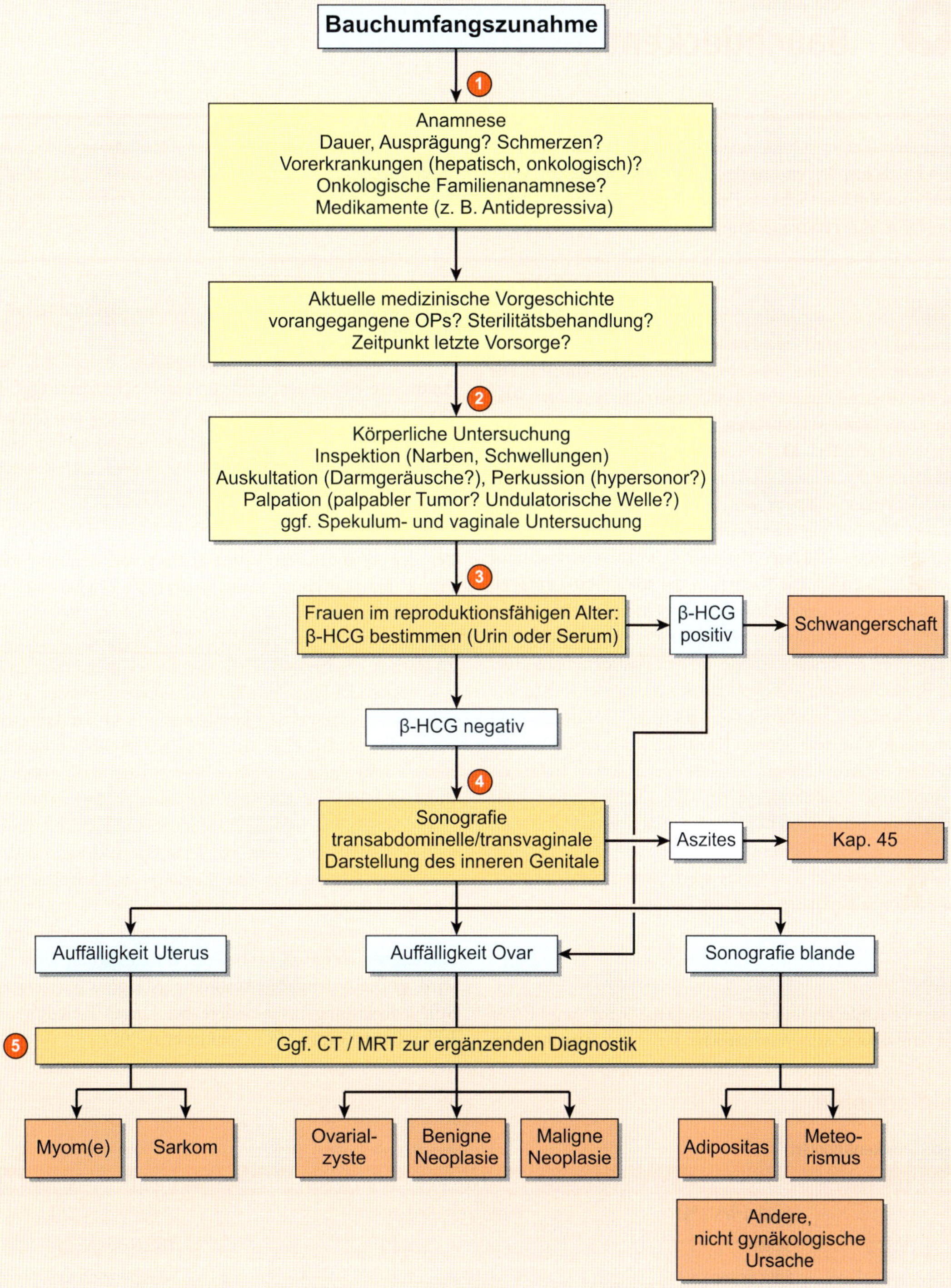
Bauchumfangszunahme
1
Anamnese
Dauer, Ausprägung? Schmerzen?
Vorerkrankungen (hepatisch, onkologisch)?
Onkologische Familienanamnese?
Medikamente (z. B. Antidepressiva)
Aktuelle medizinische Vorgeschichte
vorangegangene OPs? Sterilitätsbehandlung?
Zeitpunkt letzte Vorsorge?
2
Körperliche Untersuchung
Inspektion (Narben, Schwellungen)
Auskultation (Darmgeräusche?), Perkussion (hypersonor?)
Palpation (palpabler Tumor? Undulatorische Welle?)
ggf. Spekulum- und vaginale Untersuchung
3
Frauen im reproduktionsfähigen Alter:
β-HCG bestimmen (Urin oder Serum)
β-HCG positiv
Schwangerschaft
β-HCG negativ
4
Sonografie
transabdominelle/transvaginale
Darstellung des inneren Genitale
Aszites
Kap. 45
Auffälligkeit Uterus
Auffälligkeit Ovar
Sonografie blande
5
Ggf. CT / MRT zur ergänzenden Diagnostik
Myom(e)
Sarkom
Ovarial-zyste
Benigne Neoplasie
Maligne Neoplasie
Adipositas
Meteo-rismus
Andere, nicht gynäkologische Ursache

48

Felix Zeppernick

Bauchdeckentumor

Definition

Bauchdeckentumoren sind Raumforderungen der vorderen Bauchwand, der vorderen und seitlichen Begrenzung des Bauchraums. Sie besteht von außen nach innen aus Kutis mit Subkutis, Fascia abdominalis superficialis, Bauchmuskeln (vorne Mm. rectus abdominis und pyramidalis, seitlich Mm. obliquus externus / internus und transversus abdominis) mit den dazugehörigen Sehnenplatten bzw. Faszien, innerer Bauchfaszie (kranial der Linea arcuata) und Peritoneum parietale (wird oft nicht zur Bauchwand gezählt).

Epidemiologie

Unabhängig von der Tumorart handelt es sich bei allen primären Bauchdeckentumoren um seltene bis sehr seltene Erkrankungen. Die Häufigkeit von Bauchwandhernien wird auf etwa 2 % geschätzt. Hämatome können nach Traumata, iatrogen oder als Nebenwirkung von Gerinnungshemmern auftreten. ❶ Eine spritzenbedingte Verhärtung des Unterhautfettgewebes (Lipohypertrophie) wird typischerweise durch nicht ausreichenden Wechsel der Injektionsstellen verursacht. Nach Voroperation können ein Bauchwandendometriom (Häufigkeit < 1 : 1000, bei Z.n. Sectio bis 1 %) oder Myome einen Bauchdeckentumor verursachen (Ecker et al. 2014). Die Häufigkeit der **malignen Tumoren** der Bauchwand (Rhabdomyosarkome, andere Weichteilsarkome, selten Lymphome) liegt bei < 1 % der Krebsneuerkrankungen. Sie sind überproportional häufig im Kindesalter sowie in der Postmenopause. Zu den **gutartigen Bauchtumoren** gehören Bindegewebsgeschwulste wie Desmoide, Hämangiome, Lymphangiome, gutartige Teratome und Harmatome. Desmoide sind sehr seltene (Inzidenz < 1 : 1 Mio.) semimaligne Tumoren der tiefen Weichgewebe (Kasper et al. 2017). In Einzelfällen können infektiöse Raumforderungen, z. B. Tuberkulome oder Echinokokken, Bauchwandtumoren hervorrufen. Hauptverursacher von Hautmetastasen sind Adenokarzinome der Lunge und des Pankreas, Mammakarzinome, kolorektale Karzinome sowie maligne Lymphome. Selten fällt eine Peritonealkarzinose als erstes Zeichen eines Unterleibstumors auf.

Anamnese / Klinik

Initial verursachen Bauchdeckentumoren meist keine Symptome. Unter Größenzunahme entwickeln sich mechanische Reize mit Druck- oder Zuggefühl, selten Nerven- oder Gefäßeinklemmung mit Durchblutungsstörungen.

Die wichtigsten Differenzialdiagnosen lassen sich bereits durch die **Anamnese** eingrenzen. Erfragt werden Schmerzen (ggf. husten- oder zyklusabhängig), Hautveränderungen, Voroperationen (Sectio, Myome, Endometriose), Trauma, Blutverdünnung, B-Symptomatik. Bei Beschwerdefreiheit sollte nur bei Malignitätsverdacht eine Therapie erwogen werden.

Untersuchungen

Bei der **körperlichen Untersuchung** auf Hautveränderungen, Asymmetrie und Schwellung sowie systemische Zeichen wie Fieber, Blässe und periphere Lymphknotenschwellungen achten. Bei der klinischen Untersuchung Größe, Form und Verschieblichkeit des Befundes sowie den Bezug zu Narben beschreiben. Tiefe Wundinfektionen oder ein Bauchwandabszess zeigen die typischen Entzündungszeichen nach Galen, also Rötung, Schwellung, Schmerz, Überwärmung und Funktionseinschränkungen, eventuell Exsudat. Eine nicht inkarzerierte Bauchwandhernie wölbt sich unter einem Valsalvamanöver oder Husten nach vorne und lässt sich in Ruhe reponieren, sodass die Bruchpforte ertastet werden kann. ❷

Die **Sonografie** ist beim Bauchdeckentumor das erste bildgebende Verfahren und ermöglicht eine exzellente Charakterisierung des Tumors, seiner räumlichen Beziehung zu den Ausgangs- und Nachbarorganen sowie seiner Gewebestruktur.

Bei Malignitätsverdacht Ausbreitungsdiagnostik vor bioptischer Sicherung durchführen, wobei die Durchführung einer **MRT** empfohlen wird. ❸ Die systemische Ausbreitungsdiagnostik erfolgt mittels **CT** (Cave Strahlenbelastung insbesondere bei junger Patientin), nur in seltenen Fällen Ganz-Körper-MRT (Schütte et al. 2017).

Differenzialdiagnosen

Ursachen von Bauchdeckentumoren

Mögliche Ursache	Häufigkeit	Weiterführende Untersuchungen	Information mit Signalcharakter
Hernie	Häufig (bis 2 %)	Hustentest, Reposition	Adipositas, COPD
Endometriom	Selten	Anamnese, Sonografie,	Dysmenorrhö ❹
Myom	Sehr Selten	Anamnese	Voroperation, ggf. Morcellement
Fibrom	Selten	Sonografie, MRT	–
Weichteiltumor	Sehr selten	Sonografie, MRT, Biopsie	Ggf. B-Symptomatik
Metastase	Selten	Anamnese, Vorerkrankungen	Primärtumor
Lipohypertrophie	Selten	Anamnese, regelmäßige s. c. Injektionen	(Insulin-)Spritzen
Hämatom	Selten	Anamnese, Medikamente	Blutverdünnung, Trauma

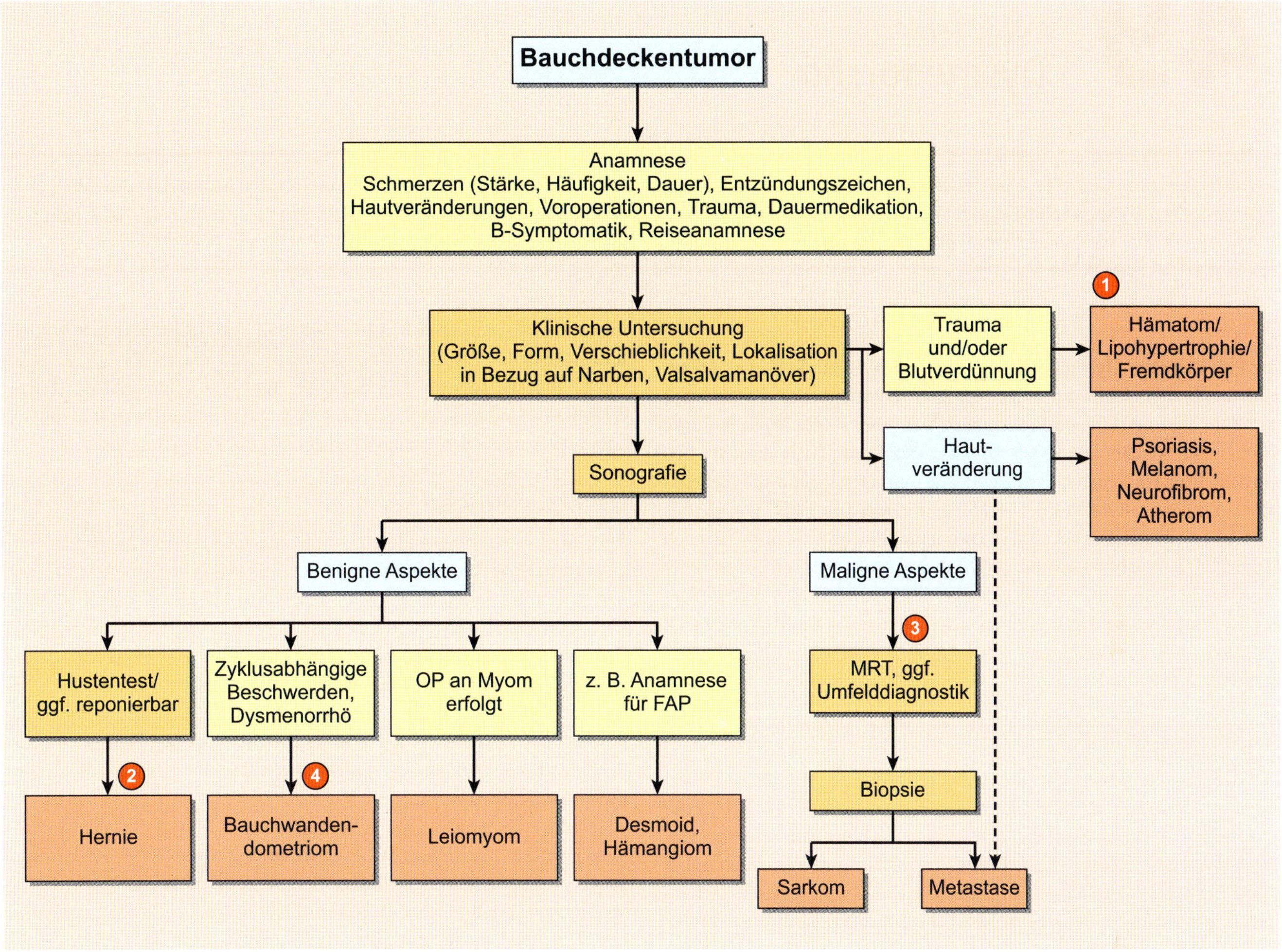
Bauchdeckentumor
Anamnese
Schmerzen (Stärke, Häufigkeit, Dauer), Entzündungszeichen, Hautveränderungen, Voroperationen, Trauma, Dauermedikation, B-Symptomatik, Reiseanamnese
Klinische Untersuchung (Größe, Form, Verschieblichkeit, Lokalisation in Bezug auf Narben, Valsalvamanöver)
Trauma und/oder Blutverdünnung
1
Hämatom/ Lipohypertrophie/ Fremdkörper
Haut-veränderung
Psoriasis, Melanom, Neurofibrom, Atherom
Sonografie
Benigne Aspekte
Maligne Aspekte
Hustentest/ ggf. reponierbar
Zyklusabhängige Beschwerden, Dysmenorrhö
OP an Myom erfolgt
z. B. Anamnese für FAP
3
MRT, ggf. Umfelddiagnostik
2
4
Hernie
Bauchwanden-dometriom
Leiomyom
Desmoid, Hämangiom
Biopsie
Sarkom
Metastase

49

Emanuel Bauer

Dysmenorrhö

Definition

Als Dysmenorrhö wird eine schmerzhafte Regelblutung bezeichnet. Bei der **primären Dysmenorrhö** liegen Symptome ohne organische Auffälligkeiten vor. Die Symptome treten typischerweise bereits in der Jugend mit der Menarche auf. Bei der **sekundären Dysmenorrhö** treten die Symptome bei gleichzeitigem Vorhandensein oder als Folge einer Pathologie, z. B einer Endometriose, Adenomyosis uteri oder Myomen, auf.

Epidemiologie

Die Prävalenz der Dysmenorrhö liegt zwischen 16 bis 91 %. Die Mehrzahl der Frauen leidet an einer primären Dysmenorrhö. Zwischen 2 und 29 % aller betroffenen Frauen berichten über starke bis sehr starke Schmerzen, welche häufig als dumpf und krampfartig beschrieben werden. Primäre Dysmenorrhö tritt fast immer vor dem 20. Lebensjahr auf, meist zeitgleich mit der Menarche oder innerhalb von ein bis zwei Jahre danach. Die sekundäre Dysmenorrhö äußert sich meist nach dem 20. Lebensjahr (Dawood 2006). Junges Alter, ein erhöhter Body Mass Index, Rauchen, Stress, niedriger soziökonomischer Status und Zyklusunregelmäßigkeiten werden u. a. als potenzielle Risikofaktoren diskutiert. Mit zunehmendem Alter der Frau nimmt die Prävalenz ab (Ju 2013).

Anamnese / Klinik

Die ausführliche **Anamnese** unterscheidet zwischen primärer und sekundärer Dysmenorrhö und zeigt andere Pathologien auf ❶. Neben der allgemeinen Anamnese erfolgt eine genaue **Zyklusanamnese,** bei der Menarchenalter, Regelmäßigkeit und Intensität der Periodenblutung sowie mögliche Anomalien wie Zwischenblutungen erfasst werden sollten. Zusätzlich sollte eine ausführliche **Schmerzanamnese** erhoben werden, mit Beurteilung von Lokalisation, Intensität, Dauer und Art der Schmerzen. Von entscheidender Bedeutung ist der Zusammenhang zwischen Schmerzen und Menstruation, da bei Patientinnen mit Dysmenorrhö die Schmerzsymptomatik klassischerweise 1–2 Tage vor Beginn der Mens auftritt und 8–72 Stunden anhält, mit der größten Intensität an den ersten Tagen der Blutung (Hofmeyer 1996). Auch der Zusammenhang zwischen erstmaligem Auftreten der Schmerzen und der Menarche gibt einen Hinweis, um zwischen primärer und sekundärer Dysmenorrhö zu unterscheiden.

Differenzialdiagnostische Hinweise für eine entzündliche Darmerkrankung sind rezidivierende Diarrhöen oder Hämatochezie und müssen daher im Rahmen der Anamneseerhebung gezielt abgefragt werden.

Untersuchungen

Zum Ausschluss einer anderen Schmerzursache erfolgt eine umfassende **gynäkologische Untersuchung** ❷ mit Inspektion des inneren und äußeren Genitales und bimanueller Palpation. Bei einer **digital-rektalen Untersuchung** lassen sich die Lig. sacrouterinae beurteilen, die bei einer tief infiltrierenden Endometriose häufig verkürzt sind. Zum Ausschluss einer Adnexitis oder einer Chlamydieninfektion, als Hinweis auf eine Pelvic Inflammatory Disease (PID), können ein Nativabstrich, die Bestimmung des vaginalen pH-Werts und gezielte mikrobiologische Untersuchungen (Chlamydienabstrich aus der Zervix und mikrobiologischer Abstrich aus der Vagina) hilfreich sein.

Durch eine **transvaginale Sonografie** (TVS) ❷ lässt sich das innere Genitale beurteilen. Dabei wird auf anatomische Auffälligkeiten geachtet und lassen sich andere Schmerzursachen wie Zysten, Veränderungen im Bereich der Tuben (Tuboovarialabszess) und Myome ausschließen. Die disseminierte Endometriose mit ❸ typischerweise kleinen Herden im Bereich des Peritoneums entzieht sich üblicherweise der sonografischen Diagnostik.

Laborchemisch gibt es keine spezifischen Werte, die auf eine Dysmenorrhö hinweisen. Die Labordiagnostik schließt vor allem andere Ursachen aus, insbesondere eine Entzündung mittels Bestimmung von C-reaktivem Protein (CRP) und Leukozyten.

Differenzialdiagnosen

Ursachen der sekundären Dysmenorrhö ❹

Mögliche Ursachen	Häufigkeit	Weiterführende Untersuchungen
Endometriose	+++	Transvaginalsonografie, diagnostische Laparoskopie
Adenomyosis uteri	+++	Transvaginalsonografie, diagnostische Laparoskopie
Myome	+++	Transvaginalsonografie
Pelvic Inflammatory Disease (PID)	++	Chlamydienabstrich, Entzündungswerte, ggf. diagnostische Laparoskopie
Chronisch-entzündliche Darmerkrankung	++	Anamnese, Koloskopie
Adhäsionssitus	+	Anamnese, diagnostische Laparoskopie
Psychosomatische Genese	+	Fachpsychiatrische Konsiliaruntersuchung
Fehlbildungen	+	Narkoseuntersuchung, ggf. diagnostische Laparoskopie

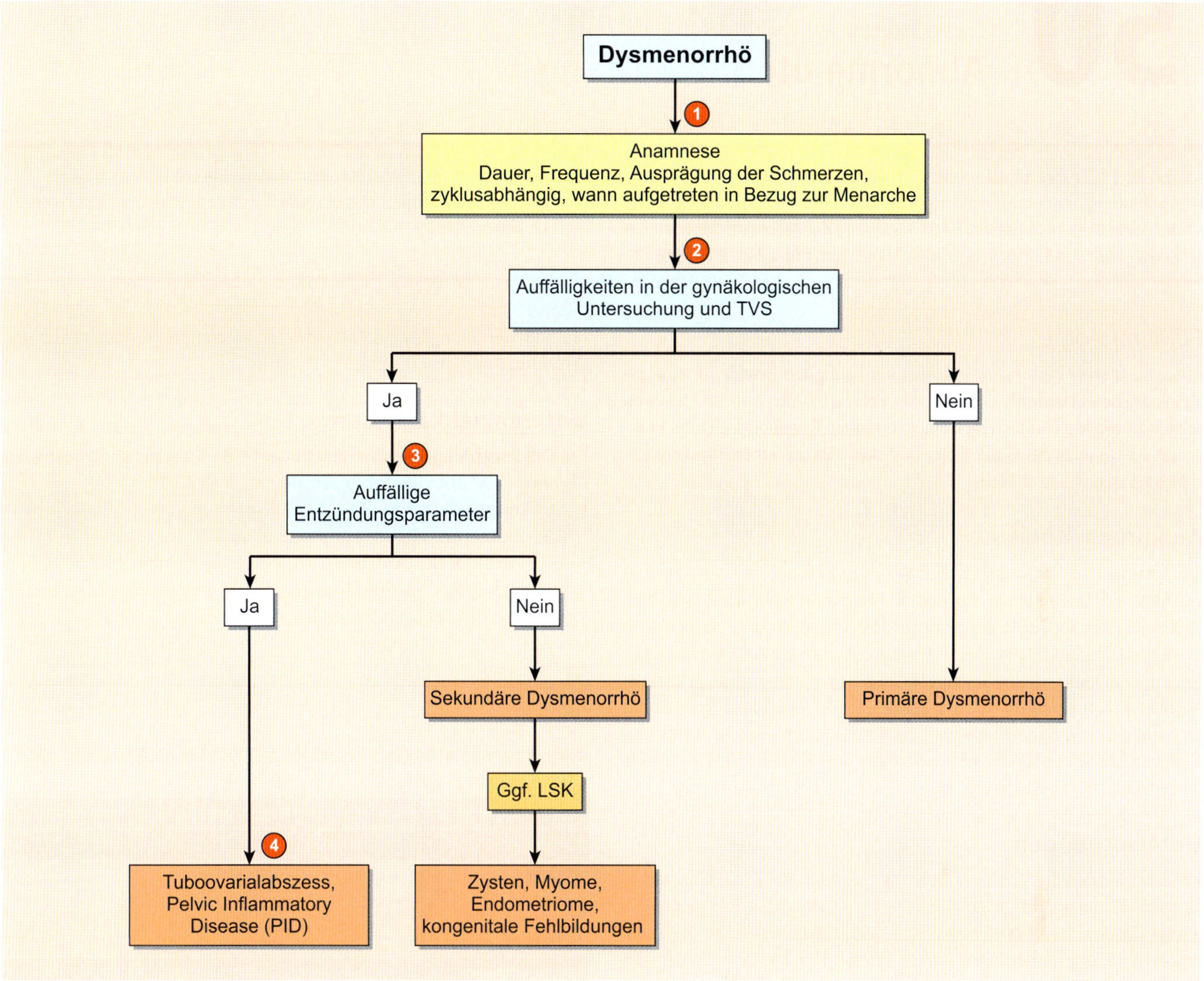
Dysmenorrhö
1
Anamnese
Dauer, Frequenz, Ausprägung der Schmerzen, zyklusabhängig, wann aufgetreten in Bezug zur Menarche
2
Auffälligkeiten in der gynäkologischen Untersuchung und TVS
Ja
Nein
3
Auffällige Entzündungsparameter
Ja
Nein
Sekundäre Dysmenorrhö
Primäre Dysmenorrhö
Ggf. LSK
4
Tuboovarialabszess, Pelvic Inflammatory Disease (PID)
Zysten, Myome, Endometriome, kongenitale Fehlbildungen

50

Christoph Scholz

Abnorme uterine Blutung

Definition

Laut der FIGO-Definition von 2011 ist eine abnorme uterine Blutung eine Blutung aus dem Uteruskorpus, die in Volumen, Regelmäßigkeit und / oder Timing abnormal ist und während der Mehrzahl der letzten 6 Menses auftrat. Die Norm entspricht dabei dem publizierten 5–95 % Konfidenzintervall. Ein übermäßiger Menstruationsblutverlust ist gegeben, wenn er die körperliche, emotionale und / oder materielle Lebensqualität beeinträchtigt.

Epidemiologie

Abnorme uterine Blutungen sind einer der häufigsten Gründe für eine gynäkologische Vorstellung. Etwa 5 % aller Frauen im Alter von 30–49 Jahren suchen zumindest einmal wegen einer zu starken Regelblutung einen Frauenarzt auf. In mehr als ⅓ der Fälle entwickelt sich aus einer Hypermenorrhö eine Eisenmangelanämie.

Anamnese / Klinik

Zunächst wird eine Schwangerschaft ❸ ausgeschlossen, dann wird anhand des Alters der reproduktive Horizont bestimmt und schließlich durch eine Untersuchung die Quelle der Blutung definiert. Wichtige Angaben sind Blutungsanamnese (Menarche, letzte Blutung, intermenstruelle Blutung), Anämiesymptome, Sexualanamnese, Begleitsymptome (z. B. Ausfluss, Gewichtsänderung, systemischen Krankheiten), Medikamentenanamnese, Familien- und Sozialanamnese. Frequenz, Regelmäßigkeit, Dauer und Volumen können unabhängige voneinander oder kombinierte Gründe für eine frauenärztliche Abklärung sein.

Untersuchungen

Zunächst werden die **Vitalparameter** ❶ bestimmt. Bei Kreislaufinstabilität steht die notfallmäßige Stabilisierung im Vordergrund. Die **gynäkologische Untersuchung** ❹ richtet sich nach den anamnestischen Angaben. Besondere Herausforderungen stellen sich bei Kindern oder Frauen vor dem ersten Geschlechtsverkehr. Die **allgemeine körperliche Untersuchung** erfasst klinische Zeichen systemischer Erkrankungen als Ursachen abnormer uteriner Blutungen. Ein **vaginaler Ultraschall** ❹ ist Standard. Insofern eine strukturelle Auffälligkeit besteht und die **histologische Sicherung** technisch bereits in der initialen Untersuchung möglich ist, sollte diese als (Punch-) Biopsie vulvärer, vaginaler und zervikaler Befunde oder die (Pipellen-) Probenentnahme des Endometriums erfolgen. Da bei Letzterer die Rate an falschnegativen Befunden erhöht ist, muss ggf. nachfolgend eine Hysteroskopie mit **fraktionierter Abrasio** erfolgen. Bei Verfügbarkeit bietet sich mit modernen Geräten auch die Möglichkeit, bereits in der Ambulanz eine Hysteroskopie ohne Narkose durchzuführen. Eine **Kolposkopie** ist integraler Bestandteil einer zervixfokussierten Untersuchung. Mikrobiologische Abstriche ergänzen die Untersuchung bei entsprechendem Verdacht auf eine infektiöse Ursache. **Laborparameter:** Blutbild, Gerinnungsstatus, Thyroidea-stimulierendes Hormon (TSH), ggf. Prolaktin, Androgene, Östrogen, LH, FSH.

Differenzialdiagnosen

Die Differenzialdiagnosen werden in der FIGO-Klassifikation entlang des Akronyms PALM-COEIN gruppiert (Munro et al. 2011):

- **Strukturelle Ursachen (PALM):** Endometriumpolypen, Adenomyosis uteri, Leiomyome, Endometriumkarzinom
- **Nicht strukturelle Ursachen (COEIN):** Koagulopathie, Ovulationsstörungen (polyzystisches Ovarialsyndrom), endometriale Ursachen, iatrogene Ursachen, noch nicht klassifiziert

Das Alter der Patientin ❸ grenzt die Wahrscheinlichkeit zugrundeliegender Pathologien deutlich ein.

Normalgrenzen (5–95 % Konfidenzintervall) für Menstruationsparameter (nach Fraser et al. 2011)

Normalwert	Beschreibung
Frequenz	
< 24 Tage	Häufig
24–38 Tage	Normal
> 38 Tage	Selten
Regelmäßigkeit	
Keine Blutung	Amenorrhoisch
Variation ± 2–20 Tage	Regelmäßig
Variation >20 Tage	Unregelmäßig
Dauer	
> 8 Tage	Verlängert
4,5–8 Tage	Normal
< 4,5 Tage	Verkürzt
Volumen (monatlicher Blutverlust)	
> 80 ml	Stark
5–80 ml	Normal
< 5 ml	Schwach

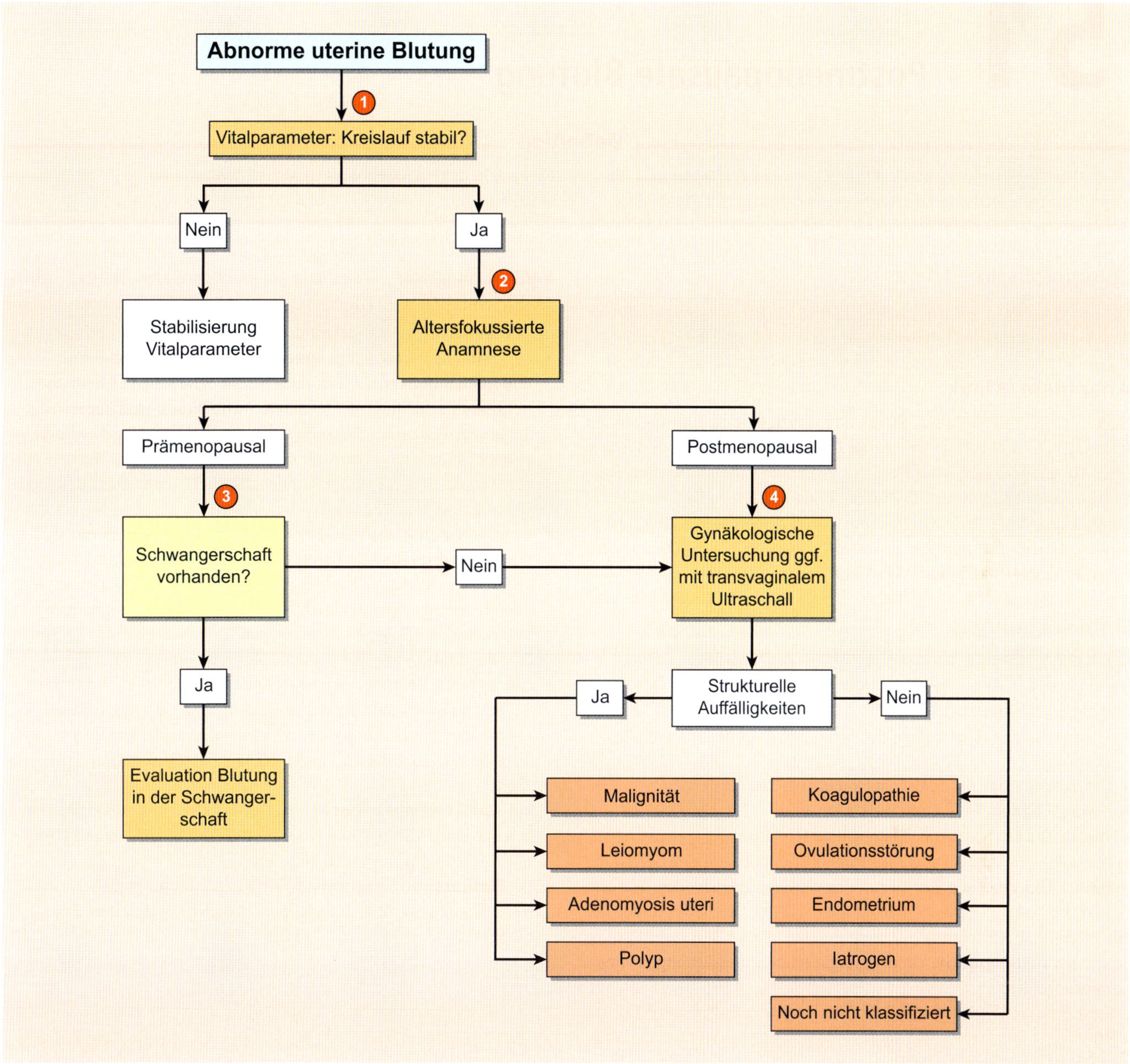

Alterseingrenzung möglicher Ursachen abnormer uteriner Blutungen

Alter bzw. reproduktive Phase	Hypothalamus-Hypophysen-Ovar -Achse	Ursache
Neugeborene	Instabil	Östrogenentzug
Prämenarche	Stabil	Fremdkörper, Trauma (inkl. Missbrauch), Infektion, Urethralprolaps, Sarkoma botryoides, Ovarialtumor, Pubertas praecox
Frühe Postmenarche (Menarche + etwa 10 Jahre)	Unreif	Anovulation, Gerinnungsstörung, Stress (psychogen, Leistungssport), Schwangerschaft, Infektion
Reproduktive Phase (20–40 Jahre)	Reif	Anovulation, Schwangerschaft, Malignom, Polyp, Myom, Adenomyosis uteri, Infektion, endokrine Störung, Gerinnungsstörung, Medikamente
Perimenopause (ca. 40 Jahre bis Menopause)	Instabil	Anovulation, Polyp, Myom, Adenomyosis uteri, Malignom
Postmenopause (ab Menopause)	Stabil	Atrophie, Malignom, Hormontherapie

51

Markus Fleisch

Postmenopausale Blutung

Definition

Der Begriff „postmenopausale Blutung" bezeichnet jede genitale Blutung, die frühestens ein Jahr nach bereits eingetretener Menopause (Zeitpunkt der letzten spontanen Menstruationsblutung) auftritt.

Epidemiologie

Etwa 4–11 % aller postmenopausaler Frauen erleben einmal oder mehrmals postmenopausale Blutungen.

Anamnese / Klinik

Neben Erfassung von **Dauer, Stärke** und **Häufigkeit** der Blutung sollten folgende Punkte abgefragt werden ❶: **Diabetes mellitus**, Art und Dauer einer **Hormon(Ersatz-)therapie**, Vorliegen eines **metabolischen Syndroms, Familienanamnese** für Colon-, Endometrium- oder Ovarialkarzinom, diagnostiziertes **PCO-Syndrom**, Medikamenteneinnahme (insbesondere **Gerinnungshemmer**, **Tamoxifen** bei Brustkrebspatientinnen, Phytoöstrogene), **auffällige PAP-Abstriche** in der Vorsorge.

Untersuchungen

Die Blutung sollte im ersten Schritt möglichst dem ursächlichen Organ zugeordnet werden. Die **Inspektionsuntersuchung** des Genitals soll folgende Blutungsquellen unterscheiden:

- Uterine Blutung (Blut tritt aus der Zervix aus, ohne dort erkennbaren Ursprung)
- Zervikale Blutung (Blutung vom einsehbaren Teil der Zervix)
- Vaginale Blutung
- Andere Quellen wie rektale Blutung oder Hämaturien

Ferner sollte eine spontan oder medikamentös kompromittierte Gerinnung mit einer Untersuchung des **Gerinnungsstatus** ausgeschlossen werden. Bei starken oder chronischen Blutungen schließt die Bestimmung des Hb-Wertes eine Anämie aus.

Je nach **Blutungsquelle** sinnvolle ergänzende Untersuchungen vorgenommen werden:

Vaginalsonografie Allgemein bei jeder genitalen Blutung zur Diagnose von größeren Tumoren, Bestimmung der Sonomorphologie des Endometriums und der Endometriumdicke.

- Bei **erstmaliger uteriner postmenopausaler Blutung** und einer **Endometriumdicke ≤ 3 mm** zunächst sonografische und klinische Kontrolluntersuchung in 3 Monaten. Wenn diese unauffällig ist, liegt mit großer Wahrscheinlichkeit eine durch Hormonmangel bedingte atrophe Blutung vor. Alternativ kann ambulant und ohne Narkose mit den Biospiehilfen („Tao-Brush" oder „Pipelle") Material zur Histologie gewonnen werden.
- Unter **Hormontherapie** bei einer **Endometriumdicke > 3 mm und ≤ 5 mm** Hydrosonografie (Auffüllen des Uteruscavums mit Flüssigkeit und anschließende transvaginale Sonografie), um fokale (Polyp, Endometriumkarzinom) von diffusen Endometriumpathologien zu unterscheiden. Je nach Veränderung im Anschluss Pipelle / Tao-Brush-Biopsie (diffus) oder Hysteroskopie plus fraktionierte Abrasio.
- **Alle anderen Veränderungen:** bei Endometriumdicke > 3 mm oder > 5 mm unter Hormontherapie oder nicht abgrenzbarem, inhomogenem oder unscharf begrenztem Endometrium oder auffälligem histologischen Befund der Pipelle soll eine Hysteroskopie / fraktionierte Abrasio erfolgen.
- Bei **Zervixveränderungen** ist eine Zytologie zu gewinnen und zusätzlich ggf. eine Differenzialkolposkopie durchzuführen. Tumorverdächtige Veränderungen werden biopsiert.
- Bei **Blutungen von Vagina und Vulva** ist die Blutungsquelle, wenn tumorverdächtig, unter kolposkopischer Kontrolle gezielt zu biopsieren.

Differenzialdiagnosen

Ursachen von postmenopausalen Blutungen

Mögliche Erkrankungen	Häufigkeit	Weiterführende Untersuchungen
Endometriumpolypen / -hyperplasie	+++ (39,7 %)	Transvaginalsonografie
Atrophe Kolpitis Atrophes Endometrium	+++ (30,8 %)	Transvaginalsonografie, ggf. Hysteroskopie, meist wenig oder kein Material bei Abrasio, Zytologie
Endometriumkarzinom oder atypische Hyperplasie	+ (6,8 %)	Anamnese, Tao-Brush / Pipelle, Hysteroskopie und fraktionierte Abrasio als Goldstandard
Medikamentöse Antikoagulation	+	Anamnese, Gerinnungsanalyse
Leiomyome	+ (6,2 %)	Transvaginalsonografie
Zervixkarzinom	+	HPV-Test, Zytologie, Kolposkopie
Andere extragenitale Erkrankungen		Urinanalyse, Prokto- / Rektoskopie

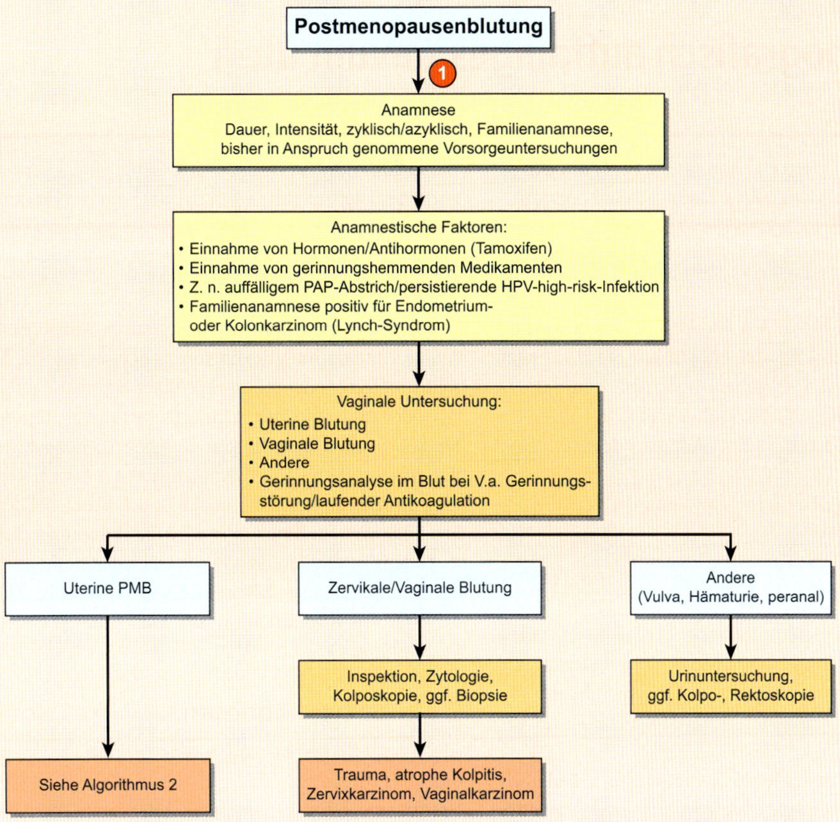
Postmenopausenblutung
1
Anamnese
Dauer, Intensität, zyklisch/azyklisch, Familienanamnese,
bisher in Anspruch genommene Vorsorgeuntersuchungen
Anamnestische Faktoren:
• Einnahme von Hormonen/Antihormonen (Tamoxifen)
• Einnahme von gerinnungshemmenden Medikamenten
• Z. n. auffälligem PAP-Abstrich/persistierende HPV-high-risk-Infektion
• Familienanamnese positiv für Endometrium- oder Kolonkarzinom (Lynch-Syndrom)
Vaginale Untersuchung:
• Uterine Blutung
• Vaginale Blutung
• Andere
• Gerinnungsanalyse im Blut bei V.a. Gerinnungsstörung/laufender Antikoagulation
Uterine PMB
Zervikale/Vaginale Blutung
Andere (Vulva, Hämaturie, peranal)
Inspektion, Zytologie, Kolposkopie, ggf. Biopsie
Urinuntersuchung, ggf. Kolpo-, Rektoskopie
Siehe Algorithmus 2
Trauma, atrophe Kolpitis, Zervixkarzinom, Vaginalkarzinom

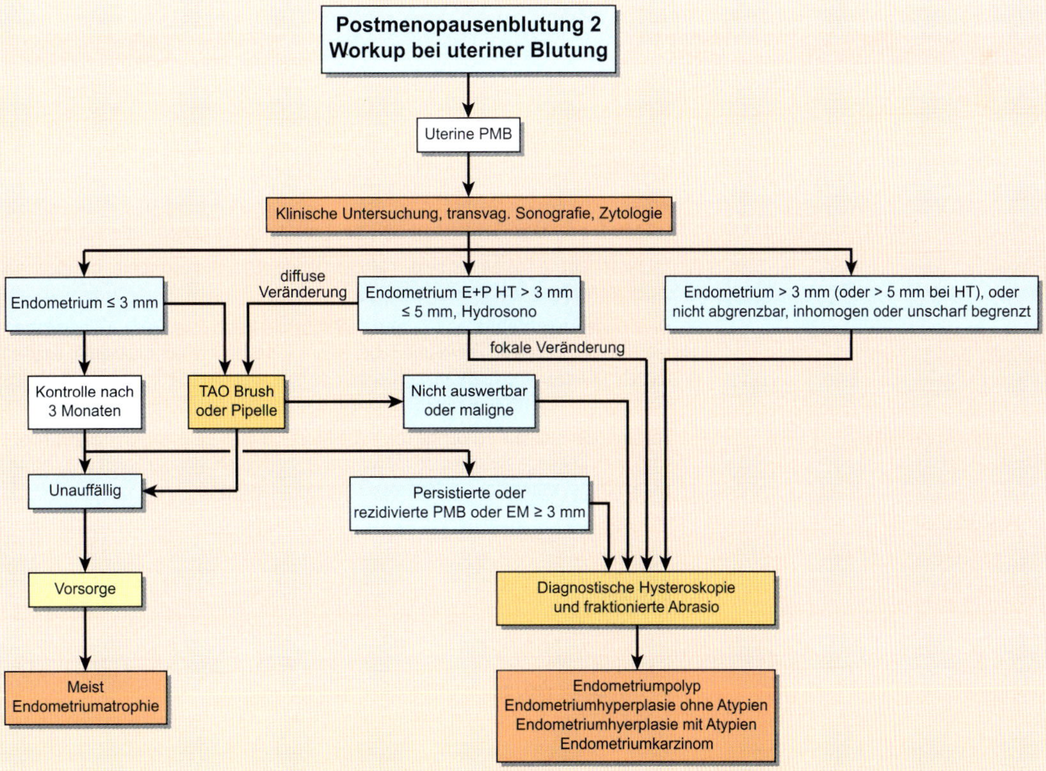
Postmenopausenblutung 2
Workup bei uteriner Blutung
Uterine PMB
Klinische Untersuchung, transvag. Sonografie, Zytologie
Endometrium ≤ 3 mm
diffuse Veränderung
Endometrium E+P HT > 3 mm ≤ 5 mm, Hydrosono
Endometrium > 3 mm (oder > 5 mm bei HT), oder nicht abgrenzbar, inhomogen oder unscharf begrenzt
fokale Veränderung
Kontrolle nach 3 Monaten
TAO Brush oder Pipelle
Nicht auswertbar oder maligne
Unauffällig
Persistierte oder rezidivierte PMB oder EM ≥ 3 mm
Vorsorge
Diagnostische Hysteroskopie und fraktionierte Abrasio
Meist Endometriumatrophie
Endometriumpolyp
Endometriumhyperplasie ohne Atypien
Endometriumhyperplasie mit Atypien
Endometriumkarzinom

52

Eva Schwenke

Sonografisch auffälliges Cavum uteri

Definition

Bei der vaginalen Sonografie fällt meist eine veränderte Form des Uterus auf. Im Querschnitt kommen im Fundus 2 Endometriumzonen zur Darstellung. Zudem ist der Uterus häufig etwas verbreitert, die äußere Form des Uterus kann regelrecht, aber auch verändert sein.

Epidemiologie

Uterine Fehlanlagen kommen bei bis zu 3 % der Allgemeinbevölkerung (Simon et al. 1991) und bei bis zu 13 % der Frauen mit Sterilität oder Infertilität vor (Grimbizis GF et al.) Sie gehen mit einem deutlich erhöhten Risiko für Aborte oder Frühgeburten einher und sind häufig mit weiteren Fehlbildungen im Bereich von Vagina, Adnexe oder Harntrakt assoziiert.

Myome sind benigne Tumoren des Uterus und kommen bei 20–40 % der Frauen im reproduktiven Alter vor.

Anamnese / Klinik

Die Verdachtsdiagnose „sonografisch auffälliges Cavum uteri" wird meist im Rahmen einer Routinesonografie oder bei Auffälligkeiten wie Dysmenorrhö, Amenorrhö, Schmerzen und / oder Druckgefühl im Abdomen, Sterilität, Z. n. mehrfachen Aborten oder Frühgeburten festgestellt.

Patientinnen mit **Myomen** sind in der Regel asymptomatisch. Lediglich bei multiplen / großen Myomen, zentraler Nekrose, submuköser Lage oder Kinderwunsch können Symptome auftreten. ❶

Untersuchung

Für die Diagnosestellung des sonografisch auffälligen Cavum uteri sind adäquate Untersuchungsbedingungen notwendig. Die **Vaginalsonografie** ❷ sollte mit leerer oder minimal gefüllter Harnblase möglichst in Steinschnittlage oder auf einer Untersuchungsliege durchgeführt werden. Hier kann ein Keilkissen unter dem Becken die Untersuchungsbedingungen verbessern. Bei ausgeprägtem Uterus myomatosus ist manchmal die zusätzliche Darstellung des Uterus von abdominal hilfreich. Auch bei der Frage nach uterinen Fehlbildungen im Kindesalter wird die abdominale Sonografie angewendet.

Zudem ist die Kenntnis der verschiedenen möglichen uterinen Fehlbildungen zur genauen Differenzierung notwendig. Zur Klassifikation steht die **VCUAM-Klassifikation** zur Verfügung (Leitlinie weibliche genitale Fehlbildungen).

Differenzialdiagnosen

Als Ursache kommen angeborene uterine Fehlanlagen (z. B. ein Uterus didelphis, unicornis oder ein Uterus septus), erworbene Ursachen (z. B. Uterus myomatosus / Serometra) oder iatrogene Faktoren (z. B. Intrauterinpessar) infrage.

Sonografische Differenzialdiagnosen bei auffälligem Cavum uteri

Ursache	Häufigkeit	Sonografischer Befund und weiterführende Diagnostik
Uterus arcuatus	±	Sehr kleines, häufig nur angedeutetes Septum; Differenzierung und Darstellung des Septum mittels 3D-Ultraschall
Uterus septus	–	Größeres Septum; Differenzierung und Darstellung des Septum mittels 3D-Ultraschall
Uterus bicornis	±	Außenfläche des Uterus im Fundusbereich nach innen eingezogen. Der Apex des Fundus liegt unterhalb oder max. 5 mm oberhalb einer Linie durch die beiden Tubenostien.
Uterus didelphys	–	Fehlgeschlagene Fusion der beiden Müller-Gänge mit 2 Uteruscorpora, die meist nach lateral auseinanderweichen, und 2 Zervices
Uterus unicornis	–	Durch einen asymmetrischen lateralen Defekt bei der Fusion der Müller-Gänge hat ein Uterushorn regulären Anschluss an Zervix und Tube, während das andere nur rudimentär angelegt ist und nur manchmal einen Anschluss an das Cavum uteri hat. Das Ovar befindet sich oft ebenfalls in ektoper Position. Das rudimentäre Uterushorn kann sonografisch ggf. in der Adnexloge dargestellt werden.
Myome (submukös, trans- / intramural, subserös oder gestielt)	++	Solitäre oder multiple echoarme rundliche Muskelknoten gelegentlich mit zentraler Verkalkung. Es wird nach der Lage zwischen den Myomen unterschieden. Bei multiplen v. a. intramuralen Myomen ist manchmal keine reguläre Uterusstruktur mehr darstellbar
Flüssigkeitsgefülltes Cavum uteri	±	
Serometra (seröse Flüssigkeit)		Echoleer
Hämatometra (Blut)		Echoarm
Pyometra (Eiter)		Unterschiedliche Echogenitäten teils mit Sequestrierung
Intrauterinpessare (z. B. Kupfer- oder Hormonspiralen, Kupferketten)	++	Kupferpräparate lassen sich als echoreiche Befunde mit dorsaler Schallauslöschung einfacher darstellen als Hormonspiralen, die deutlich weniger echogen sind.

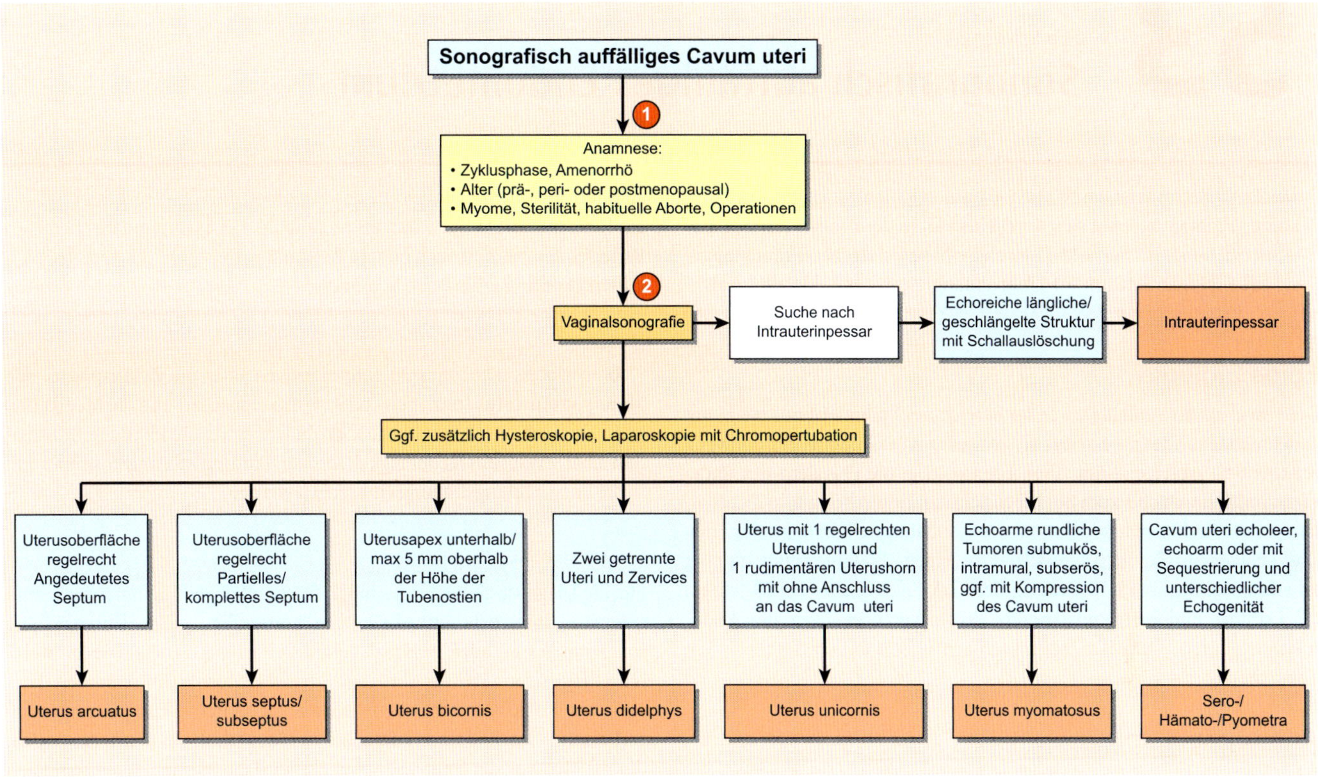
Sonografisch auffälliges Cavum uteri
1
Anamnese:
• Zyklusphase, Amenorrhö
• Alter (prä-, peri- oder postmenopausal)
• Myome, Sterilität, habituelle Aborte, Operationen
2
Vaginalsonografie
Suche nach Intrauterinpessar
Echoreiche längliche/ geschlängelte Struktur mit Schallauslöschung
Intrauterinpessar
Ggf. zusätzlich Hysteroskopie, Laparoskopie mit Chromopertubation
Uterusoberfläche regelrecht Angedeutetes Septum
Uterusoberfläche regelrecht Partielles/ komplettes Septum
Uterusapex unterhalb/ max 5 mm oberhalb der Höhe der Tubenostien
Zwei getrennte Uteri und Zervices
Uterus mit 1 regelrechten Uterushorn und 1 rudimentären Uterushorn mit ohne Anschluss an das Cavum uteri
Echoarme rundliche Tumoren submukös, intramural, subserös, ggf. mit Kompression des Cavum uteri
Cavum uteri echoleer, echoarm oder mit Sequestrierung und unterschiedlicher Echogenität
Uterus arcuatus
Uterus septus/ subseptus
Uterus bicornis
Uterus didelphys
Uterus unicornis
Uterus myomatosus
Sero-/ Hämato-/Pyometra

53

Eva Schwenke

Sonografisch auffälliges Endometrium

Definition

Das Endometrium ist bei prämenopausalen Patientinnen am Zyklusanfang schmal und baut sich im Zyklus auf. In der Proliferationsphase ist es trilaminär, in der Sekretionsphase hyperechogener. Prämenopausal gilt ein Endometrium > 14 mm abhängig von der Zyklusphase als auffällig. Postmenopausal sollte das Endometrium flach sein, hier gilt ein Referenzwert von ≤ 5 mm als unauffällig. Bei asymptomatischen Patientinnen werden auch höhere Referenzwerte, z. B. ≤ 11 mm, diskutiert (Smith-Bindman et. al. 2004)

Epidemiologie

Die Prävalenz für Auffälligkeiten im Bereich des Endometriums steigt mit zunehmendem Alter an. So liegt die Prävalenz eines Endometriumpolypen z. B. bei 8 %, ansteigend mit Alter. Ebenso steigt die Prävalenz des Endemetriumkarzinoms bis zum 80. Lebensjahr kontinuierlich an. In Deutschland ist das Endometriumkarzinom des vierthäufigste Karzinom der Frau. Das Lebenszeitrisiko in Deutschland an einem Endometriumkarzinom zu erkranken liegt bei 2,1 %, das mittlere Erkrankungsalter bei 69 Jahren. (S3-Leitlinie Endometriumkarzinom 2018). Veränderungen des Endometriums durch Tamoxifen treten zwischen 1–10 % auf (Fachinformation Tamoxifen).

Anamnese / Klinik

Das sonografisch auffällige Endometrium fällt im Rahmen einer Routinesonografie oder bei klinischer Symptomatik der Patientin auf. Es muss jedoch beachtet werden, dass eine Differenzierung zwischen benignen und präinvasiven oder malignen Befunden mittels Sonografie allein häufig schwierig ist.

Dem Untersucher müssen Informationen über die **Zyklusphase,** den **Menopausenstatus** (prä-, peri- oder postmenopausal) und die Medikation (z. B. Tamoxifen, HRT) vorliegen. ❶ Zudem muss die klinische Information über Zyklusunregelmäßigkeiten oder Blutungsstörungen immer mit in die Entscheidungsfindung einbezogen werden.

Untersuchungen

Für die Diagnosestellung des sonografisch auffälligen Endometriums sind adäquate Untersuchungsbedingungen notwendig. ❷ Die Untersuchung sollte mit leerer oder minimal gefüllter Harnblase möglichst in Steinschnittlage oder auf einer Untersuchungsliege durchgeführt werden. Hier kann ein Keilkissen unter dem Becken die Untersuchungsbedingungen verbessern. Das Endometrium sollte im Sagittalschnitt beurteilt werden. Für die Messung der Endometriumdicke wird das Maximum des sagittalen Durchmessers verwendet (doppelte Endometriumdicke).

Mit dem vaginalen Ultraschall kann keine histologische Diagnose gestellt werden, sondern nur eine bildgebende Beschreibung und Verdachtsdiagnose geäußert werden!

Differenzialdiagnosen

Sonografische Differenzialdiagnosen bei auffälligem Endometrium

Ursache		Sonografischer Befund und weiterführende Diagnostik
Hyperplasie	–	Homogenes oder kleinzystisch verändertes, zu hoch aufgebautes Endometrium Histologie: Hyperplasie ggf. mit Atypien, Endometriumpolyp oder Endometriumkarzinom
Endometriumpolyp	±	Endometrium an einer Stelle homogen und echoreich, rundlich oder oval und ggf. mit Gefäßstil,. Ein Polyp kann ggf. bei hoch aufgebautem Endometrium am Ende der Zyklusphase nicht vom Endometrium selbst abgegrenzt werden. Dann lohnt sich eine Kontrollsonografisch am Anfang des Zyklus direkt am Ende der Periodenblutung, wenn das Endometrium flach ist.
Tamoxifen	±	Endometrium häufig klein- und großzystisch verändert
Submuköses Myom, gestieltes Myom im Cavum, ggf. auch in statu nascendi	±	Echoarme rundliche Raumforderung im Bereich des Endometriums, evtl. in das Cavum uteri ragend, ggf. auch aus der Zervix ragend (in statu nascendi).
Endometriumkarzinom	++	Ausgeprägte Endometriumverdickung mit sonografisch inhomogenem, teils stark perfundiertem und schlecht abgrenzbarem Endometrium Wichtig ist die Einschätzung der Myometriuminvasionstiefe, da sich ggf. Konsequenzen für das operative Vorgehen ergeben. Die Sensitivität zur sonografischen Beurteilung der Infiltrationstiefe wird mit 75–81 % angegeben.
Serometra	±	Echoleerer Bereich im Cavum uteri, dessen Progredienz immer abgeklärt werden sollte. Bei Serometra mit Endometrium < 3 mm liegt sehr häufig eine Atrophie vor (Schmidt et. al. 2005). Bei einem echoarmem Areal zwischen den Endometriumschichten ist auch eine Hämatometra möglich, vor allem bei Stenosen im Zervikalbereich.

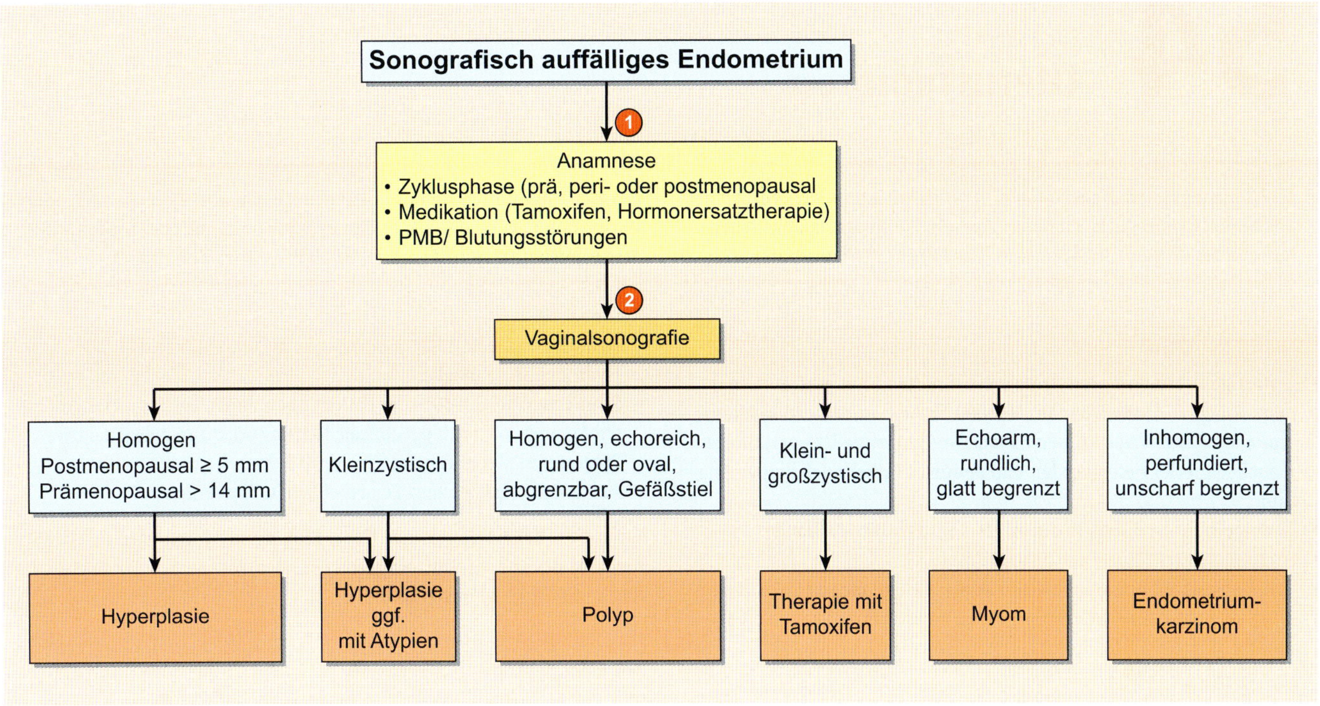
Sonografisch auffälliges Endometrium
1
Anamnese
• Zyklusphase (prä, peri- oder postmenopausal
• Medikation (Tamoxifen, Hormonersatztherapie)
• PMB/ Blutungsstörungen
2
Vaginalsonografie
Homogen Postmenopausal ≥ 5 mm Prämenopausal > 14 mm
Kleinzystisch
Homogen, echoreich, rund oder oval, abgrenzbar, Gefäßstiel
Klein- und großzystisch
Echoarm, rundlich, glatt begrenzt
Inhomogen, perfundiert, unscharf begrenzt
Hyperplasie
Hyperplasie ggf. mit Atypien
Polyp
Therapie mit Tamoxifen
Myom
Endometrium-karzinom

54 Uterustumoren

Eric Steiner

Definition

Als Uterustumor wird jede Raumforderung des Corpus uteri bezeichnet, welche die ursprüngliche anatomische Gestalt und den anatomischen Aufbaus des Corpus uteri verändert. Das Corpus uteri weist drei verschieden raumfordernde Erkrankungen auf. Gutartige wie Polypen oder Myomknoten, bösartige wie Endometriumkarzinome oder Sarkome der Uterusmuskulatur und Tumoren trophoblastären Ursprungs.

Epidemiologie

- Gutartige Uterustumoren: trotz vieler Studien breit gestreute Inzidenz von 217–3745 Fällen auf 100.000 Frauen, mit einer Prävalenz von 4,5–68,6 %. Viele Frauen haben zwar gutartige Uterustumoren, jedoch keinerlei Beschwerden und bedürfen daher auch keiner Therapie.
- Endometriumkarzinom: Inzidenz 9,9–15,0 auf 100.000 Frauen
- Sarkom: Inzidenz 1,5–3 auf 100.000 Frauen
- Trophoblastäre Tumoren: Inzidenz von 1 Blasenmole pro 591 Schwangerschaften und für schwerwiegendere blastäre Erkrankungen eine Inzidenz von 1 Fall pro 714 Lebendgeburten.

Anamnese / Klinik

Leitsymptom ist bei allen Uterustumoren die veränderte vaginale Blutung. ❶ Bei gutartigen Veränderungen in Form von Meno- und Metrorrhagien, bei Endometriumkarzinomen als postmenopausal neu aufgetretene Blutung ❷. Bei prämenopausaler Blutungsstörung sind der BMI (> 30 kg / m²) und hämodynamisch wirksame Blutungsstörungen richtungsweisend.

Myome

- Verdrängungsbeschwerden: ausschließlich bei Myomen mit Beschwerden seitens der Blase und des Darms. Bei seitlichen Myomknoten ist auch eine Beeinträchtigung des Harnleiters mit konsekutiver Hydronephrose möglich.
- Schmerzen: bei 20–30 % der Patientinnen durch Torsion eines gestielten Myomknotens als peritoneale Reizung oder durch degenerative Prozesse im Myomknoten.
- Anämie: infolge des zum Teil erheblichen Blutverlustes.

Sarkome Keine wegweisende Klink. Blutungsstörungen oder eine Größenzunahme des Uterus ohne Nachweis der oben gennannten Entitäten sollten aber an ein Sarkom denken lassen.

Trophoblastären Erkrankungen Entwickeln sich immer auf dem Boden einer Schwangerschaftsanlage, je nach Entität jedoch mit zum Teil erheblicher Latenzphase von bis zu mehreren Jahren. ❸

Untersuchungen

Die wichtigsten Untersuchungen sind die bimanuelle Tastuntersuchung und der transvaginale Ultraschall. Bei dieser ist der a.–p. Durchmesser des Corpus uteri im Sagittalschnitt darzustellen und erfolgt die Messung der Endometriumhöhe. ❹

Differenzialdiagnosen

Uterustumoren ❷

Mögliche Erkrankungen	Typische Klink	Weiterführende Untersuchungen
Intrakavitäre Polypen Intrakavitäre und submuköse Myomknoten	Blutungsstörung Schmerzen durch die intrakavitäre Raumforderung, evtl. wehenartige Schmerzen	Bimanuelle Tastuntersuchung: unauffälliger Befund Evtl. Anämie als Folge des Blutverlusts Transvaginalsonografie zeigt einen Prozess im Cavum; eine Dignitätsbeurteilung ist nicht möglich Hysteroskopie mit operativer Entfernung zur Diagnosesicherung
Intramurale und subseröse Myomknoten	Blutungsstörungen Schmerzen und Verdrängungsbeschwerden	Bimanuelle Tastuntersuchung: Lage und / oder eine Größenveränderung der Gebärmutter Transvaginalsonografie zur Diagnosesicherung
Endometriumkarzinom	Postmenopausale Blutung Bei prämenopausaler Blutung bei hohem BMI und hämodynamisch relevanter Blutung Endometriumkarzinom ausschließen	Bimanuelle Tastuntersuchung: evtl. leicht vergrößerter weicher Uterus Transvaginalsonografie: verdickte endometriale Schleimhaut Hysteroskopie mit histologischer Sicherung
Sarkome	Keine typische Klink Auffällige Größenzunahme des Uterus kann ein Hinweis sein Atypische Blutungen	Transvaginalsonografie: kann Hinweise geben ist aber nicht hinreichend sicher, häufig Zufallsbefund bei Hysterektomie
Trophoblastäre Tumoren	Immer in der Folge einer Schwangerschaft, jedoch zum Teil lange Latenzphase Blutungen	β-HCG-Verlaufskontrolle Transvaginalsonografie Hysteroskopie mit histologischer Sicherung

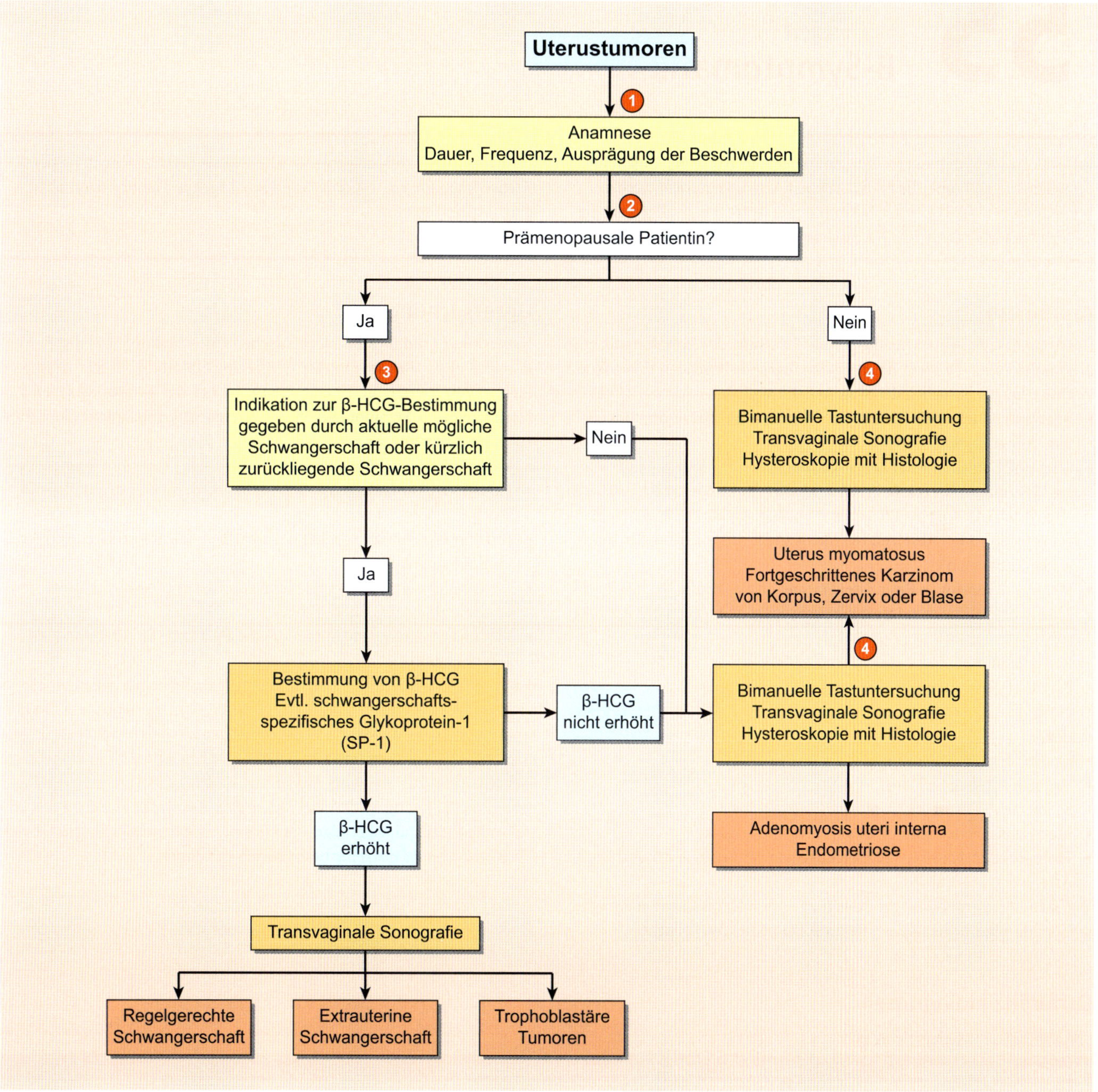
Uterustumoren
1
Anamnese
Dauer, Frequenz, Ausprägung der Beschwerden
2
Prämenopausale Patientin?
Ja
Nein
3
Indikation zur β-HCG-Bestimmung gegeben durch aktuelle mögliche Schwangerschaft oder kürzlich zurückliegende Schwangerschaft
Nein
4
Bimanuelle Tastuntersuchung
Transvaginale Sonografie
Hysteroskopie mit Histologie
Uterus myomatosus
Fortgeschrittenes Karzinom von Korpus, Zervix oder Blase
Ja
4
Bestimmung von β-HCG
Evtl. schwangerschafts-spezifisches Glykoprotein-1 (SP-1)
β-HCG nicht erhöht
Bimanuelle Tastuntersuchung
Transvaginale Sonografie
Hysteroskopie mit Histologie
β-HCG erhöht
Adenomyosis uteri interna
Endometriose
Transvaginale Sonografie
Regelgerechte Schwangerschaft
Extrauterine Schwangerschaft
Trophoblastäre Tumoren

55

Julia Jückstock

B-Symptomatik

Definition

Der Begriff B-Symptomatik entstammt der Ann-Arbor-Klassifikation maligner Lymphome, die in die Gruppen A und B eingeteilt werden (Carbone et al. 1971). Unter B-Symptomen versteht man allgemein die Trias aus Fieber (> 38 °C), Nachtschweiß und ungewolltem Gewichtsverlust (> 10 % in 6 Monaten; DGHO 2013) als Begleiterscheinung bei Krebserkrankungen, wobei der zugrunde liegende Tumor (noch) nicht diagnostiziert sein muss.

Anamnese

Die Anamnese hat einerseits die genaue Erfassung der Symptomatik zum Ziel, andererseits die Identifizierung der zugrunde liegenden Erkrankung. Wichtige Fragen bezüglich der Symptomatik sind: ❶

- Seit wann bestehen die Symptome? Dies muss für jedes Symptom einzeln erfragt werden.
- Ging eine Umstellung der Lebensgewohnheiten der Symptomatik voraus? Hierunter zählen z. B. Ernährungsumstellung oder spezielle Diäten (Heilfasten), Umzug ins Pflegeheim, Entziehungskuren (Rauchen, Drogenkonsum), An- / Absetzen von Medikamenten, Änderung der sportlichen Aktivitäten etc.
- Menopausenstatus (während der Perimenopause häufig Nachtschweiß)
- Rheumatologische oder infektiologische Erkrankungen in der Anamnese?
- Reiseanamnese
- Psychische Belastung?

Wichtige Fragen bezüglich zugrunde liegender gynäkologischer Tumoren sind: ❷

- Bauchumfangsvermehrung?
- Vaginale Blutungen, Fluor?
- Schmerzen in Brust oder Unterleib?
- Juckreiz und / oder Schmerzen an Vulva und Vagina?
- Tastbare oder sichtbare Veränderungen an der Brust, in den Axillen oder in den Leisten?

Daneben ist die gründliche gynäkologische sowie Medikamenten-Anamnese (Schilddrüsenmedikamente, Herzmedikamente usw.) obligat.

Untersuchungen

Neben einer gründlichen internistischen Untersuchung und der Bestimmung einiger Basisparameter (Differenzialblutbild, Infektparameter, Elektrolyte, Nieren- und Leberwerte), ist bei der gynäkologischen Abklärung einer B-Symptomatik eine gewissenhafte gynäkologische Untersuchung nötig: ❸

- Vaginale Untersuchung: Inspektion der Vulva, Spekulum, bimanuelle Palpation inklusive inguinaler Lymphknoten, Nativpräparat, Pap-Abstrich
- Brustuntersuchung: Inspektion, Palpation inklusive axillärer und zervikaler Lymphknoten
- Unterbauchsonografie: Darstellung von Uterus (Zervix, Endometrium), Ovarien, Douglasraum, Harnblase
- Mammasonografie und Mammografie abhängig von Alter und klinischem Befund

Patientinnen aus Pflegeheimen oder Konsilvorstellungen haben oft bereits eine Reihe an Untersuchungen durchlaufen. Um Kosten durch Doppeluntersuchungen und Mehrfachbestimmungen zu sparen, sollten die Ergebnisse bereits vorliegen und zur gynäkologischen Vorstellung mitgebracht werden. Falls zur weiteren Abklärung kostenintensive Untersuchungen (z. B. PET-CT) nötig sind, sollte vorher eine Absprache zwischen den einzelnen Fachdisziplinen erfolgen, um in einer Untersuchung möglichst viele Fragestellungen gleichzeitig beantworten zu können.

Differenzialdiagnosen

Ursachen einer B-Symptomatik ❹

Mögliche Erkrankungen	Häufigkeit	Weiterführende Untersuchungen
Schilddrüsenfunktionsstörung (Hyperthyreose)	+++	Labor: TSH, fT_3, fT_4, ggf. TRAK, TPO-Antikörper Schilddrüsensonografie und / oder -szintigrafie
Andere endokrinologische Störungen (z. B. Nebenniereninsuffizienz)	+	Labor: ACTH-Test, Cortisolspiegel, Nebennierenrinden-Autoantikörper
Psychische Störungen (z. B. Depression)	++	Psychologische oder psychiatrische Abklärung
Rheumatologische Erkrankungen	++	Labor: ANA, ANCA, ACPA Bildgebung: MRT, Skelettszintigrafie, Röntgen
Neoplasien (solide oder hämatologisch, Lymphome)	+++	Interdisziplinäre Abklärung je nach zugrundeliegendem Tumor Gynäkologische Abklärung: Untersuchung der Mamma und vaginale Untersuchung, jeweils inklusive angrenzender Lymphknotengebiete, Mammografie, Mamma-, Vaginalsonografie, ggf. CT, Nativpräparat, Pap-Abstrich
Infektionen (akut oder chronisch, z. B. Adnexitis)	++	Labor: Differenzialblutbild, Infektparameter, Epstein-Barr-Virus-Serologie, HIV-Test, Tuberkulosetest (Quantiferon®) u. a. Interdisziplinäre Fokussuche

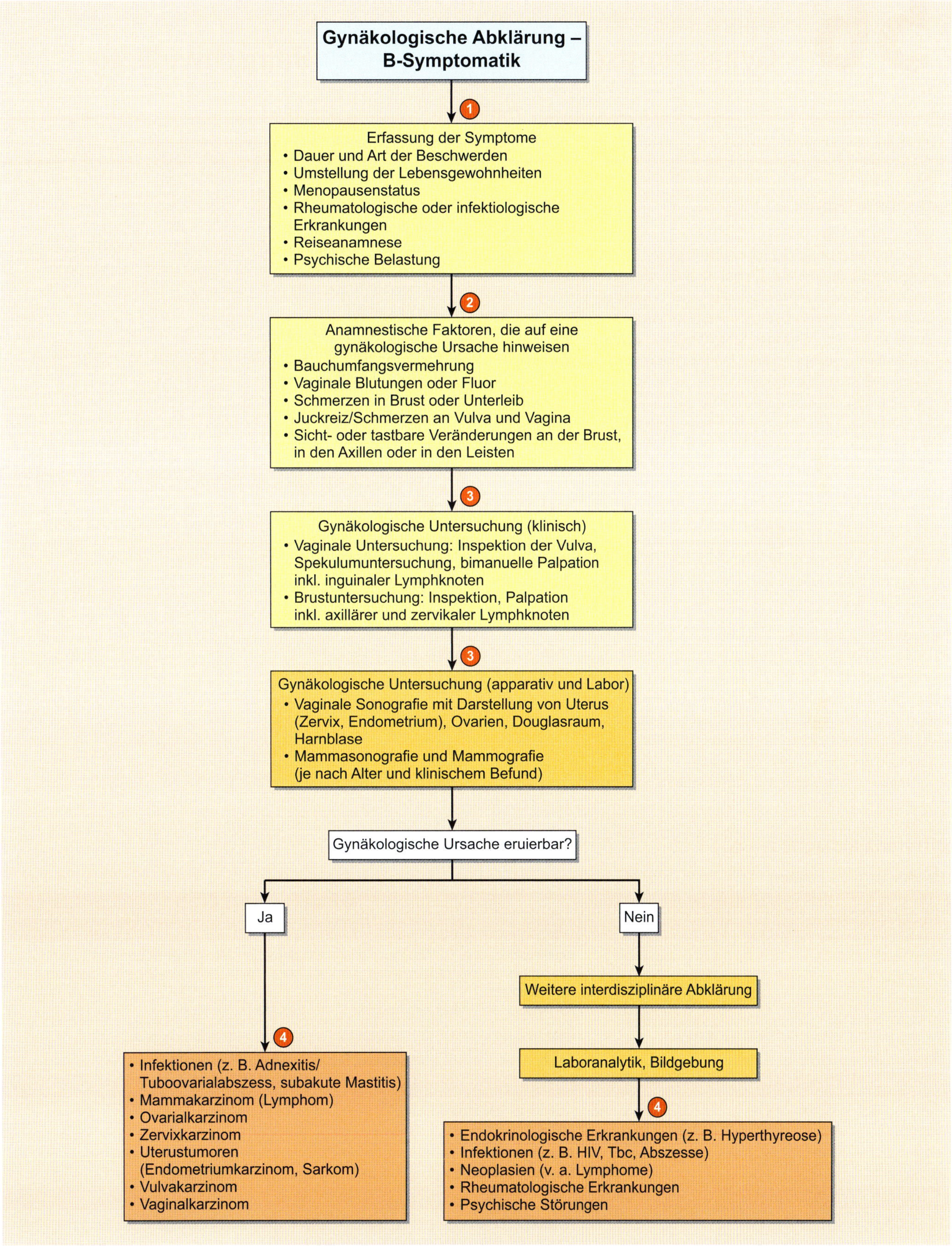
Gynäkologische Abklärung – B-Symptomatik
1
Erfassung der Symptome
• Dauer und Art der Beschwerden
• Umstellung der Lebensgewohnheiten
• Menopausenstatus
• Rheumatologische oder infektiologische Erkrankungen
• Reiseanamnese
• Psychische Belastung
2
Anamnestische Faktoren, die auf eine gynäkologische Ursache hinweisen
• Bauchumfangsvermehrung
• Vaginale Blutungen oder Fluor
• Schmerzen in Brust oder Unterleib
• Juckreiz/Schmerzen an Vulva und Vagina
• Sicht- oder tastbare Veränderungen an der Brust, in den Axillen oder in den Leisten
3
Gynäkologische Untersuchung (klinisch)
• Vaginale Untersuchung: Inspektion der Vulva, Spekulumuntersuchung, bimanuelle Palpation inkl. inguinaler Lymphknoten
• Brustuntersuchung: Inspektion, Palpation inkl. axillärer und zervikaler Lymphknoten
3
Gynäkologische Untersuchung (apparativ und Labor)
• Vaginale Sonografie mit Darstellung von Uterus (Zervix, Endometrium), Ovarien, Douglasraum, Harnblase
• Mammasonografie und Mammografie (je nach Alter und klinischem Befund)
Gynäkologische Ursache eruierbar?
Ja
Nein
Weitere interdisziplinäre Abklärung
Laboranalytik, Bildgebung
4
• Infektionen (z. B. Adnexitis/ Tuboovarialabszess, subakute Mastitis)
• Mammakarzinom (Lymphom)
• Ovarialkarzinom
• Zervixkarzinom
• Uterustumoren (Endometriumkarzinom, Sarkom)
• Vulvakarzinom
• Vaginalkarzinom
4
• Endokrinologische Erkrankungen (z. B. Hyperthyreose)
• Infektionen (z. B. HIV, Tbc, Abszesse)
• Neoplasien (v. a. Lymphome)
• Rheumatologische Erkrankungen
• Psychische Störungen

56

Andreas Hartkopf

Gynäkologische Abklärung einer Beinschwellung

Definition

Unter einer Beinschwellung wird die ein- oder beidseitige Schwellung der Beine (Fuß-, Fußgelenk, Unterschenkel, Oberschenkel) verstanden.

Anamnese/Klinik

Abgefragt werden: ❶
- Dauer: plötzlicher oder schleichender Beginn
- Symptomatik: auslösendes Ereignis (z. B. Trauma, Immobilisation, Flugreise, OP, Schwangerschaft), Ein- oder Beidseitigkeit
- Weitere Symptome: Fieber, Dyspnoe, Schwindel, Zunahme des Bauchumfangs, Schwellung der Leistenregion
- Medikamentenanamnese: orale Kontrazeptiva, Hormonersatztherapie, Nikotin, onkologische Therapie
- Eigen- und Familienanamnese der Vorerkrankungen: Thrombose, Krebserkrankungen, Herz-, Leber-, Niereninsuffizienz, Thrombophilie / Gerinnungsstörung
- Mögliche iatrogene Ursachen: OP, Chemotherapie, Lymphknotenchirurgie

56.2 Untersuchungen

Körperliche Untersuchung Die klinische Wahrscheinlichkeit einer Beinvenenthrombose kann mit dem Wells-Score abgeschätzt werden (Wells et al. 1995).

Laboruntersuchungen ❸
- D-Dimer-Test (hohe Sensitivität aber unspezifisch)
- Tumormarker: CEA, CA-125, CA72-2, CA19-9, SCC. Je nach Paraklinik
- Entzündungsdiagnostik: Leukozytose, CRP, BSG
- Gerinnungsdiagnostik: bei nachgewiesener Thrombose APC-Resistenz, AT-III, Protein-C, Protein-S, Fibrinogen, Antikardiolipin-Antikörper, Lupus-Koagulanz, Blutbild, Quick, PTT, TZ. Insbesondere bei familiärer Häufung auch Faktor-V-Leiden-Mutation ausschließen

Apparative Untersuchungen
- Kompressions- oder Duplexsonografie: Darstellung von Thromben, Raumforderungen die eine Abflussbehinderung verursachen, Beurteilung der Arterien, Lymphödemen, vergrößerten Lymphknoten.
- Phlebografie (Cave: nicht in der Schwangerschaft) bzw. ein Phlebo-CT oder Phlebo-MR.
- Messung der Dopplerverschlussdrücke (bei V. a. pAVK).
- Ergänzend sollte von gynäkologischer Seite ein Tumorgeschehen ausgeschlossen werden.

Klinische Wahrscheinlichkeit einer Venenthrombose (Wells-Score) ❷

Klinik	Score
Aktive Tumorerkrankung	1
Immobilisation / Lähmung	1
Chirurgischer Eingriff / Bettruhe	1
Schmerz / Verhärtung der Venen	1
Schwellung des ganzen Beines	1
Seitenindifferenz	1
Eindrückbares Ödem	1
Kollateralvenen	1
Z. n. tiefer Beinvenenthrombose	1
Alternative Diagnose vorhanden	– 2
Score > 2: hohe klinische Wahrscheinlichkeit Score < 2: geringe klinische Wahrscheinlichkeit	

Differenzialdiagnosen ❹

Ursachen der Beinschwellung

Mögliche Erkrankungen	Weiterführende Untersuchungen
Venöse Abflussstörung	
Beinvenenthrombose	Anamnese (Trauma, OP, Schwangerschaft, Immobilisation, Medikamenteneinnahme), körperliche Untersuchung (meist einseitig, Homann-, Payr-, Meyer-Zeichen), D-Dimere, Duplexsonografie / Phlebografie Bei Dyspnoe: CT-Thorax zum Ausschluss einer Lungenarterienembolie
Kompression durch Raumforderung (Tumor)	Anamnese, Sonografie, Schnittbildgebung, Tumormarker, histologische Sicherung
Chronisch venöse Insuffizienz	Anamnese, körperliche Untersuchung, Duplexsonografie / Phlebografie
Lymphabflussstörung	
Primäres Lymphödem bei angeborener Fehlbildung des Lymphsystems	Anamnese, Schnittbildgebung
Sekundäres Lymphödem (Tumor, Trauma, Strahlenschäden, Borreliose)	Anamnese (Trauma, OP, Lymphknotenchirurgie, Tumorerkrankung), Sonografie (Leistenlymphknoten, TVS), Schnittbildgebung insb. bei Malignomverdacht, Tumormarker
Sekundäre Ödeme	
Herzinsuffizienz	Anamnese (Belastungsdyspnoe, Nykturie), EKG, Auskultation, Echokardiografie, Labordiagnostik (Elektrolyte, Retentionsparameter, Herzenzyme, BNP)

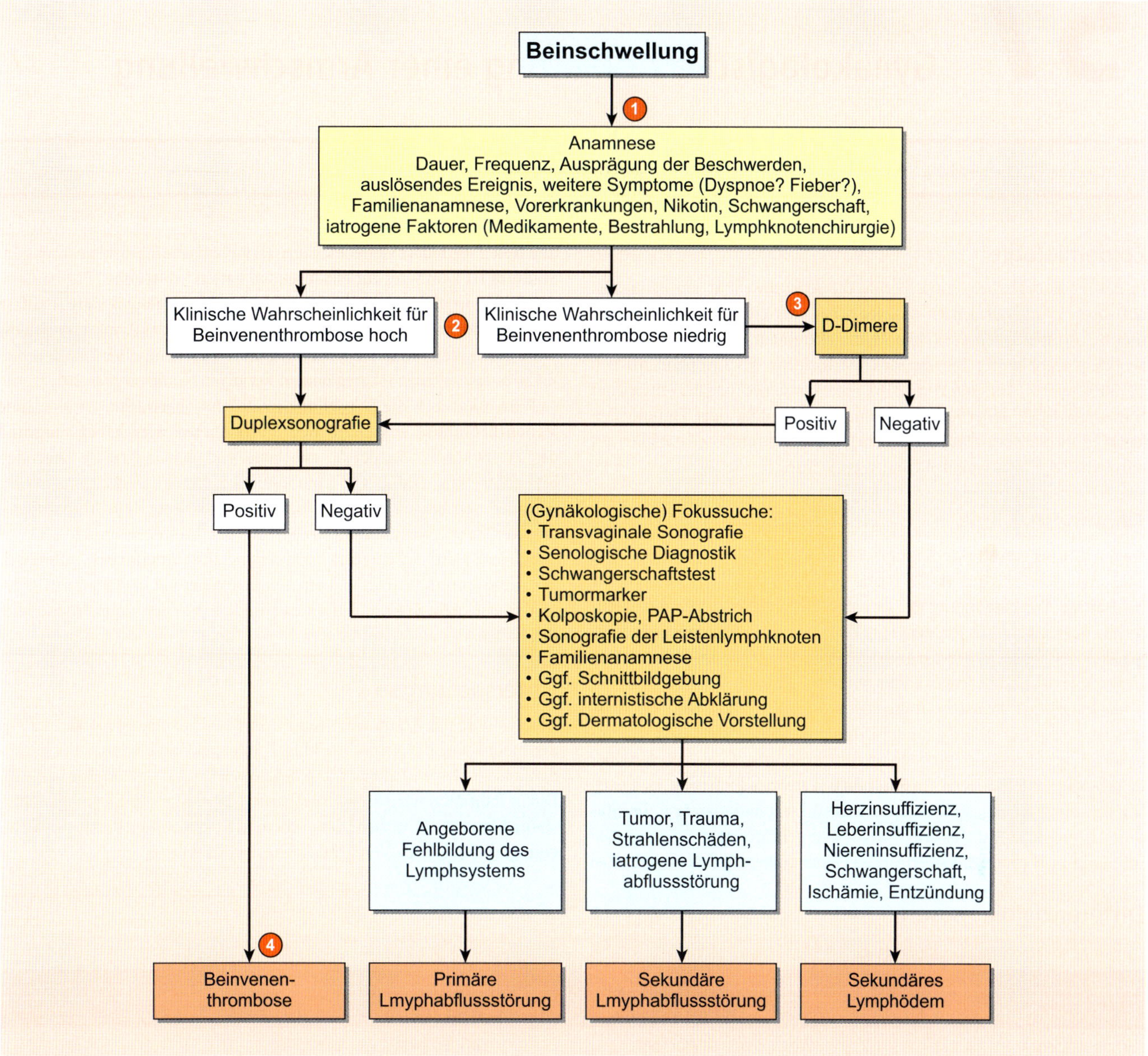

Ursachen der Beinschwellung *(Forts.)*

Mögliche Erkrankungen	Weiterführende Untersuchungen
Niereninsuffizienz / nephrotisches Syndrom	24-h-Sammelurin, Labordiagnostik (Elektrolyte, Retentionsparameter, Gesamt-Albumin)
Leberzirrhose / hepato-renales Syndrom	Labordiagnostik (Elektrolyte, Transaminasen, Bilirubin, CHE, Albumin, Retentionsparameter, Quick-Wert)
Erysipel / Thrombophlebitis	Körperliche Untersuchung (Überwärmung, schmerzhafter Strang bei Thrombophlebitis, Fieber), Labordiagnostik (Leukozytose, CRP), Duplexsonografie (bei Thrombophlebitis)
Trauma, Hämatom, Muskelfaserriss, Prellung	Anamnese
Schwangerschaft	Anamnese, SS-Test
Iatrogen	Chemotherapie (Capillary-Leak-Syndrom), Lymphknotenchirurgie
Ischämie (akuter arterieller Verschluss)	Schmerzen, Anamnese, Pulsstatus, Dopplerverschlussdrücke, kardiovaskuläre Risikofaktoren

57

Elisabeth K. Trapp

Gynäkologische Abklärung einer Armschwellung

Definition

Unter einer Armschwellung versteht man eine ödematöse Umfangsvermehrung der oberen Extremität.

Epidemiologie

In der gynäkologischen Praxis beruht die Armschwellung am häufigsten auf einem Lymphödem nach radiologischer oder chirurgischer Intervention bei Lymphknoten-positivem Mammakarzinom. Seit Einführung der Sentinel-Lymphknoten-Biopsie sank die Inzidenz des Lymphödems von 20–30 % auf 5 % (Ahn und Port 2016). Eine Armschwellung bei zeitgleicher Schwangerschaft, oraler Kontrazeption, Thrombophilie oder Tumorleiden legt eine Thrombose nahe. 10 % aller tiefen Venenthrombosen entfallen auf die obere Extremität (van den Houten et al. 2016).

Anamnese / Klinik

Dauer, Ausprägung sowie Zusammenhang mit einer **Grunderkrankung** sind anfangs zu erfragen ❶. Bei einem generalisierten Ödem besteht eine **beidseitige Armbeteiligung** ❷. Schwangerschaftsbedingte Extremitätenödeme oder generalisierte Ödeme im Verlauf einer Präeklampsie sind aus gynäkologischer Sicht hervorzuheben, treten aber auch im Rahmen von Herz-, Nieren-, und Lebererkrankungen auf.

Bei **einseitiger Armschwellung** liegt eine lokale Genese nahe ❸. Meistens ist die Armschwellung auf ein **Lymphödem** nach Mammakarzinombehandlung mit axillärer Intervention zurückzuführen. Es werden verschiedene Stadien unterschieden. Im **Stadium 0** (Latenzstadium) zeigt sich noch keine Armschwellung, trotz pathologischem Lymphszintigramm. Im **Stadium I** (reversibel) ist das Ödem weich und bei Hochlagerung reversibel. Im **Stadium II** (non-reversibel) ist das Ödem ausgeprägt, nicht reversibel und treten sekundäre Gewebeschäden (lymphatische Fibrosklerose) auf. Im **Stadium III** kommt es zur entstellenden harten Schwellung (Elephanthiasis). Differenzialdiagnostisch muss eine durch **supraklavikuläre / axilläre Tumorrezidive** verursachte Stauungssymptomatik des Arms ausgeschlossen werden. Beim Mammakarzinom gehört dieses mit einer Inzidenz von < 1 % zu den seltenen lokoregionären Rezidiven (Giuliano et al. 2017).

Präsentiert sich die Schwellung livide und überwärmt, ist eine **tiefe Venenthrombose** auszuschließen. Portkatheterträger haben aufgrund des Fremdkörpers in der V. subclavia und dem zugrunde liegenden Malignom ein erhöhtes Thromboserisiko. Auch Schwangere / Wöchnerinnen weisen ein erhöhtes Thromboserisiko auf. Ein Thrombophiliescreening postpartum sollte nach Armvenenthrombose erfolgen.

Selten ist die einseitige Armschwellung **inflammatorisch, allergisch** oder **autoimmun** bedingt und erscheint dann gerötet und begrenzt. Traumatische, einseitige Armödeme treten im Rahmen der sympathischen Reflexdystrophie auf.

Untersuchungen

Die ausführliche **Anamnese** (Klinik, Dauer, Risikofaktoren) ❶ hilft bei der Einordnung der Armschwellung. Die **Inspektion** erfolgt an der liegenden und stehenden Patientin und beurteilt Lokalisation und Ausdehnung. Durch **Palpation** werden Eindrückbarkeit, Konsistenz und Lymphknotenstatus beurteilt ❷. Gezielte **laborchemische** und **bildgebende Untersuchungen** sind je nach Verdachtsdiagnose indiziert.

Differenzialdiagnosen

Ursachen für eine Armschwellung ❶ ❷

Ursache	Ödem	Weiterführende Untersuchungen
Generalisierte beidseitige Armwschwellung		
Herzinsuffizienz	Weich, blass, eindrückbar	EKG, Echokardiografie, proBNP
Leberinsuffizienz	Weich, blass, eindrückbar	Abdomensonografie, Bilirubin, Transaminasen, Serologie
Niereninsuffizienz	Weich, blass, eindrückbar, Lidödem?	Nierensonografie, Urinstreifen, Kreatinin, Harnstoff, GFR, Elektrolyte
Schwangerschaft / Präeklampsie	Weich, hell, eindrückbar, Gesicht?	Biometrie mit fetalen und uterinen Dopplern, Blutdruckmessung, Urinstreifen, Gestoselabor, sFLT / PIGF
Lokalisierte, einseitige Armschwellung		
Postinterventionell (Lymphödem) Z. n. radiologischer oder chirurgischer Intervention beim Mammakarzinom	Konsistenz je nach Stadium	Inspektion: Hautstatus Palpation: Lymphknoten, Stadium Diagnostik: Sonografie, Funktionslymphszintigrafie, Fluoreszenz Mikrolymphografie
Thrombose	Livide, derb, überwärmt, Gefäßzeichnung	D-Dimer, Farbduplexsonografie, Phlebografie
Tumorrezidiv / Metastasen Mammakarzinom mit Stauungssymptomatik	Derb, blass, Resistenz / Induration in Axilla?	Sonografie, Röntgen, CT, MRT, Biopsie (Rezeptorstatus? Hautmetastasen?)
Andere: inflammatorisch, allergisch, autoimmun	Erythematös, begrenzt, derb	Blutbild, Allergietest, Autoantikörper

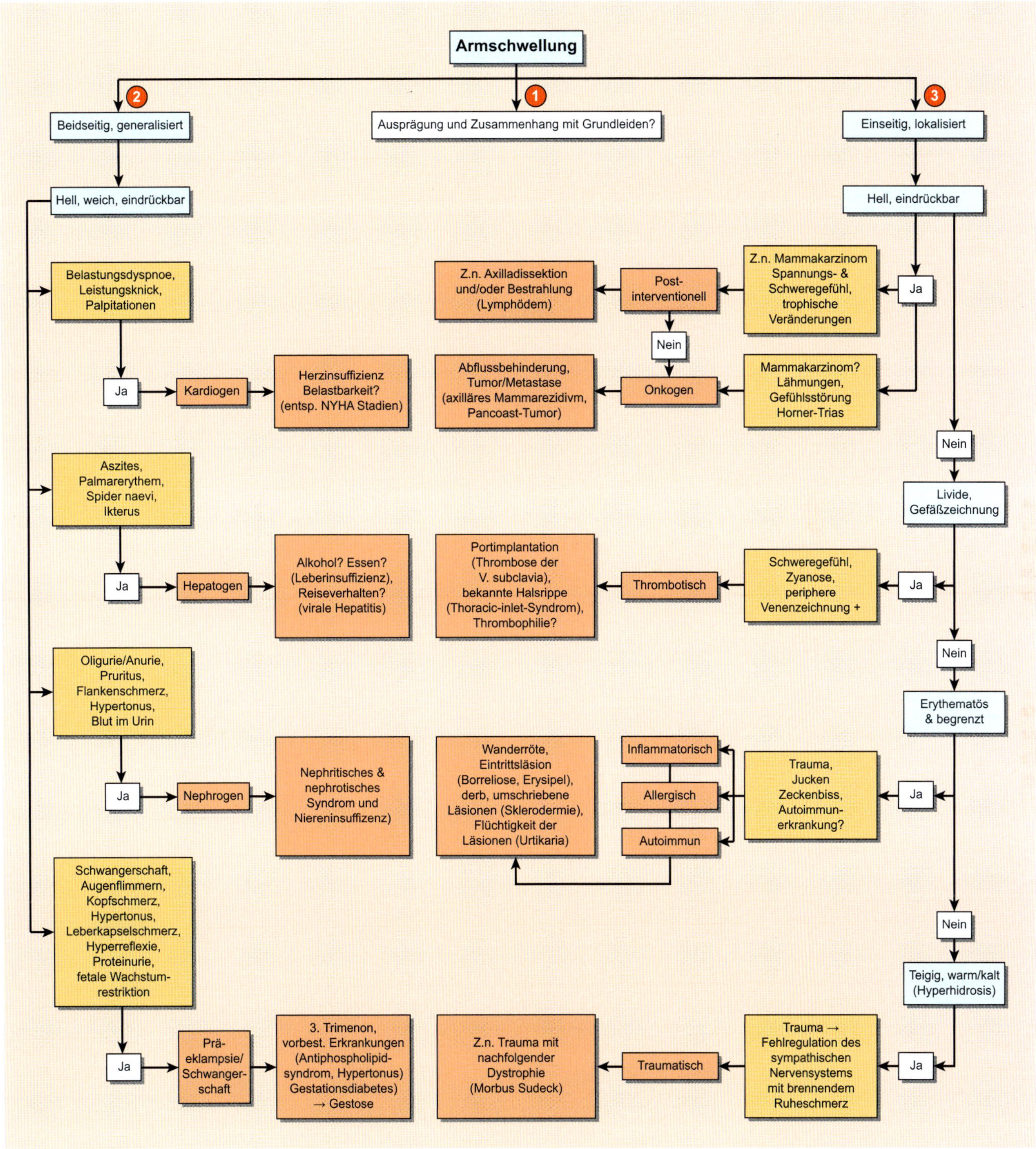

Armschwellung
1
Ausprägung und Zusammenhang mit Grundleiden?
2
Beidseitig, generalisiert
Hell, weich, eindrückbar
Belastungsdyspnoe, Leistungsknick, Palpitationen
Ja
Kardiogen
Herzinsuffizienz Belastbarkeit? (entsp. NYHA Stadien)
Aszites, Palmarerythem, Spider naevi, Ikterus
Ja
Hepatogen
Alkohol? Essen? (Leberinsuffizienz), Reiseverhalten? (virale Hepatitis)
Oligurie/Anurie, Pruritus, Flankenschmerz, Hypertonus, Blut im Urin
Ja
Nephrogen
Nephritisches & nephrotisches Syndrom und Niereninsuffizenz)
Schwangerschaft, Augenflimmern, Kopfschmerz, Hypertonus, Leberkapselschmerz, Hyperreflexie, Proteinurie, fetale Wachstum-restriktion
Ja
Prä-eklampsie/ Schwanger-schaft
3. Trimenon, vorbest. Erkrankungen (Antiphospholipid-syndrom, Hypertonus) Gestationsdiabetes) → Gestose
3
Einseitig, lokalisiert
Hell, eindrückbar
Ja
Z.n. Mammakarzinom Spannungs- & Schweregefühl, trophische Veränderungen
Post-interventionell
Z.n. Axilladissektion und/oder Bestrahlung (Lymphödem)
Nein
Mammakarzinom? Lähmungen, Gefühlsstörung Horner-Trias
Onkogen
Abflussbehinderung, Tumor/Metastase (axilläres Mammarezidivm, Pancoast-Tumor)
Nein
Livide, Gefäßzeichnung
Ja
Schweregefühl, Zyanose, periphere Venenzeichnung +
Thrombotisch
Portimplantation (Thrombose der V. subclavia), bekannte Halsrippe (Thoracic-inlet-Syndrom), Thrombophilie?
Nein
Erythematös & begrenzt
Ja
Trauma, Jucken Zeckenbiss, Autoimmun-erkrankung?
Inflammatorisch
Allergisch
Autoimmun
Wanderröte, Eintrittsläsion (Borreliose, Erysipel), derb, umschriebene Läsionen (Sklerodermie), Flüchtigkeit der Läsionen (Urtikaria)
Nein
Teigig, warm/kalt (Hyperhidrosis)
Ja
Trauma → Fehlregulation des sympathischen Nervensystems mit brennendem Ruheschmerz
Traumatisch
Z.n. Trauma mit nachfolgender Dystrophie (Morbus Sudeck)

II

Von der Diagnose zur Therapie

58

Clemens Tempfer

Zyklusstörungen

Zur Orientierung

Oligomenorrhö und Meno-Metrorrhagie sind in der Perimenopause häufig und als physiologisch zu betrachten. Die therapieresistente perimenopausale Meno-Metrorrhagie kann Ausdruck einer Endometriumhyperplasie oder eines Endometriumkarzinoms sein. Physiologische Ursachen der sekundären Amenorrhö sind Schwangerschaft, Stillzeit und Postmenopause. Die Amenorrhö ist nach der Menopause physiologisch, vor der Menopause kann sie Ausdruck unterschiedlicher Störungen und Erkrankungen sein.

Therapieoptionen

Meno-Metrorrhagie Die Therapie richtet sich nach der Intensität der Beschwerden und einem evtl. bestehenden Kinderwunsch. Bei Sterilität erfolgt eine Abklärung im Rahmen der Kinderwunschbehandlung. Bei perimenopausaler Meno-Metrorrhagie bzw. bei Meno-Metrorrhagie ohne Kinderwunsch kann eine zyklusregulierende hormonelle Therapie erfolgen. Bei Therapieresistenz erfolgt eine histologische Abklärung mittels Hysteroskopie und Abrasio.

Sekundäre Amenorrhö Die Therapie richtet sich nach der Ursache, anhand derer die sekundären Amenorrhöen gemäß WHO in 5 Ausprägungsgrade eingeteilt werden (Nestler 2016).

Komplikationen und potenzielle Risiken

Die Amenorrhö kann als Ausdruck einer Hormonstörung zu einer Reihe von Komplikationen führen, darunter klimakterischen Beschwerden, Osteoporose, kardiovaskulären Erkrankungen, Infertilität und Hirsutismus.

Therapie der sekundären Amenorrhö

Grad	Charakteristika	Therapie
1	E2, FSH, niedrig, Androgene, PRL, TSH normal, niedriger BMI, extreme Diät, Athletin, psychiatrische Erkrankung, z. B. Anorexia nervosa, Bulimie	Anpassung der Diät, Gewichtszunahme Ggf. spezifische Psychotherapie bei Anorexia nervosa / psychischer Erkrankung Ggf. pulsatile GNRH-Gabe mittels GNRH-Pumpe (Tranoulis et al. 2018)
2	E2, FSH normal, Androgene erhöht	Bei PCOS orale Kontrazeptiva, Metformin oder ovarielle Stichelung bzw. ovarielle Stimulation mit FSH bei Kinderwunsch. Bei androgenproduzierendem Tumor operative Entfernung Bei Cushing-Syndrom Glukokortikoide Bei adrenogenitalem Syndrom Glukokortikoide
3	E2 niedrig, FSH erhöht (hypergonadotroper Hypogonadismus)	Bei iatrogenem oder idiopathischem vorzeitigen Sistieren der Ovarialfunktion (prämature Menopause; Premature Ovarian Failure, POF), Turner-Syndrom (X0), Turner-Mosaik oder fragilem X-Syndrom orale Kontrazeptiva bis zum 50. Lebensjahr
4	PRL erhöht	Bei Hyperprolaktinämie Cabergolin oder Bromocriptin Bei Hyperprolaktinom Cabergolin oder Bromocriptin oder ggf. operative Resektion
5	Gestagentest negativ (= keine Blutung nach oraler Gestagenstimulation über 10 Tage)	Keine spezifische Therapie; ggf. Uterustransplantation als experimentelle Therapieoption

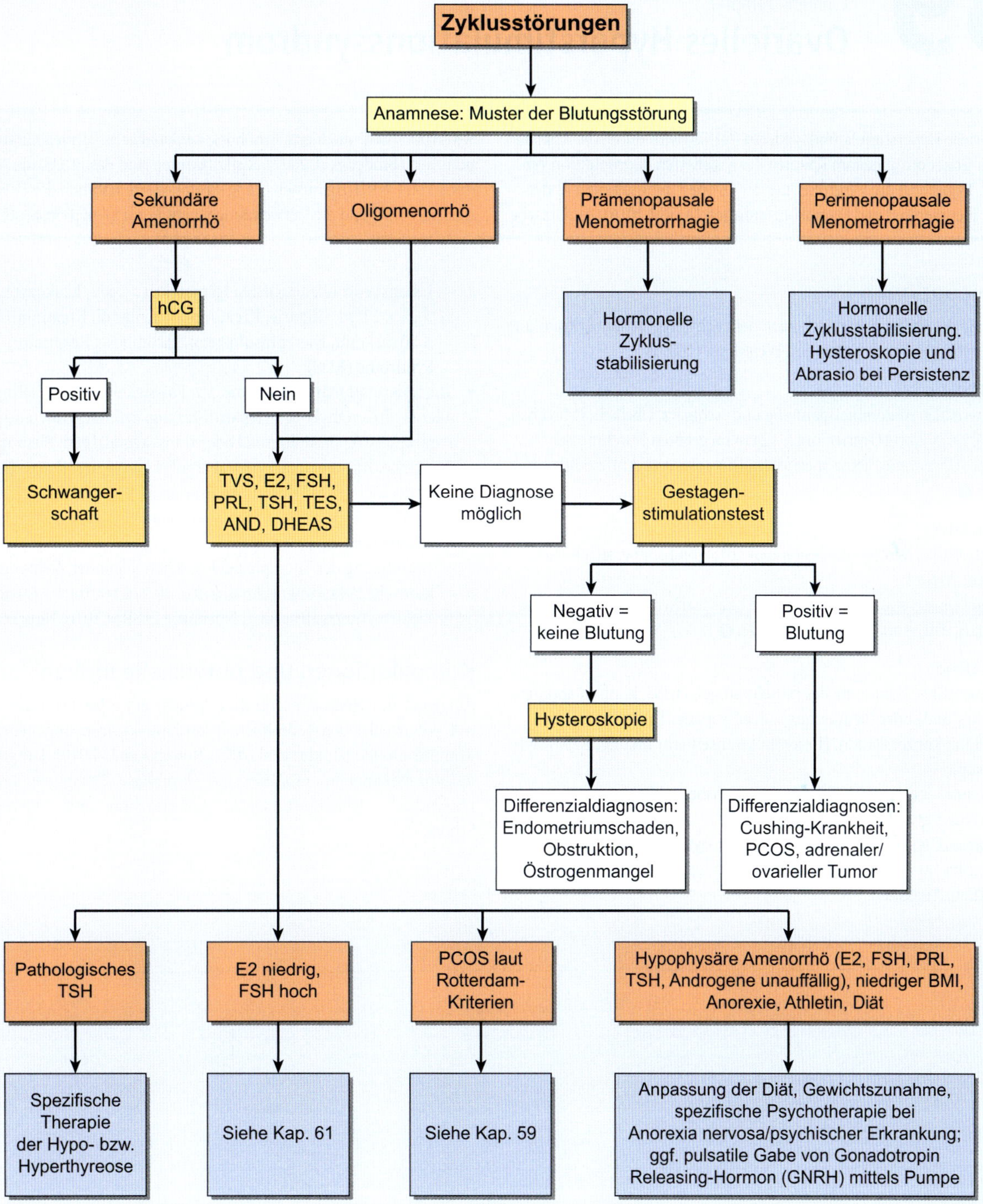
Zyklusstörungen
Anamnese: Muster der Blutungsstörung
Sekundäre Amenorrhö
Oligomenorrhö
Prämenopausale Menometrorrhagie
Perimenopausale Menometrorrhagie
hCG
Hormonelle Zyklus-stabilisierung
Hormonelle Zyklusstabilisierung. Hysteroskopie und Abrasio bei Persistenz
Positiv
Nein
Schwanger-schaft
TVS, E2, FSH, PRL, TSH, TES, AND, DHEAS
Keine Diagnose möglich
Gestagen-stimulationstest
Negativ = keine Blutung
Positiv = Blutung
Hysteroskopie
Differenzialdiagnosen: Endometriumschaden, Obstruktion, Östrogenmangel
Differenzialdiagnosen: Cushing-Krankheit, PCOS, adrenaler/ ovarieller Tumor
Pathologisches TSH
E2 niedrig, FSH hoch
PCOS laut Rotterdam-Kriterien
Hypophysäre Amenorrhö (E2, FSH, PRL, TSH, Androgene unauffällig), niedriger BMI, Anorexie, Athletin, Diät
Spezifische Therapie der Hypo- bzw. Hyperthyreose
Siehe Kap. 61
Siehe Kap. 59
Anpassung der Diät, Gewichtszunahme, spezifische Psychotherapie bei Anorexia nervosa/psychischer Erkrankung; ggf. pulsatile Gabe von Gonadotropin Releasing-Hormon (GNRH) mittels Pumpe

59

Clemens Tempfer

Ovarielles Hyperstimulationssyndrom

Zur Orientierung

Das ovarielle Hyperstimulationssyndrom (OHSS) wird durch die Applikation von Gonadotropinen im Rahmen der assistierten Reproduktion verursacht. Typisch ist die Vergrößerung der Ovarien mit multiplen Zysten, Aszites, Pleuraerguss und Hämokonzentration (ASRM 2016). Als Ursache wird eine VEGF-mediierte Erhöhung der kapillären Permeabilität angenommen (Binder et al. 2007). Risikofaktoren sind das PCOS, die Anwendung von GNRH-Agonisten (Lang-Protokoll) im Rahmen der IVF, ein niedriger BMI und die Verwendung von hCG zur Ovulationsauslösung.

Therapieoptionen

Die Therapie des OHSS richtet sich nach dem Schweregrad der Erkrankung in der Klassifikation nach Golan und Weissman (2009):

Mildes OHSS

- Charakteristika: Abdominalspannung und -schmerz, Übelkeit, Erbrechen, Diarrhö, vergrößerte Ovarien mit 5-12 cm im größten Durchmesser
- Therapie: Observatio, keine spezifische Therapie, evtl. Antiemetika, Analgetika ❶

Moderates OHSS

- Charakteristika: Symptome des milden OHSS und sonografisch nachweisbarer Aszites
- Therapie: Observatio, transabdominale oder transvaginale Parazentese bei Bedarf, evtl. Antiemetika, Analgetika ❶

Schweres OHSS

- Charakteristika: Symptome des mittelgradigen OHSS, klinisch apparenter Aszites und / oder Pleuraerguss oder Dyspnoe, Tachypnoe, Hypotonie, Hämokonzentration, Nierenfunktionseinschränkung, Elektrolytentgleisung
- Kriterien des schweren OHSS und des lebensbedrohlichen OHSS nach Navot (Nouri et al. 2014):
  - Schweres OHSS: Hämatokrit > 45 %, Leukozyten > 15×10^9 / l, Oligurie, Kreatinin 1,0–1,5 mg / dl, Kreatinin-Clearance ≥ 50 ml / min, Leberdysfunktion, Anasarka
  - Lebensbedrohliches OHSS: Hämatokrit > 55 %, Leukozyten > 25×10^9 / l, Oligurie, Kreatinin > 1,6 mg / dl, Kreatinin-Clearance < 50 ml / min, Niereninsuffizienz, Thrombose, Respiratory Distress Syndrome (RDS)
- Therapie: stationäre Aufnahme, i. v. Flüssigkeitstherapie (Ringerlaktat oder Hydroxyethyl 6 %), Heparinisierung, evtl. Elektrolytausgleich, evtl. Parazentese (transabdominal oder transvaginal), evtl. Pleurapunktion, Analgesie, Antiemetika, evtl. Cabergolin 1 x 0,5 mg / d p. o. ❷
  - Laut einer retrospektiven Analyse an 394 Frauen mit OHSS Golan Grad II-III sind in 27 % eine oder mehrere Parazentesen notwendig (Nouri et al. 2016). ❸
  - Beendigung der Therapie bei Erreichen folgender Zielparameter: klinische Besserung, Hämatokrit < 40 %, Kreatinin < 1,0 mg / dl, Elektrolytnormalisierung, Normurie (ASRM 2016, Nouri et al. 2014)

Komplikationen und potenzielle Risiken

Aufgrund der Hämokonzentration besteht ein erhöhtes Thromboserisiko mit potenziell lebensbedrohlichen kardiovaskulären und neurologischen Komplikationen (Binder et al. 2007, Nowicka et al. 2010). Die gravierendsten Komplikationen des OHSS sind Thrombose, Thromboembolie, Atemnotsyndrom, Niereninsuffizienz, Adnextorsion und hypovolämischer Schock.

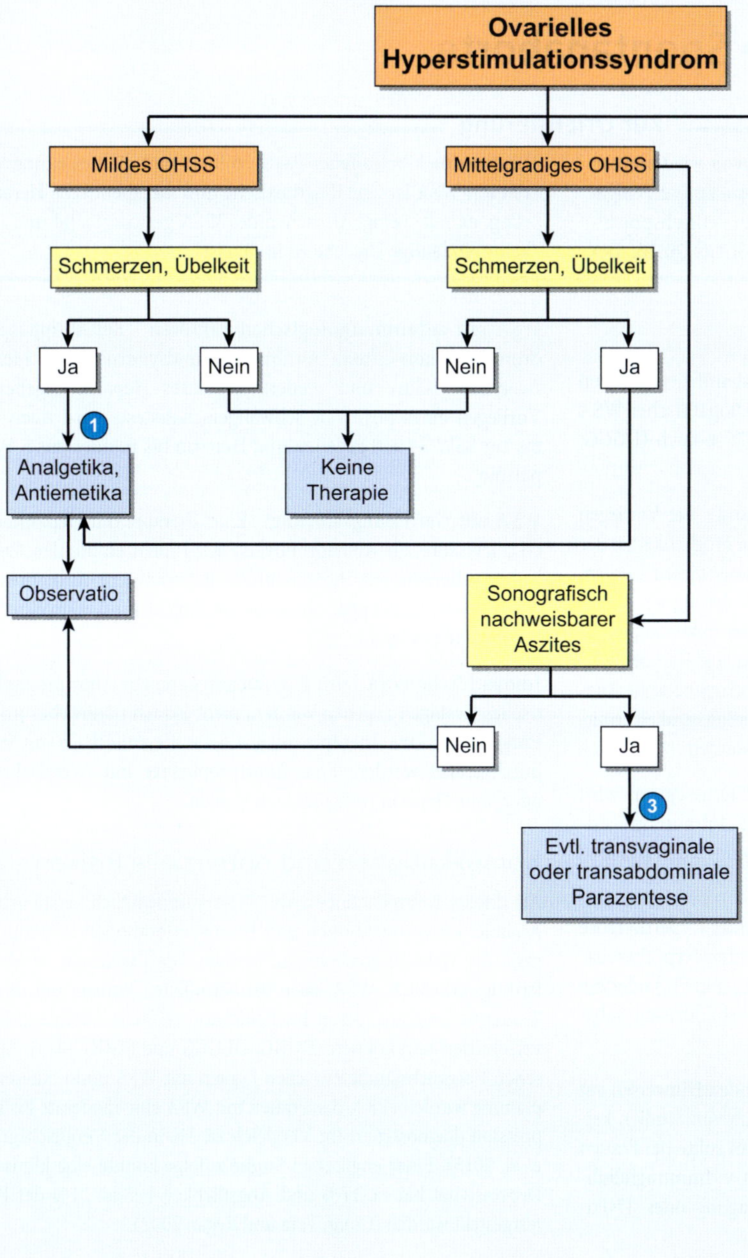
Ovarielles Hyperstimulationssyndrom
Mildes OHSS
Mittelgradiges OHSS
Schweres OHSS
Schmerzen, Übelkeit
Schmerzen, Übelkeit
Ja
Nein
Nein
Ja
1
Analgetika, Antiemetika
Keine Therapie
Observatio
Sonografisch nachweisbarer Aszites
Nein
Ja
3
Evtl. transvaginale oder transabdominale Parazentese
2
Stationäre Aufnahme inkl. i.v. Flüssigkeitstherapie (Ringerlaktat oder Hydroxyethyl 6 %), Heparinisierung, evtl. Elektrolytausgleich, evtl. Parazentese (transabdominal oder transvaginal), evtl. Pleurapunktion, Analgesie, Antiemetika, evtl. Cabergolin 1 × 0,5 mg/d
Thrombose, Thromboembolie, RDS, Niereninsuffizenz, Adnextorsion, hypovolämischer Schock
Klinische Besserung, Hämatokrit < 40 %, Kreatinin < 1,0 mg/dl, Elektrolytnormalisierung, Normurie
Nein
Ja
Weiterführung der Therapie
Beendigung der Therapie

60

Clemens Tempfer

Wiederholte Spontanaborte

Zur Orientierung

Die World Health Organization (WHO)-Definition von wiederholten Spontanaborten (WSA) lautet: „drei und mehr konsekutive Fehlgeburten vor der 20. SSW". Diese Definition ist auch in deutschsprachigen Ländern gebräuchlich (DGGG, OEGGG und SGGG 2018). Der Leidensdruck betroffener Paare ist hoch und die Begleitung von Paaren mit WSA ist eine diagnostische und therapeutische Herausforderung, da nur wenige Ursachen des WSA gesichert sind und meistens keine eindeutige Ursache zu finden ist.

Therapieoptionen

Die Therapie richtet sich danach, ob eine Ursache identifiziert werden konnte oder idiopathische WSA vorliegen. Der Anteil idiopathischer WSA am Gesamtkollektiv von Frauen mit WSA ist mit 50–75 % hoch (DGGG, OEGGG und SGGG 2018).

WSA mit fetaler oder elterlicher Chromosomenstörung Bei Vorliegen einer strukturellen Chromosomenaberration sollte auf die Möglichkeiten der Präimplantations-, Polkörper- und Pränataldiagnostik hingewiesen werden. Bei dringendem Verdacht auf eine chromosomale Veränderung als Abortursache speziell im 2. oder 3. Trimenon ist bei unauffälliger mikroskopischer Chromosomenanalyse eine DNA-Array-Analyse (molekulare Karyotypisierung) im Abortgewebe in Betracht zu ziehen. Eine molekulargenetische Analyse von Genvarianten, die bislang im Rahmen von Assoziationsstudien ermittelt wurden, soll bei Paaren mit WSA nicht durchgeführt werden.

WSA mit anatomischen Pathologien Bei einem Uterusseptum wird eine hysteroskopische Septumdissektion durchgeführt. Intrauterine Adhäsionen, submuköse Myome und Endometriumpolypen werden hysteroskopisch entfernt.

WSA mit Endokrinopathien Eine manifeste Hypo- oder Hyperthyreose soll präkonzeptionell therapiert werden. Bei einer latenten Hypothyreose (pathologisch erhöhtes TSH bei noch normwertigem fT_3 und fT_4) oder bei TPO-Autoantikörpern wird zur Abortprophylaxe eine Schilddrüsen-Substitutionstherapie durchgeführt.

WSA mit alloimmunologischen Faktoren Bei fehlenden Hinweisen auf eine präexistente Autoimmunerkrankung soll außerhalb von Studien keine Glukokortikoidgabe durchgeführt werden. Außerdem sollte bei Frauen mit WSA außerhalb von Studien keine Therapie mit i. v. Immunglobulinen, Lipidinfusionen, allogener Lymphozyten-Übertragung oder TNFα-Rezeptorblockern durchgeführt werden.

WSA mit autoimmunologischen Faktoren Bei Antiphospholipidsyndrom oder non-criteria Antiphospholipidsyndrom wird niedrig dosiert Acetylsalicylsäure und niedermolekulares Heparin gegeben. Ab dem Vorliegen eines positiven Schwangerschaftstests wird Acetylsalicylsäure bis zur SSW 34 + 0 gegeben und Heparin bis mindestens 6 Wochen post partum.

WSA mit Gerinnungsstörung Eine Therapie mit Heparinen oder Acetylsalicylsäure zur Abortprophylaxe wird nicht empfohlen. Dies gilt auch bei einer hereditären Thrombophilie. Bei erhöhtem Thromboserisiko kann jedoch in der Schwangerschaft aus maternaler Indikation eine Thromboseprophylaxe erfolgen.

Idiopathische WSA Im 1. Trimenon kann zur Abortprophylaxe synthetisches Gestagen gegeben werden, nicht jedoch natürliches mikronisiertes Progesteron. Eine Therapie mit G-CSF sollte außerhalb von Studien nicht durchgeführt werden. Eine Abortprophylaxe mit Acetylsalicylsäure mit oder ohne Heparin wird nicht empfohlen.

Komplikationen und potenzielle Risiken

Als direkte Komplikationen von WSA sind lediglich verstärkte Blutungen, Anämie, lokale Infektionen und Uterusperforationen im Rahmen der Abrasio der Gebärmutterhöhle zu nennen. Die psychische Morbidität ist allerdings erheblich. WSA lösen bei betroffenen Frauen und ihren Partnern Trauerprozesse aus, deren Intensität und zeitliche Abläufe individuell sehr verschieden sein können (DGGG, OEGGG und SGGG 2018). In einer dänischen Vergleichsstudie zwischen Frauen mit WSA und Frauen in Familienplanung wurde bei 8 % der Frauen mit WSA eine moderate bis schwere Depression diagnostiziert im Vergleich zu 2 % in der Vergleichsgruppe (Kolte et al. 2015). Einer englischen Studie zufolge konnte eine klinisch relevante Depressivität bei ca. 17 % und Ängstlichkeit bei ca. 21 % der Patientinnen festgestellt werden (Craig, Tata und Regan 2002).

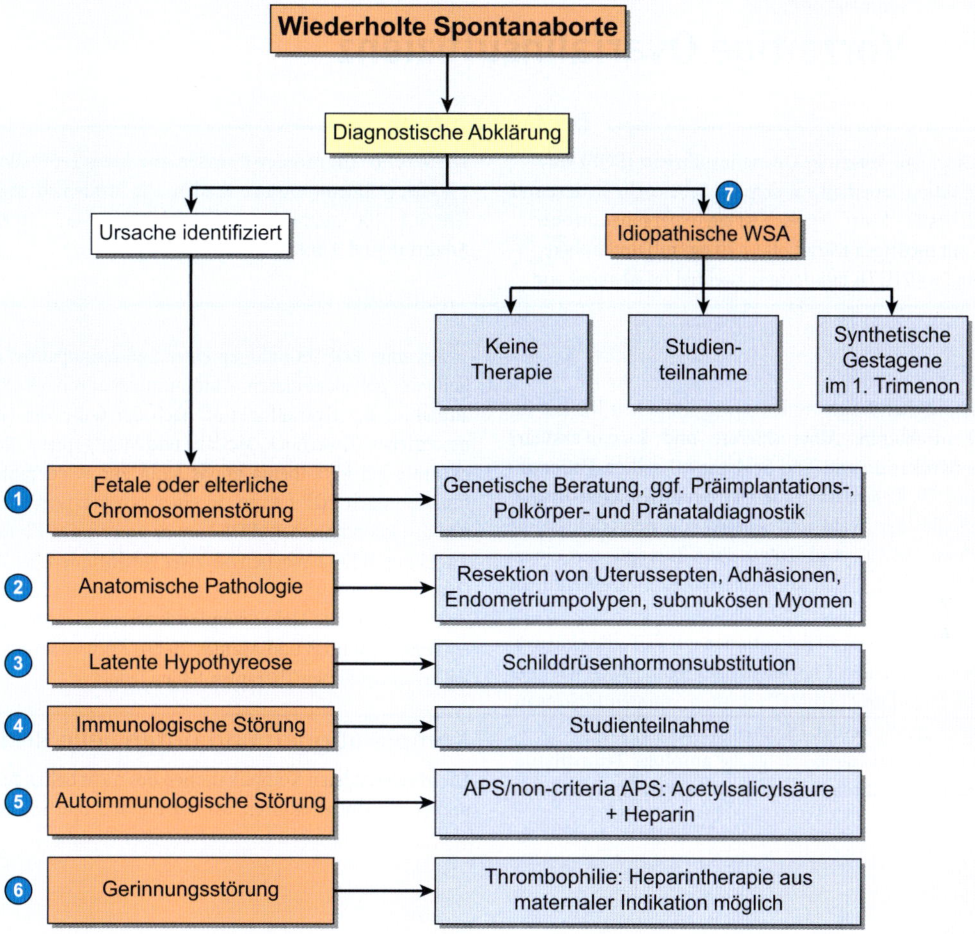
Wiederholte Spontanaborte
Diagnostische Abklärung
Ursache identifiziert
7
Idiopathische WSA
Keine Therapie
Studien-teilnahme
Synthetische Gestagene im 1. Trimenon
1
Fetale oder elterliche Chromosomenstörung
Genetische Beratung, ggf. Präimplantations-, Polkörper- und Pränataldiagnostik
2
Anatomische Pathologie
Resektion von Uterussepten, Adhäsionen, Endometriumpolypen, submukösen Myomen
3
Latente Hypothyreose
Schilddrüsenhormonsubstitution
4
Immunologische Störung
Studienteilnahme
5
Autoimmunologische Störung
APS/non-criteria APS: Acetylsalicylsäure + Heparin
6
Gerinnungsstörung
Thrombophilie: Heparintherapie aus maternaler Indikation möglich

61

Clemens Tempfer

Vorzeitige Ovarialinsuffizienz

Zur Orientierung

Definitionsgemäß liegt eine vorzeitige Ovarialinsuffizienz (POF) vor, wenn die Ovarialfunktion dauerhaft vor dem 40. Lebensjahr sistiert und dies laborchemisch bestätigt wird. Typisch ist ein hypergonadotroper Hypogonadismus mit niedrigen Estradiol- (< 20 pg / ml) und hohen FSH-Serumspiegeln (> 40 IU / l) mindestens zweimal im Abstand von 4–6 Wochen (de Moraes-Ruehsen und Jones 1967). Betroffen sind 0,5–1 % aller prämenopausalen Frauen. Die Inzidenz beträgt bei Frauen < 40 Jahren 1 : 100 und bei Frauen < 30 Jahren etwa 1 : 1000 (Coulam, Adamson und Annegers 1986).

Therapieoptionen

Aufgrund der klimakterischen Beschwerden sowie des hohen Risikos für Osteoporose, Knochenfrakturen, Atherosklerose und kardiovaskuläre Komplikationen wie Myokardinfarkt und Schlaganfall sollten Patientinnen mit POF bis zum 50. Lebensjahr eine **Östrogen-Gestagen-Ersatztherapie** ❶ erhalten. Bei der Wahl und Applikation der HRT ist die S3-Leitlinie zu beachten (DGGG et al. 2009). Eine Therapie mit einem oralen / transdermalen / intravaginalen kombinierten Kontrazeptivum ist ebenfalls möglich.

In einer retrospektiven Serie von 40 Patientinnen mit POF, die eine **ovarielle Stimulation** ❷ mit humanem Choriongonadotropin (hCG) oder humanem menopausalen Gonadotropin (hMG) erhielten, konnten 14 Schwangerschaften bei 8 Frauen erzielt werden (Blumenfeld et al. 1993).

Nach zytotoxischer Chemotherapie erfolgt die **autologe Transplantation** ❸ von prä-chemotherapeutisch entnommenem Ovarialgewebe (Donnez und Dolmans 2017).

Bei einer POF im Rahmen einer Endokrinopathie, wie Addison-Krankheit oder polyglandulärem Autoimmunsyndrom (PAS) wurde die Wiederaufnahme der Ovarialfunktion nach der Gabe von **Glukokortikoiden** ❹ beschrieben (Cowchock, McCabe und Montgomery 1988). Auch die **Thymektomie** bei Myasthenia gravis kann zur Wiederaufnahme der Ovarialfunktion nach POF führen. In einer prospektiven Serie von 11 Patientinnen mit idiopathischem POF kam es unter einer Therapie mit Prednisolon 4 x 25 mg / d für 2 Wochen bei zwei Patientinnen zur Wiederaufnahme der Ovarialfunktion und Menstruation (Corenblum, Rowe und Taylor 1993).

Melatonin und **Dehydroepiandrosteron** wurden zur Therapie des POF eingesetzt (Mamas und Mamas 2009). Kontrollierte Studien oder größere Fallserien zu diesen Therapien fehlen jedoch.

Komplikationen und potenzielle Risiken

Die gravierendsten Komplikationen des nicht behandelten POF sind Osteoporose, Knochenfrakturen, Myokardinfarkt und Schlaganfall.

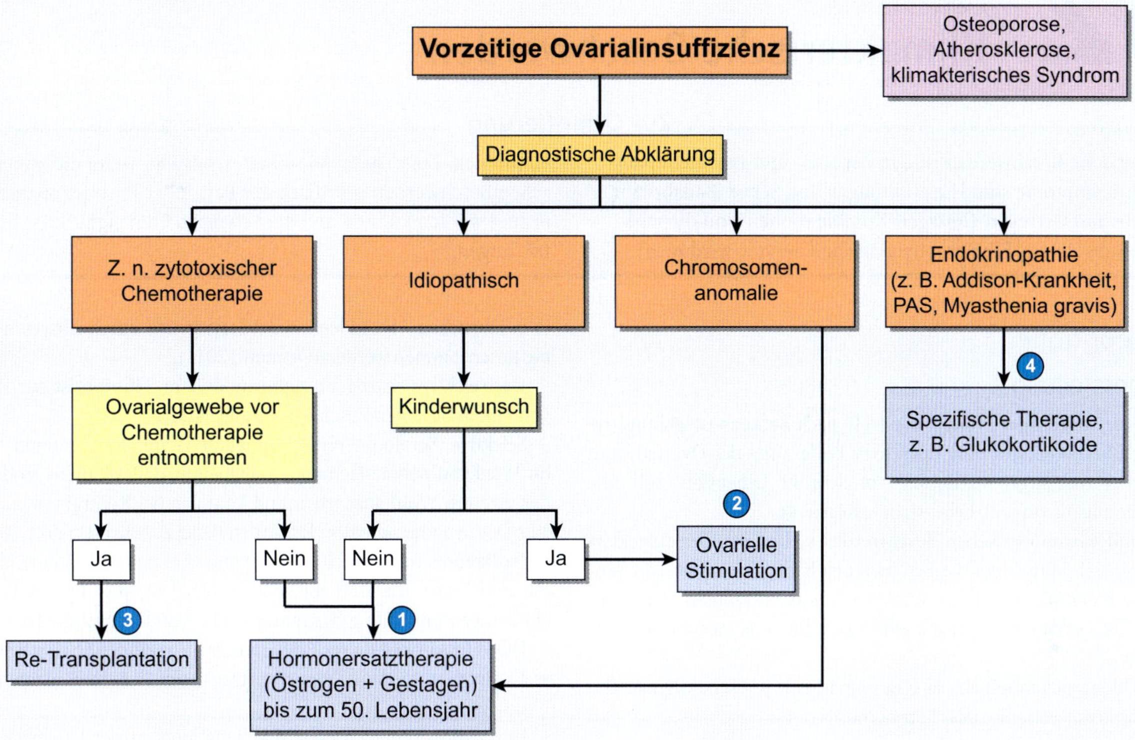
Vorzeitige Ovarialinsuffizienz
Osteoporose, Atherosklerose, klimakterisches Syndrom
Diagnostische Abklärung
Z. n. zytotoxischer Chemotherapie
Idiopathisch
Chromosomen-anomalie
Endokrinopathie (z. B. Addison-Krankheit, PAS, Myasthenia gravis)
Ovarialgewebe vor Chemotherapie entnommen
Kinderwunsch
4
Spezifische Therapie, z. B. Glukokortikoide
2
Ja
Nein
Nein
Ja
Ovarielle Stimulation
3
1
Re-Transplantation
Hormonersatztherapie (Östrogen + Gestagen) bis zum 50. Lebensjahr

62

Clemens Tempfer

Klimakterische Beschwerden

Zur Orientierung

Klimakterische Beschwerden sind in der Peri- und Postmenopause häufig. Leisymptome sind Hitzewallungen und Schweißausbrüche. Östrogene und Östrogen-Gestagen-Kombinationen sind die wirksamsten Substanzen. Eine prophylaktische Therapie wird nicht empfohlen. Eine Therapieindikation besteht, wenn die klimakterischen Beschwerden spezifisch der Peri- oder Postmenopause zugeordnet werden können und die Lebensqualität signifikant beeinträchtigen.

Therapieoptionen

Indikationsstellung

Bei iatrogener **vorzeitiger Menopause** (z. B. nach Beckenbestrahlung, zytotoxischer Chemotherapie oder operativer Entfernung der Ovarien) und idiopathischer vorzeitiger Menopause vor dem 40. Lebensjahr soll eine Hormontherapie bis zum 50. Lebensjahr erfolgen. ❶

Frauen mit **vasomotorischen Beschwerden** sollten darüber aufgeklärt werden, dass sich klimakterische Beschwerden häufig innerhalb von Wochen bis Monaten auch ohne Therapie stark bessern können (Ortmann 2011). Die Östrogentherapie ist die effektivste Therapie vasomotorischer Beschwerden.

Bei **Scheidentrockenheit** als Leitsymptom ist eine topische vaginale Östrogentherapie mit Estradiol oder Estriol indiziert. ❷

Substanzauswahl

Mittel der ersten Wahl zur Behandlung klimakterischer Beschwerden sind **Östrogene** (Estradiol, Estradiolvalerat, Estriol). Aufgrund der östrogenvermittelten Proliferation des Endometriums und dem Risiko für Endometriumhyperplasien und Endometriumkarzinomen ist folgendes zu beachten:

- Frauen mit Uterus sollen mit Östrogenen und Gestagenen behandelt werden
- Frauen ohne Uterus sollen nur mit Östrogenen behandelt werden
- Eine Östrogen-Gestagen-Therapie mit natürlichem Progesteron, wie mikronisiertem Progesteron oder Dydrogesteron, ist zur Endometriumprotektion weniger geeignet als eine Östrogen-Gestagen-Therapie mit synthetischen Gestagenen, wie Medroxyprogesteronacetat (MPA) oder Levonorgestrel (Fournier 2014).
- Die transdermale Östrogenbehandlung ist hinsichtlich des Thromboserisikos sicherer als die orale Östrogenbehandlung (NICE 2015).

Die optimale Dosis einer Hormontherapie ist individuell variabel und kann bis zur niedrigsten effektiven Dosis, bei der die klimakterischen Beschwerden in zufriedenstellender Weise behandelt sind, titriert werden.

Die Dauer der Hormontherapie ist auf wenige Jahre zu beschränken. Langzeittherapien sind zu vermeiden. Nach 2–3 Jahren Therapiedauer sollte in jährlichen Abständen ein Auslassversuch durch Absetzen der Therapie unternommen werden (Ortmann 2011).

Der selektive Östrogenrezeptormodulator **Tibolon** ist zur Behandlung von klimakterischen Beschwerden zugelassen.

Selektive Serotonin-Wiederaufnahme-Hemmer, Serotonin-Noradrenalin-Wiederaufnahme-Hemmer, Gabapentin und Clonidin sind als **Mittel der zweiten Wahl** anzusehen und kommen bei Kontraindikationen gegen eine Östrogentherapie zum Einsatz (z. B. bei Z. n. Brustkrebs).

Isoflavone und **Cimicifuga**-Präparate können vasomotorische Symptome erleichtern. Die Studienlage zu diesen Therapien erlaubt jedoch keine eindeutige Empfehlung (Ortmann 2011). Aufklärungsinhalte:

- Die Wirksamkeit dieser Präparate ist nicht eindeutig erwiesen.
- Es gibt verschiedene Zubereitungen, deren Sicherheit nicht genügend untersucht ist.
- Interaktionen mit anderen Medikamenten wurden beschrieben.
- Qualität, Reinheit und Zusammensetzung können unterschiedlich sein

Bioidentische Hormone haben eine vergleichbare Wirkung auf klimakterische Beschwerden wie Östrogene. Ihre Sicherheit ist jedoch nicht ausreichend belegt.

Komplikationen und potenzielle Risiken

Komplikationen der Hormontherapie sind:

- Thrombosen (bei oraler Therapie höheres Risiko als bei transdermaler Therapie)
- Mammakarzinom (bei Östrogen-Gestagen-Kombinationstherapie; geringeres Risiko bei Östrogentherapie; bei Östrogentherapie mit konjugierten equinen Östrogenen besteht ein reduziertes Mammakarzinomrisiko)
- Schlaganfall und Herzinfarkt (bei Therapiebeginn > 60 Jahre)
- Gallensteine und Demenz (bei Therapiebeginn > 65 Jahre)

Bei Therapiebeginn einer Hormontherapie in der ersten Dekade nach der Menopause besteht wahrscheinlich ein reduziertes Risiko für Schlaganfall und Herzinfarkt, kardiovaskuläre Mortalität, Osteoporose (Östrogentherapie), Kolonkarzinom (Östrogen-Gestagen-Therapie) und Endometriumkarzinom (Östrogen-Gestagen-Therapie mit MPA als Gestagen).

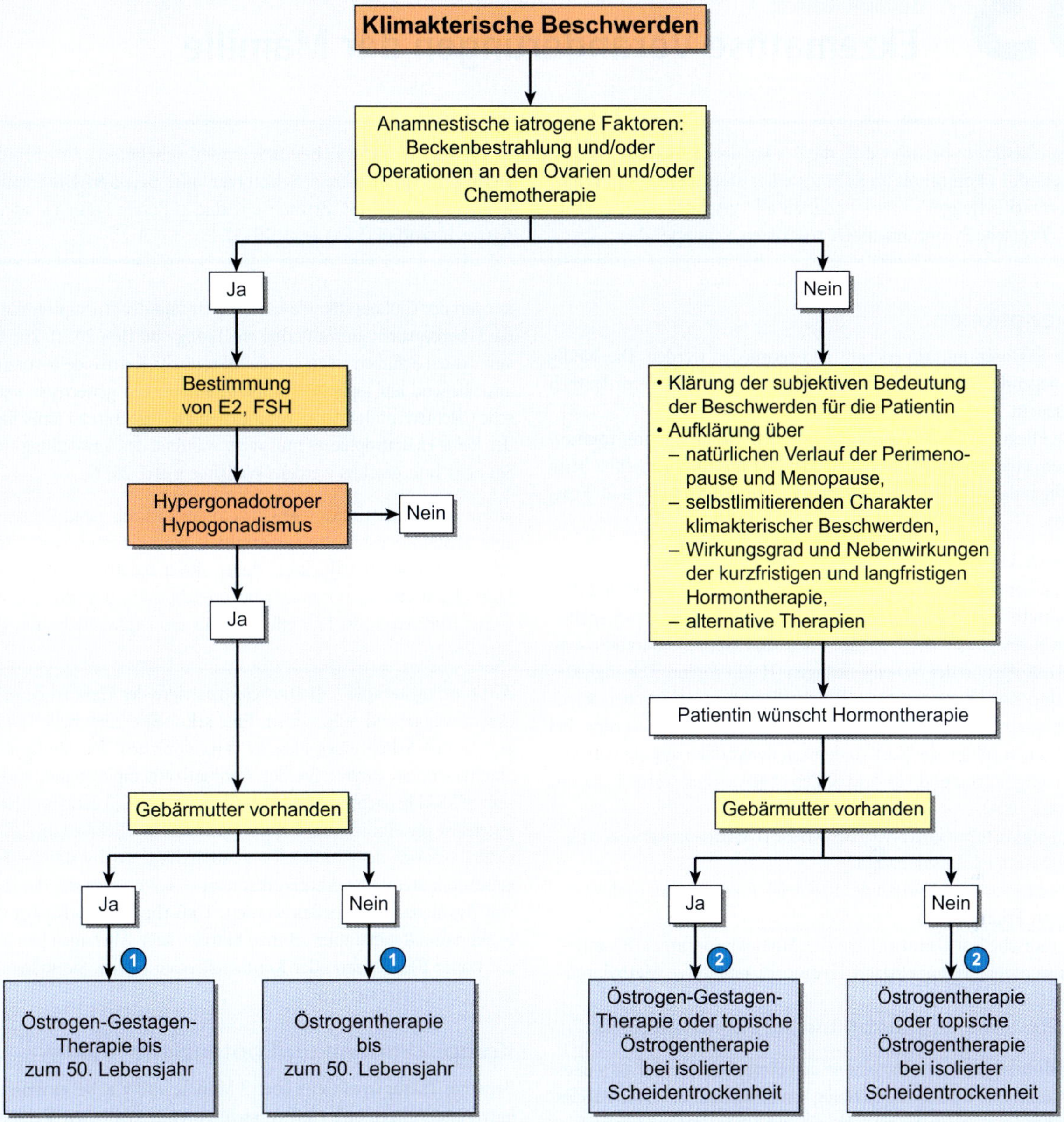
Klimakterische Beschwerden
Anamnestische iatrogene Faktoren: Beckenbestrahlung und/oder Operationen an den Ovarien und/oder Chemotherapie
Ja
Nein
Bestimmung von E2, FSH
Hypergonadotroper Hypogonadismus
Nein
Ja
Gebärmutter vorhanden
Ja
Nein
1
Östrogen-Gestagen-Therapie bis zum 50. Lebensjahr
1
Östrogentherapie bis zum 50. Lebensjahr
• Klärung der subjektiven Bedeutung der Beschwerden für die Patientin
• Aufklärung über
– natürlichen Verlauf der Perimenopause und Menopause,
– selbstlimitierenden Charakter klimakterischer Beschwerden,
– Wirkungsgrad und Nebenwirkungen der kurzfristigen und langfristigen Hormontherapie,
– alternative Therapien
Patientin wünscht Hormontherapie
Gebärmutter vorhanden
Ja
Nein
2
Östrogen-Gestagen-Therapie oder topische Östrogentherapie bei isolierter Scheidentrockenheit
2
Östrogentherapie oder topische Östrogentherapie bei isolierter Scheidentrockenheit

63

Susanne Albrecht

Ekzematöse Veränderungen der Mamille

Zur Orientierung

Das Mamillenekzem betrifft i. d. R. die Areola, die Brustwarze ist selten betroffen. Es kommt oft im Rahmen einer atopischen oder irritativen Dermatitis (jogger's nipple) oder als allergische Kontaktdermatitis vor. Typische Symptome dieser trockenen, schuppenden, erythematösen oder lichenifizierenden subakuten oder chronischen Dermatitis sind Juckreiz, Schmerzen oder Brennen. Die Inzidenz ist nicht genau bekannt. Erwachsene und stillende Frauen sind am häufigsten betroffen (Song et al. 2015).

Therapieoptionen

Auslösende Faktoren müssen erkannt und vermieden werden. Das häufig zugrunde liegende atopische Mamillenekzem ist dabei außerordentlich therapieresistent.

Fettende Pflege, topische Glukokortikoide, evtl. zusammen mit Immunmodulatoren, einer Antibiotikatherapie oder Antihistaminika helfen beim Durchbrechen des Circulus vitiosus aus Juckreiz – Scheuern und Kratzen – Nässen.

Topische Kortikoide ❶ Therapie der Wahl. Als Erstlinientherapie sollten niedrig potente Kortikoide eingesetzt werden (Leung und Hon 2012). Potente topische Kortikoide sind schwerwiegenderen Fällen vorbehalten und sollten nicht länger als 3–5 Tage eingesetzt werden (Barankin und Gross 2004). Aufgrund der Nebenwirkungen (Hautatrophie, Teleangiektasie, Striae und Kontaktdermatitis) sollte der Einsatz von topischen Kortikoiden engmaschig kontrolliert und möglichst gering gehalten werden. Bei stillenden Frauen sollten die Kortikoide nach dem Stillen auf die betroffenen Stellen aufgetragen und vor dem Stillen abgewaschen werden (Barankin und Gross 2004).

- Niedrig potente topische Kortikoide (Klasse I): Hydrocortison,-acetat, Dexamethason, Prednisolonacetat
- Mittelpotente topische Kortikoide (Klasse II): Prednicarbat, Clobetasonbutyrat, Triamcinolon
- Potente topische Kortikoide (Klasse III): Momethasonfuroat, Betamethasondipropionat, Halomethason, Hydrocortisonbutyrat, Methylprednisolonaceponat
- Sehr potente topische Kortikoide (Klasse IV): Clobetasolpropionat

Calcineurininhibitoren ❷ Tacrolimus und Pimecrolimus sind als weitere antiinflammatorische topische Behandlung von atopischen Ekzemen zugelassen (Wollenberg et al. 2018). Sie sind eine weitere Alternative zur Anwendung an der empfindlichen Haut der Mamille (Leung und Hon 2012). Die sequenzielle Anwendung von topischen Immunmodulatoren wie Tacrolimus mit reduzierter topischer Kortikoidgabe kann die Langzeitanwendung und Nebenwirkungen der Glukokortikoide minimieren und den Therapieerfolg und damit die Lebensqualität aufrechterhalten (Leung und Hon 2012). Zur Behandlung von akuten Schüben sollten zunächst topische Kortikoide bevorzugt und ggf. anschließend auf topische Calcineurininhibitoren gewechselt werden. Topische Calcineurininhibitoren verursachen im Gegensatz zu topischen Kortikoiden keine Hautatrophie, es muss aber während der Anwendung auf effektiven Sonnenschutz geachtet werden (Wollenberg et al. 2018).

Orale Antihistaminika ❸ Obwohl der Juckreiz beim Ekzem nicht über eine Histaminausschüttung vermittelt wird, können orale Antihistaminika bei refraktärem Juckreiz durch ihren sedativen Effekt abends beim Einschlafen eine symptomatische Erleichterung bewirken. Der H1-Antagonist Hydroxyzin ist hier effektiver als das Diphenhydramin (Leung und Hon 2012).

Antibiotikatherapie ❹ Die Schutzbarriere der Haut ist beim Mamillenekzem weitgehend aufgehoben. Eine sekundäre bakterielle Infektion kann den akuten Schub eines Ekzems verschlimmern. Ein häufiger Erreger ist Staphylococcus aureus. Bei der Antibiotikatherapie sollten auch Resistenzen (MRSA) bedacht werden (Barankin et al. 2004, Leung und Hon 2012). S. aureus ist gewöhnlich sensibel für Flucloxacillin (Betalaktam), Clindamycin, Cephalosporine der 1. und 2. Generation. Eine prophylaktische bzw. durchgehende systemische Antibiotikatherapie sollte aufgrund der Entwicklung von Resistenzen vermieden werden. Topische Antibiotika wie Mupirocin, Fusidin und Retapamulin können hilfreich sein. Aber auch hier können sich auf Dauer Resistenzen oder Kontaktallergien bilden. Sie sollten daher vorsichtig eingesetzt werden.

Komplikationen und potenzielle Risiken

Bei einer Therapieresistenz über 3 Monate und v. a. bei einseitigen Mamillenveränderungen soll zum Ausschluss einer malignen Veränderung der Mamille (Paget- oder Bowen-Krankheit) eine Probebiopsie durchgeführt werden. Lange chronische Verläufe können bis zur Destruktion der Mamille fortschreiten.

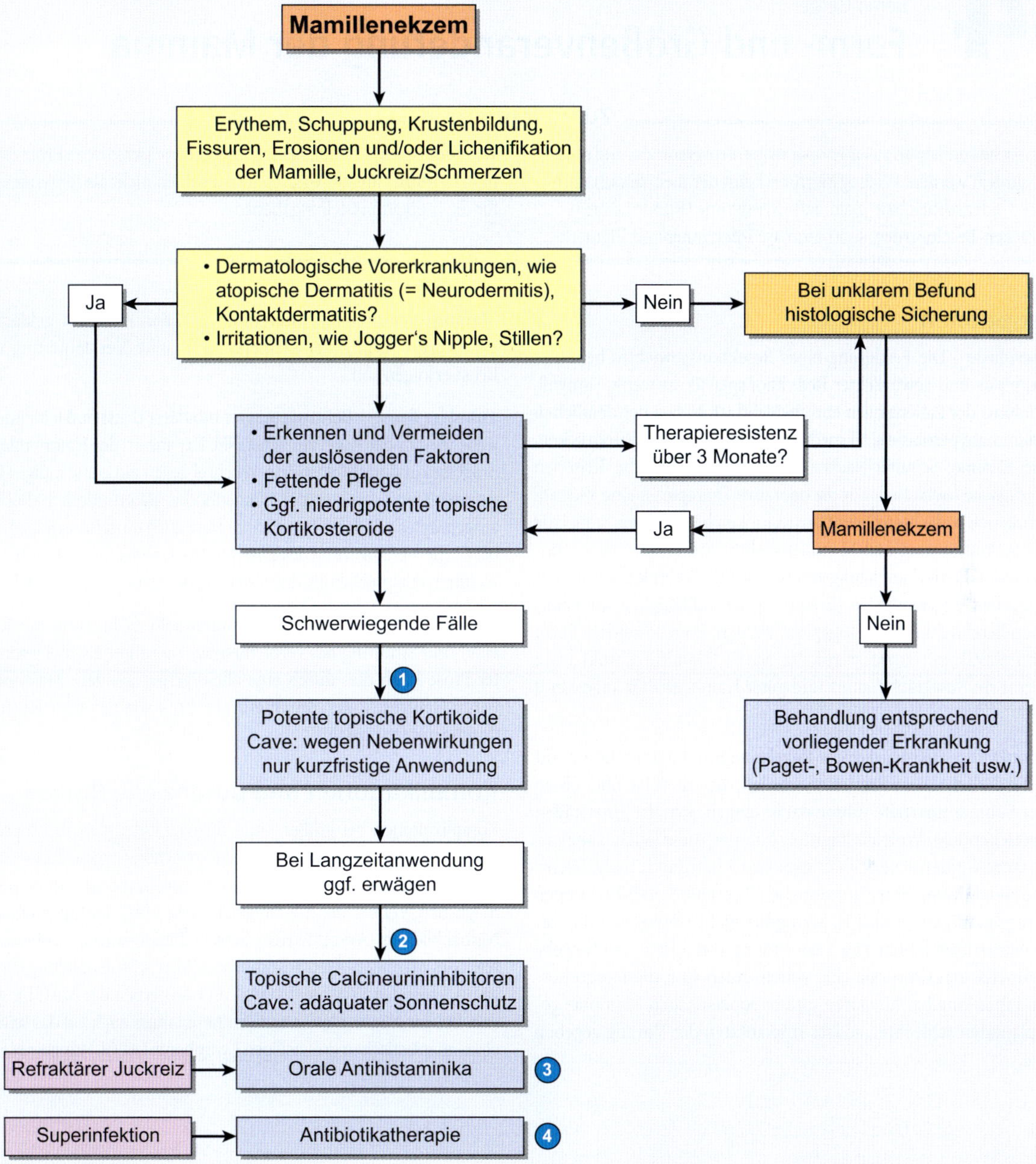
Mamillenekzem
Erythem, Schuppung, Krustenbildung, Fissuren, Erosionen und/oder Lichenifikation der Mamille, Juckreiz/Schmerzen
• Dermatologische Vorerkrankungen, wie atopische Dermatitis (= Neurodermitis), Kontaktdermatitis?
• Irritationen, wie Jogger's Nipple, Stillen?
Ja
Nein
Bei unklarem Befund histologische Sicherung
• Erkennen und Vermeiden der auslösenden Faktoren
• Fettende Pflege
• Ggf. niedrigpotente topische Kortikosteroide
Therapieresistenz über 3 Monate?
Ja
Mamillenekzem
Nein
Schwerwiegende Fälle
1
Potente topische Kortikoide Cave: wegen Nebenwirkungen nur kurzfristige Anwendung
Behandlung entsprechend vorliegender Erkrankung (Paget-, Bowen-Krankheit usw.)
Bei Langzeitanwendung ggf. erwägen
2
Topische Calcineurininhibitoren Cave: adäquater Sonnenschutz
Refraktärer Juckreiz
Orale Antihistaminika
3
Superinfektion
Antibiotikatherapie
4

64

Bernd Gerber

Form- und Größenveränderung der Mamma

Zur Orientierung

Die medizinische Indikation zu einer operativen Brustveränderung muss individuell gestellt werden. Wichtig hierfür scheint der medizinisch nachvollziehbare Leidensdruck bzw. glaubhafte Symptome (Rundrücken, Schulter-Nacken-Beschwerden, submammare Infektionen mit Pigmentveränderungen) zu sein. Häufig angegebene psychische Probleme haben nahezu immer andere Ursachen und sollten nicht als führendes Kriterium für die Indikationsstellung dienen.

Therapieoptionen

Mammahyperplasie Die Festlegung eines Resektionsgewichtes bei einer Mammahyperplasie und gewünschter Reduktionsplastik ist wenig sinnvoll, da hier der Habitus der Patientinnen entscheidend ist. Neben der deutlichen sichtbaren Mammahyperplasie sind medizinische Gründe wie Rundrücken, submammäre Ekzeme, Schulter-Nacken-Schmerzen wesentliche Kriterien für eine medizinische Indikation. Für die operative Therapie ist eine Vielzahl von mit Eigennamen bedachten Operationstechniken beschrieben, wobei die ankerförmige Schnittführung und Mamillenstielung auf einem oberen, unteren oder zentralen Pedikel am häufigsten ist. Die OP-Technik muss jeweils an die individuellen Gegebenheiten (Erhaltung der Stillfähigkeit, Resektatgewichte, Mamillendurchblutung) angepasst werden. Eine besondere Form der Reduktionsplastik mit kurzer vertikaler Narbe (Lejour-Technik) kann bei nicht zu großem Resektatvolumina und guter Hautelastizität angewandt werden.

Mammahypoplasie Hier wird in der Regel eine Brustaugmentation mit Prothesen erforderlich. Diese Prothesen werden vorzugsweise über einen Schnitt in der Submammarfalte submuskulär eingebracht. In Einzelfällen und bei ausreichendem Weichteilmantel, können diese auch subglandulär eingebracht werden. Die Stillfähigkeit wird hierdurch nicht beeinträchtigt. Die Verordnung einer hormonellen Therapie (ohK) bei jungen Frauen mit regelmäßigem Zyklus ist wenig bis nicht effektiv, da die Rezeptoren an den Drüsen fehlen. Die Verwendung von autologem Gewebe ist in der kosmetischen Chirurgie eher selten. Auch sind die Langzeitergebnisse von Lipofilling bei tubulären und hypoplastischen Mammae gegenüber Implantaten schlechter, sodass Implantaten der Vorzug gegeben werden sollte.

Mammaasymmetrie Hier muss mit der Patientin geklärt werden, ob eine Vergrößerung der kleineren oder eine Verkleinerung der größeren Brust erfolgen soll.

Tubuläre Brust Bei ausgeprägter tubulärer Brust und fehlendem Drüsengewebe wird in der Regel zunächst eine Expansion des Hautmantels (Expanderprothese) und nachfolgendem Wechsel gegen ein endständiges Implantat mit periareolärer Korrektur der Warzenhofhernie erforderlich. Bei weniger stark ausgeprägter tubulärer Brust kann diese auch einzeitig erfolgen. Wichtig hierbei ist die Verlängerung des unteren Brustanteils (MAC untere Umschlagsfalte) durch entsprechende Mobilisierung der Haut bzw. unteren Umschlagsfalte.

Ptose Bei ausreichendem Volumen geht es hier um die Resektion von Haut und Straffung des verbleibenden Hautmantels. Bei gering ausgeprägter Ptose kann dies durch eine alleinige periareoläre Mastopexie, bei größeren Hautresektaten durch eine Technik wie bei einer Reduktionsplastik durchgeführt werden.

Komplikationen und potenzielle Risiken

Komplikationen bei größen- und formverändernden Brustoperationen sind – wie bei allen operativen Eingriffen – Nachblutungen, Hämatome, Wundinfektionen und Narbenbildung. Bei Brustoperationen muss zudem auf den möglichen Verlust der Stillfähigkeit (freie MAC-Transplantation), unschöne Narbenbildung, Asymmetrien, Sensibilitätsstörungen – insbesondere im Bereich des Mamillen-Areola-Komplexes (MAC), Stufenbildung (Protheseneinlage bei fehlenden Weichteilmantel) und Absterben des MAC hingewiesen werden. Bei der Augmentation mit Prothesen muss auch auf das seltene Auftreten eines anaplastischen großzelligen Lymphoms (ALCL) hingewiesen werden.

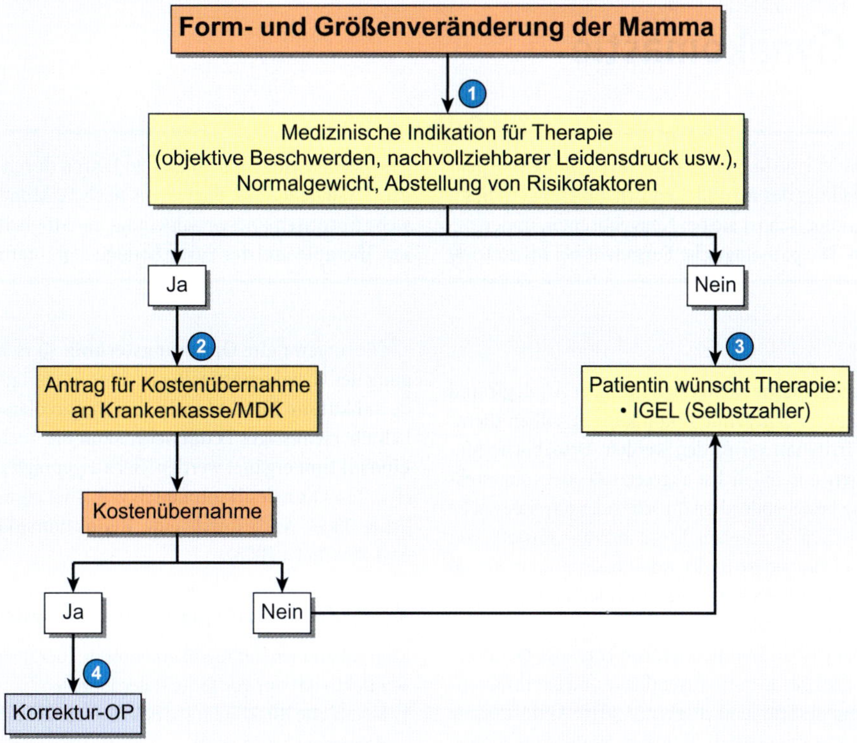
Form- und Größenveränderung der Mamma
1
Medizinische Indikation für Therapie
(objektive Beschwerden, nachvollziehbarer Leidensdruck usw.),
Normalgewicht, Abstellung von Risikofaktoren
Ja
Nein
2
3
Antrag für Kostenübernahme
an Krankenkasse/MDK
Patientin wünscht Therapie:
• IGEL (Selbstzahler)
Kostenübernahme
Ja
Nein
4
Korrektur-OP

65

Barbara Flege

Gynäkomastie

Zur Orientierung

Die **Gynaecomastia vera** ist eine konzentrische, meist bilaterale, periareoläre benigne Schwellung des männlichen Brustdrüsengewebes mit Druckschmerz. Physiologisch ist sie bei Neugeborenen, in der Pubertät und im Senium. Die pathologische Form tritt bei bis zu 65 % der Männer zwischen 50 und 80 Jahren durch eine Androgen-Östrogen-Dysbalance auf. Spätestens nach 12 Monaten wird das Drüsengewebe fibrotisch und verschwindet die Möglichkeit der medikamentösen Therapie und der zuvor häufigen Spontanremission.

Therapieoptionen

Die Therapie der echten Gynäkomastie richtet sich nach der Ätiologie und der Dauer des Bestehens. Zugrundeliegende Erkrankungen sollten therapiert ❶ und mechanische Irritation vermieden werden. Ursächliche Medikamente sollten identifiziert und möglichst abgesetzt ❷ oder umgestellt werden. Liegt eine kurzzeitig bestehende idiopathische oder physiologische Gynäkomastie vor, sollte wegen der hohen Spontanremissionsrate von ~80 % nach 6–24 Monaten insbesondere in der Adoleszenz primär eine ❸ **reine Observanz** erfolgen. Unter diesen Basismaßnahmen erfolgt nach 3 Monaten eine klinische Befundkontrolle.

Bei ausbleibender Besserung ist die **medikamentöse Therapie** ❹ mit Tamoxifen 20 mg / d möglich. Dies gilt auch für Jugendliche und hat insbesondere einen positiven Effekt auf die Schmerzhaftigkeit. Andere Antiöstrogene (z. B. Aromataseinhibitoren) konnten nach aktueller Studienlage keinen Vorteil erzielen. Tamoxifen kommt auch zur **Prophylaxe** der Gynäkomastie unter antiandrogener Therapie bei Prostatakarzinom infrage und hat einen ähnlichen Effekt wie die prophylaktische Radiatio der Brust mit 10–15 Gy, die bei schon vorbestehendem Thromboembolierisiko vorgezogen werden sollte. Erneut erfolgt nach 3 Monaten eine klinische Befundkontrolle. Bei regredienten Beschwerden kann die medikamentöse Therapie für weitere 3 Monate fortgesetzt werden.

Ergibt sich keine Besserung oder besteht die Gynäkomastie bei Erstvorstellung schon länger als 12 Monate, ist je nach Leidensdruck des Patienten nur noch eine ❺ **operative Therapie** zielführend. Adoleszente sollten erst nach sicherem Abschluss der Pubertät operiert werden, um ein Rezidiv zu vermeiden.

Die angewandte **Operationstechnik** ❻ richtet sich nach der Ausprägung der Gynäkomastie. Bei leichter Ausprägung reicht eine hautsparende **subkutane Mastektomie** vom Periareolärschnitt aus. Besteht zusätzlich überschüssiges Fettgewebe, kann die Technik durch eine zeitgleiche **Liposuktion** ergänzt werden. Bei ausgeprägteren Befunden ist zusätzlich eine Resektion des Hautmantels z. B. über eine **Mastopexie** oder bei deutlicher Ptose auch durch eine **Reduktionsplastik** notwendig (Cordova und Moschella 2008).

Komplikationen und potenzielle Risiken

Komplikationen der medikamentösen Therapie:

- Effektivität nur vor Eintritt der Fibrose
- Komplette Rückbildung des Drüsengewebes nicht zu erwarten, partielle Remission bei ca. 80 %
- Off Lable Use (Cave: Kostenübernahme)
- Epigastrische Beschwerden
- Potenzstörungen
- Geringe Erhöhung des Thromboembolierisikos

Komplikationen der operativen Therapie:

- Nekrose der Mamille (insbesondere bei Nikotinabusus!)
- Taubheitsgefühl der Mamille
- Narbenbildungen, Dellung und Asymmetrie
- Serombildung mit rezidivierenden Punktionen oder auch Infektionen

Ausgewählte Medikamente, die eine Gynäkomastie auslösen

Mechanismus	Evidenzgrad A	Evidenzgrad B
Androgene	Ketoconazol 5α-Reduktasehemmer (Finasterid, Dutasterid) Androgenrezeptorblocker (Bicalutamid, Flutamid, Nilutamid, Spironolacton) Säureblocker: Cimetidin	Alkylanzien Omeprazol
Östrogenerhöhung	Östrogene (Estriolcreme der Ehefrau?)	Anabolika
Multifaktoriell	Wachstumshormon	Hochaktive antiretrovirale Therapie Kalziumantagonisten (Nifedipin, Diltiazem) Genussmitel: Alkohol (Bier), Heroin, Methadon Atypische Neuroleptika (Risperidon, Olanzapin, Quetiapin)

Es gibt zahlreiche weitere Medikamente, bei denen eine Assoziation mit der Gynäkomastie besteht. Siehe hierzu die Tabellen in Literaturquellen: Dickson 2012, Schanz et al. 2012, Braunstein und Anawalt 2018.

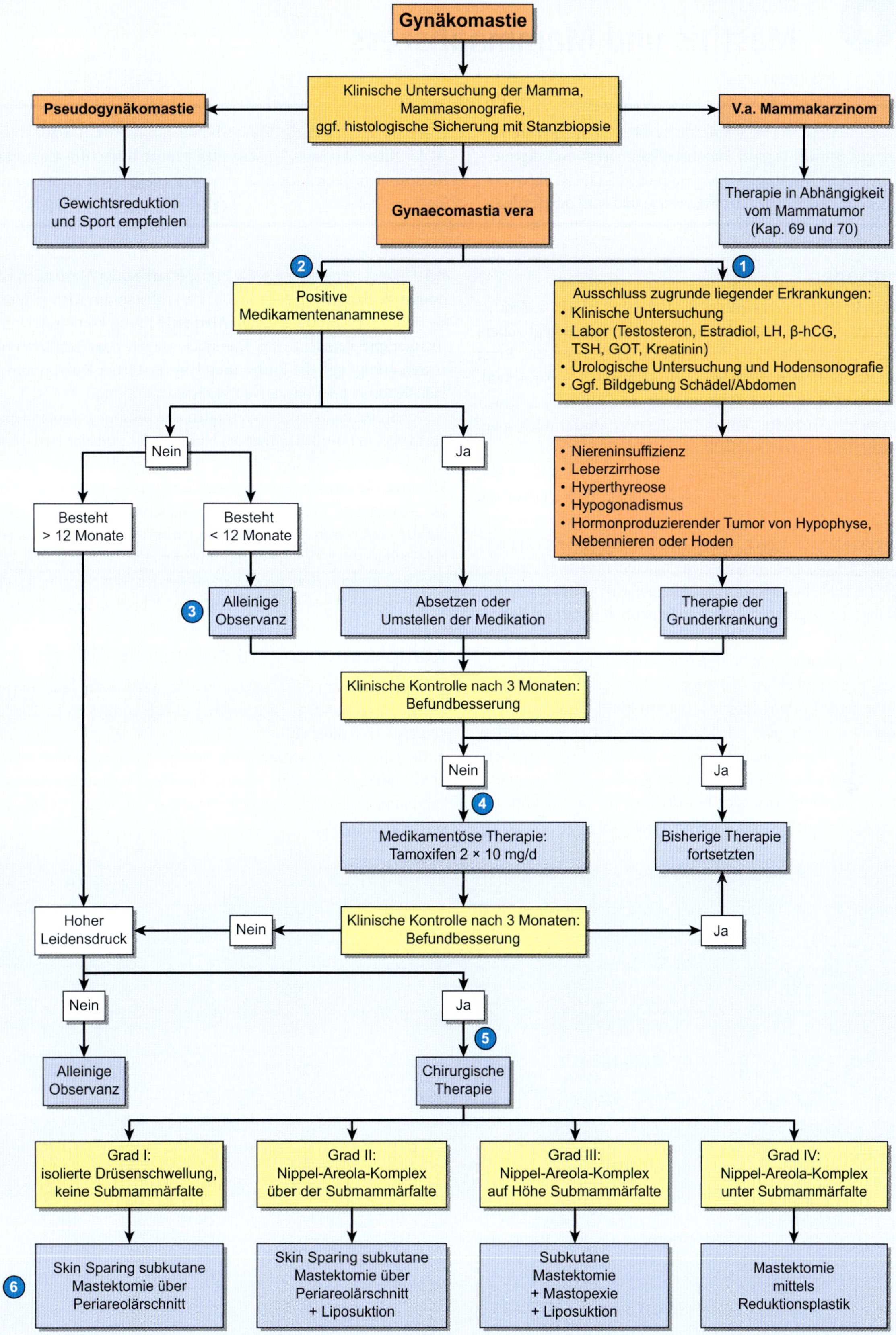
Gynäkomastie
Klinische Untersuchung der Mamma, Mammasonografie, ggf. histologische Sicherung mit Stanzbiopsie
Pseudogynäkomastie
V.a. Mammakarzinom
Gewichtsreduktion und Sport empfehlen
Gynaecomastia vera
Therapie in Abhängigkeit vom Mammatumor (Kap. 69 und 70)
2
1
Positive Medikamentenanamnese
Ausschluss zugrunde liegender Erkrankungen:
• Klinische Untersuchung
• Labor (Testosteron, Estradiol, LH, β-hCG, TSH, GOT, Kreatinin)
• Urologische Untersuchung und Hodensonografie
• Ggf. Bildgebung Schädel/Abdomen
Nein
Ja
• Niereninsuffizienz
• Leberzirrhose
• Hyperthyreose
• Hypogonadismus
• Hormonproduzierender Tumor von Hypophyse, Nebennieren oder Hoden
Besteht > 12 Monate
Besteht < 12 Monate
3
Alleinige Observanz
Absetzen oder Umstellen der Medikation
Therapie der Grunderkrankung
Klinische Kontrolle nach 3 Monaten: Befundbesserung
Nein
Ja
4
Medikamentöse Therapie: Tamoxifen 2 × 10 mg/d
Bisherige Therapie fortsetzten
Hoher Leidensdruck
Nein
Klinische Kontrolle nach 3 Monaten: Befundbesserung
Ja
Nein
Ja
5
Alleinige Observanz
Chirurgische Therapie
Grad I: isolierte Drüsenschwellung, keine Submammärfalte
Grad II: Nippel-Areola-Komplex über der Submammärfalte
Grad III: Nippel-Areola-Komplex auf Höhe Submammärfalte
Grad IV: Nippel-Areola-Komplex unter Submammärfalte
6
Skin Sparing subkutane Mastektomie über Periareolärschnitt
Skin Sparing subkutane Mastektomie über Periareolärschnitt + Liposuktion
Subkutane Mastektomie + Mastopexie + Liposuktion
Mastektomie mittels Reduktionsplastik

66

Cordula Franz

Mastitis und Mammaabszess

Zur Orientierung

Leitsymptom der Mastitis ist eine schmerzhafte lokale bis ausgedehnte Rötung (sowie ggf. Schwellung) der Mamma oft mit Fieber und allgemeinem Krankheitsgefühl. Die Mastitis puerperalis entsteht meist durch einen Milchstau oder Verletzungen der Brustwarze und wird durch falsche Stilltechniken begünstigt. Hauptrisikofaktor der Mastitis nonpuerperalis ist der Nikotinkonsum. Unbehandelt können beide zum Mammaabszess fortschreiten, der jedoch auch ohne vorausgegangene Mastitis auftreten kann.

Therapieoptionen

Als **symptomatische Therapie** ❶ erfolgt die Gabe von NSAR, zudem ist Rauchverzicht anzuraten. Bei Patientinnen im Wochenbett erfolgt zudem eine Stillberatung: regelmäßige und konsequente Entleerung der Brust (falls Stillen schmerzbedingt nicht möglich, Brust manuell ausstreichen), lokale Wärmeapplikation vor und Kühlung nach dem Stillen. Bei Brustwarzenläsionen werden frühzeitig topisch Lanolin oder Muttermilch angewandt und Hebammenkontakt hergestellt.

Vor Beginn einer **Antibiotikatherapie** ❷ sollte nach Möglichkeit Material zur mikrobiologischen Diagnostik (Muttermilch, Eiter) gewonnen werden.

- **Mastitis puerperalis:** Häufigster Erreger ist S. aureus, der mit Cephalosporinen oder β-Laktamase-geschützten Penicillinen (z. B. Flucloxacillin 3 x 1 g / d p. o.) behandelt wird. Bei Allergie wird Clindamycin 3 x 300–450 mg / d p. o. gegeben, bei hämodynamisch instabilen Patientinnen Vancomycin.
- **Mastitis nonpuerperalis:** Zum breiten Erregerspektrum gehören Staphylokokken, Enterokokken und Streptokokken sowie Bacteroides oder Proteus seltener Corynebakterien. Die Antibiotikatherapie erfolgt mit Cephalosporinen oder β-Laktamase-geschützten Penicillinen (z. B. Amoxicillin / Clavulansäure 2 x 875 + 125 mg / d p. o.). Bei Allergie wird Clindamycin 3 x 300–450 mg / d p.o. gegeben. Die Therapie dauert bis zu 14 Tage und wird nach Eintritt einer deutlichen klinischen Besserung, frühestens jedoch nach 5 Tagen beendet.

Bei Abszedierung oder rezidivieren periareolären Mastitiden ist ggf. auch **operative Sanierung** ❸ möglich. Im Frühstadium wird in Lokalanästhesie eine Punktion oder lokale Abszessspaltung kombiniert mit Antibiotikatherapie versucht. Bei Therapieversagen oder rezidivierenden Abszessen erfolgt ggf. die Entfernung von zerstörten Duktuli und / oder eine Fistelektomie oder operative Abszessausräumung.

Das Stillen kann bei allen Entitäten und Behandlungsoptionen in der Regel fortgesetzt werden, außer bei blutiger oder putrider Laktation.

Eine Sonderform der Mastitis nonpuerperalis ist die **granulomatöse Mastitis,** die schwer zu therapieren und oft mit langen Krankheitsverläufen assoziiert ist. Nach histologischer Sicherung des sonografisch als soliden Herdes imponieren Befundes erfolgt eine primär symptomatische Therapie, bei Nachweis von Corynebacterium kann eine Antibiotikatherapie sinnvoll sein. Bei therapierefraktärem Verlauf werden Glukokortikoide oder Methotrexat gegeben. Operative Interventionen führen zu keiner Verbesserung.

Komplikationen und potenzielle Risiken

Der Übergang von einer lokalen in eine systemische Infektion sollte frühzeitig erkannt werden, um schwere Verläufe zu vermeiden. Die Entstehung von Fisteln ist möglich.

Bei fehlender Besserung unter Antibiotikatherapie oder lokal rezidivierender Mastitis muss die Möglichkeit eines inflammatorischen Mammakarzinoms in Betracht gezogen und dieses ggf. bioptisch histologisch ausgeschlossen werden.

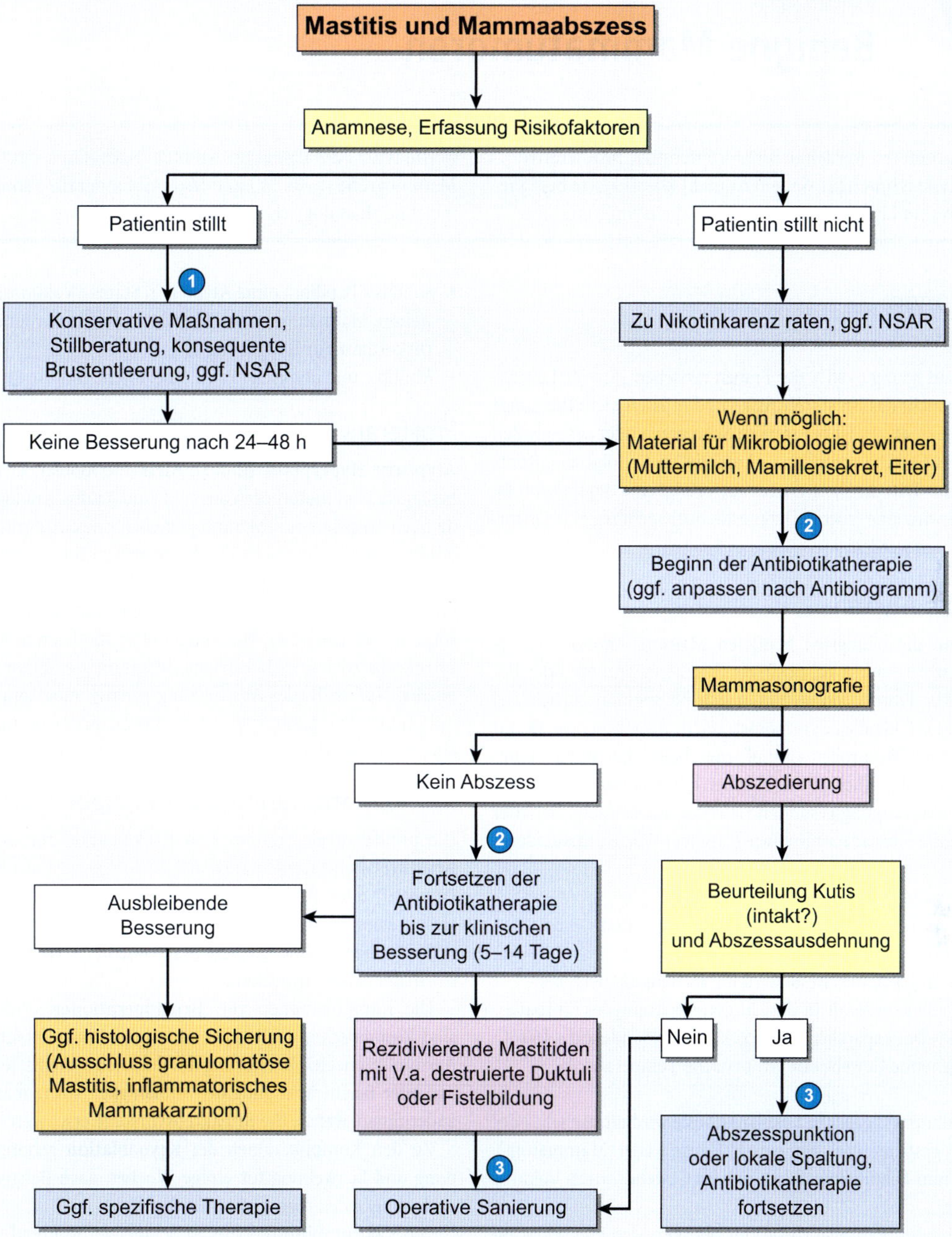
Mastitis und Mammaabszess
Anamnese, Erfassung Risikofaktoren
Patientin stillt
Patientin stillt nicht
1
Konservative Maßnahmen, Stillberatung, konsequente Brustentleerung, ggf. NSAR
Zu Nikotinkarenz raten, ggf. NSAR
Keine Besserung nach 24–48 h
Wenn möglich: Material für Mikrobiologie gewinnen (Muttermilch, Mamillensekret, Eiter)
2
Beginn der Antibiotikatherapie (ggf. anpassen nach Antibiogramm)
Mammasonografie
Kein Abszess
Abszedierung
2
Fortsetzen der Antibiotikatherapie bis zur klinischen Besserung (5–14 Tage)
Ausbleibende Besserung
Beurteilung Kutis (intakt?) und Abszessausdehnung
Nein
Ja
Ggf. histologische Sicherung (Ausschluss granulomatöse Mastitis, inflammatorisches Mammakarzinom)
Rezidivierende Mastitiden mit V.a. destruierte Duktuli oder Fistelbildung
3
Abszesspunktion oder lokale Spaltung, Antibiotikatherapie fortsetzen
3
Ggf. spezifische Therapie
Operative Sanierung

67

Barbara Flege

Benigne Mammatumoren

Zur Orientierung

Benigne Mammatumoren werden in nichtproliferative, proliferative ohne und mit Atypien unterteilt. Seltenere, nicht klassifizierte benigne Mammatumoren sind Lipome und Harmatome. Leitsymptome sind Mastodynie oder Palpationsbefunde. Nach klinischer Untersuchung, Mammografie (> 40. Lj.) und Mammasonografie kann die Diagnose meist nur histologisch nach Biopsie erbracht werden.

Therapieoptionen

Nichtproliferativ

Einfache Zysten sind häufig (~40 % der Frauen zwischen 35. – 50. Lebensjahr), erhöhen aber nicht das Brustkrebsrisiko und müssen nicht therapiert werden. Eine Punktion ❶ erfolgt bei starken Schmerzen oder sehr großen Zysten, die gesundes Gewebe verdrängen. Anschließend erfolgt eine Kontrolle nach 3 Monaten. Tritt die Zyste erneut auf, erfolgt eine Repunktion ❷. Nach > 3 Rezidiven wird eine erneute Diagnostik durchgeführt, eine Operation ❸ kann angeboten werden.

Proliferativ ohne Atypien

Fibroadenome sind die häufigsten benignen Mammatumoren. Sie erhöhen das Brustkrebsrisiko nur bei positiver Familienanamnese oder Begleitläsionen. Juvenile Fibroadenome bilden sich oft spontan zurück. Bei konstanter Größe und fehlenden Symptomen reicht die Observanz ❹ mit regelmäßigen Ultraschallkontrollen (initial jedes halbe, bei stabilem Befund jedes Jahr) aus. Eine Therapie erfolgt bei Fibroadenomen > 5 cm, Deformitäten und Verdrängung gesunden Gewebes, ins Erwachsenenalter persistierende juvenile Fibroadenome sowie (rascher) Wachstumstendenz. Optional:

- Operative Entfernung ❺: brusterhaltende Therapie
- Minimal invasiv ❻: nur nach histologischer Sicherung und < 4 cm Durchmesser.
  - Kryoablation: In Lokalanästhesie wird ultraschallgesteuert, perkutan eine starre Kryosonde in der Längsausrichtung des Fibroadenoms platziert. Das expandierende Gas kühlt die Sonde auf – 160 °C und das umgebende Gewebe auf zytotoxische Temperaturen von – 20 °C.
  - Perkutane Vakuumexzision: In Lokalanästhesie wird ultraschall- oder stereotaktisch gesteuert perkutan eine 11 Gauge Nadel (Mammatom) über einen 4-mm-Schnitt eingeführt und das Gewebe mittels Vakuum abgesaugt.

Papillome treten häufig perimenopausal mit blutiger Mamillensekretion auf. Sie bestehen aus nicht atypisch veränderten papillären Zellen, treten jedoch in bis zu 10 % mit atypischen Zellen oder einem DCIS auf. Das Vorgehen richtet sich danach, ob atypische Zellen gefunden werden.

- Solitäres Papillom ohne Atypien in Stanz- / Vakuumbiopsie: keine weitere Maßnahme, wenn Biopsie ausreichend repräsentativ und keine Diskordanz zur Bildgebung ❼
- Multiple und atypische Papillome: offene Biopsie ❽

Proliferativ mit Atypien

Atypische Hyperplasie (duktal: ADH und lobulär: LIN) machen 10 % der benignen Mammatumoren aus und sind häufig histologische Zufallsbefunde nach Biopsie eines Mammografiebefundes. Aufgrund des um 20–30 % erhöhten Risikos eines DCIS oder invasiven Karzinoms ist immer eine offene Exzisionsbiopsie ❽ angezeigt. Die Patientin ist über das erhöhte Brustkrebsrisiko zu informieren und zur Teilnahme an der intensivierten Vorsorge mit ❾ jährlicher Mammografie zu motivieren. Außerdem kann das Brustkrebsrisiko über Lifestylemodifikation beeinflusst werden. Zur individuellen Nutzen-Risiko-Abschätzung einer ❿ medikamentösen Prophylaxe mit Tamoxifen kann https://bcrisktool.cancer.gov zur Risikokalkulation einbezogen werden.

Komplikationen und potenzielle Risiken

Die proliferativen Tumore sind Risikomarker für die Entwicklung von **Brustkrebs** und werden auch als „Läsionen mit unsicherem biologischem Potential" oder „B3 Läsionen" bezeichnet. Sie sind jedoch keine präinvasiven Läsionen und somit vom DCIS abzugrenzen. Das Brustkrebsrisiko ist bei Tumoren ohne Atypien 2-fach und bei Atypien 5-fach gegenüber der Normalbevölkerung erhöht.

Die Komplikationen von **Brustoperationen** und **offenen Biopsien** sind kosmetische, wie Narbenbildung/Keloide, Formveränderungen und Asymmetrien; eine Zerstörung des duktalen Systems, je nach Lage ggf. Verlust oder Beeinträchtigung der Stillfähigkeit sowie mammografische Veränderungen, welche die Brustkrebsvorsorge erschweren.

Zu den Komplikationen der **Kryoablation** gehören eine Hautschuppung und Schwellung für einige Wochen nach Behandlung und ein erst nach einiger Zeit regredienterTastbefund.

Die **Vakuumbiopsie** kann zu Schmerzen während und nach Intervention, Hämatom, Residuen und Rezidiven führen.

Tamoxifen erhöht das thrombo-embolische Risiko und kann Kopfschmerzen, vasomotorische Symptome und Mastodynie verursachen.

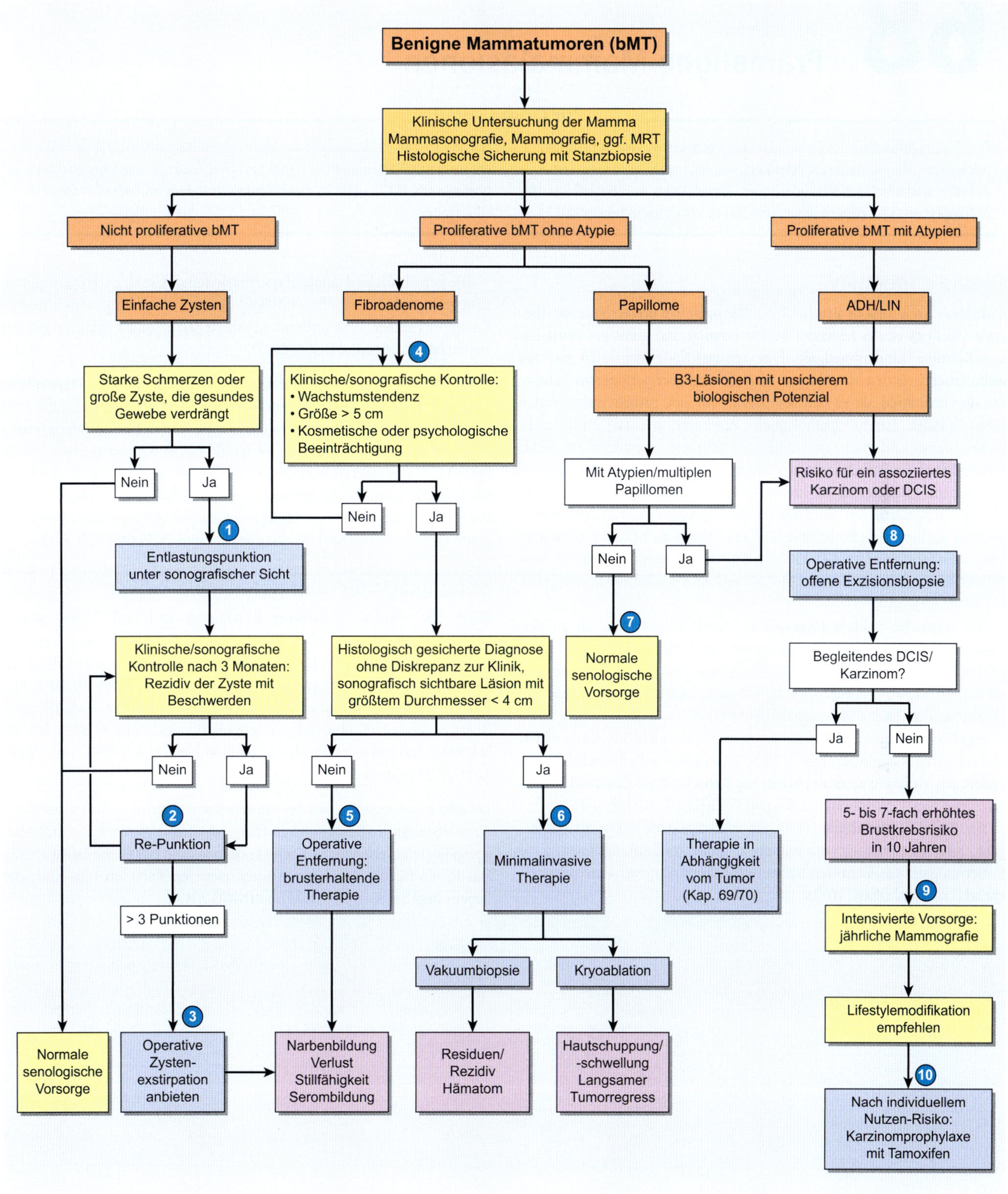
Benigne Mammatumoren (bMT)
Klinische Untersuchung der Mamma
Mammasonografie, Mammografie, ggf. MRT
Histologische Sicherung mit Stanzbiopsie
Nicht proliferative bMT
Proliferative bMT ohne Atypie
Proliferative bMT mit Atypien
Einfache Zysten
Fibroadenome
Papillome
ADH/LIN
Starke Schmerzen oder große Zyste, die gesundes Gewebe verdrängt
Nein
Ja
1
Entlastungspunktion unter sonografischer Sicht
Klinische/sonografische Kontrolle nach 3 Monaten: Rezidiv der Zyste mit Beschwerden
Nein
Ja
2
Re-Punktion
> 3 Punktionen
3
Operative Zystenexstirpation anbieten
Normale senologische Vorsorge
4
Klinische/sonografische Kontrolle:
• Wachstumstendenz
• Größe > 5 cm
• Kosmetische oder psychologische Beeinträchtigung
Nein
Ja
Histologisch gesicherte Diagnose ohne Diskrepanz zur Klinik, sonografisch sichtbare Läsion mit größtem Durchmesser < 4 cm
Nein
Ja
5
Operative Entfernung: brusterhaltende Therapie
Narbenbildung Verlust Stillfähigkeit Serombildung
6
Minimalinvasive Therapie
Vakuumbiopsie
Kryoablation
Residuen/ Rezidiv Hämatom
Hautschuppung/ -schwellung Langsamer Tumorregress
B3-Läsionen mit unsicherem biologischen Potenzial
Mit Atypien/multiplen Papillomen
Nein
Ja
7
Normale senologische Vorsorge
Risiko für ein assoziiertes Karzinom oder DCIS
8
Operative Entfernung: offene Exzisionsbiopsie
Begleitendes DCIS/ Karzinom?
Ja
Nein
Therapie in Abhängigkeit vom Tumor (Kap. 69/70)
5- bis 7-fach erhöhtes Brustkrebsrisiko in 10 Jahren
9
Intensivierte Vorsorge: jährliche Mammografie
Lifestylemodifikation empfehlen
10
Nach individuellem Nutzen-Risiko: Karzinomprophylaxe mit Tamoxifen

68 Prämaligne Mammaläsionen

Juliane Carow

Zur Orientierung

Durch die Einführung des Mammografiescreenings werden zunehmend prämaligne Mammaläsionen detektiert. Unterschieden wird zwischen duktalen und lobulären Veränderungen, aktuell unter dem Begriff lobuläre Neoplasien (LN) zusammengefasst. Das duktale Carcinoma in situ (DCIS) geht als Präkanzerose bei Nichtbehandlung in 30–50 % der Fälle in ein invasives Karzinom über (DKG und DGGG 2017). Das lobuläre Carcinoma in situ (LCIS) geht in dieser Gruppe mit dem höchsten Invasionsrisiko einher.

Therapieoptionen

Duktales Carcinoma in situ (DCIS) Die operative brusterhaltende Therapie (BET) ❶ ist bei fehlender Multizentrizität und günstiger Brust-Läsion-Relation Standardmethode. Eine Sentinel-Node-Biopsie ist nur aus technischen Gründen bei primärer Mastektomie oder peripherem Tumorsitz durchzuführen, da es sich beim DCIS um eine primär nichtinvasive Läsion handelt. Der histopathologische Resektionsrand darf 2 mm nicht unterschreiten. Adjuvant wird eine Radiotherapie empfohlen ❷, deren Nutzen bei einem Resektionsrand > 10 mm, kleinem Tumor und niedrigem Grading nur noch gering ist. Ebenso kann adjuvant eine antihormonelle Therapie erfolgen ❸, um das Rezidivrisiko zu senken. Der Effekt ist jedoch geringer als für die Radiotherapie und ohne Nachweis für ein verbessertes Überleben (DKG und DGGG 2017, 2). Eine Nachsorgeuntersuchung nach Primärtherapie erfolgt alle 6–12 Monate inklusive jährlicher Mammografie (AGO 2018-2).

Die **atypische duktale Hyperplasie** (ADH) gehört ebenfalls zu den duktalen Risikoläsionen. Sie ist histopathologisch kleiner als das DCIS und geht mit einem 3- bis 5-fach erhöhten Invasionsrisiko einher. Die Therapie erfolgt mit offener Probeexzision, auch zum Ausschluss höhergradiger Läsionen wie dem DCIS (DKG und DGGG 2017).

Papillom Aufgrund der gehäuften Assoziation mit In-situ-Karzinomen und invasiven Karzinomen (bis zu 20 %) ist eine offene Probeentnahme indiziert. Bei Vorliegen eines atypischen Papilloms im Resektionsrand ist eine Nachresektion durchzuführen (DKG und DGGG 2017, AGO 2018-3).

Die **flache Epithelatypie** (FEA), die mit suspektem Mikrokalk einhergeht, zeigt eine niedrige Assoziation zu höhergradigen Läsionen. Eine Entfernung der Läsion mittels Stanz- und Vakuumbiopsie ist meist ausreichend (DKG und DGGG 2017).

Die **gewöhnliche duktale Hyperplasie** (engl. Usual, UDH) geht mit einem gering erhöhten Risiko (1,5-fach) für die Entwicklung eines invasiven Karzinoms einher. Eine Entfernung mittels Stanz- und Vakuumbiopsie ist ausreichend (DKG und DGGG 2017).

Lobuläre Neoplasien Sie umfassen die **atypische lobuläre Hyperplasie** (ALH) und das **lobuläre Carcinoma in situ** (LCIS). Während bei der ALH nach histopathologischer Sicherung in der Stanz- oder Vakuumbiopsie und Konkordanz in der Bildgebung Verlaufskontrollen ❹ ausreichen, erfolgt beim LCIS eine operative Resektion der Läsion ❺. Adjuvante Therapien wie beim DCIS sind nicht indiziert (DKG und DGGG 2017). Mastektomien oder Spiegelbildbiopsien bei häufigen bilateralen Herden (bis zu 60 %) sind heute nicht mehr indiziert. Nachsorge wie beim DCIS (AGO 2018-2).

Komplikationen und potenzielle Risiken

DCIS Bei nicht ausreichendem Resektionsrand (mind. 2 mm) ist eine Nachresektion oder ggf. sekundäre Mastektomie zu erwägen, um ein Tumorrezidiv zu vermeiden. Die Entwicklung eines Rezidivs ist abhängig von pathologischen Tumoreigenschaften (Grading usw.), dem Abstand zum Resektionsrand, dem Patientenalter und der adjuvanten Radiotherapie. Rezidive (etwa 10 % ohne adjuvante Radiotherapie) sind in 50 % der Fälle invasiv und ziehen meist eine Mastektomie nach sich (DKG und DGGG 2017, AGO 2018-1).

Lobuläre Neoplasien Bei der pleomorphen, floriden, nekrotischen lobulären Neoplasie im Resektionsrand bzw. bei Nichtentfernung des radiologischen Korrelats erfolgt eine Nachresektion in sano (DKG und DGGG 2017). Das Risiko für die Entwicklung eines invasiven Karzinoms im Laufe des Lebens liegt bei 30–40 % (DKG und DGGG 2017).

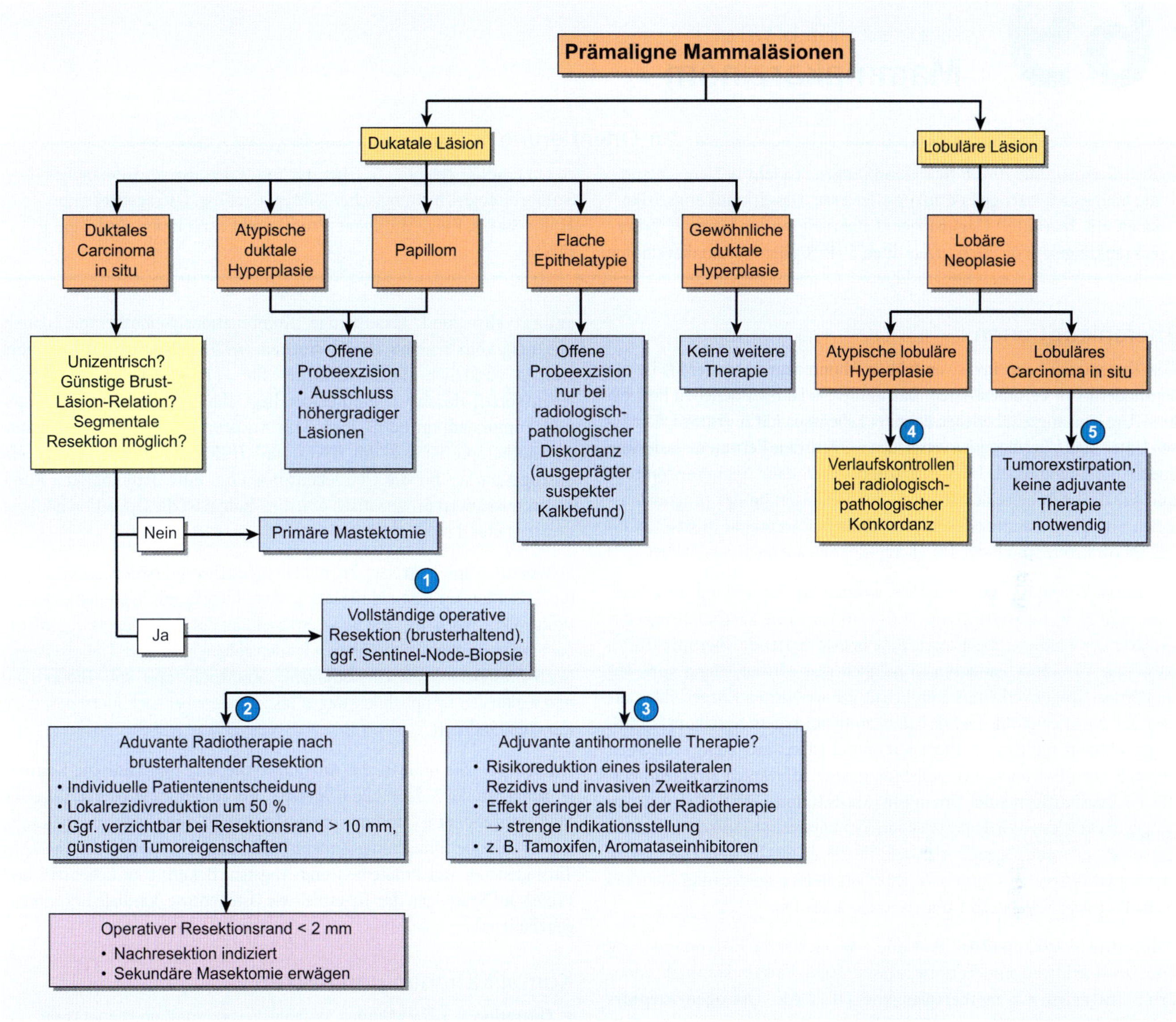
Prämaligne Mammaläsionen
Dukatale Läsion
Lobuläre Läsion
Duktales Carcinoma in situ
Atypische duktale Hyperplasie
Papillom
Flache Epithelatypie
Gewöhnliche duktale Hyperplasie
Lobäre Neoplasie
Unizentrisch? Günstige Brust-Läsion-Relation? Segmentale Resektion möglich?
Offene Probeexzision • Ausschluss höhergradiger Läsionen
Offene Probeexzision nur bei radiologisch-pathologischer Diskordanz (ausgeprägter suspekter Kalkbefund)
Keine weitere Therapie
Atypische lobuläre Hyperplasie
Lobuläres Carcinoma in situ
4
5
Verlaufskontrollen bei radiologisch-pathologischer Konkordanz
Tumorexstirpation, keine adjuvante Therapie notwendig
Nein
Primäre Mastektomie
1
Ja
Vollständige operative Resektion (brusterhaltend), ggf. Sentinel-Node-Biopsie
2
3
Aduvante Radiotherapie nach brusterhaltender Resektion
• Individuelle Patientenentscheidung
• Lokalrezidivreduktion um 50 %
• Ggf. verzichtbar bei Resektionsrand > 10 mm, günstigen Tumoreigenschaften
Adjuvante antihormonelle Therapie?
• Risikoreduktion eines ipsilateralen Rezidivs und invasiven Zweitkarzinoms
• Effekt geringer als bei der Radiotherapie → strenge Indikationsstellung
• z. B. Tamoxifen, Aromataseinhibitoren
Operativer Resektionsrand < 2 mm
• Nachresektion indiziert
• Sekundäre Masektomie erwägen

69

Katja Krauß, Franziska Weller

Mammakarzinom

Zur Orientierung

Brustkrebs ist mit 70.000 Neuerkrankungen pro Jahr in Deutschland die häufigste bösartige Erkrankung der Frau. Das Erkrankungsrisiko steigt mit dem Alter. Ungünstigem Lebensstil werden bis zu 25 % der Erkrankungen ursächlich zugeordnet. 5–10 % aller Mammakarzinome treten familiär gehäuft auf. Therapie und Prognose sind abhängig von Tumorbiologie (histologischer Subtyp, Grading, Östrogenrezeptor, HER2-Status, Ki67, Multigene-Profil) und Erkrankungsausdehnung (TNM).

Therapieoptionen

Das Therapieziel beim **invasiven frühen Mammakarzinom** (cM0) ist das Verhindern von Fernmetastasen. Das mittlere 5-Jahres-Überleben liegt bei 88 %. Um ein Langzeitüberleben bei guter Lebensqualität zu ermöglich, müssen Unter- und Übertherapien vermieden werden. Eine **Fernmetastasierung** ändert das Therapieziel. Im Vordergrund stehen dann Symptomkontrolle und Erhalt der Lebensqualität neben der Verlängerung des progressionsfreien und des Gesamtüberlebens. Das **duktale Carcinoma in situ** (DCIS) gilt als Vorläufererkrankung. Die Therapie beruht auf mehreren Säulen.

Operative Therapie ❶ Ziel ist die vollständige Entfernung aller invasiven und nicht invasiven Herde aus der Brust sowie karzinomtragender axillärer Lymphknotenmetastasen. Eine **brusterhaltende Therapie** (BET), ist bei ca. 75 % aller Patientinnen möglich und wird abhängig vom Tumor-Brust-Größenverhältnis zum Erhalt des weiblichen Körperbildes angestrebt. Nicht empfohlen ist sie bei inflammatorischem Karzinom (cT4d), ausgedehntem multizentrischem Karzinom, zu erwartendem schlechten kosmetischen Ergebnis sowie Ablehnung einer adjuvanten Strahlentherapie. Bei **brustentfernender Operation** (Mastektomie, Ablatio) wird zu den Möglichkeiten des Wiederaufbaus mit Fremdmaterial (Silikonimplantat, Expander) oder mit Eigengewebe (z. B. TRAM, DIEP) beraten. Das axilläre Staging erfolgt bei cN0 mittels Wächterlymphknotenentfernung (Sentinel Node Biopsie, SNB), bei cN+ mittels Axilladissektion.

Adjuvante Medikamentöse Therapie ❷ Ziel ist die Risikominderung von Lokalrezidiven und Fernmetastasen. Zum Einsatz kommen endokrine Therapien, Chemotherapien und HER2-AK. **Östrogenrezeptor-positive Mammakarzinome** (75–80 % aller Karzinome) werden über 5–10 Jahre endokrin mit Tamoxifen (auch prämenopausal) oder einem Aromataseinhibitor (nur postmenopausal wirksam) behandelt. Eine osteoprotektive Bisphosphonattherapie ist bei Osteoporose indiziert und mit einem Überlebensvorteil assoziiert, wenn die Menopause länger als 5 Jahre zurückliegt. **High-risk-Mammakarzinome** triple negativ (TNC), HER2pos, Luminal B (ER+ HER2-, G3 und Ki 67 > 20 % oder high-risk im Multigene-Assay) sowie Karzinome mit ausgedehntem axillärem LK-Befall (> 3 LK mit Metastasen) werden mit einer **Chemotherapie** vor (neoadjuvant) oder nach der Operation (adjuvant) behandelt. Die anthrazyklin- und taxanhaltige Kombinationschemotherapie dauert abhängig vom Schema 16–24 Wochen, bei HER2-positivem Karzinom werden zusätzlich Her2-Antikörper für 1 Jahr gegeben. Der Überlebensvorteil durch Chemotherapie liegt abhängig von Tumorbiologie und Tumorstadium bei 5–15 %. Das Ansprechen auf die neoadjuvante Chemotherapie ist v. a. für TNC- und HER2-positive Karzinome ein Surrogatmarker für die Überlebensprognose. Eine pathologische Komplettremission ist prognostisch günstig. Zudem ist die Operation häufiger brusterhaltend möglich.

Strahlentherapie ❸ Nach brusterhaltender Therapie besteht grundsätzlich die Indikation zur Bestrahlung der Restbrust häufig mit hypofraktioniertem Protokoll (3 Wochen). Eine Boost-Bestrahlung des Tumorlagers ist indiziert bei Frauen < 40 Jahren, bei älteren Frauen abhängig von der Tumorbiologie. Nach Mastektomie ist eine adjuvante Strahlentherapie von Thoraxwand und regionalen Lymphabflusswegen insbesondere bei hoch nodal positivem Karzinom indiziert.

Nachsorge Sie umfasst die Anamneseerhebung und klinische Kontrolle, zunächst alle 3 dann alle 6 Monate, für 10 Jahre die einmal jährliche Mammografie und Mammasonografie sowie eine symptomorientierte weiterführende Bildgebung. Zudem Begleitung der endokrinen Therapie, Thematisieren von Problemen und Ängsten, Beratung zu Lebensstil und Prüfen auf Spätfolgen der Therapie (wie Osteoporose, kardiale Erkrankungen, Fatigue).

Komplikationen und Risiken

- **Operation:** u. a. Nachblutung, Wundheilungsstörung, unschönes kosmetisches Ergebnis, Mammaasymmetrie, Folgeoperationen, Bewegungseinschränkung Schulter / Arm, Lymphödem der Brust, Lymphödem von Arm und Hand.
- **Tamoxifen:** u. a. Thrombose, Wechseljahrbeschwerden, Endometriumveränderung.
- **Aromataseinhibitor:** u. a. Muskel- und Gelenkschmerzen, Osteoporose.
- **HER2-Antikörper:** u. a. Kardiotoxizität, Diarrhö.
- **Chemotherapie:** u. a. Infektion, Emesis, Haarausfall, Kardiotoxizität, Polyneuropathie, Ovarialinsuffizienz, Fatigue, Thrombose.

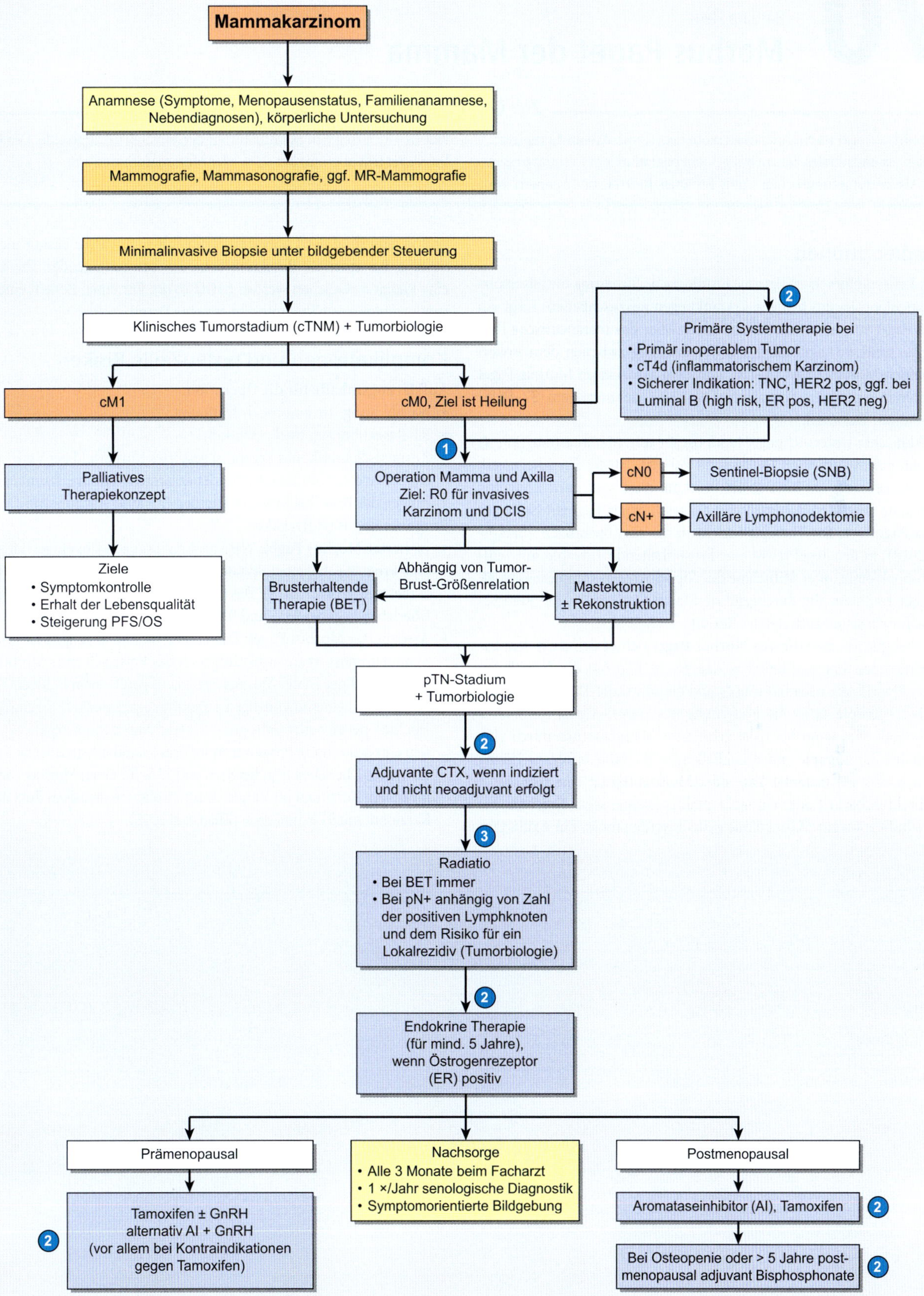
Mammakarzinom
Anamnese (Symptome, Menopausenstatus, Familienanamnese, Nebendiagnosen), körperliche Untersuchung
Mammografie, Mammasonografie, ggf. MR-Mammografie
Minimalinvasive Biopsie unter bildgebender Steuerung
Klinisches Tumorstadium (cTNM) + Tumorbiologie
2
Primäre Systemtherapie bei
• Primär inoperablem Tumor
• cT4d (inflammatorischem Karzinom)
• Sicherer Indikation: TNC, HER2 pos, ggf. bei Luminal B (high risk, ER pos, HER2 neg)
cM1
cM0, Ziel ist Heilung
1
Palliatives Therapiekonzept
Operation Mamma und Axilla
Ziel: R0 für invasives Karzinom und DCIS
cN0
Sentinel-Biopsie (SNB)
cN+
Axilläre Lymphonodektomie
Ziele
• Symptomkontrolle
• Erhalt der Lebensqualität
• Steigerung PFS/OS
Abhängig von Tumor-Brust-Größenrelation
Brusterhaltende Therapie (BET)
Mastektomie ± Rekonstruktion
pTN-Stadium + Tumorbiologie
2
Adjuvante CTX, wenn indiziert und nicht neoadjuvant erfolgt
3
Radiatio
• Bei BET immer
• Bei pN+ anhängig von Zahl der positiven Lymphknoten und dem Risiko für ein Lokalrezidiv (Tumorbiologie)
2
Endokrine Therapie (für mind. 5 Jahre), wenn Östrogenrezeptor (ER) positiv
Prämenopausal
Nachsorge
• Alle 3 Monate beim Facharzt
• 1 ×/Jahr senologische Diagnostik
• Symptomorientierte Bildgebung
Postmenopausal
2
Tamoxifen ± GnRH alternativ AI + GnRH (vor allem bei Kontraindikationen gegen Tamoxifen)
Aromataseinhibitor (AI), Tamoxifen
2
Bei Osteopenie oder > 5 Jahre postmenopausal adjuvant Bisphosphonate
2

70

Barbara Flege

Morbus Paget der Mamma

Zur Orientierung

Der Morbus Paget ist ein Adenokarzinom des Nippel-Areola-Komplexes, das sich als unilaterales Ekzem mit gelbem oder blutigem Exsudat präsentiert. Als Leitsymptome gehen häufig Brennen, Juckreiz und Schmerz voraus. In ~85 % liegt ein Mammatumor derselben Brust zugrunde. Der Morbus Paget tritt aber nur bei ~3 % aller Mammatumoren auf.

Therapieoptionen

Bei o. g. Leitsymptomen erfolgt eine histologische Sicherung mittels Stanz- oder Punchbiopsie, um benigne Erkrankungen auszuschließen. Liegt ein Morbus Paget vor, ist für die Entscheidung über das therapeutische Procedere die weitere Diagnostik zur Differenzierung zwischen dem isoliert auftretenden Morbus Paget (4–7 %) und dem assoziierten Morbus Paget mit zugrunde liegendem präinvasivem (30–63 %) oder invasivem (37–58 %) Mammatumor essenziell.

Mit klinischer Untersuchung, Mammografie und Mammasonografie ❶ wird nach einem suspekten Herdbefund gesucht. Ist die Basisdiagnostik negativ, schließt sich ein MRT ❷ der Brust an. Wird auch darin endgültig ein zugrunde liegender Mammatumor ausgeschlossen, liegt ein **isolierter Morbus Paget** vor. Die Therapie besteht in der rein operativen Therapie (AGO 2018). In der Regel reicht eine brusterhaltende Therapie mit zentraler Lumpektomie unter Mitnahme des Nippel-Areola-Komplexes aus ❸. Die früher routinemäßig durchgeführte Mastektomie bleibt die Reservetherapie für ein selten auftretendes Rezidiv.

Die Therapie des **assoziierten Morbus Paget** richtet sich nach dem zugrunde liegenden Mammatumor (➤ Kap. 68, ➤ Kap. 69), dies betrifft den axillären Eingriff, die neoadjuvante ❹ und die adjuvante Therapie. Für die **operative Therapie** ❺ ist die Entfernung des Nippel-Areola-Komplexes entscheidend. Dies kann bei nahe gelegenem Mammatumor durch eine brusterhaltende Therapie mit anschließender Radiatio erfolgen. Häufig ergibt sich aber bei distanter Lage oder Multizentrizität eine technische Nichtdurchführbarkeit oder ein inakzeptables kosmetisches Ergebnis, sodass die Indikation zur Mastektomie gestellt werden muss. Ein Axilla-Eingriff ist aufgrund der Charakterisierung als präinvasive Läsion nicht notwendig. Bei einer R0-Resektion kann bei brusterhaltender Therapie auf eine Radiatio verzichtet werden (AGO 2018). Für einen Benefit einer adjuvanten endokrinen Therapie gibt es keine Daten.

Komplikationen und potenzielle Risiken

Aufklärungsinhalte für die Operation:

- Nachblutung, Thrombose, Infektionen
- R1-Resektion: ggf. Nachresektion
- Kosmetisch unschönes Ergebnis: gestörtes Körperbild bei Verlust des Nippel-Areola-Komplexes oder der gesamten Mamma, Formveränderungen der Brust bei brusterhaltender Therapie, Asymmetrie

Prognose und Rezidivrisiko:

- **Isolierter Morbus Paget:** Wird als Carcinoma in situ eingestuft. Somit gute Prognose. Lokalrezidivrate 5–11 % unabhängig von der OP-Form (Sabel und Weaver 2018). Das krankheitsspezifische 5- und 10- Jahres Überleben liegt bei 93 % und 91 % (Zhao et al. 2018)
- **Assoziierter Morbus Paget:** Das Tumorstadium des zugrunde liegenden Mammatumors ist aussagekräftiger als das Vorliegen eines Morbus Paget, allerdings ist der Morbus Paget häufig mit einem höheren Tumorstadium und einer ungünstigen Tumorbiologie assoziiert. So sind > 80 % Her2neu-negativ oder Östrogen- / Progesteronrezeptor-negativ, woraus sich eine schlechtere Prognose ergibt. Das krankheitsspezifische 5- und 10- Jahres Überleben liegt bei 85 % und 78 % für einen Morbus Paget mit invasivem Karzinom im Vergleich zum isolierten invasiven duktalen Karzinom mit 91 % und 85 % (Zhao et al 2018).

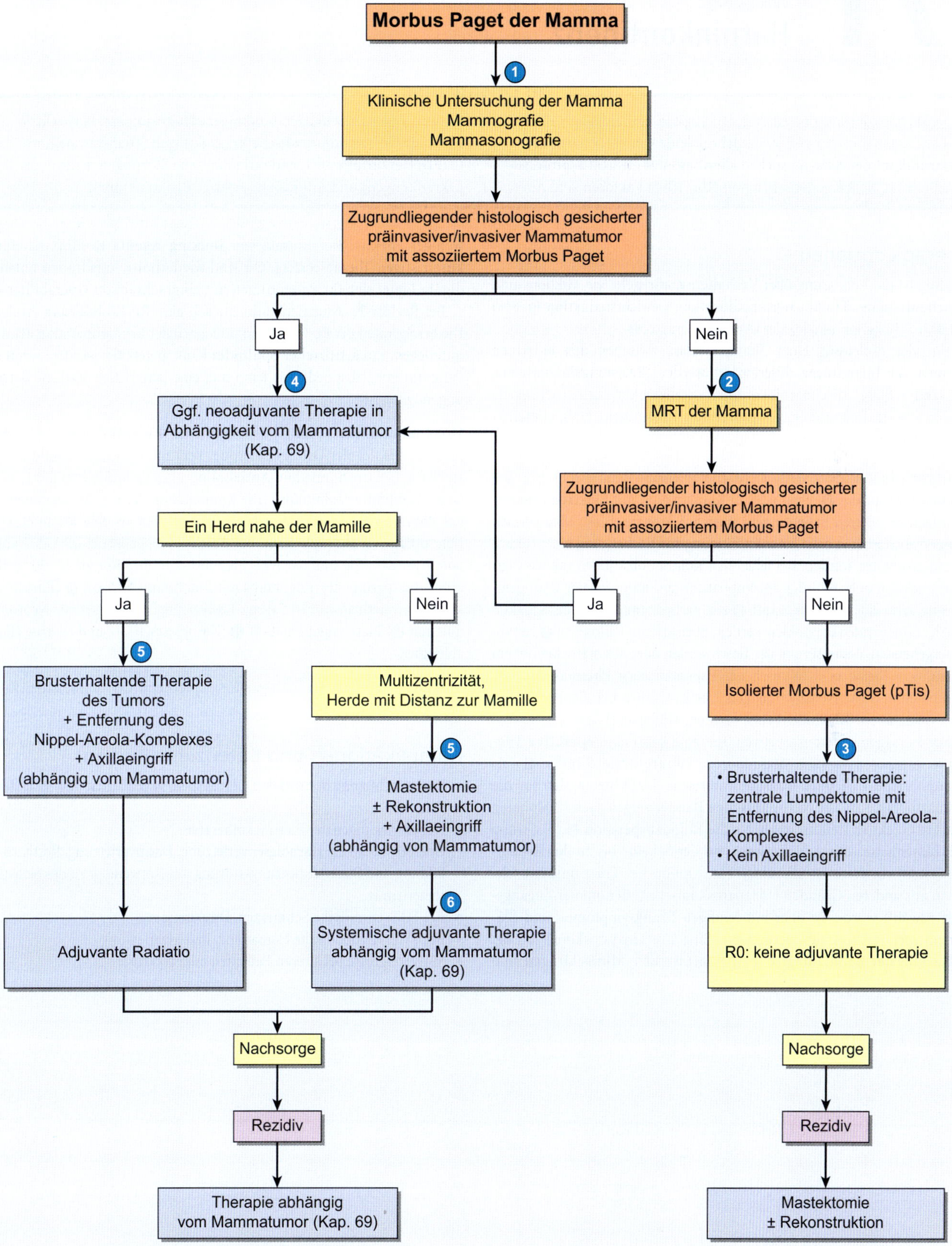
Morbus Paget der Mamma
1
Klinische Untersuchung der Mamma
Mammografie
Mammasonografie
Zugrundliegender histologisch gesicherter präinvasiver/invasiver Mammatumor mit assoziiertem Morbus Paget
Ja
Nein
4
Ggf. neoadjuvante Therapie in Abhängigkeit vom Mammatumor (Kap. 69)
2
MRT der Mamma
Zugrundliegender histologisch gesicherter präinvasiver/invasiver Mammatumor mit assoziiertem Morbus Paget
Ein Herd nahe der Mamille
Ja
Nein
Ja
Nein
5
Brusterhaltende Therapie des Tumors + Entfernung des Nippel-Areola-Komplexes + Axillaeingriff (abhängig vom Mammatumor)
Multizentrizität, Herde mit Distanz zur Mamille
Isolierter Morbus Paget (pTis)
5
Mastektomie ± Rekonstruktion + Axillaeingriff (abhängig von Mammatumor)
3
• Brusterhaltende Therapie: zentrale Lumpektomie mit Entfernung des Nippel-Areola-Komplexes
• Kein Axillaeingriff
6
Adjuvante Radiatio
Systemische adjuvante Therapie abhängig vom Mammatumor (Kap. 69)
R0: keine adjuvante Therapie
Nachsorge
Nachsorge
Rezidiv
Rezidiv
Therapie abhängig vom Mammatumor (Kap. 69)
Mastektomie ± Rekonstruktion

71

Violetta Rapi

Harninkontinenz

Zur Orientierung

Die Harninkontinenz ist eines der häufigsten Frauenleiden. 10–30 % aller Frauen im Alter von 30–60 Jahren leiden an einer Form der Harninkontinenz, davon suchen allerdings nur etwa 50 % professionelle Hilfe. Neben genetischen und ethnischen Faktoren sind Alter, Schwangerschaften und Entbindungen, Medikamente, körperliche Aktivität / Arbeit, internistische Erkrankungen (Diabetes mellitus, COPD, Herzinsuffizienz, endokrinologische Störungen, neurologische Erkrankungen) und Adipositas wichtige Risikofaktoren.

Therapieoptionen

Wichtig ist die Aufklärung über **Verhaltensmaßregeln** wie Miktions-und Toilettentraining, Trinkmengenmodifikation, Gewichtsreduktion (> 5 %) bei BMI > 30 kg / m² und lokaler Östrogentherapie. ❶

Vor der Einleitung einer Therapie muss zwischen den einzelnen Formen der Inkontinenz differenziert werden: Belastungsinkontinenz, überaktive Blase, Mischharninkontinenz, Reflexinkontinenz (neurogene Blase), Überlaufinkontinenz, extraurethrale Inkontinenz (z. B. Ureterektopien, Fisteln).

Belastungsinkontinenz Als erste Therapiemaßnahme erfolgt ein **Beckenbodentraining** ❷ allein oder in Kombination mit **Elektrostimulation** (auch bei älteren Patientinnen) über > 3 Monate. Diese Maßnahmen können auch Frauen nach einer Entbindung zur Vorbeugung einer Inkontinenz angeboten werden. Bei fehlenden Kontraindikationen (aktive vaginale Infektion oder Blutung, Incompliance) und unter lokaler Östrogenisierung kann eine **Pessartherapie** ❸ zur Verbesserung der Lebensqualität und Kontinenzraten empfohlen werden. Ebenso kann **Duloxetin** ❹ zur vorübergehenden Verbesserung der Beschwerden oder alternativ bei hohem operativem Risiko oder Wunsch der Patienten nach Pharmakotherapie angeboten werden. (Nebenwirkungen: Übelkeit, Erbrechen, Mundtrockenheit, Obstipation, Schwindel, Schlaflosigkeit, Müdigkeit.)

Bei Versagen der konservativen Therapie kann eine **operative Therapie** angeboten werden. Makroporöse **suburethrale Bänder** ❺ (als retropubische-TVT oder transobturatorische-TOT) bieten sich für die Primärtherapie an. Die **retropubischen Bänder** zeigen nach 12 Monaten bessere objektive Heilungsraten als die **Kolposuspension** ❻ (Fixierung des Blasenhalses durch Haltenähte von der Scheide bis zu den Schambeinästen). Letztere ist allerdings eine Option bei Traktionszystozele, wenn aus anderen Gründen ein laparoskopischer oder offener Zugangsweg gewählt wurde, ist aber mit häufigen Drangsymptomen und Blasenentleerungsstörungen verbunden. Eine Urethrozystoskopie soll bei **suburethraler Bandeinlage** durchgeführt werden. **Minischlingen** sind weniger effektiv. Der Einsatz von **Bulking Agents** ❼ führt zu einem kurzfristigen Therapieerfolg. Oft sind wiederholte Injektionen notwendig. Er bietet sich für Patientinnen mit eingeschränkter Operabilität an.

Bei Rezidiv-Belastungsinkontinenz soll eine **Re-Evaluierung** erfolgen. Die Erfolgsraten der Re-Operation sind jenen der Primäroperation deutlich unterlegen. Ein **artifizieller Sphinkter** kann angeboten werden, wenn die Patientin ihn selbst bedienen kann und eine langfristige ärztliche Betreuung möglich ist.

Dranginkontinenz (ÜAB) Es erfolgt eine **Stufentherapie** mit Verhaltenstherapie, lokaler Östrogenisierung, Beckenbodentraining ❷ und Biofeedback-Elektrostimulation. **Anticholinergika** ❽ sind Mittel der 1. Wahl (z. B. Oxybutinin, Tolterodin). Die Kombination der o. g. Maßnahmen mit der Pharmakotherapie scheint wirksamer zu sein als eine Monotherapie. Eine **operative Therapie** kann bei Beschwerdepersistenz off-Label angeboten werden. Sie umfasst eine Blasenwandinfiltration an 10–30 Stellen unter Aussparung des Trigonums mit Botulinum-A-Toxin ❾ (Eintritt der Wirkung innerhalb von 14 Tagen). Ebenso möglich sind sakrale Neuromodulation ❿, Blasenaugmentation ⓫, Harnblasenersatz und externe Harnableitung.

Mischharninkontinenz Therapie entsprechend der dominanten Komponente.

Komplikationen und potenzielle Risiken

- Beeinträchtigung der sozialen, beruflichen, psychischen und sexuellen Aktivität
- Nebenwirkungen der Pharmakotherapie
- Operative Risiken: Harnblasenverletzung, Darmverletzung, Restharnbildung und Blasenentleerungsstörung mit Notwendigkeit des Selbstkatheterismus
- Bei TOT: chronische Schmerzen, Dyspareunie
- Bei TVT: retropubische Hämatome, Blasenverletzung
- Sturzereignisse bei älteren Patienten oder Nykturie

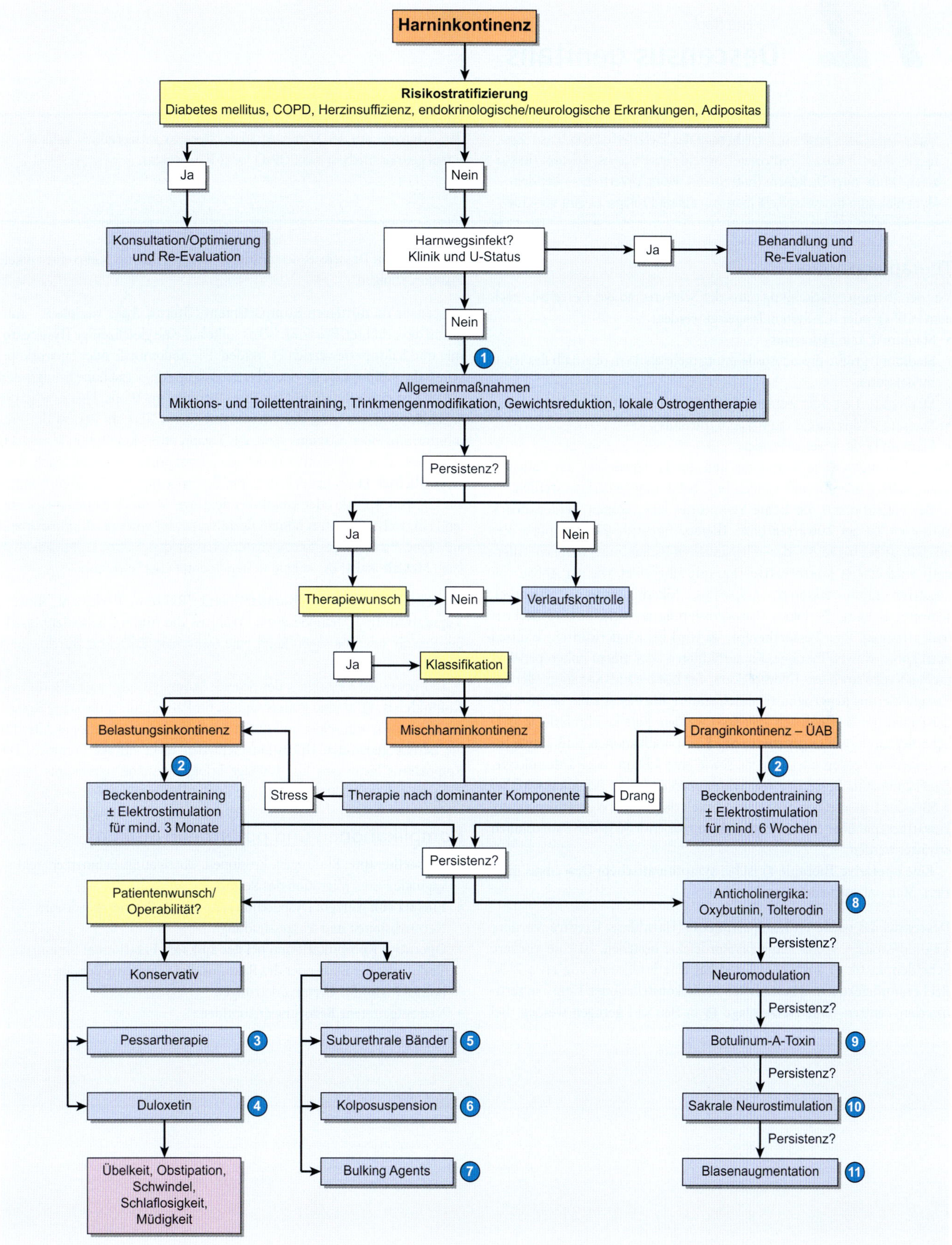
Harninkontinenz
Risikostratifizierung
Diabetes mellitus, COPD, Herzinsuffizienz, endokrinologische/neurologische Erkrankungen, Adipositas
Ja
Nein
Konsultation/Optimierung und Re-Evaluation
Harnwegsinfekt? Klinik und U-Status
Ja
Behandlung und Re-Evaluation
Nein
1
Allgemeinmaßnahmen
Miktions- und Toilettentraining, Trinkmengenmodifikation, Gewichtsreduktion, lokale Östrogentherapie
Persistenz?
Ja
Nein
Therapiewunsch
Nein
Verlaufskontrolle
Ja
Klassifikation
Belastungsinkontinenz
Mischharninkontinenz
Dranginkontinenz – ÜAB
2
Beckenbodentraining ± Elektrostimulation für mind. 3 Monate
Stress
Therapie nach dominanter Komponente
Drang
2
Beckenbodentraining ± Elektrostimulation für mind. 6 Wochen
Persistenz?
Patientenwunsch/ Operabilität?
Anticholinergika: Oxybutinin, Tolterodin
8
Konservativ
Operativ
Persistenz?
Neuromodulation
Pessartherapie
3
Suburethrale Bänder
5
Persistenz?
Botulinum-A-Toxin
9
Duloxetin
4
Kolposuspension
6
Persistenz?
Sakrale Neurostimulation
10
Übelkeit, Obstipation, Schwindel, Schlaflosigkeit, Müdigkeit
Bulking Agents
7
Persistenz?
Blasenaugmentation
11

72

Violetta Rapi

Descensus genitalis

Zur Orientierung

Unter Descensus genitalis versteht man das Tiefertreten von Blase (Zystozele) oder Urethra (Urethrozele), Scheide oder Uterus, Rektum (Rektozele), Dünn- oder Dickdarm (Enterozele). Beim Tiefertreten über den Hymenalsaum hinaus spricht man von einem Prolaps. Es gibt verschiedene Systeme, um den Schweregrad des Descensus zu erfassen. International gebräuchlich ist das POP-Q- oder ICS-System.

Therapieoptionen

Vor der Therapieentscheidung muss der Schweregrad des Descensus nach dem POP-Q- oder ICS-System festgelegt werden:

- Stadium 0: kein Descensus
- Stadium I: größte distale Ausdehnung mehr als 1 cm oberhalb des Hymenalsaums
- Stadium II: 1 cm oder weniger oberhalb oder unterhalb des Hymens
- Stadium III: bis max. 2 cm vor dem Introitus
- Stadium IV: kompletter Prolaps

Außerdem müssen die Symptome und der Leidensdrucks der Patientin anamnestisch oder mithilfe validierter Erhebungsbögen erfasst werden.

Bei Patientinnen, die **keine Symptome** bzw. **keinen Leidensdruck** aufweisen, ist ein **Zuwarten** ohne Therapie möglich. Eine spontane Remission ist bei bis zu 3 % der unbehandelten Patientinnen möglich. Alternativ wird eine ❶ **konservative Therapie** eingeleitet, wie der Abbau von negativen Einflussfaktoren (Adipositas, Nikotinkonsum, Obstipation, schweres Heben), die lokale Östrogenisierung der Scheide und Beckenbodentraining. Eine **Pessartherapie** ❷ wird bei Kinderwunsch, Wunsch nach konservativer Therapie, Komorbiditäten oder einem hohen perioperativen Risiko sowie zur Überbrückung der Zeit bis zur Operation oder der Komplettierung der Diagnostik durchgeführt. Ein Pessar kann bei 60–70 % der Patientinnen erfolgreich angepasst werden. Eine kontinuierliche ärztliche Begleitung sollte gesichert sein. Kontraindikationen sind aktive Infektionen in Becken oder Scheide sowie eine Silikon- oder Latexallergie. Eine signifikante Besserung von Symptomen und Lebensqualität wird bei > 50 % der Patientinnen beobachtet. Eine erfolgreiche Weiterführung der Pessartherapie über 3 Jahre hinaus kann bei etwa 50 % der Patientinnen erwartet werden.

Eine **operative Therapie** ❸ ist bei **symptomatischem Descensus** indiziert. Man unterscheidet:

Descensus des vorderen Kompartiments (Harnblase, Urethra, vordere Vaginalwand): Wenn keine Levatordefekte bestehen, ist eine **vordere Scheidenplastik** ❹ ausreichend und hat eine Erfolgsrate von etwa 74 %. Bei Levatordefekten und bestimmten Risikokonstellationen kann – in zertifizierten Zentren – eine **Netzeinlage** ❺ in Betracht gezogen werden. Bei gleichzeitigem Descensus des mittleren Kompartiments sollte eine apikale Fixation erfolgen.

Descensus im mittleren Kompartiment (Uterus, Apex vaginae): Aufgrund des erhöhten Erosionsrisikos sollte auf eine gleichzeitige Hysterektomie und Sakropexie verzichtet werden. Die abdominale oder laparoskopische **Sakrokolpopexie** ❻ (oder Hysterosakropexie) weist hohe Erfolgsraten auf und ist eine sehr gut untersuchte Operationsmethode. Hierzu wird der Scheidenblindsack (oder der Uterus) mit einem Netz am Periost des Promontoriums oder Sakrums bzw. am Ligamentum longitudinale anterius verankert. Eine Alternative bildet die **sakrospinale Fixation nach Amreich-Richter** ❼. Es handelt sich um die Fixierung des Scheidenstumpfes am Lig. sacrospinale oder sacrotuberale. Diese Methode bietet einen stabilen Halt, weist allerdings höhere Rezidivraten im vorderen Kompartiment auf. Eine Fixation des Scheidenstumpfes an den Sakrouterinligamenten (sog. **McCall-Naht**) ❽, ist eine weitere therapeutische Option.

Descensus im hinteren Kompartiment (Rektum, Perineum, hintere Vaginalwand): Methode der 1. Wahl ist die **hintere Scheidenplastik.** Bei Rezidiv oder Versagen kann eine transanale Korrektur durchgeführt werden.

Der operative Verschluss der Scheide (komplett oder partiell), die sog. **Kolpokleisis,** ❾ ist eine weitere Option für Patientinnen, die keine Sexualfunktion mehr wünschen und durch Komorbiditäten oder hohes Alter für die bereits genannten Operationsmethoden nicht infrage kommen. Die Kolpokleisis bietet eine fast 100%ige Erfolgsrate, eine signifikante Besserung der Lebensqualität und geringe Komplikationsraten von 2–4 %.

Komplikationen und potenzielle Risiken

- **Pessartherapie:** Blutungen, Erosionen, Obstipation, Schmerzen, rektovaginale Fistel, Migration des Pessars
- **Einsatz von Netzen:** Dyspareunie, chronische Schmerzsyndrome, Netzarrosionen und Abszessbildung
- **Operative Komplikationen bei der apikalen Fixationen:** Blutungen, Verletzung der Blase oder des Rektums. Bei vaginalem Vorgehen erhöhtes Risiko für Ureterverletzungen
- Neu aufgetretene Belastungsinkontinenz

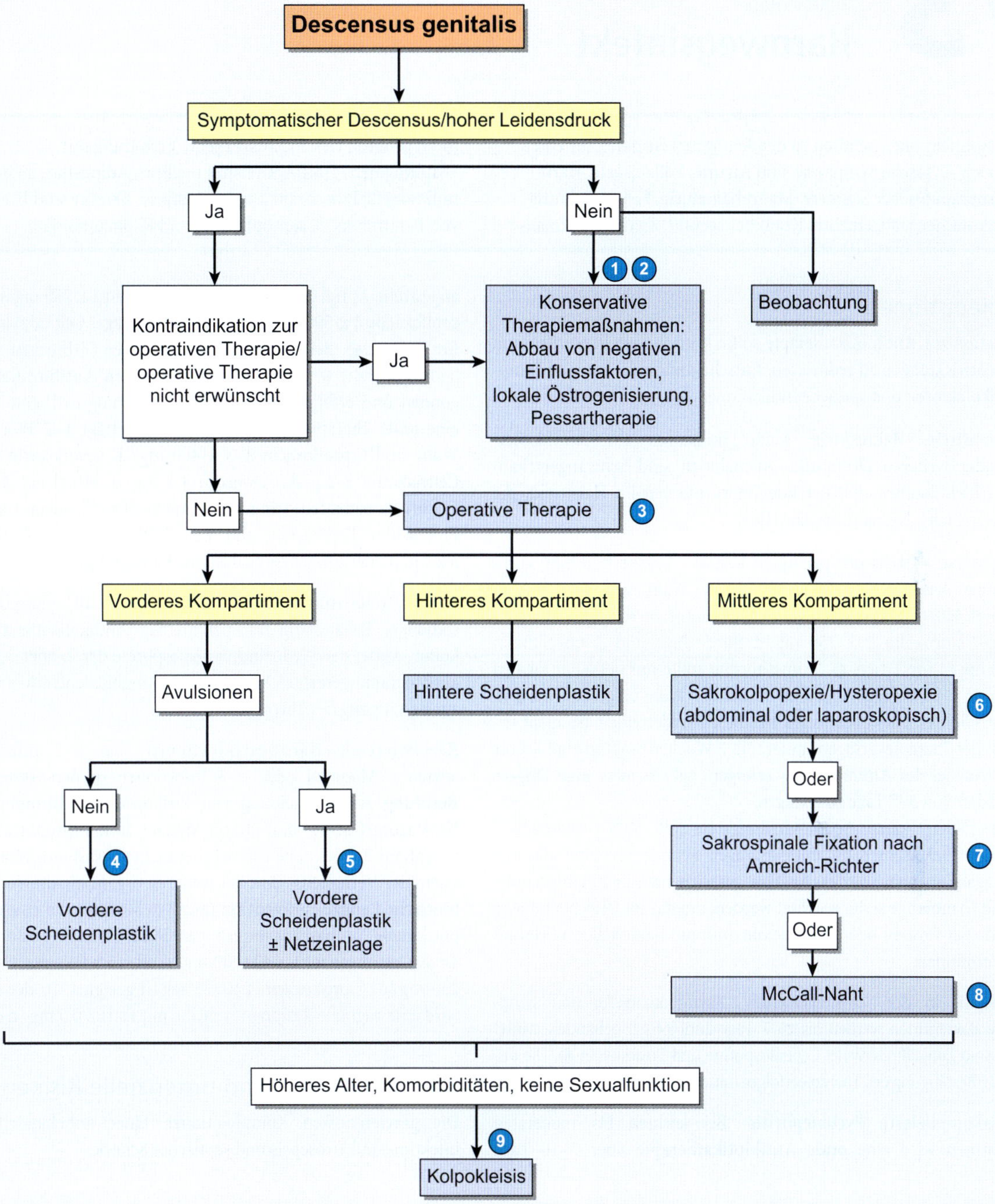
Descensus genitalis
Symptomatischer Descensus/hoher Leidensdruck
Ja
Nein
Kontraindikation zur operativen Therapie/ operative Therapie nicht erwünscht
Ja
1
2
Konservative Therapiemaßnahmen: Abbau von negativen Einflussfaktoren, lokale Östrogenisierung, Pessartherapie
Beobachtung
Nein
Operative Therapie
3
Vorderes Kompartiment
Hinteres Kompartiment
Mittleres Kompartiment
Avulsionen
Hintere Scheidenplastik
Sakrokolpopexie/Hysteropexie (abdominal oder laparoskopisch)
6
Oder
Nein
Ja
4
5
Vordere Scheidenplastik
Vordere Scheidenplastik ± Netzeinlage
Sakrospinale Fixation nach Amreich-Richter
7
Oder
McCall-Naht
8
Höheres Alter, Komorbiditäten, keine Sexualfunktion
9
Kolpokleisis

73

Violetta Rapi

Harnwegsinfekt

Zur Orientierung

Harnwegsinfektionen gehören zu den häufigsten Gründen für einen Arztbesuch. Typische Symptome sind Algurie, Pollakisurie, Harndrang, suprapubischer Schmerz, Makrohämaturie, Fieber, Schüttelfrost, Inkontinenz, allgemeines Krankheitsgefühl. Zu den Risikofaktoren gehören Geschlechtsverkehr, Verhütung mit Diaphragmen / DMPA, Diabetes mellitus, Adipositas, anatomische oder funktionelle Einschränkungen. Häufigste Erreger sind E. coli, gefolgt von P. mirabilis, S. saprophyticus und K. pneumoniae.

Therapieoptionen

Die Indikation zur Antibiotikatherapie sollte kritisch gestellt werden, um Resistenzentwicklungen zu reduzieren. Entscheidungsrelevant sind Symptome, Risikofaktoren und spezielle Indikationen.

Asymptomatische Bakteriurie Keine Indikation zur Antibiotikatherapie oder weiteren Diagnostik. Ausnahmen sind Schwangerschaft, geplante schleimhauttraumatisierende Interventionen im Harntrakt, die ersten Monate nach Nierentransplantation.

Unkomplizierte Zystitis mit geringem Risiko Indiziert ist eine kurzfristige orale Antibiotikatherapie. Mittel der Wahl sind Fosfomycin-Trometamol 3000 mg als Einmalgabe, Nitrofurantoin RT 2 x 100 mg / d für 5 Tage, Nitroxolin 3 x 250 mg / d für 5 Tage und Pivmecillinam 2–3 x 400 mg / d für 3 Tage ❶. Trimethoprim sollte nur bei einer lokalen Resistenzrate < 20 % gegen E. coli als Mittel der Wahl eingesetzt werden. Eine Kontrolle des Therapieerfolges bei Beschwerdefreiheit ist nicht erforderlich. Bei Therapieversagen (innerhalb 2 Wochen) sollten eine Kultur und ein Wechsel des Antibiotikums erfolgen, ggf. ist auch eine längere Therapiedauer von 5–7 Tage zu erwägen.

Aufgrund der hohen Spontanheilungsrate (30–50 % innerhalb 1 Woche) kann bei leichten bis mittelgradigen Symptomen eine alleinige Analgetikagabe erwogen werden. Auf eine ausreichende, aber nicht zu hohe Trink- und Urinmenge sollte geachtet werden, um das im Urin befindliche Tamm-Horsfall-Protein oder Cathelicidin (mit antibakterieller Wirkung) nicht zu verdünnen.

Akute Zystitis in der Schwangerschaft Asymptomatische und symptomatische Bakteriurien werden bis zu 7 Tage antibiotisch behandelt. Mittel der Wahl sind Penicillinderivate, Cephalosporine und Fosfomycin ❷. Die anschließende Bestätigung des Therapieerfolges mittels Urinkultur ist erforderlich.

Akute unkomplizierte Pyelonephritis Bei leichten bis moderaten Verlaufsformen wird eine **orale Antibiotikatherapie** über 5–10 Tage angestrebt. Mittel der Wahl sind Levofloxacin 1 x 750 mg / d für 5 Tage, Ciprofloxacin 2 x 500–750 mg / d für 7–10 Tage, Cefpodoxin 2 x 200 mg / d für 10 Tage ❸. Bei schweren Verlaufsformen (Erbrechen, Übelkeit, Kreislaufinstabilität) wird mit einer **parenteralen Antibiotikatherapie** ❹ begonnen und erfolgt nach klinischer Besserung evtl. eine Umstellung auf eine orale Therapie. Die Therapiedauer beträgt 1–2 Wochen. Mittel der Wahl sind Ciprofloxacin 2–3 x 400 mg / d, Levofloxacin 1 x 750 mg / d, Ceftriaxon 1 x 2 g / d, Cefotaxim 3 x 2 g / d. Mittel der 2. Wahl (nur bei Hochrisikopatienten) sind z. B. Amoxicillin / Clavulansäure, Gentamicin, Piperacillin / Tazobactan und bei ESBL-resistenten Keimen Meronem 3 x 1 g / d oder Imipenem / Cilastatin 3 x 1 g + 1 g / d.

Akute Pyelonephritis in der Schwangerschaft Empfohlen wird eine stationäre Behandlung mit parenteraler Antibiotikatherapie nach Urinkultur. Mittel der Wahl sind Cephalosporine der 2. oder 3. Generation mit antibiogrammgerechter Anpassung ❺. Anschließend erfolgt eine Urinkultur zur Bestätigung des Therapieerfolges.

Rezidivierende Harnwegsinfektionen Bei ≥ 2 Infektionen in den letzten 6 Monaten oder ≥ 3 Infektionen in den letzten 12 Monaten **Beratung** zur Vermeidung von Risikofaktoren. Immunprophylaktikum UroVaxom(OM-89) oral über 3 Monate, Immunprophylaktikum StroVac parenteral 3 Injektionen in wöchentlichem Abstand, Mannose. Bei Versagen der Verhaltens- und der weiteren o. g. Maßnahmen kann eine **antibiotische Langzeitprävention** über 3–6 Monate oder eine prophylaktische postkoitale Antibiotikagabe erfolgen. Dafür sind z. B. Fosfomycin 3 g alle 10 Tage, Cotrimoxazol 1 x 40 / 200 mg / d oder 3 x / Woche, Cefaclor 1 x 125–250 mg / d, Ciprofloxacin 1 x 125 mg / d geeignet. In der Postmenopause wird eine vaginale Rezidivprävention mit Estriol 0,5 mg / d empfohlen.

Komplikationen und potenzielle Risiken

Die gravierendsten Komplikationen einer unbehandelten Harnwegsinfektion sind Urosepsis und septischer Schock.

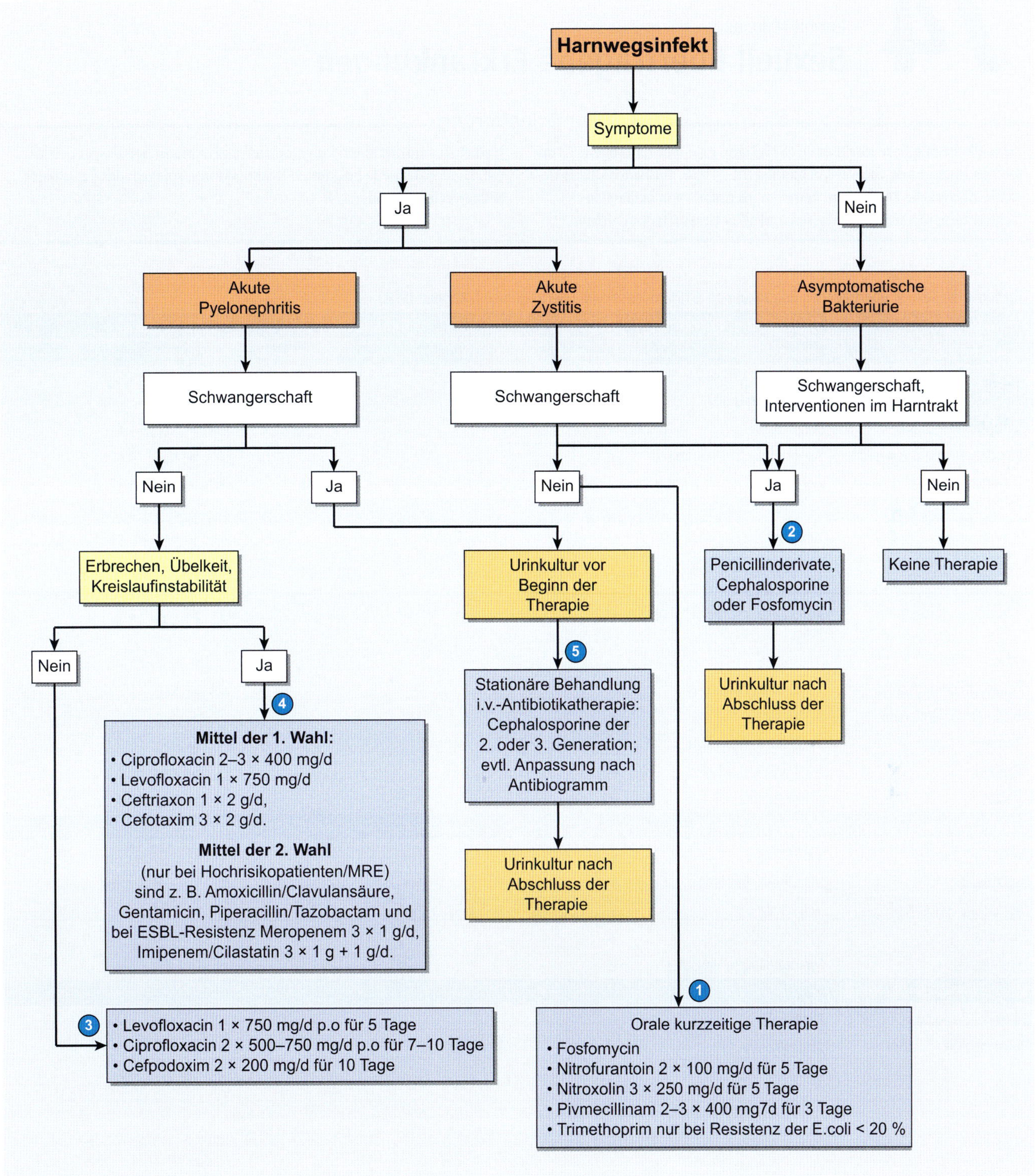
Harnwegsinfekt
Symptome
Ja
Nein
Akute Pyelonephritis
Akute Zystitis
Asymptomatische Bakteriurie
Schwangerschaft
Schwangerschaft
Schwangerschaft, Interventionen im Harntrakt
Nein
Ja
Nein
Ja
Nein
2
Erbrechen, Übelkeit, Kreislaufinstabilität
Urinkultur vor Beginn der Therapie
Penicillinderivate, Cephalosporine oder Fosfomycin
Keine Therapie
Nein
Ja
5
Stationäre Behandlung i.v.-Antibiotikatherapie: Cephalosporine der 2. oder 3. Generation; evtl. Anpassung nach Antibiogramm
Urinkultur nach Abschluss der Therapie
4
Mittel der 1. Wahl:
• Ciprofloxacin 2–3 × 400 mg/d
• Levofloxacin 1 × 750 mg/d
• Ceftriaxon 1 × 2 g/d,
• Cefotaxim 3 × 2 g/d.
Mittel der 2. Wahl
(nur bei Hochrisikopatienten/MRE) sind z. B. Amoxicillin/Clavulansäure, Gentamicin, Piperacillin/Tazobactam und bei ESBL-Resistenz Meropenem 3 × 1 g/d, Imipenem/Cilastatin 3 × 1 g + 1 g/d.
Urinkultur nach Abschluss der Therapie
1
3
• Levofloxacin 1 × 750 mg/d p.o für 5 Tage
• Ciprofloxacin 2 × 500–750 mg/d p.o für 7–10 Tage
• Cefpodoxim 2 × 200 mg/d für 10 Tage
Orale kurzzeitige Therapie
• Fosfomycin
• Nitrofurantoin 2 × 100 mg/d für 5 Tage
• Nitroxolin 3 × 250 mg/d für 5 Tage
• Pivmecillinam 2–3 × 400 mg7d für 3 Tage
• Trimethoprim nur bei Resistenz der E.coli < 20 %

74

Ioannis Mylonas

Sexuell übertragene Erkrankungen

Zur Orientierung

Sexuell übertragbare Infektionen (STIs) sind eine sehr heterogene Gruppe von Infektionen. Sie werden hauptsächlich bzw. zusätzlich durch Geschlechtsverkehr übertragen, betreffen Menschen von beiden Geschlechtern, in allen Altersklassen und allen Gesellschaftsschichten. Natürlich sind vor allem junge, sexuell aktive Menschen davon betroffen. Die mittlerweile bekannten Risikofaktoren spiegeln das veränderte Sexualverhalten wider.

Übersicht der sexuell übertragenen Erkrankungen (STDs) oder sexuell übertragene Infektionen (STIs)

Erkrankung	Therapie und Prävention	Heilung	Behandelbar	Siehe auch
Klassische STD				
Syphilis	Antibiotika, Screening (Schwangerschaft)	+		➤ Kap. 74.10
Gonorrhö	Antibiotika	+		➤ Kap. 74.4
Lymphogranuloma venereum	Antibiotika, ggf. chirurgisch	+		➤ Kap. 74.6
Ulcus molle	Antibiotika	+		➤ Kap. 74.12
Andere STD				
Trichomoniasis	Antibiotika	+		➤ Kap. 74.11
Chlamydien-Infektion	Antibiotika, Screening (Schwangerschaft)	+		➤ Kap. 74.1
Condylomata acuminata	Virustatika, chirurgisch, Impfung	–	+	➤ Kap. 74.2
Herpes genitalis	Virustatika	–	+	➤ Kap. 75
Molluscum contagiosum	Virustatika, chirurgisch	–	+	➤ Kap. 74.7
Mycoplasma genitalium	Antibiotika	+		➤ Kap. 74.8
Granuloma inguinale	Antibiotika, ggf. chirurgisch	+		➤ Kap. 74.5
Filzläuse	Antibiotika, mechanisch	+		➤ Kap. 74.3
Skabies	Antiskabotika	+		➤ Kap. 74.9
STD mit Erkrankung auf anderen Organen				
AIDS	Virustatika	–	+	–
Hepatitis B	Virustatika, Impfung	–	+	–
Hepatitis C (selten)	Virustatika	±	+	–
Zikavirus	Symptomatisch	+		–
Zytomegalie	Symptomatisch, Virustatika	±	+	–
Mögliche sexuelle Übertragung				
Bakterielle Vaginose	Antibiotika	+		–
Vulvovaginalkandidose	Antimykotika	+		–

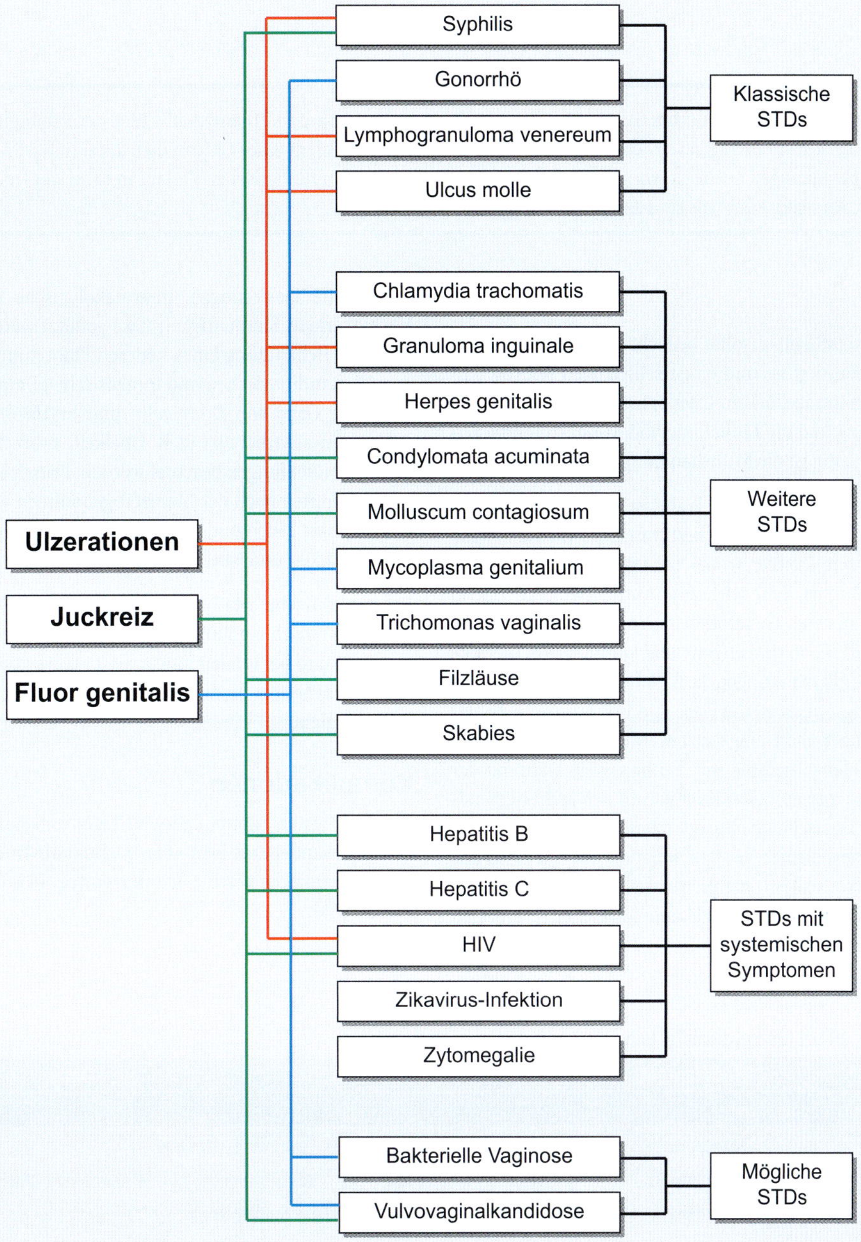
Syphilis
Gonorrhö
Lymphogranuloma venereum
Ulcus molle
Klassische STDs
Chlamydia trachomatis
Granuloma inguinale
Herpes genitalis
Condylomata acuminata
Molluscum contagiosum
Mycoplasma genitalium
Trichomonas vaginalis
Filzläuse
Skabies
Weitere STDs
Ulzerationen
Juckreiz
Fluor genitalis
Hepatitis B
Hepatitis C
HIV
Zikavirus-Infektion
Zytomegalie
STDs mit systemischen Symptomen
Bakterielle Vaginose
Vulvovaginalkandidose
Mögliche STDs

74.1 Chlamydia trachomatis

Ioannis Mylonas

Zur Orientierung

Chlamydia trachomatis gehört zu den häufigsten bakteriellen Erregern, die über den Geschlechtsverkehr übertragen werden. Eine Infektion kann unterschiedliche Erkrankungen auslösen, vor allem häufig sind Zervizitis und Urethritis. An einer Adnexitis sind zahlreiche Erreger beteiligt, während Chlamydia 5–12 % der Salpingitiden auslöst. Das primäre Problem einer Chlamydien-Infektion ist der überwiegende oligo- bzw. asymptomatischer Verlauf in ca. ¾ der Infektionen.

Therapieoptionen

Bei der Wahl der Antibiotikatherapie sollte bedacht werden, dass dieses Bakterium intrazellulär lokalisiert ist und einen sehr langen Reproduktionszyklus (mit einer langen intrazellulären Latenz) hat. Demzufolge ist auf eine ausreichende Dosierung und die Einhaltung von Mindesttherapiezeiten dringend zu achten. Wichtig ist die Mitbehandlung aller Sexualpartner.

Medikamentöse Therapie Substanz der Wahl ist Doxycyclin ❶. Die Gabe von Azithromycin ❷ ist ebenfalls unter bestimmten Voraussetzungen möglich (z. B. fehlende Compliance), wobei häufig eine erneute Wiederholung der Therapie nötig ist. Sehr wirksame Antibiotika sind zudem die Fluorchinolone ❸ der neueren Generationen. Vor allem die Therapie mit Levofloxacin und Moxifloxacin sind effektiv und kommen zur Therapie von klinischen Syndromen / Erkrankungen (z. B. Adnexitis) zum Einsatz. Eine alternative Behandlungsoption ist die Gabe von Erythromycin ❹, das vorwiegend in der Schwangerschaft eingesetzt werden sollte. Die in der deutschen Leitlinie empfohlene Therapie mit Azithromycin während der Schwangerschaft stellt einen ausgeprägten Konflikt mit den rechtsverbindlichen Zulassungsdaten für Deutschland / Europa dar und ist wahrscheinlich auch mit Schwangerschaftsproblemen vergesellschaftet. Bei einer Adnexitis sollte gemäß Wirksamkeitsdaten und pharmakologische Grundlagen und nicht zwangsweise (deutsche und angloamerikanischen) Leitlinien (fehlerhafte Dosierungen, pharmakologische fragwürdige Wirksamkeit, Verfügbarkeit, Sinnhaftigkeit u.a.) genutzt werden. Dabei wäre sicherlich die beste Behandlung eines neueren Fluorchinolons plus Metronidazol ❺ gemäß skandinavischen und französischen Empfehlungen zu bevorzugen.

Da die Gabe von Doxycyclin und Erythromycin mit etlichen Nebenwirkungen assoziiert ist (z. B. Übelkeit, Erbrechen), sollten die Verabreichungsempfehlungen beachtet werden. Prinzipiell sollten diese Antibiotika ca. 30 Minuten nach der Mahlzeit genommen werden. Ein (gleichzeitiger) Konsum von Milch und Milchprodukten sollte, zur Vermeidung einer Unverträglichkeit und Chelatbildung, vermieden werden.

Prophylaktische Maßnahmen Da eine Chlamydien-Infektion häufig asymptomatisch verläuft, sind Screening-Untersuchungen in der Schwangerschaft und bei Frauen jünger als 25 Jahre gesetzlich vorgeschrieben. Die Primärprävention besteht in eine Aufklärung über Sexualverhalten und Sexualhygiene.

Komplikationen

Die wichtigsten Komplikationen einer unbehandelten bzw. nicht ausreichend behandelten Chlamydia-trachomatis-Infektion sind Infertilität (ca. 20 %), chronische pelvine Schmerzen (ca. 18 %) und extrauterine Gravidität (ca. 6 %).

Therapeutische Empfehlungen bei Chlamydieninfektion

	Medikament	Dosierung	Dauer
Unkomplizierte Infektion (nicht Schwangere)			
Standard	Doxycyclin	2 x 100 mg / d p.o. für 7–10 Tage	
	Azithromycin	1 x 1.5 g p.o. als Einzelgabe, ggf. Wiederholung nach 2-5 Tagen	
Alternativ	Erythromycin	4 x 500 mg / d p.o. für 7 Tage	
	Erythromycinethylsuccinat	4 x 800 mg / d p.o. für 7 Tage	
	Levofloxacin	1 x 500 mg / d p.o. für 7 Tage	
Schwangerschaft			
Standard	Erythromycinethylsuccinat	4 x 400 mg / d. p.o. für 14 Tage	
	Erythromycinethylsuccinat	4 x 800 mg / d. p.o. für 7 Tage	
Alternativ	Amoxicillin	3 x 500 mg / d. p.o. für 7–14 Tage	

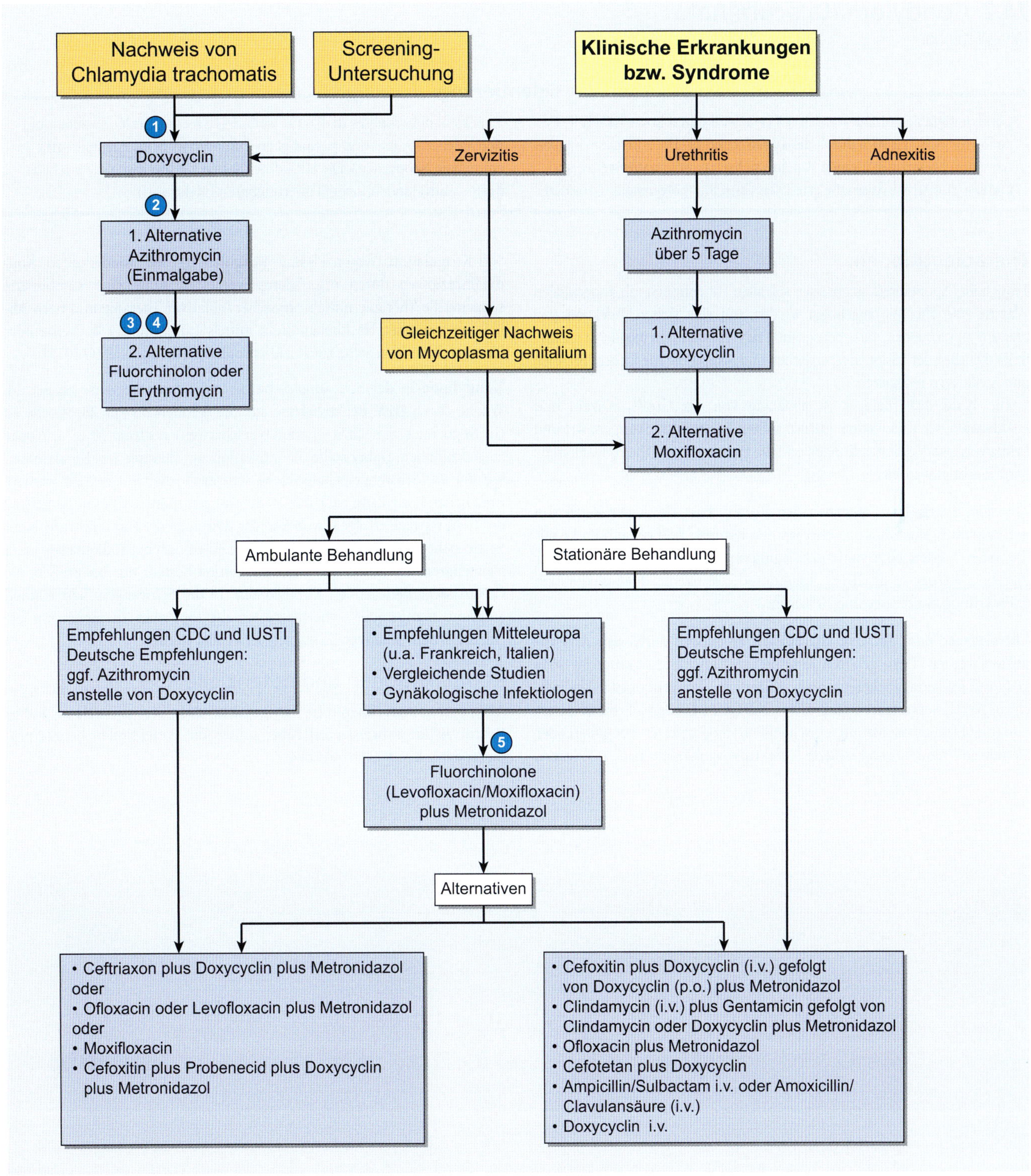
Nachweis von Chlamydia trachomatis
Screening-Untersuchung
Klinische Erkrankungen bzw. Syndrome
1
Doxycyclin
Zervizitis
Urethritis
Adnexitis
2
1. Alternative Azithromycin (Einmalgabe)
Azithromycin über 5 Tage
3 4
2. Alternative Fluorchinolon oder Erythromycin
Gleichzeitiger Nachweis von Mycoplasma genitalium
1. Alternative Doxycyclin
2. Alternative Moxifloxacin
Ambulante Behandlung
Stationäre Behandlung
Empfehlungen CDC und IUSTI Deutsche Empfehlungen: ggf. Azithromycin anstelle von Doxycyclin
• Empfehlungen Mitteleuropa (u.a. Frankreich, Italien)
• Vergleichende Studien
• Gynäkologische Infektiologen
Empfehlungen CDC und IUSTI Deutsche Empfehlungen: ggf. Azithromycin anstelle von Doxycyclin
5
Fluorchinolone (Levofloxacin/Moxifloxacin) plus Metronidazol
Alternativen
• Ceftriaxon plus Doxycyclin plus Metronidazol oder
• Ofloxacin oder Levofloxacin plus Metronidazol oder
• Moxifloxacin
• Cefoxitin plus Probenecid plus Doxycyclin plus Metronidazol
• Cefoxitin plus Doxycyclin (i.v.) gefolgt von Doxycyclin (p.o.) plus Metronidazol
• Clindamycin (i.v.) plus Gentamicin gefolgt von Clindamycin oder Doxycyclin plus Metronidazol
• Ofloxacin plus Metronidazol
• Cefotetan plus Doxycyclin
• Ampicillin/Sulbactam i.v. oder Amoxicillin/Clavulansäure (i.v.)
• Doxycyclin i.v.

74.2 Condylomata acuminata

Julia Wittenborn

Zur Orientierung

Condylomata acuminata werden überwiegend durch Low-risk-HPV-Typen verursacht, zu 90 % durch die Typen 6 und 11. Die zunächst singulären, dann beetartigen kleinen Papeln wachsen papillomatös weiter und können monströse Ausmaße erreichen (Buschke-Löwenstein-Tumoren). Es besteht ein erhöhtes Risiko für weitere HPV-assoziierter Läsionen mit potenzieller Progression zu malignen Tumoren (z. B. anogenitale intraepitheliale Neoplasien). Die HPV-Infektionen sind weltweit die am häufigsten auftretenden, sexuell übertragbaren Infektionen.

Therapieoptionen

Trotz hoher Spontanremissionsraten soll allen Patientinnen mit anogentialen Warzen eine Therapie angeboten werden, um eine weitere Infektionsausbreitung zu vermeiden, die Lebensqualität zu verbessern, ein möglichst rezidivfreies Abheilen der Läsionen zu erreichen und Symptome wie Jucken, Brennen und Ausfluss zu reduzieren.

Die Wahl der Therapie ist abhängig von der Größe, Anzahl und Lokalisation der Kondylome. Ebenso sollten Begleiterkrankungen, Art und Erfolg von evtl. Vorbehandlungen und die zu erwartende Therapieadhärenz berücksichtigt werden.

Topische Therapien ❶ haben den Vorteil, dass sie in der Regel von der Patientin selbst durchgeführt werden können. Alle genannten Lokaltherapien zeigten eine statistisch signifikante Überlegenheit gegenüber Placebo (Werner et al. 2017): Imiquimod 5 % Creme, Podophyllotoxin 0,5 % Lösung, Sincecatechine 10 % Salbe.

Chirurgische oder ablative Therapien ❷ müssen durch den Arzt appliziert werden. Dazu gehören Kryotherapie, Trichloressigsäure 80–90 % Lösung, Exzision (Scherenschlag, Kürettage, konventionelle Skalpellchirurgie), Laserverfahren (z. B. CO_2-. Nd:YAG-, Dioden-, Erbium-Laser) und die Elektrokoagulation einschließlich modifizierter koagulierender Verfahren (flüssigkeitsgestützte Elektrokoagulation nach Wienert, Soft-Koagulation, Argon-Plasma Koagulation). Bei wiederholten Kondylomrezidiven durch o. g. Therapieverfahren sollte eine kombinierte sequenzielle Therapie mit chirurgischer / ablativer Therapie und nach Abheilung topischer Nachbehandlung mittels Imiquimod 5 % Creme oder Sinecatechine 10 % Salbe zur Rezidivprophylaxe erfolgen (PEG 2017).

Kondylome in der Schwangerschaft treten typischerweise ab der 14. Woche durch HPV Reaktivierung auf. Sie nehmen bis zur 28. Woche an Größe zu, um sich nach Stagnation typischerweise nach der 30. – 34. Woche zurückzubilden. Daher sollte die Indikation zur Therapie von Kondylomen vor der 34. Schwangerschaftswoche sehr zurückhaltend gestellt werden. Eine Behandlung kann nach der 34. Schwangerschaftswoche zur Sanierung der Geburtswege erfolgen, wobei weder dies noch die Durchführung einer Sectio sicher vor dem Auftreten einer juvenilen Larynxpapillomatose beim Neugeborenen schützt. Eine Sectioindikation besteht nur bei großen, die Geburtswege verlegenden Kondylomen. In der Schwangerschaft können aufgrund mangelnder Sicherheitsdaten der topischen Therapien nur die chirurgischen / ablativen Therapien verwendet werden.

Komplikationen und potenzielle Risiken

Allen genannten Therapien ist gemein, dass sie ein relativ **hohes Rezidivrisiko** aufweisen. Hierüber sollten die Patientinnen bereits prätherapeutisch aufgeklärt werden.

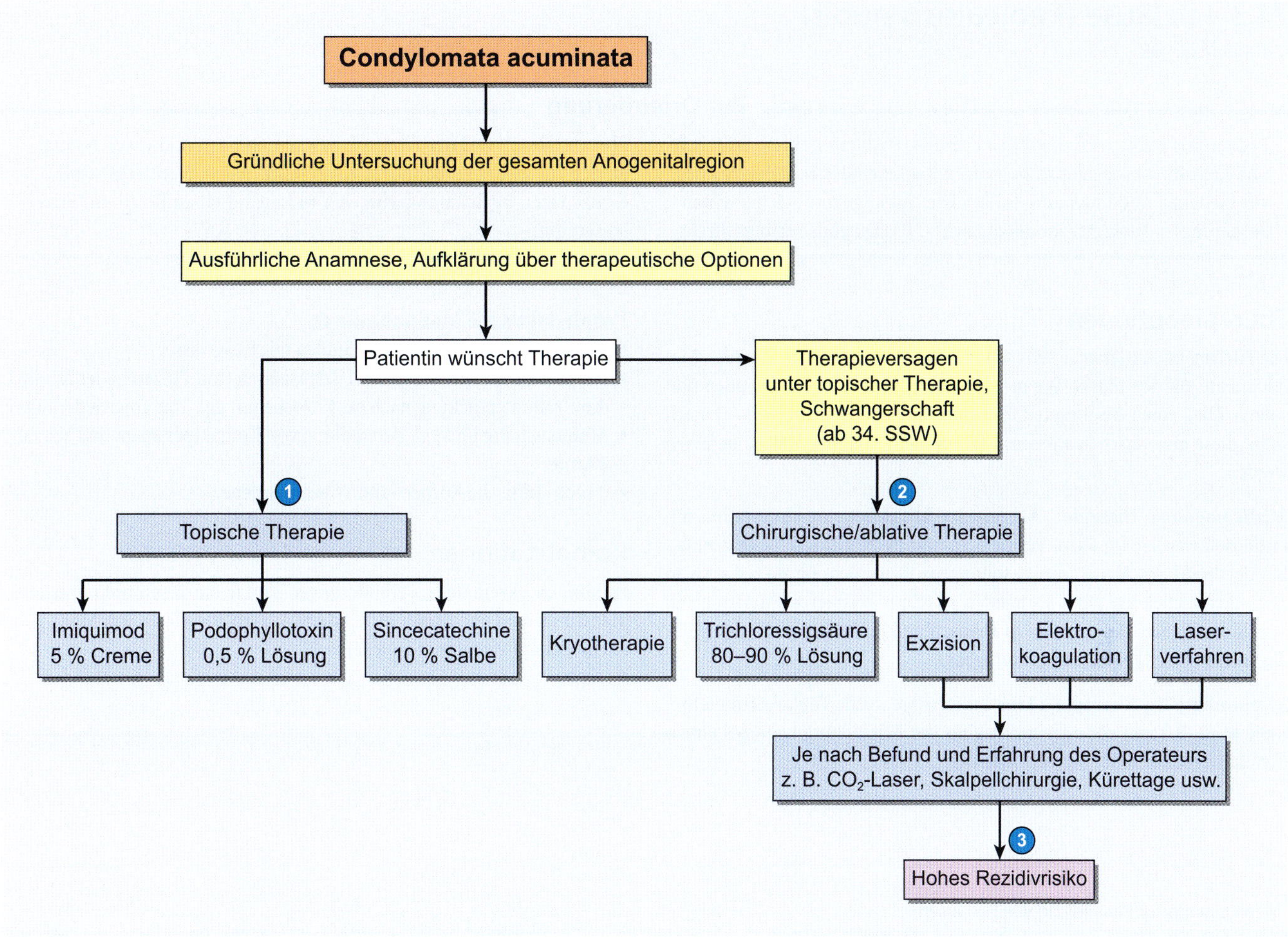
Condylomata acuminata
Gründliche Untersuchung der gesamten Anogenitalregion
Ausführliche Anamnese, Aufklärung über therapeutische Optionen
Patientin wünscht Therapie
Therapieversagen unter topischer Therapie, Schwangerschaft (ab 34. SSW)
1
2
Topische Therapie
Chirurgische/ablative Therapie
Imiquimod 5 % Creme
Podophyllotoxin 0,5 % Lösung
Sincecatechine 10 % Salbe
Kryotherapie
Trichloressigsäure 80–90 % Lösung
Exzision
Elektro-koagulation
Laser-verfahren
Je nach Befund und Erfahrung des Operateurs z. B. CO_2-Laser, Skalpellchirurgie, Kürettage usw.
3
Hohes Rezidivrisiko

74.3 Filzläuse (Pediculosis pubis)

Ioannis Mylonas

Zur Orientierung

Pediculosis pubis wird durch die Filzlaus (Phthirus pubis) verursacht und kommt vorwiegend an behaarten Regionen des Schambereiches vor (seltener Abdomen und Axilla). Die Insekten verursachen einen ausgeprägten Juckreiz, vor allem nachts. Die Diagnose erfolgt direkt über den Nachweis der Filzläuse bzw. deren Nissen, die sich häufig an den Haarwurzeln befinden. Auch Blutkrusten, Kotballen sowie Kratzspuren im Schamhaarbereich weisen auf einen Befall mit Filzläusen hin.

Therapieoptionen

Die Filzlaus ist mittlerweile sehr selten. Allerdings gibt es noch einige Medikamente auf den Markt. Die meisten davon sind lokal anzuwenden und sollten über einen bestimmten Zeitraum auf der Haut bleiben. Danach sollte diese abgewaschen werden. Schleimhäute sollten nicht eingerieben werden.

Medikamentöse Therapie Als primäre Mittel bei einer Infestation mit Filzläusen werden vor allem Permethrin und Pyrethrumextakt ❶ genutzt. Bei der Wahl des Medikaments sollte geprüft werden, ob dieses auch in dem entsprechenden Land vorhanden ist. Zum Beispiel ist Malathion in der Europäischen Union außer in Deutschland und Österreich (mangelndes Interesse der Bevölkerung) verfügbar.

Symptomatische Therapie Eine kurzfristige lokale Glukokortikoidtherapie ❷ (2–3 Tage) vor oder mit Beginn der Behandlung kann bei einem exsudativen Ekzem durchgeführt werden.

Prophylaktische Maßnahmen ❹

- Entfernung der Nissen durch Spülen mit Essigwasser
- Mechanische Entfernung der Filzlausnissen (mit Pinzette oder Kamm)
- Kontrolluntersuchung nach ca. 1 Woche mit ggf. Therapiewiederholung
- Untersuchung und ggf. Behandlung von Kontaktpersonen und Sexualpartner
- Prophylaktische Körper- und Wäschehygiene

Komplikationen

Es können ekzematöse Veränderungen durch die Bissspuren entstehen. Manchmal sind auch stark juckende, schieferblaue Flecke am Mons pubis nachweisbar (Maculae coeruleae).

Medikamente zur Behandlung von Filzläusen

Medikament	Dosis
Substanzen der 1. Wahl	
Permethrin 5 % Creme	1 x für 8–12 h an Tag 1 und 8
Allethrin und Piperonylbutoxid	1 x für 10 min an Tag 1 und 8
Pyrethrumextrakt	1 x für 30 min an Tag 1 und 8
Alternative Substanzen	
Ivermectin ❸	1 x 0,2 mg/kg KG p.o. an Tag 1 und 8
Phenothrin 0,2 % Lotion	Einmalgabe für 2 h
Malathion 0,5 %	Einmalgabe für 2 h

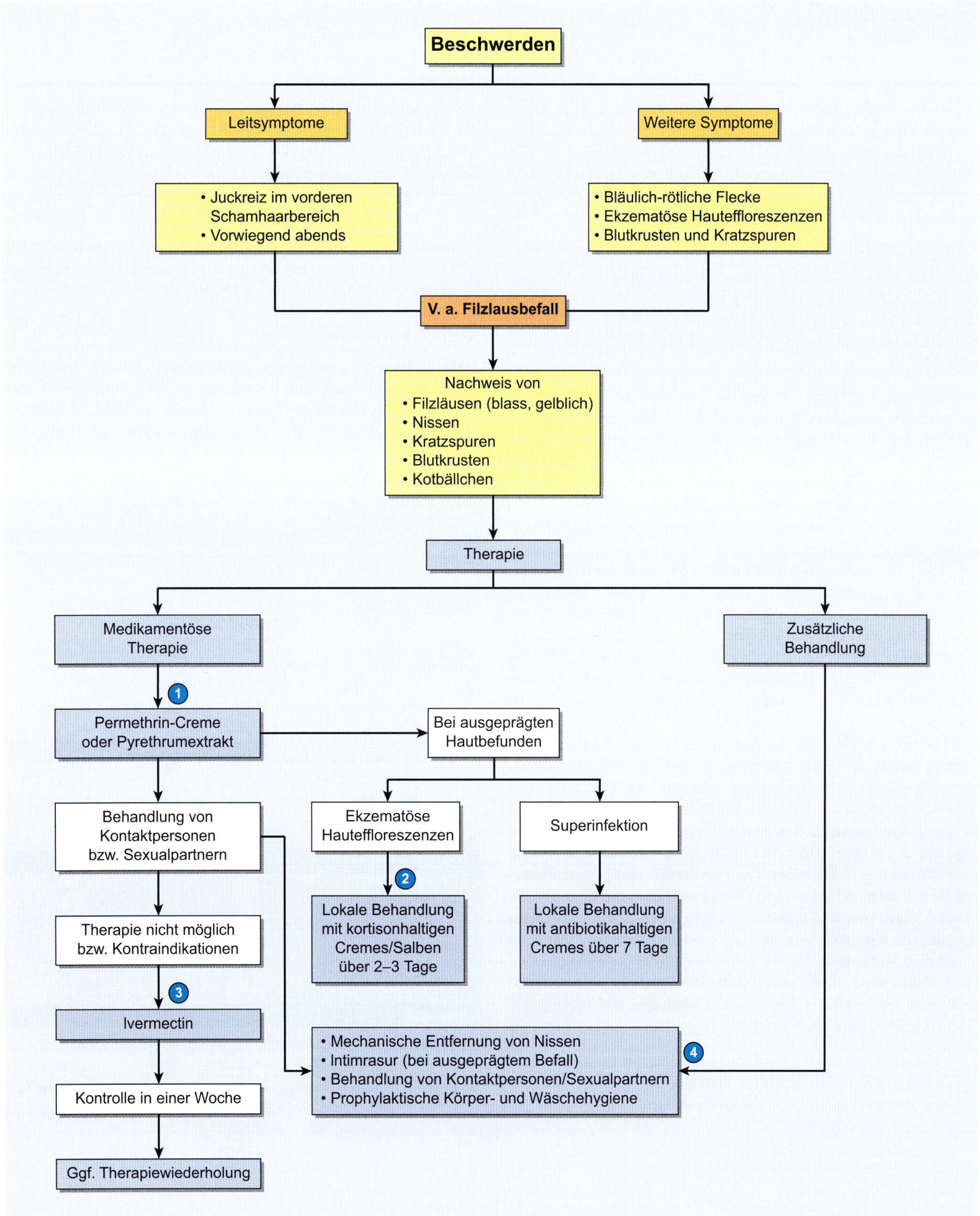
Beschwerden
Leitsymptome
Weitere Symptome
• Juckreiz im vorderen Schamhaarbereich
• Vorwiegend abends
• Bläulich-rötliche Flecke
• Ekzematöse Hauteffloreszenzen
• Blutkrusten und Kratzspuren
V. a. Filzlausbefall
Nachweis von
• Filzläusen (blass, gelblich)
• Nissen
• Kratzspuren
• Blutkrusten
• Kotbällchen
Therapie
Medikamentöse Therapie
Zusätzliche Behandlung
1
Permethrin-Creme oder Pyrethrumextrakt
Bei ausgeprägten Hautbefunden
Behandlung von Kontaktpersonen bzw. Sexualpartnern
Ekzematöse Hauteffloreszenzen
Superinfektion
2
Lokale Behandlung mit kortisonhaltigen Cremes/Salben über 2–3 Tage
Lokale Behandlung mit antibiotikahaltigen Cremes über 7 Tage
Therapie nicht möglich bzw. Kontraindikationen
3
Ivermectin
• Mechanische Entfernung von Nissen
• Intimrasur (bei ausgeprägtem Befall)
• Behandlung von Kontaktpersonen/Sexualpartnern
• Prophylaktische Körper- und Wäschehygiene
4
Kontrolle in einer Woche
Ggf. Therapiewiederholung

74.4 Gonorrhö

Ioannis Mylonas

Zur Orientierung

Die Gonorrhö (verursacht durch Neisseria gonorrhoeae) ist eine der häufigsten sexuell übertragenen Erkrankungen weltweit (25–40 Fälle auf 100.000 Einwohner). Die Übertragung erfolgt primär durch Geschlechtsverkehr, Schmierinfektionen und Autoinokulation (v. a. bei einer Konjunktivitis). Neben den klassischen urogenitalen Manifestationen (Urethritis, Zervizitis, obere Gonorrhö mit Adnexitis, Bartholinitis) sind auch extragenitale Manifestationen wie Konjunktivitis, Proktitis, Pharyngitis oder eine disseminierte Infektion möglich.

Therapieoptionen

Durch eine frühzeitige Therapie lassen sich Spätkomplikationen vermeiden. Die Gonokokken-Konjunktivitis gilt als Notfall und sollte umgehend therapiert werden. Prinzipiell sollte sofort mit einer kalkulierten Antibiotikatherapie begonnen werden. Wichtig ist die Mitbehandlung des Sexualpartners.

Medikamentöse Therapie Wegen der Zunahme von Penicillin- und Fluorchinolon-resistenten Stämme wird derzeit eine Zweifachtherapie mit Cephalosporin in Kombination mit Azithromycin empfohlen ❶. Die häufig empfohlene und weiterhin überall erwähnte Gabe von Ofloxacin (Racemat) ist aufgrund der eingeschränkten Wirkung nicht mehr zeitgemäß und sollte, durch das wirksamere Levofloxacin (L-Racemat) ersetzt werden. Einige häufige empfohlene Medikamente sind in Deutschland / Europa nicht erhältlich (Bestellung über internationale Apotheke möglich) oder können nur in speziellen Ländern der Europäischen Union bestellt werden (Bestellung über normale Apotheke gemäß Europäischen Richtlinien möglich). Eine Erregerkultivierung mit entsprechender Resistenztestung sollte dringend erfolgen. Allerdings muss die Antibiotikatherapie umgehend bei Verdachtsdiagnose (ggf. auffälliger Mikroskopie) und noch vor Erhalt der Ergebnisse begonnen werden. Applikationsformen und Behandlungsdauer hängen von der Lokalisation / Symptome der Infektion ab.

Im Jahr 2012 hat die WHO die Therapie mit Ceftriaxon bei gleichzeitiger prophylaktischer Gabe von Azithromycin bei einer unkomplizierten Gonorrhöe vorgeschlagen. Diese Empfehlung wurde von fast allen zuständigen wissenschaftlichen Gesellschaften (auch in Deutschland) kommentarlos und unkritisch übernommen. Ziel sollte es sein eine Multiresistenz der Erreger gegenüber den gängigen Antibiotika vorzubeugen. Mittlerweile sind die ersten multiresistenten Bakterienstämme in Nordamerika und Europa aufgetreten, die sich mit allen bekannten Antibiotika nicht mehr therapieren lassen. Ebenfalls wurde erwartungsgemäß eine auffällig höhere Resistenz gegenüber Azithromycin festgestellt, während diese gegenüber Ceftriaxon sehr leicht zurückging. Auch werden interessanterweise (auch in der deutschen Leitlinie) Medikamente empfohlen, die weder eine Zulassung noch verfügbar sind! Somit sollten diese vermeintlichen Empfehlungen und Leitlinien äußerst kritisch betrachtet werden.

Symptomatische Therapie Tage nach einer Therapie kann es zu einer sog. post-gonorrhoischen Urethritis kommen. Bei fehlender Erregerisolation ist eine symptomatische Therapie anzuraten.

Prophylaktische Maßnahmen Nach einer Infektion besteht keine Immunität. Eine entsprechende Aufklärung sowie die korrekte Verwendung von Kondomen sind entscheidende präventive Maßnahmen.

Komplikationen

Mögliche Komplikationen bei der Frau sind eine Harnröhrenstriktur (insbesondere bei multiplen Infektionen), eine Sterilität (insbesondere nach Adnexitis / Pelvic Inflammatory Disease), ein höheres Risiko für Tubargraviditäten sowie bei unbehandelter Gonorrhö eine septische Arthritis.

Medikamentöse Behandlung der Gonorrhö

Indikation	Substanzen und Dosierung
Unkomplizierte Infektion	
Standard	Einmalig Ceftriaxon 1 x 1 g i.m. oder i.v. plus Azithromycin 1 x 1,5 g p. o.
Alternativ	Einmalig Cefixim 1 x 800 mg p.o. plus Azithromycin 1 x 1,5 g p.o.
Alternativ bei Empfindlichkeit	Einmalig Cefixim 1 x 400 mg p.o. oder Ciprofloxacin 1 x 500 mg p.o. oder Azithromycin 1 x 1,5 g p.o.
Cephalosporinallergie	Einmalig Gentamicin 1 x 240 mg i.m. oder i.v. plus Azithromycin 1 x 2 g p.o.
Konjunktivitis	
Standard	Ceftriaxon 1 x 1 g / d i.m. für 3 Tage
Alternative	Einmalig Azithromycin 1 x 1,5 g p.o. plus Doxycyclin 2 x 100 mg / d p.o. für 7 Tage plus Ciprofloxacin 2 x 250 mg / d p.o. für 3 Tage
Disseminierte Infektion	
Standard	Ceftriaxon 1 x 1 g / d i.m. oder i.v. für 2–3 Tage. Danach gefolgt von Cefixim 2 x 400 mg / d p.o., Ciprofloxacin 2 x 500 mg / d p.o. oder Levofloxacin 2 x 500 mg / d p.o. für 7 Tage
Meningitis	Ceftriaxon 2 x 1 g / d i.m. oder i.v. für 14 Tage
Endokarditis	Ceftriaxon 1 x 1 g / d i.m. oder i.v. für 28 Tage
Pharyngitis	
Standard	Einmalig Ceftriaxon 1 g i. m. oder i.v. plus Azithromycin 1,5 g p.o.
Alternativ	Einmalig Ciprofloxacin 1 x 500 mg p.o., Levofloxacin 1 x 500 mg p.o. oder Azithromycin 1 x 1,5 g p.o.

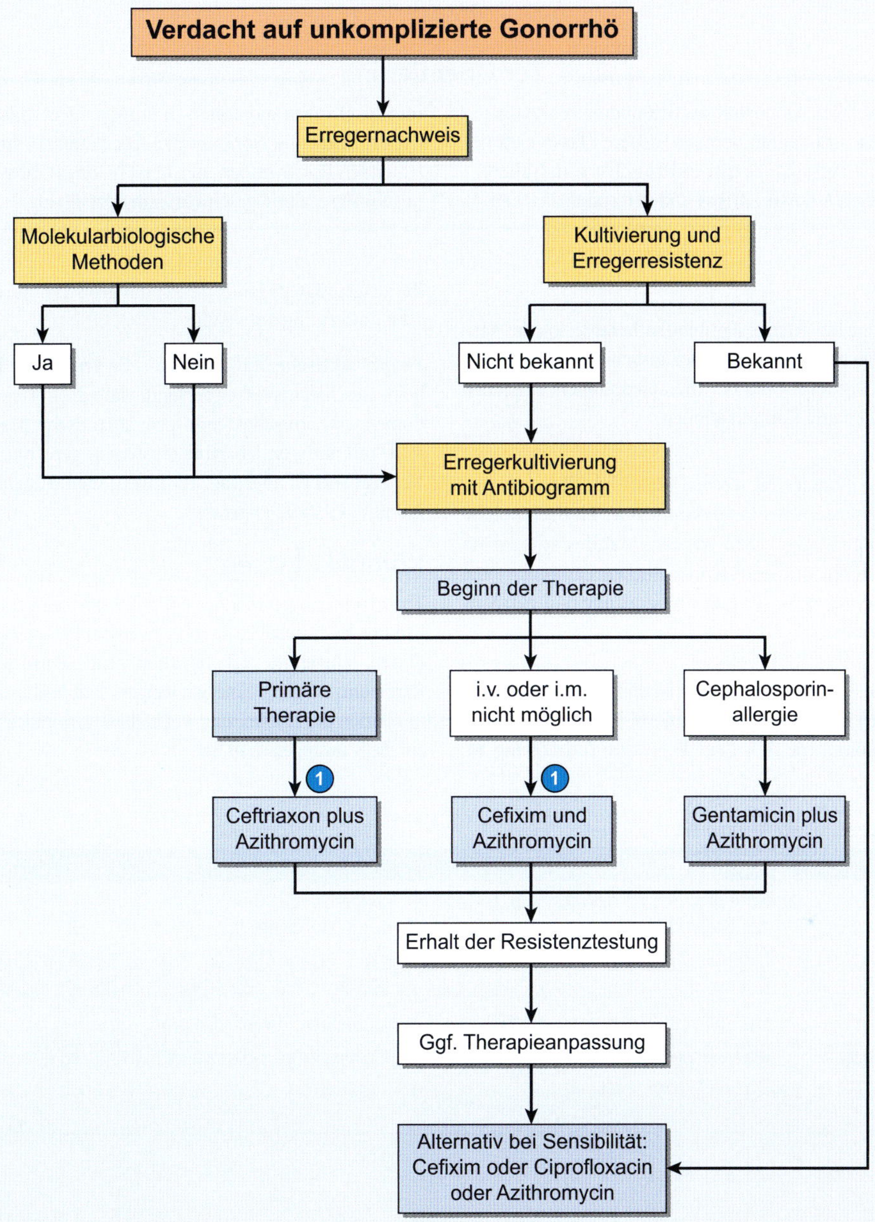
Verdacht auf unkomplizierte Gonorrhö
Erregernachweis
Molekularbiologische Methoden
Kultivierung und Erregerresistenz
Ja
Nein
Nicht bekannt
Bekannt
Erregerkultivierung mit Antibiogramm
Beginn der Therapie
Primäre Therapie
i.v. oder i.m. nicht möglich
Cephalosporin-allergie
1
1
Ceftriaxon plus Azithromycin
Cefixim und Azithromycin
Gentamicin plus Azithromycin
Erhalt der Resistenztestung
Ggf. Therapieanpassung
Alternativ bei Sensibilität: Cefixim oder Ciprofloxacin oder Azithromycin

74.5 Granuloma inguinale

Ioannis Mylonas

Zur Orientierung

Das Granuloma inguinale (Syn.: Donovanosis, Granuloma venereum) wird durch Calymmatobacterium granulomatis (neuere Klassifikation: Klebsiella granulomatis) verursacht. Es tritt endemisch v. a. in Indien, der Karibik, Brasilien, der Westküste Afrikas und den südpazifischen Inseln auf sowie sporadisch in Europa (Deutschland 1 / 1 Mio. Einwohner pro Jahr) und Nordamerika. Die Patienten stellen sich aufgrund der fehlenden Beschwerden meist erst in einem fortgeschrittenen Stadium mit Konfluenz und geschwürigem Zerfall vor.

Therapieoptionen

Die Behandlung umfasst eine langfristige Antibiotikatherapie, lokale Maßnahmen sowie eine chirurgische Intervention bei ausgeprägten Befunden. Trotz allen, sogar rechtzeitig angewandten Therapieoptionen entstehen meistens narbige Abteilungen und Komplikationen.

Medikamentöse Therapie Eingesetzt werden Makrolide, Tetrazykline oder Cotrimoxazol sowie alternativ Aminoglykoside oder Fluorchinolone ❶. Die Therapie sollte langfristig gegeben werden. Manifestationen im Zervikalkanal, in den Adnexen und im kleinen Becken verlangen eine Therapie von mehr als 3 Monaten. Wichtig ist die Kontrolle und ggf. Mitbehandlung des Sexualpartners.

Symptomatische Therapie Mögliche Optionen ist die Nutzung von Umschlägen an den betroffenen Hautstellen, z. B. Chinosol-Lösung 0,1 %, Kali umpermanganat-Lösungskonzentrat 1 % oder Polyvidon-Jod-Lösung ❷. Bei ausgeprägter Manifestation mit großen Effloreszenzen ist eine chirurgische Entfernung notwendig.

Prophylaktische Maßnahmen Da vermutlich meistens die Übertragung beim Geschlechtsverkehr erfolgt, wäre die korrekte Verwendung von Kondomen eine entscheidende prophylaktische Maßnahme. Dennoch muss auch mit anderen Übertragungswegen gerechnet werden. Ein Ausschluss weiterer sexuell übertragener Infektionen (Chlamydien, Syphilis, Hepatitis B und C, HIV) ist angeraten.

Komplikationen

Trotz rechtzeitiger Therapie entstehen narbige Veränderungen nach einer Abheilung. In Einzelfällen kann es zu einem Lymphstau bis hin zur Elephantiasis führen. Jahrzehnte nach Infektion ist die Entwicklung eines spinozellulären Karzinoms möglich. Eine Schwangerschaft begünstigt wahrscheinlich die Manifestation der Erkrankung wobei diese vermutlich keinen negativen Ausgang auf die Schwangerschaft hat.

Medikamentöse Therapie des Granuloma inguinale

Indikation	Substanzen und Dosierung
Standard	Azithromycin 1 x 1 g / Woche p.o. an Tag 1, 8, 15 oder Azithromycin 1 x 500 mg / d p.o. für 21 Tage bzw. bis zur Abheilung
Alternativ	Cotrimoxazol 2 x 960 mg / d p.o. für 21–28 Tage bzw. bis zur Abheilung oder jeweils für 21 Tage bzw. bis zur Abheilung Doxycyclin 2 x 100 mg / d p.o, Ciprofloxacin 2 x 500 mg / d p.o. oder Erythromycin 4 x 500 mg / d p.o.
Schwangerschaft	Erythromycin 4 x 500 mg p.o. oder i.v. für 14–21 Tage bzw. bis Abheilung
Therapieversagen (nach 7 Tagen)	Weiterverwendung des bereits angewendeten Antibiotikums plus Gentamicin 3 x 1 mg / kg KG / d i.v. bis zur Abheilung

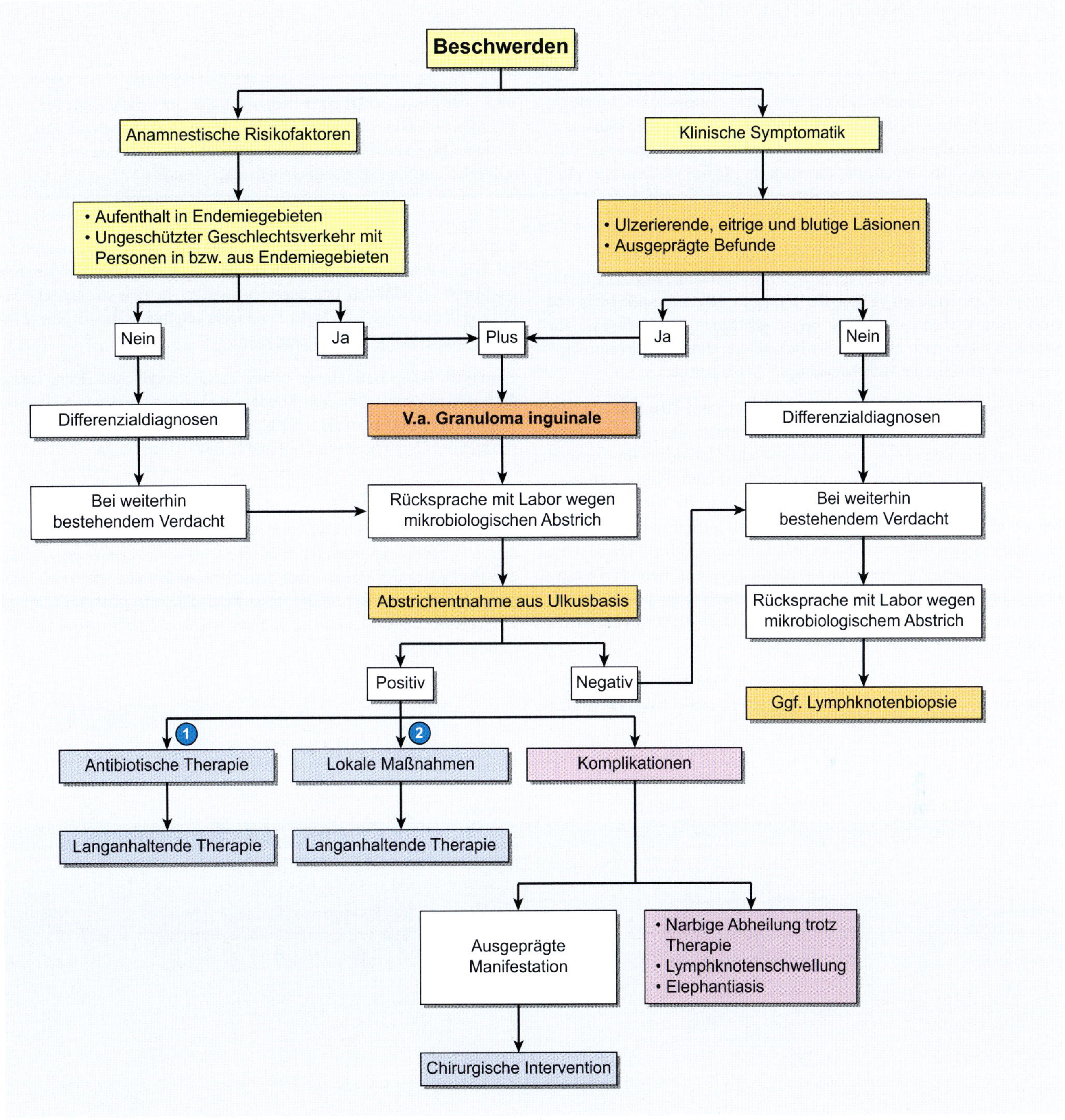
Beschwerden
Anamnestische Risikofaktoren
Klinische Symptomatik
• Aufenthalt in Endemiegebieten
• Ungeschützter Geschlechtsverkehr mit Personen in bzw. aus Endemiegebieten
• Ulzerierende, eitrige und blutige Läsionen
• Ausgeprägte Befunde
Nein
Ja
Plus
Ja
Nein
Differenzialdiagnosen
V.a. Granuloma inguinale
Differenzialdiagnosen
Bei weiterhin bestehendem Verdacht
Rücksprache mit Labor wegen mikrobiologischen Abstrich
Bei weiterhin bestehendem Verdacht
Abstrichentnahme aus Ulkusbasis
Rücksprache mit Labor wegen mikrobiologischem Abstrich
Positiv
Negativ
Ggf. Lymphknotenbiopsie
1
2
Antibiotische Therapie
Lokale Maßnahmen
Komplikationen
Langanhaltende Therapie
Langanhaltende Therapie
Ausgeprägte Manifestation
• Narbige Abheilung trotz Therapie
• Lymphknotenschwellung
• Elephantiasis
Chirurgische Intervention

74.6 Lymphogranuloma venereum

Ioannis Mylonas

Zur Orientierung

Das Lymphogranuloma venereum wird durch Chlamydia trachomatis L1 bis L3 verursacht, die weltweit 2–10 % aller ulzerativen Erkrankungen im Genitalbereich auslösen. Das Lymphogranuloma venereum tritt hauptsächlich in Tropen und Subtropen auf (Afrika, Lateinamerika, Indien, Südostasien) sowie sporadisch in Europa und Nordamerika (ca. 1 / 1 Mio. Einwohner pro Jahr). Es kommt zu einer chronisch-eitrigen Lymphangitis mit Ulzerationen, Fistelbildung sowie Ödemen und schließlich Elephantiasis des Beines bzw. des Genitals.

Therapieoptionen

Eine Spontanheilung ist nicht möglich. Ohne Behandlung zeigt die Erkrankung einen chronischen Verlauf. Die Therapie erfolgt mit Antibiotika und einer chirurgischen Intervention bei ausgeprägtem Krankheitsbild. Die Patienten sollten nach Abschluss der Behandlung klinisch nachkontrolliert werden. Wichtig ist die Mitbehandlung des Sexualpartners.

Medikamentöse Therapie Die Therapie erfolgt mit Tetrazyklinen oder Makroliden ❶ über 3–4 Wochen. Alternativ können ältere Therapiemöglichkeiten mit TMP / SMX (Cotrimoxazol) oder Fluorochinolone genutzt werden, die zwar nicht mehr in den aktuellen Empfehlungen auftreten, aber eine seit Jahrzehnten bekannte und dokumentierte Wirksamkeit aufweisen. Eine Wirksamkeit von Azithromycin ist anzunehmen, wobei keine ausreichenden Daten vorhanden sind. Die antiinfektive Therapie sollte längerfristig und in ausreichender Dosierung gegeben werden. Tetrazykline führen zwar zu einer Besserung der klinischen Symptomatik (z. B. Rückgang des Fiebers oder der Schmerzen), jedoch nicht zu einer signifikanten Rückbildung der Lymphadenopathie.

Symptomatische Therapie Bei ausgeprägter Manifestation bzw. Spätstadium z. B. mit persistierender rektovaginaler Fistelbildung oder großer destruierender Verlaufsform ist eine chirurgische Behandlung notwendig ❸. Treten fluktuierende Bubonen auf, sollten diese (über das gesunde Nachbarareal) punktiert und abgesaugt werden ❷. Eine chirurgische Sanierung der Bubonen wird in der Regel nicht empfohlen, da sich eine chronische Sinusbildung manifestieren kann.

Prophylaktische Maßnahmen Eine entsprechende Aufklärung sowie die korrekte Verwendung von Kondomen sind entscheidende präventive Maßnahmen. Ein Ausschluss weiterer sexuell übertragener Infektionen (Chlamydien, Syphilis, Hepatitis B und C, HIV) ist angeraten.

Komplikationen

Die Behandlung kann sich über Wochen (bis Monate) hinziehen. Bei abszedierenden Entzündungen treten oft chronische Verläufe mit Lymphadenopathien und Fistelbidung auf. Patienten mit postinfektiösen Fibrosen oder Fisteln profitieren nicht von weiteren antibiotischen Behandlungen, sodass eine chirurgische Intervention (z. B. chirurgischer Fistelverschluss, rekonstruktive Genitalchirurgie) erfolgen sollte.

Medikamente zur Behandlung des Lymphogranuloma venereum

Indikation	Substanzen und Dosierung
Standard	Doxycyclin 2 x 100 mg / d p.o. für 21 Tage oder Erythromycin 4 x 500 mg / d p.o. für 21–28 Tage
Alternativ	Cotrimoxazol 2 x 160 / 800 mg / d p.o für 21–28 Tage oder Ciprofloxacin 2 x 500 mg / d p.o. für 21–28 Tage oder Azithromycin 1 x 1,5 g p.o. an Tag 1, 8, 15, ggf. 22

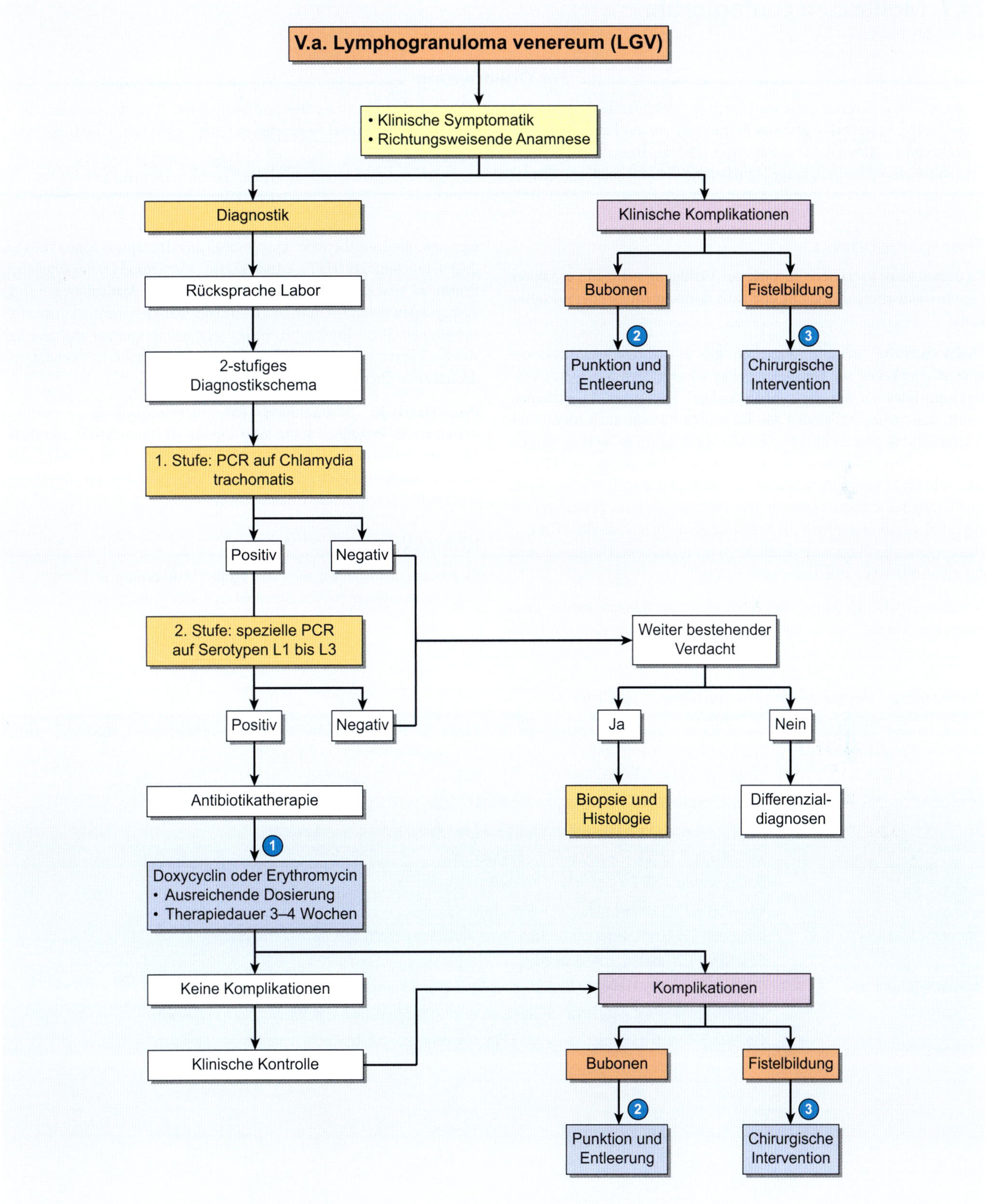
V.a. Lymphogranuloma venereum (LGV)
• Klinische Symptomatik
• Richtungsweisende Anamnese
Diagnostik
Klinische Komplikationen
Rücksprache Labor
Bubonen
Fistelbildung
2
3
2-stufiges Diagnostikschema
Punktion und Entleerung
Chirurgische Intervention
1. Stufe: PCR auf Chlamydia trachomatis
Positiv
Negativ
2. Stufe: spezielle PCR auf Serotypen L1 bis L3
Weiter bestehender Verdacht
Positiv
Negativ
Ja
Nein
Antibiotikatherapie
Biopsie und Histologie
Differenzial-diagnosen
1
Doxycyclin oder Erythromycin
• Ausreichende Dosierung
• Therapiedauer 3–4 Wochen
Keine Komplikationen
Komplikationen
Klinische Kontrolle
Bubonen
Fistelbildung
2
3
Punktion und Entleerung
Chirurgische Intervention

74.7 Molluscum contagiosum

Ioannis Mylonas

Zur Orientierung

Das Molluscum contagiosum wird durch das gleichnamige Pockenvirus verursacht. Es stellt eine gutartige Erkrankung dar, die häufig selbstlimitierend ist. Neben der Übertragung durch Sexualverkehr existieren auch andere Verbreitungswege (zum Beispiel Autoinokulation). Charakteristisch sind schmerzlose und hautfarbene Hauteffloreszenzen, die teilweise an der Kuppel eingedellt sind (sog. Dellwarzen). Die Diagnose erfolgt klinisch.

Therapieoptionen

Da derzeit keine spezifische Therapie zur Verfügung steht, gibt es zahlreiche physikalische, chirurgische und auch medikamentöse Therapieoptionen.

Medikamentöse Therapie Prinzipiell gibt es mehrere lokaltherapeutische Möglichkeiten zur Behandlung einer ausgeprägten Molluscum-contagiosum-Infektion um die „unästhetischen" Dellwarzen zu entfernen. Neben klassischen antiviralen Medikamenten können auch immunmodulatorische ❶ oder nicht destruierende Maßnahmen ❷ genutzt werden. Zahlreiche Therapieoptionen stammen aus der Behandlung von HPV-Infektionen und Condylomata acuminata. Lokale medikamentöse Verfahren sind häufig bei wenigen Läsionen und nicht ausgeprägten Befunden indiziert und zeigen dann auch die bestmöglichste therapeutische Wirkung. Diese haben allerdings auch deutliche Nebenwirkungen. Der Erfolg jeder einzelnen Therapie variiert sehr stark.

Symptomatische Therapie Bei Molluscum contagiosum werden heutzutage meistens chirurgische Interventionen ❸ genutzt. Vor allem die Kürettage bzw. die Lasertherapie, analog möglicher Therapieoptionen bei Condylomata acuminata (HPV), erfreut sich in Deutschland großer Beliebtheit. Prinzipiell sind physikalische ❹ und chirurgische Maßnahmen nur bei ausgeprägten Befunden indiziert, da sie ebenfalls zu Nebenwirkungen führen können. Diese Infektionen heilen sehr häufig spontan ab (innerhalb von 2–12 Monaten), sodass chirurgische Maßnahmen und aufwendige medikamentöse Therapien meistens nicht indiziert sind.

Prophylaktische Maßnahmen Präventionsmöglichkeiten existieren derzeit nicht. Prinzipiell sollte jeder direkte Hautkontakt mit sichtbaren Läsionen vermieden werden. Bei bereits vorhandenen Infektionen sollte auf eine ausgiebige Händedesinfektion geachtet werden, um den Erreger nicht weiter durch Autoinokulation zu verbreiten.

Komplikationen

Molluscum contagiosum zeigt eine größere Ausbreitung und längere Persistenz immunsuppressiven Patienten (z. B. HIV-Infektion).

Medikamentöse Therapie der Molluscum-contagiosum-Virus-Infektion

Indikation	Substanzen und Dosierung
Destruierende Maßnahmen	Trichloressigsäure 80–100 %; Einmalige Applikation, ggf. Wiederholung in 2 Wochen
Nicht destruierende Maßnahmen	Cantharidin 0,9 % Einmalige Applikation, ggf. Wiederholung in 3–4 Wochen
	Podophyllotoxin 0,3–0,5 % Lösung 2 x täglich für 3 Tage, Wiederholung nach 1 Woche
	Podophyllotoxin 0,15 % Creme 2 x täglich für 3 Tage, Wiederholung nach 1 Woche
	Salicylsäuregel 12 % 1–2 x wöchentlich für 4 Wochen.
	Benzoylperoxid 10 % 2 x täglich für 4 Wochen
	Vitamin A 0,5 % Creme 2 x täglich für 4 Wochen
Immunmodulatoren	Imiquimod 5 % Creme 3–5 x wöchentlich bis zur klinischen Heilung oder für max. 16. Woche
	Cimetidin 2 x 20 mg / kg / d für 8 Wochen
Antivirale Substanzen	Cidofovir Creme 1 % 1 x täglich für 5 Tage pro Woche für 8 Wochen
	Cidofovir Creme 3 % 1 x täglich an 5 Tagen pro Woche über 2 Wochen, ggf. Wiederholung in 4 Wochen
	Cidofovir 3–5 mg / kg wöchentlich i.v. für 2 Wochen, dann jede zweite Woche, insgesamt 4–9 Infusion

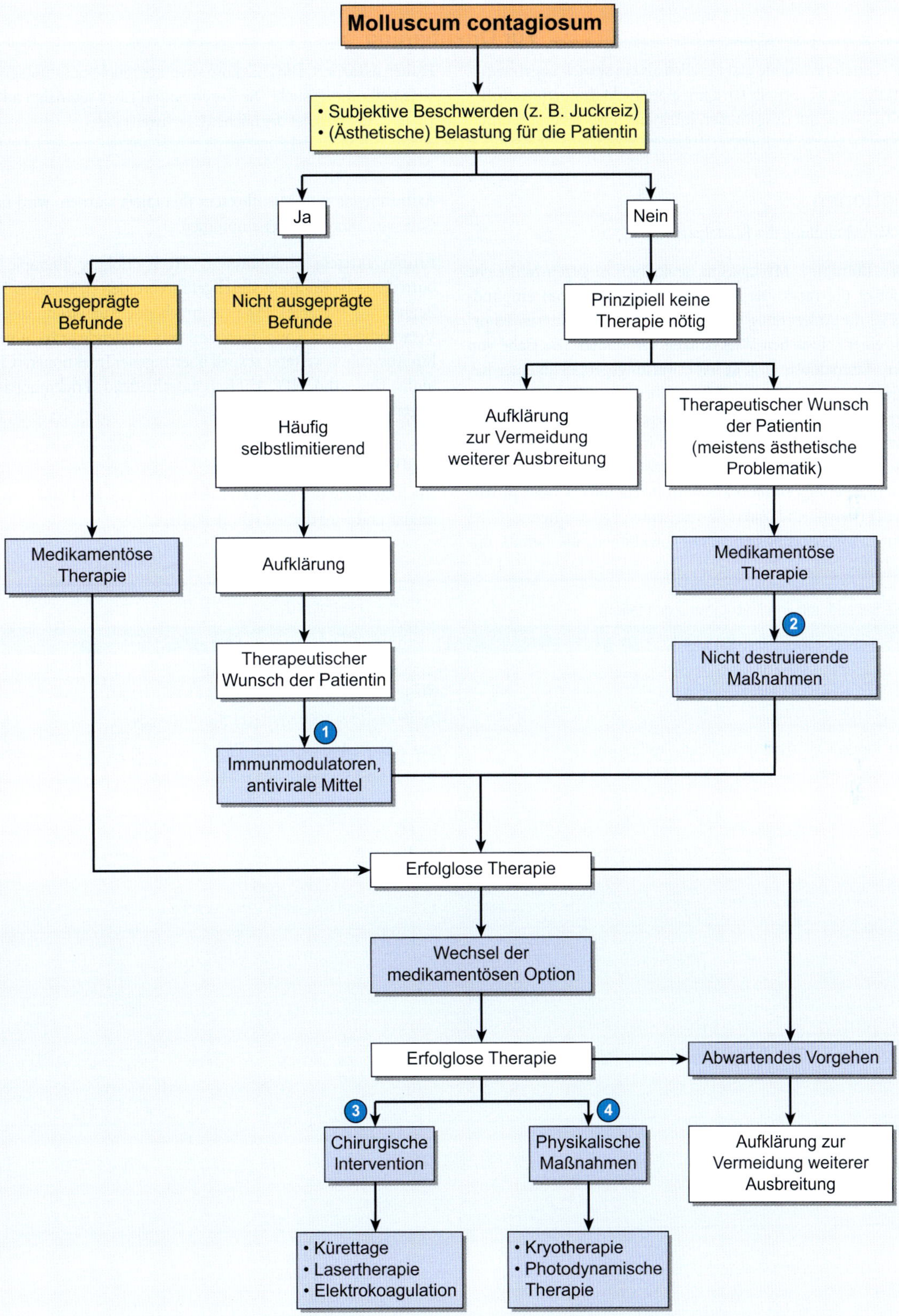
Molluscum contagiosum
• Subjektive Beschwerden (z. B. Juckreiz)
• (Ästhetische) Belastung für die Patientin
Ja
Nein
Ausgeprägte Befunde
Nicht ausgeprägte Befunde
Prinzipiell keine Therapie nötig
Häufig selbstlimitierend
Aufklärung zur Vermeidung weiterer Ausbreitung
Therapeutischer Wunsch der Patientin (meistens ästhetische Problematik)
Medikamentöse Therapie
Aufklärung
Medikamentöse Therapie
2
Therapeutischer Wunsch der Patientin
Nicht destruierende Maßnahmen
1
Immunmodulatoren, antivirale Mittel
Erfolglose Therapie
Wechsel der medikamentösen Option
Erfolglose Therapie
Abwartendes Vorgehen
3
4
Chirurgische Intervention
Physikalische Maßnahmen
Aufklärung zur Vermeidung weiterer Ausbreitung
• Kürettage
• Lasertherapie
• Elektrokoagulation
• Kryotherapie
• Photodynamische Therapie

74.8 Mycoplasma genitalium

Ioannis Mylonas

Zur Orientierung

Mycoplasma genitalium konnte erst kürzlich als ein sexuell übertragener Erreger festgelegt werden. Er wird mit einer nicht-gonorrhoischen Urethritis (NGU) bzw. mit urogenitalen Infektionen bei Männern und Frauen assoziiert. Die Diagnose wird über molekularbiologische Nachweismethoden gestellt. Die Kombination eines vaginalen mit einem zervikalen Abstrich hat die höchste Nachweisrate.

Therapieoptionen

Wichtig ist die Mitbehandlung des Sexualpartners.

Medikamentöse Therapie Mycoplasma genitalium ist gegen zahlreiche gängige Antibiotika (Tetrazykline, Makrolide, Fluorchinolone) empfindlich. Allerdings ist die Anwendung von Tetrazyklinen bzw. älteren Fluorchinolonen mit einer schwachen Wirksamkeit verbunden. Die Gabe von Azithromycin als Einmaldosis (1 g) ❶ hat erwartungsgemäß zu einer Resistenz dieses Erregers in 15–30 % der Fälle geführt. Somit ist man zu einer Therapie über 5 Tage mit Azithromycin übergegangen. Neuere Fluorchinolone, wie Levofloxacin, zeigen eine geringe Wirksamkeit. Im Gegensatz dazu ist Moxifloxacin ❷ die erste Wahl bei makrolidresistenten Stämmen. Die primäre Therapie erfolgt somit mit Azithromycin über 5 Tage. Moxifloxacin wird bei Persistenz und Makrolid-resistenten Fällen eingesetzt. Bei therapieresistenten Mycoplasma-genitalium-Infektionen, die bereits mit Azithromycin und Moxifloxacin therapiert wurden, wird mittlerweile die Gabe von Doxycyclin ❸ empfohlen.

Prophylaktische Maßnahmen Nach erfolgter Therapie sollte eine labortechnische Kontrolle durchgeführt werden (frühestens 3 Wochen nach Beginn der Therapie). Eine entsprechende Aufklärung sowie die korrekte Verwendung von Kondomen sind entscheidende präventive Maßnahmen. Ein Ausschluss weiterer sexuell übertragener Infektionen (Chlamydien, Syphilis, Gonorrhö, HIV, klinisch entscheidend, Trichomonas vaginalis) ist angeraten.

Komplikationen

Die Bedeutung der genitalen Infektion ist v. a. bei Frauen noch weitgehend unklar und wird derzeit sehr diskutiert.

Medikamentöse Behandlung von Mycoplasma genitalium

Indikation	Substanzen und Dosierung
Standard	Azithromycin: Initial 1 x 500 mg p.o. gefolgt von 1 x 250 mg p.o. an Tag 2–5
Bei Persistenz und Makrolidresistenz	Moxifloxacin 1 x 400 mg/d p.o. für 7–10 Tage
Nach erfolgloser Therapie mit Azithromycin und Moxifloxacin	Doxycyclin 2 x 100 mg/d p.o. für 14 Tage

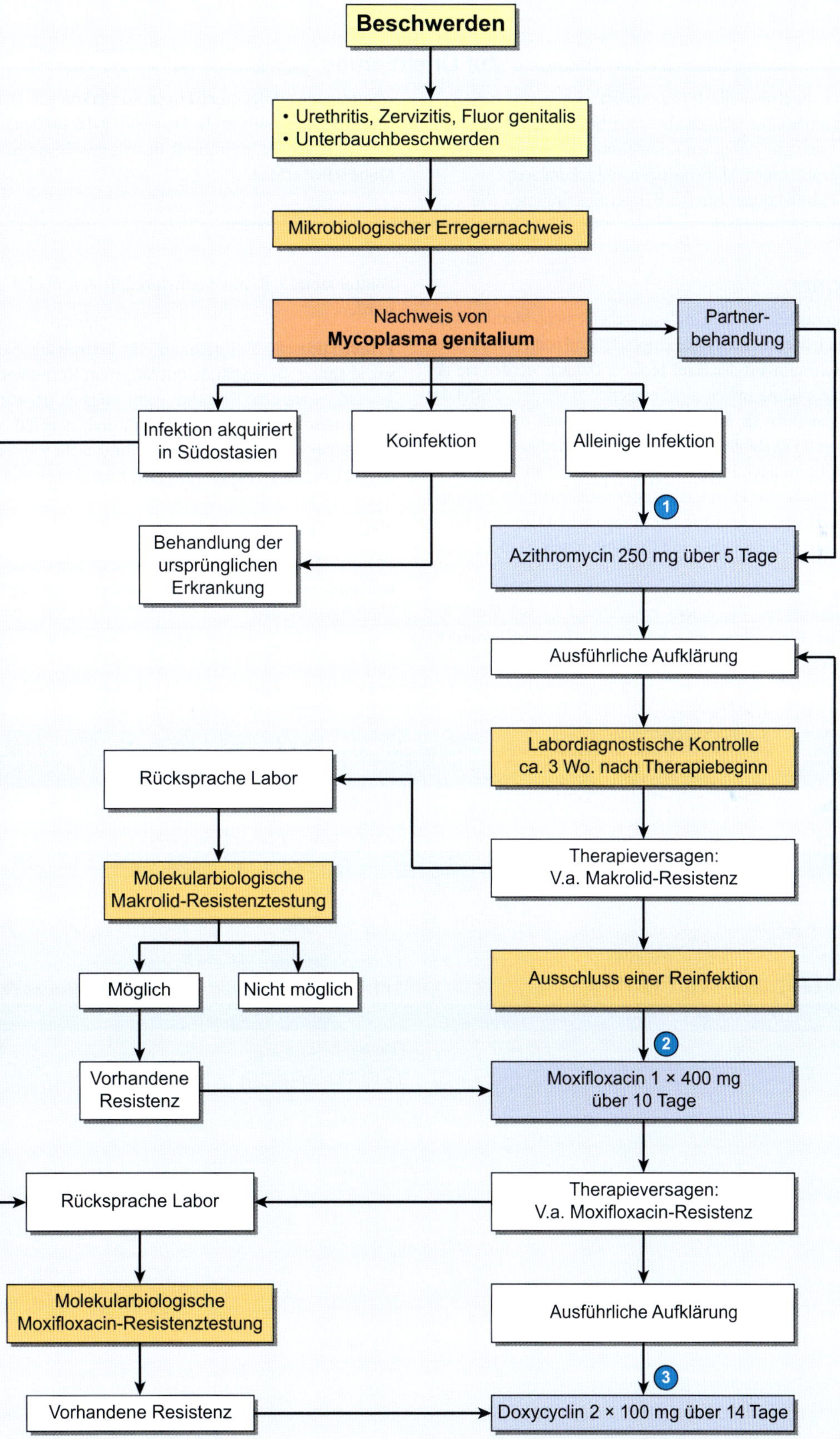
Beschwerden
• Urethritis, Zervizitis, Fluor genitalis
• Unterbauchbeschwerden
Mikrobiologischer Erregernachweis
Nachweis von
Mycoplasma genitalium
Partner-
behandlung
Infektion akquiriert
in Südostasien
Koinfektion
Alleinige Infektion
1
Behandlung der
ursprünglichen
Erkrankung
Azithromycin 250 mg über 5 Tage
Ausführliche Aufklärung
Labordiagnostische Kontrolle
ca. 3 Wo. nach Therapiebeginn
Rücksprache Labor
Therapieversagen:
V.a. Makrolid-Resistenz
Molekularbiologische
Makrolid-Resistenztestung
Möglich
Nicht möglich
Ausschluss einer Reinfektion
2
Vorhandene
Resistenz
Moxifloxacin 1 × 400 mg
über 10 Tage
Rücksprache Labor
Therapieversagen:
V.a. Moxifloxacin-Resistenz
Molekularbiologische
Moxifloxacin-Resistenztestung
Ausführliche Aufklärung
3
Vorhandene Resistenz
Doxycyclin 2 × 100 mg über 14 Tage

74.9 Skabies (Krätzmilbe)

Ioannis Mylonas

Zur Orientierung

Skabies wird durch die Krätzmilbe (Sarcoptes scabei hominis) hervorgerufen und wird umgangssprachlich als Krätze bezeichnet. Die Erkrankung manifestiert sich mit juckenden Knoten sowie typischen Hautveränderungen mit Exanthemen, Milbengängen und sekundären Kratzeffekten an Prädilektionsstellen (z. B. Interdigitalräume). Die Übertragung erfolgt durch engen Körperkontakt. Der entscheidende diagnostische Hinweis ist die Darstellung der Milbengänge, während die Sicherung der Diagnose durch den Nachweis von Kotballen bzw. der Milbe selbst erfolgt.

Therapieoptionen

Medikamentöse Therapie Zur Behandlung stehen etliche Medikamente zur Verfügung. Die meisten werden lokal eingesetzt und sollten über einen vorgeschriebenen Zeitraum auf der Haut bleiben. Danach werden sie abgewaschen. Die Schleimhäute sollten nicht eingerieben werden. Mittel der Wahl ist lokales Permethrin ❶. Mittlerweile hat sich auch die orale Anwendung von Ivermectin ❷ etabliert. Bei der Wahl des Medikaments sollte geprüft werden, ob dieses auch in dem entsprechenden Land vorhanden ist: Lindan ist mittlerweile nur in einigen Ländern außerhalb der Europäischen Union erhältlich, Malathion ist in der Europäischen Union außer in Deutschland und Österreich verfügbar und Crotamiton gibt es nicht in der Schweiz.

Symptomatische Therapie Bei einem exsudativen Ekzem kann vor oder mit Beginn der Behandlung eine kurzfristige lokale Glukokortikoidtherapie, z. B. mit Methylprednisolon über 2–3 Tage, durchgeführt werden.

Prophylaktische Maßnahmen ❸ Bettwäsche, Bekleidung, Handtücher sowie andere Gegenstände mit längerem Körperkontakt sollten bei 60 °C gewaschen werden. Falls dies nicht möglich ist, wäre eine Lagerung über mindestens vier Tage bei Temperaturen über 20 °C zu empfehlen. Alle Kontaktpersonen sollten ebenfalls untersucht werden, wobei Personen mit engem bzw. längerem körperlichen Kontakt behandelt werden sollten.

Komplikationen

Eine Infestation mit Scabies norvegica sive crustosa (Borkenkrätze) ist sehr kontagiös und kann sogar durch milbenhaltige Schuppenpartikel aerogen übertragen werden.

Medikamente zur Behandlung der Skabies

Medikament	Dosierung
Standard	
Permethrin 5 % Creme	1 x für 8–12 h an Tag 1 und 8
Ivermectin	1 x 0,2 mg/kg KG p.o. an Tag 1 und 8
Alternativen	
Benzylbenzoat 25 %	1 x für 12 h an Tag 1 bis Tag 3
Crotamiton 10 % Creme/Lotion	1 x für 24 h für 3–5 Tage, ggf. Wiederholung nach 7 Tagen
Ivermectin 1 % Lotion	1 x für 12 h an Tag 1 und Tag 8
Schwefelcreme,-salbe oder Lotion 6–33 %	1 x für 12 h an Tag 1–4, ggf. Wiederholung nach einer Woche
Nicht mehr in Deutschland verfügbar	
Malathion 0,5 %	Einmalig für 12 h
Lindan 0,3 %	1 x für 12 h an Tag 1–3

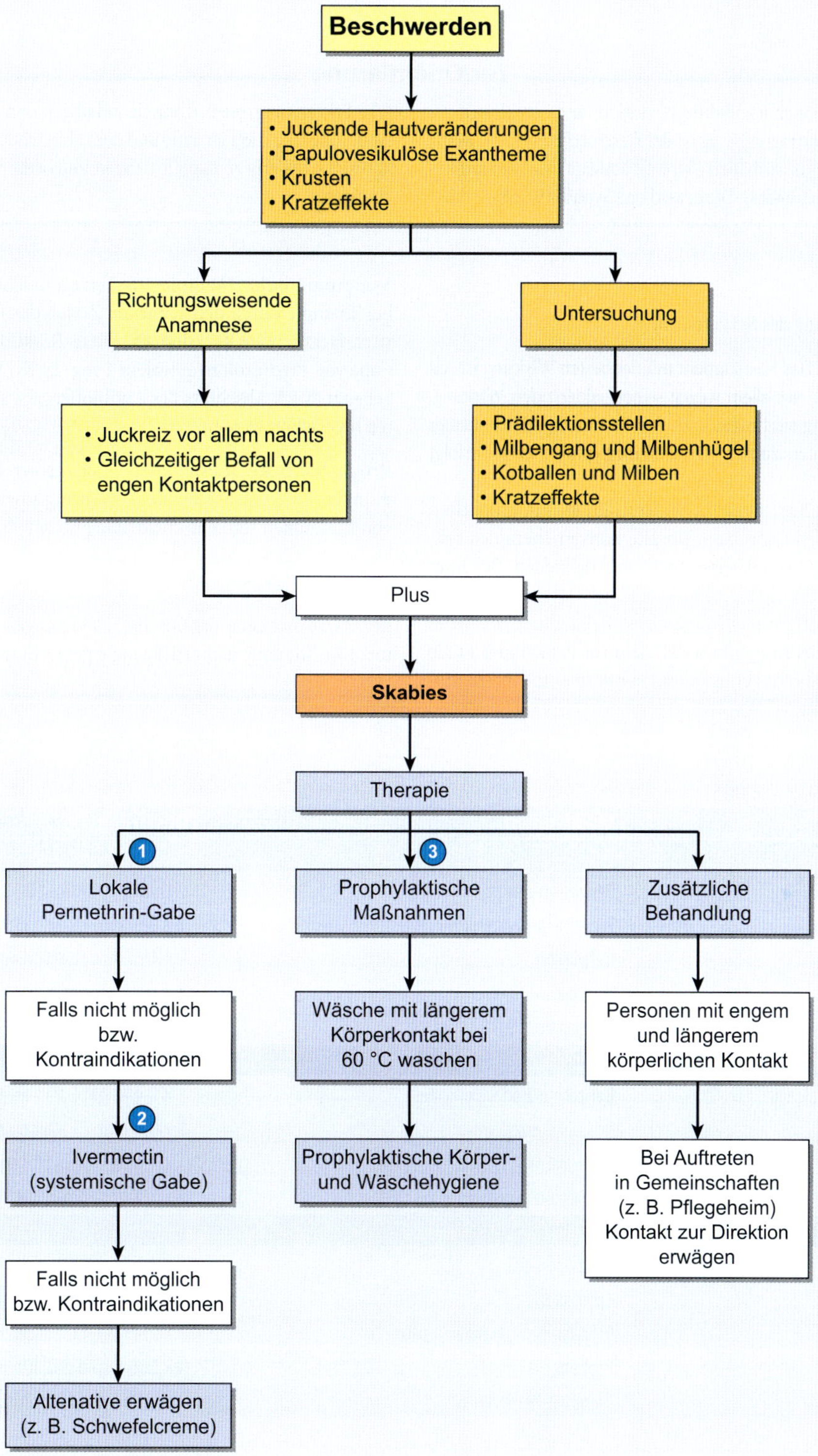
Beschwerden
• Juckende Hautveränderungen
• Papulovesikulöse Exantheme
• Krusten
• Kratzeffekte
Richtungsweisende Anamnese
Untersuchung
• Juckreiz vor allem nachts
• Gleichzeitiger Befall von engen Kontaktpersonen
• Prädilektionsstellen
• Milbengang und Milbenhügel
• Kotballen und Milben
• Kratzeffekte
Plus
Skabies
Therapie
1
3
Lokale Permethrin-Gabe
Prophylaktische Maßnahmen
Zusätzliche Behandlung
Falls nicht möglich bzw. Kontraindikationen
Wäsche mit längerem Körperkontakt bei 60 °C waschen
Personen mit engem und längerem körperlichen Kontakt
2
Ivermectin (systemische Gabe)
Prophylaktische Körper- und Wäschehygiene
Bei Auftreten in Gemeinschaften (z. B. Pflegeheim) Kontakt zur Direktion erwägen
Falls nicht möglich bzw. Kontraindikationen
Altenative erwägen (z. B. Schwefelcreme)

74.10 Syphilis

Ioannis Mylonas

Zur Orientierung

Die Syphilis wird von Treponema pallidum verursacht und ist weltweit verbreitet. Wichtigster Übertragungsweg ist der Geschlechtsverkehr. Man unterscheidet zwischen der erworbenen (Syphilis aquisita) und der angeborenen Syphilis (Syphilis connata). Die erworbene Syphilis ist eine zyklische Erkrankung, die in klinisch auffälligen und unauffälligen Stadien abläuft. Eine Infektion ist aufgrund der zahlreichen Erkrankungsbilder klinisch schwierig zu diagnostizieren und bedarf serologischer Untersuchungen.

Therapieoptionen

Wichtig ist die Mitbehandlung des Sexualpartners

Medikamentöse Therapie Das Medikament mit der besten Wirkung ist seit mehr als 80 Jahren Penicillin, vor allem wegen seiner bakteriziden Wirkung. Entsprechend hohe Dosierung sind nötig und eine bestimmte Mindestdauer der Behandlung darf nicht unterschritten werden. Eine Syphilistherapie erfolgt nur ausnahmsweise oral.

Standardmedikament ist Benzathin-Benzylpenicillin ❶. Ein möglicher, aber nicht optimaler Ersatz ist Ceftriaxon. Die alternativen Therapien sollten in der Behandlung einer Syphilis eine Ausnahme darstellen. Bei einer Penicillinallergie ist eine Prüfung der Allergie und ggf. Desensibilisierung in einigen Fällen der alternativen medikamentösen Behandlung vorzuziehen (z. B. bei Lues III). Bei Neurosyphilis weist Clemizol-Penicillin G ❷ die beste Liquorgängigkeit auf, das seit einigen Jahren nur über die internationale Apotheke zu beziehen ist.

Symptomatische Therapie Bei erregerreicher Sekundärsyphilis besteht bei Therapie durch den schnellen Zerfall der Erreger die Gefahr einer Jarisch-Herxheimer-Reaktion ❸. Diese Reaktion wird durch die perorale Gabe von Prednisolonäquivalent 1 mg / kg KG vor der Penicillin-Gabe vorgebeugt. Nach Abschluss der Antibiotikagabe sollte die Patientin 30 Minuten beobachtet werden.

Prophylaktische Maßnahmen Nach einer Infektion besteht keine Immunität. Eine entsprechende Aufklärung sowie die korrekte Verwendung von Kondomen sind entscheidende präventive Maßnahmen.

Komplikationen

Bereits vorhandene organische Schädigungen werden durch die medikamentöse Therapie nicht rückgängig gemacht (z. B. bei Neurosyphilis).

Medikamentöse Behandlung der Syphilis

Indikation	Medikament	Dosierung
Lues I und II (Frühsyphilis)		
Standard	Benzathin-Benzylpenicillin	Einmalig 2,4 Mio. I.E. i.m.
Alternative	Procain-Benzylpenicillin	1 x 0,6 Mio. I.E. / d i.m für 14 Tage
Blutungserkrankung	Ceftriaxon	1 x 1 g / d i.v. für 10 Tage
	Doxycyclin	2 x 100 mg / d p.o. für 14 Tage
Allergie	Doxycyclin	2 x 100 mg / d p.o. für 14 Tage
Lues latens		
Standard	Benzathin-Benzylpenicillin	1 x 2,4 Mio. I.E. i.m an Tag 1, 8 und 15
Alternative	Procain-Benzylpenicillin	1 x 0,6 Mio. I.E. / d i.m. für 21 Tage
	Ceftriaxon	1 x 1 g / d i.v. für 10 Tage
Allergie	Doxycyclin	2 x 100 mg / d p.o. für 28 Tage
Lues III (Spätsyphilis)		
Standard	Benzylpenicillin	6 x 4 Mio. I.E. / d i.v. für 14 Tage
Alternative	Ceftriaxon	1 x 2 g / d i.v. für 14 Tage
	Procain-Benzylpenicillin **plus**	1 x 2,4 Mio. I.E. / d i.m. für 14 Tage
	Probenecid	4 x 500 mg / d p.o. für 14 Tage
Internationale Apotheke	Clemizol-Penicillin G	1 x 1 Mio. IE / d i.m. für 21 Tage

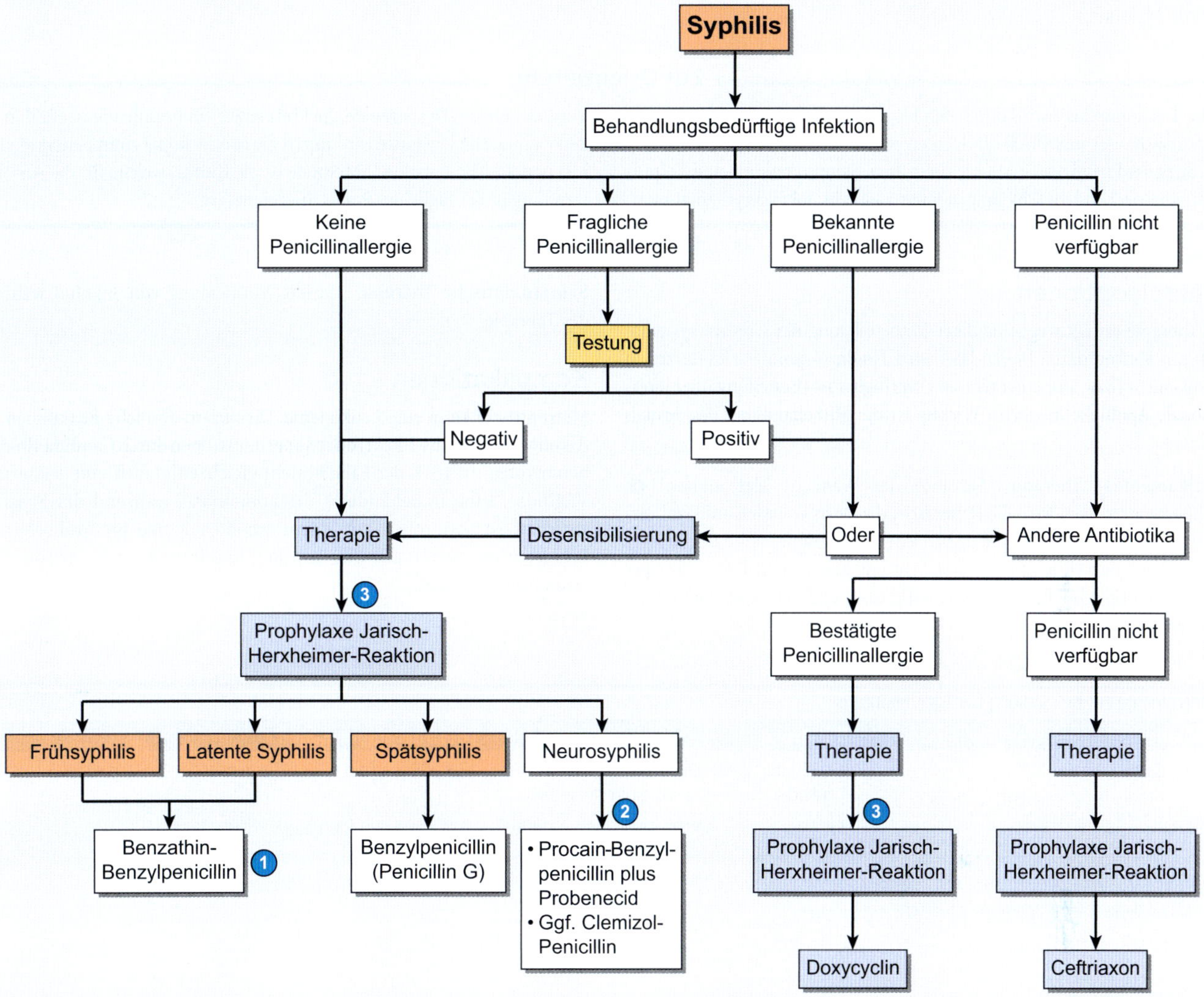
Syphilis
Behandlungsbedürftige Infektion
Keine Penicillinallergie
Fragliche Penicillinallergie
Bekannte Penicillinallergie
Penicillin nicht verfügbar
Testung
Negativ
Positiv
Therapie
Desensibilisierung
Oder
Andere Antibiotika
3
Prophylaxe Jarisch-Herxheimer-Reaktion
Bestätigte Penicillinallergie
Penicillin nicht verfügbar
Frühsyphilis
Latente Syphilis
Spätsyphilis
Neurosyphilis
Therapie
Therapie
Benzathin-Benzylpenicillin
1
Benzylpenicillin (Penicillin G)
2
• Procain-Benzylpenicillin plus Probenecid
• Ggf. Clemizol-Penicillin
3
Prophylaxe Jarisch-Herxheimer-Reaktion
Prophylaxe Jarisch-Herxheimer-Reaktion
Doxycyclin
Ceftriaxon

74.11 Trichomonas vaginalis

Ioannis Mylonas

Zur Orientierung

Die Trichomoniasis wird durch den Flagellaten Trichomonas vaginalis verursacht, der nur durch direkten engen Kontakt übertragen wird. Frauen sind häufiger als Männer betroffen. Symptome sind eine Kolpitis mit übelriechendem schleimigen Fluor vaginalis, lokale erythematöse Veränderungen, Dyspareunie, Juckreiz sowie ein brennendes Gefühl in der Vagina. Die Diagnose wird durch die Mikroskopie eines Nativpräparats gestellt. Die sensitivste Methode ist die Kultur, welche für die Anwendung in der täglichen Praxis ungeeignet ist.

Therapieoptionen

Die Therapie erfolgt wegen häufiger Mitbeteiligung der Urethra systematisch mit Metronidazol. In den USA wird Tinidazol genutzt, das derzeit in Europa nicht (bzw. nur eingeschränkt) verfügbar ist (Bestellung über internationale Apotheke möglich). Wichtig ist die Mitbehandlung des Sexualpartners.

Medikamentöse Therapie Substanz der Wahl ist Metronidazol ❶. Bei Therapieversagen wird die Dauer bzw. die Dosis von Metronidazol verlängert. Besteht weiterhin eine unzureichende Therapie, sollte der Erreger kultiviert werden (Rücksprache mit dem entsprechenden Labor, da Spezialmedien und schneller Transport nötig sind) und eine Resistenztestung erfolgen.

Symptomatische Therapie Strikte Vermeidung von Alkohol während der Therapie

Komplikationen

Metronidazol kann eine Leukopenie, Disulfiram-ähnliche Reaktionen auf Alkohol (Antabusus-Effekt) oder Superinfektionen durch Candida albicans hervorrufen. In 15 % der Fälle besteht gleichzeitig auch eine bakterielle Vaginose. Eine unbehandelte Trichomoniasis während der Schwangerschaft ist vermutlich mit einem erhöhten Risiko für Frühgeburten, Fehlgeburten, vorzeitigen Blasensprung und intrauterine Wachstumsretardierung assoziiert.

Medikamente zur Behandlung der Trichomoniasis

Substanz	Dosierung	Bei Therapieversagen
Metronidazol[1]	2 x 500 mg/d oder 3 x 250 mg/d p.o. für 7 Tage oder 2 x 2 g p.o. als Einmaltherapie	2 x 500 mg/d p.o. für 7 Tage oder 1 x 2 g/d p.o. für 5 Tage
Tinidazol[2]	2 x 2 g p.o. zur Einmaltherapie oder 2 x 400 mg/d p.o. für 5 Tage	1 x 2 g/d p.o. für 5 Tage

[1] Metronidazol ist in Deutschland auch in einer Konzentration von 400 mg erhältlich. Auf die korrekte Dosierung (500mg) ist zu achten.
[2] Tinidazol derzeit in Europa nicht erhältlich

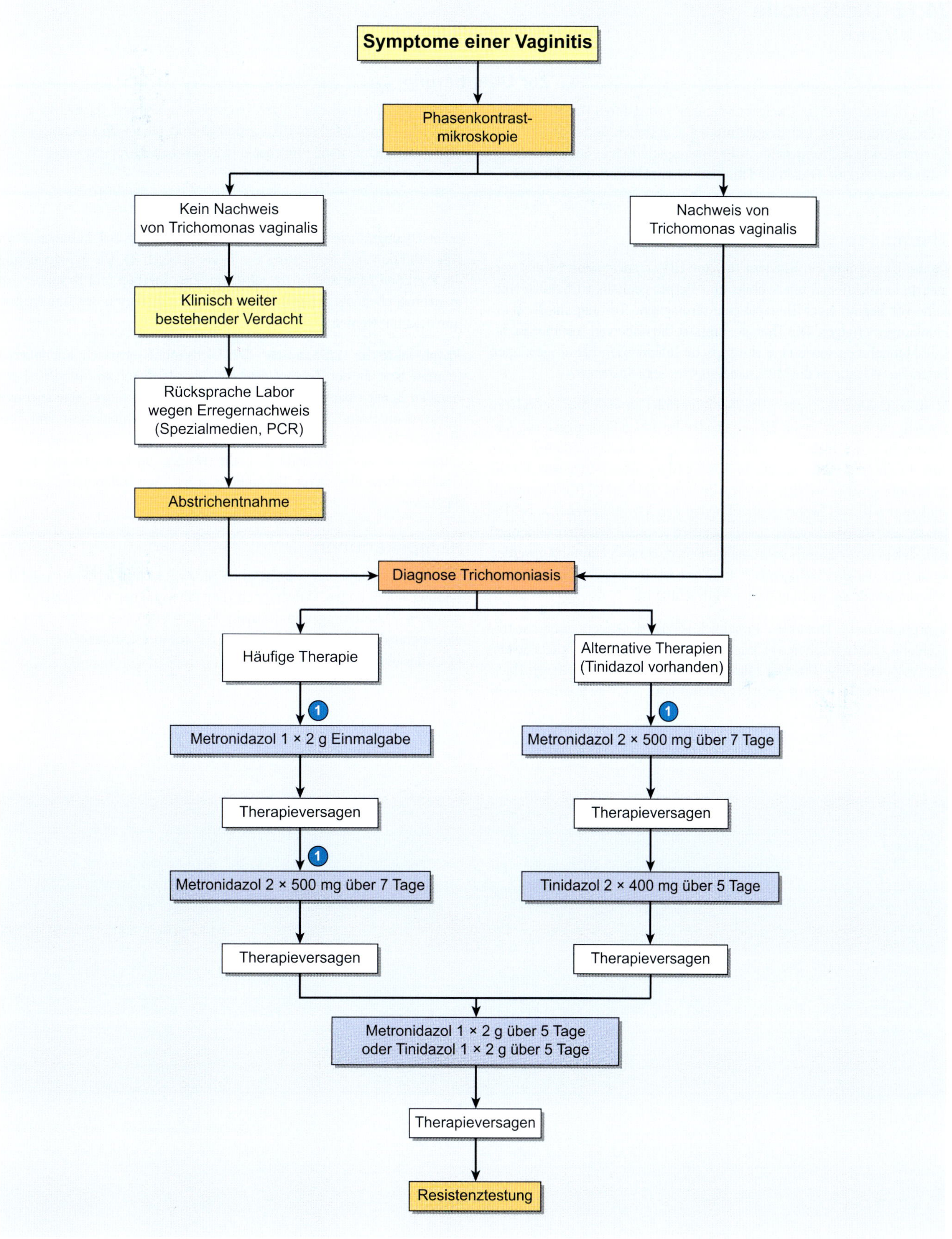
Symptome einer Vaginitis
Phasenkontrast-mikroskopie
Kein Nachweis von Trichomonas vaginalis
Nachweis von Trichomonas vaginalis
Klinisch weiter bestehender Verdacht
Rücksprache Labor wegen Erregernachweis (Spezialmedien, PCR)
Abstrichentnahme
Diagnose Trichomoniasis
Häufige Therapie
Alternative Therapien (Tinidazol vorhanden)
1
Metronidazol 1 × 2 g Einmalgabe
1
Metronidazol 2 × 500 mg über 7 Tage
Therapieversagen
Therapieversagen
1
Metronidazol 2 × 500 mg über 7 Tage
Tinidazol 2 × 400 mg über 5 Tage
Therapieversagen
Therapieversagen
Metronidazol 1 × 2 g über 5 Tage oder Tinidazol 1 × 2 g über 5 Tage
Therapieversagen
Resistenztestung

74.12 Ulcus molle

Ioannis Mylonas

Zur Orientierung

Das Ulcus molle (Syn.: „weicher Schanker") wird durch Haemophilus ducreyi verursacht. Es tritt endemisch v. a. in Indien, Südostasien, Zentralamerika und tropischem Afrika sowie sporadisch in Europa und Nordamerika auf. Frauen sind fünfmal seltener betroffen als Männer und oft asymptomatische Träger. Das sehr schmerzhafte, flache Ulcus molle mit grau-gelblichem Ulkusgrund ist von einem hellroten, unregelmäßigen, weichen Rand umgeben und zerstört das tiefere Gewebe.

Therapieoptionen

Da das Ulcus molle ein Kofaktor für eine HIV-Transmission ist und vermehrte Koinfektionen mit Syphilis und Herpes genitalis vorhanden sind, sollte vor Beginn einer Therapie eine serologische Testung auf diese Erkrankungen erfolgen. Die Therapie umfasst die Gabe von Antibiotika, lokale Maßnahmen sowie eine chirurgische Intervention bei ausgeprägten Befunden. Wichtig ist die Mitbehandlung des Sexualpartners.

Medikamentöse Therapie Die Therapie erfolgt mit der intramuskulären Einmalgabe von Ceftriaxon 250 mg ❶ oder der oralen Einmalgabe von Azithromycin 1 (–1,5)g ❷. Alternativ können Ciprofloxacin 2 x 500 mg / d p.o. über 3 Tage oder Erythromycin 4 x 500 mg / d p.o. über 7 Tage bzw. bis zur Abheilung gegeben werden. Tetrazykline und TMP / SMX (Cotrimoxazol) sind zwar wirksam, wobei es allerdings in den letzten Jahren v. a. bei Patienten und Reiserückkehrer aus Südostasien vermehrt Resistenzbildungen gab, sodass deren Einsatz nicht mehr uneingeschränkt empfohlen werden kann. Bei einer gleichzeitigen HIV-Infektion ist eine längere Therapiedauer erforderlich, da die Heilung stark beeinträchtigt ist.

Symptomatische Therapie Prinzipiell sollten die Ulzera zunächst trocken und sauber gehalten werden, z. B. unter Nutzung von Syndets-Seifen. Als symptomatische Therapie können Umschläge an die betroffenen Hautstellen angewandt werden ❸ (z. B. Chinosol-Lösung 0,1 %; Kaliumpermanganat-Lösungskonzentrat 1 %; Povidoniod-Lösung). Bei Bubonen kann eine Punktion und Entleerung des Eiters erfolgen ❹. Die Wiederholung der Punktion kann mehrmals nötig sein. Eine Inzision und Dränage wird manchmal ebenfalls empfohlen, wobei die Komplikation der Sinusformation beachtet werden sollte.

Prophylaktische Maßnahmen Das Ulcus molle verursacht am äußeren Genitale bzw. an der Zervix Gewebeschäden (seltener im Mund und perianalen Bereich nach entsprechender Disposition), sodass eine leichtere Infektion durch andere Krankheitserreger (z. B. HIV) möglich ist. Eine Testung auf Gonorrhö (➤ Kap. 74.4), Syphilis (➤ Kap. 74.10) bzw. Herpes genitalis (➤ Kap. 75) sollte ebenfalls erfolgen, da Koinfektionen häufig sind und diese ulzerativen Erkrankungen wichtige Differenzialdiagnosen darstellen.

Komplikationen

Obwohl eine Spontanheilung möglich ist, zeigt sich in 50 % der Fälle die Bildung von Bubonen. Unbehandelt kann die Krankheit chronifizieren mit narbigen Veränderungen und Fisteln. Es entwickelt sich in 50 % der Fälle eine inguinale Lymphadenopathie mit Aszites und spontaner Perforation mit Ulkusbildung.

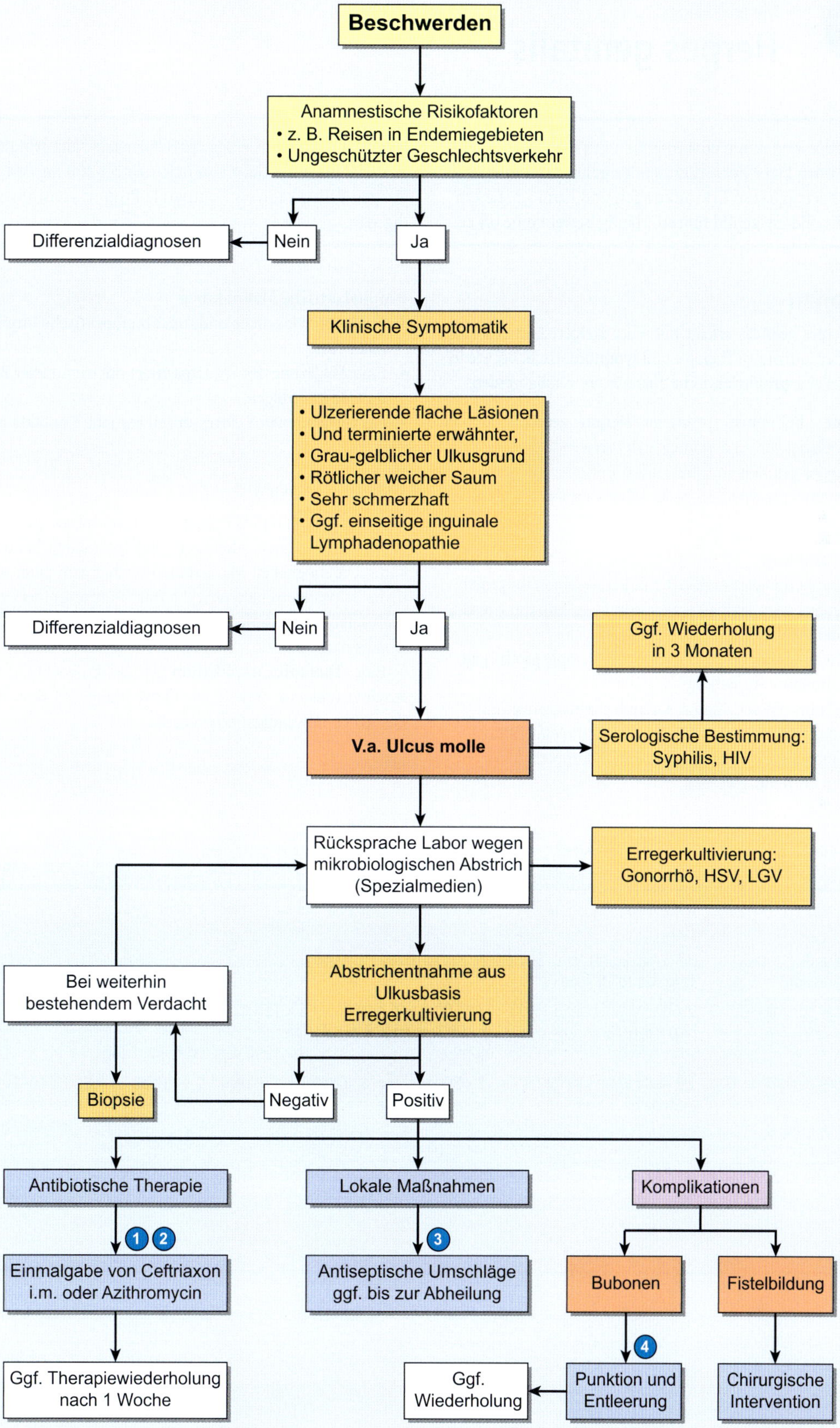
Beschwerden
Anamnestische Risikofaktoren
• z. B. Reisen in Endemiegebieten
• Ungeschützter Geschlechtsverkehr
Differenzialdiagnosen
Nein
Ja
Klinische Symptomatik
• Ulzerierende flache Läsionen
• Und terminierte erwähnter,
• Grau-gelblicher Ulkusgrund
• Rötlicher weicher Saum
• Sehr schmerzhaft
• Ggf. einseitige inguinale Lymphadenopathie
Differenzialdiagnosen
Nein
Ja
Ggf. Wiederholung in 3 Monaten
V.a. Ulcus molle
Serologische Bestimmung: Syphilis, HIV
Rücksprache Labor wegen mikrobiologischen Abstrich (Spezialmedien)
Erregerkultivierung: Gonorrhö, HSV, LGV
Bei weiterhin bestehendem Verdacht
Abstrichentnahme aus Ulkusbasis Erregerkultivierung
Biopsie
Negativ
Positiv
Antibiotische Therapie
Lokale Maßnahmen
Komplikationen
1 2
3
Einmalgabe von Ceftriaxon i.m. oder Azithromycin
Antiseptische Umschläge ggf. bis zur Abheilung
Bubonen
Fistelbildung
4
Ggf. Therapiewiederholung nach 1 Woche
Ggf. Wiederholung
Punktion und Entleerung
Chirurgische Intervention

75 Herpes genitalis

Melanie Henes

Zur Orientierung

Der Herpes genitalis wird durch eine Infektion mit dem Herpes-simplex-Virus Typ 1 oder Typ 2 hervorgerufen. **Er gehört zu den häufigsten sexuell übertragbaren Erkrankungen** und kann zu starken Schmerzen und Krankheitsgefühl führen. Häufig besteht eine oft zu wenig beachtete assoziierte psychosoziale Komorbidität. Therapie der Wahl ist die orale Gabe von Aciclovir 3 x 400 mg / d für 7–10 Tage. In einigen Fällen kann eine antivirale Prophylaxe sinnvoll und notwendig sein.

Therapieoptionen

Die Therapie des Herpes genitalis erfolgt mit einer **zielgerichteten** lokalen und / oder systemischen antiviralen Therapie und **symptomatisch.** Bei wiederholten Rezidiven kann eine **prophylaktische** Therapie notwendig werden.

Antivirale Therapie Bei einem primären Herpes genitalis können analog Aciclovir, Valaciclovir und Famciclovir verwendet werden. Bei rezidivierendem Herpes genitalis mit mehr als 6 Episoden pro Jahr kann als Reservemedikament Foscarnet bei V. a. Acivlovirresistenz eingesetzt werden.

Symptomatische Therapie ❷

- Analgetische Therapie zunächst oral, z. B. mit Paracetamol, Ibuprofen, Diclofenac, Metamizol oder Tramadol, bei Bedarf i. v., z. B. mit Novalgin, Piritramid oder Pethidin.
- Bei nicht ausreichender oraler symptomatischer Therapie großzügige Indikation zur stationären Aufnahme.
- Bei Beschwerden beim Wasserlassen z. B. durch einen Harnverhalt bei Schwellung oder bei ausgeprägten Schmerzen kann eine Einmalkatheterisierung oder auch die Anlage eines Dauerkatheters für einen gewissen Zeitraum notwendig werden.

Prophylaktische Maßnahmen

- Eine prophylaktische und / oder therapeutische Impfung liegt bis dato nicht vor.
- Eine Abklärung des Sexualpartners mit eventueller Behandlung sollte unbedingt erfolgen.
- Bei vorhandenen Effloreszenzen sexuelle Kontakte vermeiden.

Komplikationen

Eine wichtige Komplikation, die es zu vermeiden gilt, ist die **Herpessepsis** beim Neugeborenen, die durch die Übertragung bei der Geburt auftreten kann. Die möglichen Maßnahmen reichen von einer antiviralen Therapie in der Schwangerschaft, über die Durchführung einer Sectio bis hin zu antiseptischen und prophylaktischen Maßnahmen (Mundschutz bei Herpes labialis nach Geburt).

Eine **Therapiekomplikation** ist die Entwicklung einer sogenannten Aciclovirresistenz, welche die Verwendung von dem Reservemedikament Foscarnet notwendig machen kann.

Zur Therapie des Herpes genitalis eingesetzte Virustatika ❶

	Aciclovir	Valaciclovir	Famciclovir	Foscarnet[1]
Primärer Herpes genitalis	3 x 400 mg / d p. o. für 7–10 Tage	2 x 500 mg / d p. o. für 7–10 Tage	3 x 250 mg / d p. o. für 7–10 Tage	
Schwerer primärer Herpes genitalis (z. B. bei Immunsuppression)	3 x 5 mg / kg / d i. v. für 5–7 Tage, bis zu 10 Tage			
Rezidivierender Herpes genitalis (≤ 5-6 Episoden pro Jahr)	2 x 800 mg / d oder 3 x 400 mg / d p. o. für 5 Tage	2 x 500 mg / d oder 1 x 1000 mg / d p. o. für 5 Tage	2 x 125 mg / d p. o. für 5 Tage oder 2 x 1000 mg / d p. o. für 1 Tag	
Rezidivierender Herpes genitalis (> 6 Episoden pro Jahr)	2 x 400 mg / d p. o. für bis zu 6 Monate	1 x 500 mg / d p. o. für bis zu 6 Monate	2 x 250 mg / d p. o. für bis zu 6 Monate	3 x 40–80 mg / kg i. v. bei Aciclovirresistenz für höchstens 20 Tage

[1] Reservemedikament

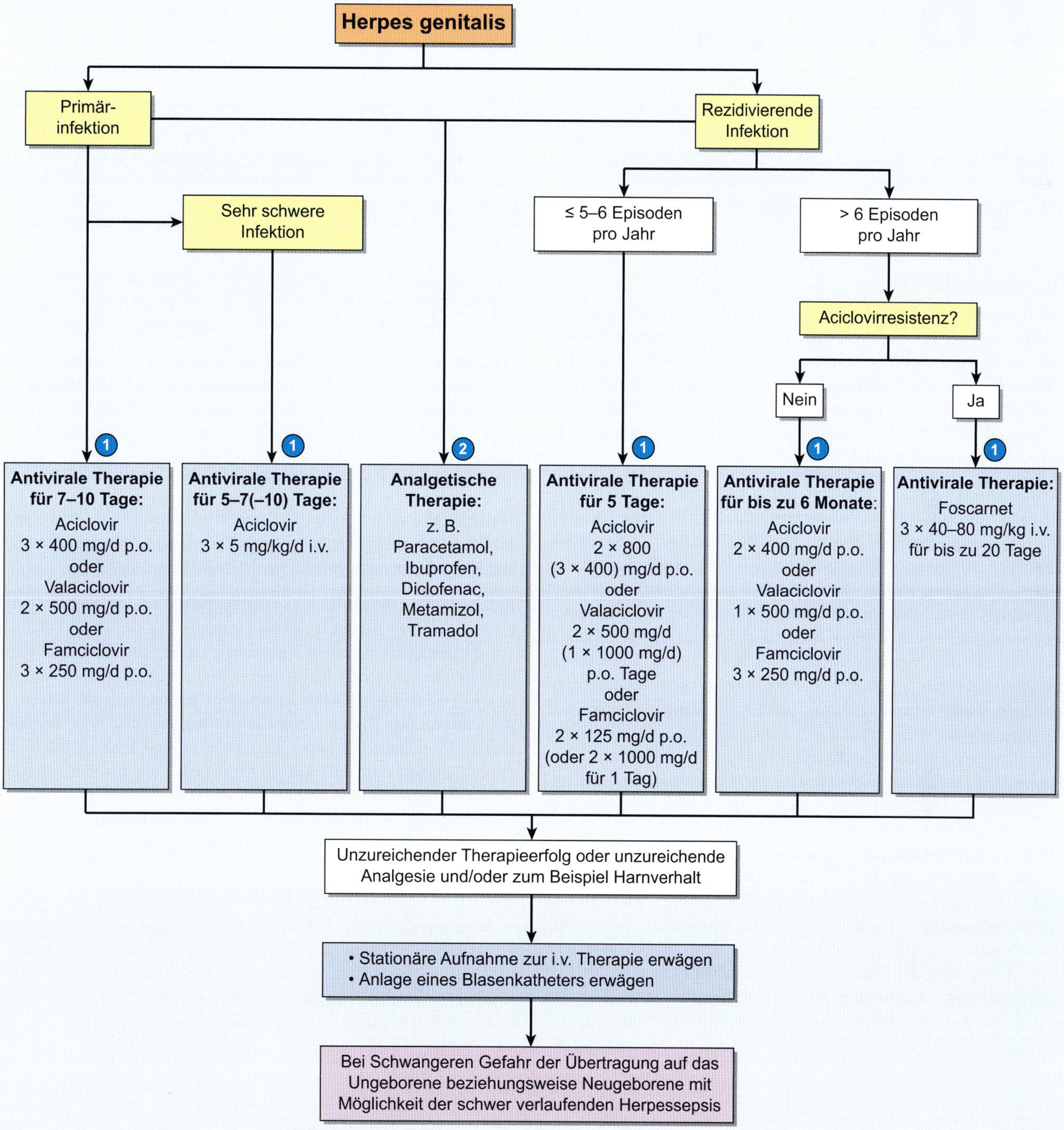

Therapieempfehlungen aus: Sauerbrei A. Diagnostik des Herpes genitalis einschließlich antiviraler Therapie und prophylaktischer Möglichkeiten. Geburtsh Frauenheilk 2016; 76: 1–9.

76

Katharina Rall

Lichen sclerosus

Zur Orientierung

Der Lichen sclerosus ist eine entzündliche Hauterkrankung, die meist anogenital auftritt. Die exakte Prävalenz ist unbekannt und wird für Kinder und ältere Frauen mit 0,1–3 % angenommen (Kirtschig et al. 2015). Typische Symptome sind Juckreiz und Wundsein. Der Lichen sclerosus ist bei der Frau mit einem erhöhten Karzinomrisiko assoziiert. Er verläuft meist chronisch, der therapeutische Effekt ist oft ungenügend (Kirtschig et al. 2015). Die meisten Daten liegen zur Therapie mit Kortikoiden vor.

Therapieoptionen

Ein beginnender Lichen sclerosus spricht in der Regel besser auf die Therapie an als ein fortgeschrittener, eine bereits vorhandene Narbenbildung ist irreversibel (Kirtschig et al. 2015). In jedem Fall handelt es sich um eine eher chronische Erkrankung, eine Heilung ist selten möglich. Wichtig ist daher eine regelmäßige Vorsorge inklusive Kolposkopie (anfangs alle 3 Monate, dann mindestens einmal im Jahr) sowie die Kontrolle durch einen erfahrenen Arzt

Kortikoide ❶ Bei Frauen kann die topische Applikation potenter oder ultrapotenter Kortikoide (z. B. Clobetasolproprionat als 0,05 % Creme oder Fettsalbe) als **Therapie der Wahl** angesehen werden (Bracco et al. 1993, Dalziel, Millard und Wojnarowska 1991, Kirtschig et al. 2015). In randomisierten kontrollierten Studien zum Vergleich der Effekt von topischen Kortikosteroiden mit anderen Therapieformen waren erstere bei genitalem Lichen sclerosus der Frau am effektivsten, haben sich aber auch bei Männern und Kindern als sicher und effektiv erwiesen (Kirtschig et al. 2015). Zur Anwendungshäufigkeit und Dauer der Erhaltungstherapie gibt es unterschiedliche Empfehlungen. Häufig wird mit zweimal täglicher Applikation begonnen und die Therapie wird langsam über 2–3 Monate ausgeschlichen. Eine kürzere Anwendung und ein plötzliches Absetzen sind nicht empfehlenswert (Kirtschig et al. 2015). Zur Anwendung kommt meist eine Fingerspitze des entsprechenden Präparats. Eine Dosis von 10 g / Monat sollte möglichst nicht überschritten werden.

Bei einem **Symptomrezidiv** erfolgt die Therapie wie oben beschrieben. Die **Erhaltungstherapie** ist individuell unterschiedlich: Bei manchen Patientinnen reicht die Anwendung 1–2 Mal im Monat, andere müssen 2–3 Mal wöchentlich behandelt werden. Das letztgenannte Schema hat sich als sicher und effektiv erwiesen (Kirtschig et al. 2015). Um eine zu starke Ausdünnung der Haut zu vermeiden, sollten nicht mehr als 30 g eines ultrapotenten Kortikoids in 3 Monaten verbraucht werden (Kirtschig et al. 2015). Generell sind pflegende bzw. fettende Salben und das Vermeiden mechanischer Trigger zu empfehlen. Eine Heilung ist meist nicht Ziel der Therapie, sondern eine Verbesserung der Symptome (75–95 %) nach 3 Monaten oder im besten Fall eine Rückbildung der Befunde (20 %).

Calcineurininhibitoren ❷ Es gibt kaum randomisiert kontrollierte Studien zur topischen Anwendung von Calcineurininhibitoren **(Tacrolimus und Pimecrolimus).** Sie scheinen aber zumindest nicht überlegen zu sein (Goldstein, Thac und Luger 2009, Hengge et al. 2006). Unter systemischer Therapie wurde bei Mäusen ein erhöhtes Risiko für die Entwicklung maligner Tumoren beschrieben (Kirtschig et al. 2015).

Topische Hormone Bislang konnte in randomisierten kontrollierten Studien kein signifikanter Nutzen von **Testosteron, Dihydrotestosteron** und **Progesteron** nachgewiesen werden (Kirtschig et al. 2015).

Retinoide Sie können bei oraler und topischer Gabe zu Hautirritationen führen; es wurden aber auch Verbesserungen gezeigt (Kirtschig et al. 2015).

Bei **Therapieresistenz** soll großzügig unter kolposkopischer Sicht **biopsiert** werden. Nach Ausschluss höhergradiger Dysplasien und maligner Veränderungen können verschiedene Ansätze versucht werden, die von individuellen Umständen abhängen: topische und orale Retinoide, Kortikoidinjektionen, Ciclosporin, Methotrexat und Hydroxyurea. Einige dieser Therapien sind mit schweren Nebenwirkungen assoziiert. Operative Ansätze sollten Fällen mit bereits durch den Lichen sclerosus verursachten Komplikationen vorbehalten bleiben, wie funktionellen Einschränkungen, invasiven oder In-situ-Karzinomen (Kirtschig et al. 2015).

Komplikationen und potenzielle Risiken

- **Karzinomrisiko:** Durch den Lichen sclerosus besteht ein intrinsisches Risiko für ein anogenitales Karzinom. Hinweise auf erhöhtes Karzinomrisiko durch die Langzeittherapien gibt es zwar nicht, es ist aber potenziell möglich (Langzeitstudien fehlen)
- Assoziation mit anderen Autoimmunerkrankungen

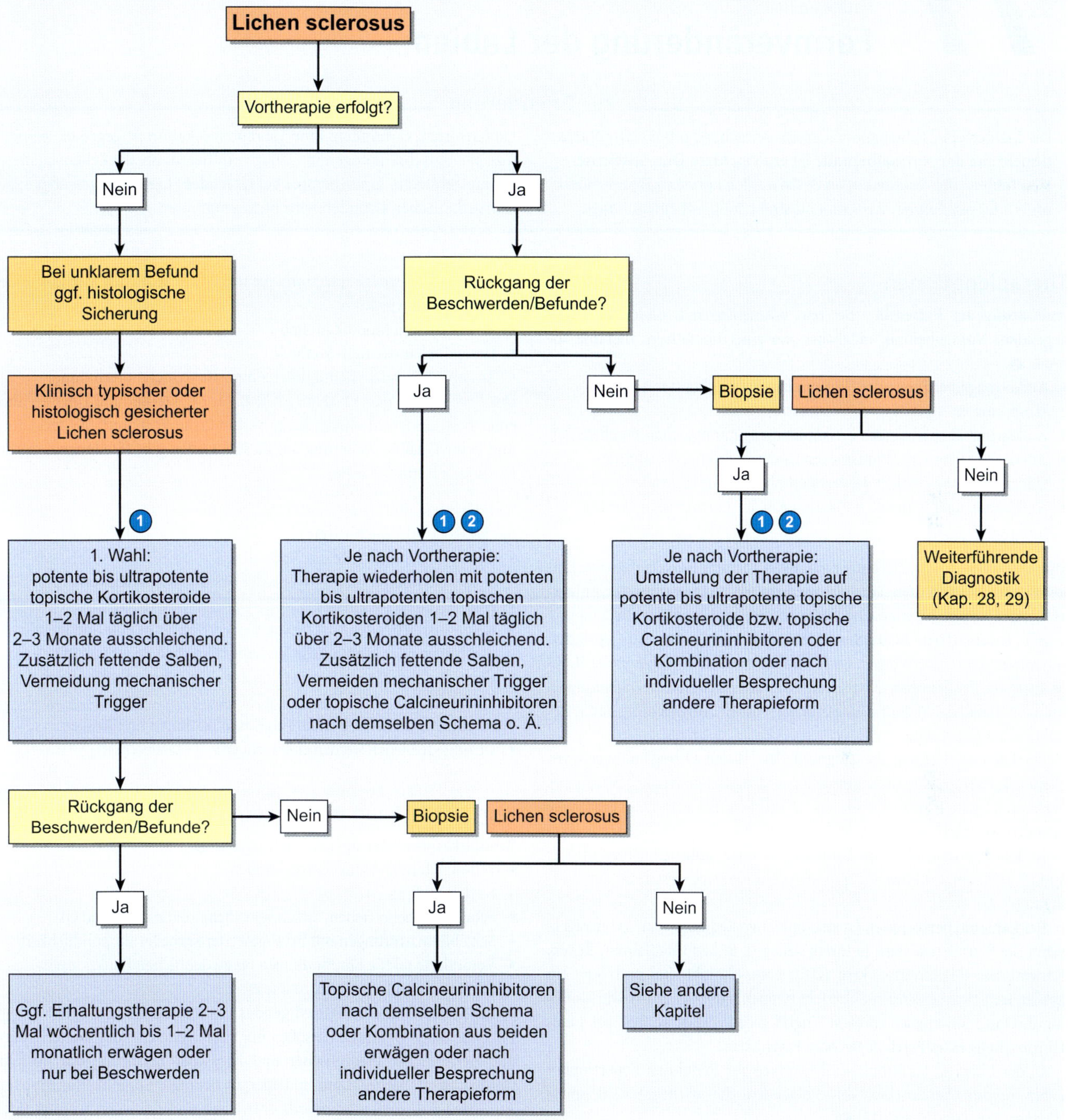
Lichen sclerosus
Vortherapie erfolgt?
Nein
Ja
Bei unklarem Befund ggf. histologische Sicherung
Rückgang der Beschwerden/Befunde?
Klinisch typischer oder histologisch gesicherter Lichen sclerosus
Ja
Nein
Biopsie
Lichen sclerosus
Ja
Nein
1
1 2
1 2
1. Wahl: potente bis ultrapotente topische Kortikosteroide 1–2 Mal täglich über 2–3 Monate ausschleichend. Zusätzlich fettende Salben, Vermeidung mechanischer Trigger
Je nach Vortherapie: Therapie wiederholen mit potenten bis ultrapotenten topischen Kortikosteroiden 1–2 Mal täglich über 2–3 Monate ausschleichend. Zusätzlich fettende Salben, Vermeiden mechanischer Trigger oder topische Calcineurininhibitoren nach demselben Schema o. Ä.
Je nach Vortherapie: Umstellung der Therapie auf potente bis ultrapotente topische Kortikosteroide bzw. topische Calcineurininhibitoren oder Kombination oder nach individueller Besprechung andere Therapieform
Weiterführende Diagnostik (Kap. 28, 29)
Rückgang der Beschwerden/Befunde?
Nein
Biopsie
Lichen sclerosus
Ja
Ja
Nein
Ggf. Erhaltungstherapie 2–3 Mal wöchentlich bis 1–2 Mal monatlich erwägen oder nur bei Beschwerden
Topische Calcineurininhibitoren nach demselben Schema oder Kombination aus beiden erwägen oder nach individueller Besprechung andere Therapieform
Siehe andere Kapitel

77

Katharina Rall

Formveränderung der Labien

Zur Orientierung

Die Inzidenz der Labienanomalien ist weitgehend unklar. **Die Variationsbreite der Normalbefunde ist enorm, klare Diagnosekriterien fehlen.** Die resultierenden Beschwerden können körperlicher und / oder psychischer Art sein und sind häufig mit einem hohen Leidensdruck verbunden. Eine Therapieindikation ist gegeben, wenn massive Einschränkungen im Alltag resultieren, die die Lebensqualität einschränken. Eine Therapie bei fehlendem Leidensdruck oder aus rein ästhetischen Gründen wird nicht empfohlen.

Therapieoptionen

Aufklärung der Patientin Bei rein kosmetischen Gründen und vorliegendem Normalbefund, möglichst von einer operativen Therapie abraten. ❶

- Aufklärung über Breite der Normvarianten (möglichst mit Bildersammlungen)
- Aufklärung über fehlenden Zusammenhang mit manchen Beschwerden
- Aufklärung über Operationsrisiken (Narbenbildung, Sensibilitätsstörungen, unbefriedigendes kosmetisches Ergebnis usw.)
- Aufklärung über fehlende Indikation z. B. bei Formen sexueller Dysfunktion

Operative Therapie Ziel einer operativen Therapie ist die subjektive Linderung der Beschwerden, eine erneute Ermöglichung bestimmter Alltagsaktivitäten und damit auch eine Verbesserung der Lebensqualität.

Bei **traumatisch bedingten Veränderungen oder ausgeprägten Asymmetrien** ist der Wunsch nach einer operativen Therapie in der Regel objektiv nachvollziehbar. Hier erfolgt die Sekundärnaht bei Spaltungen, mit dem Risiko der Wundheilungsstörung oder die Angleichung durch Reduktion der Gegenseite.

Bei **Labiensynechien**, die aufgrund des lokalen Östrogenmangels vor allem präpubertär aber auch postmenopausal auftreten, ist die Therapie der Wahl eine lokale Estriolsalbe über ca. 2 Wochen. Bei Persistenz erfolgt die operative Synechiolyse.

In den seltenen Fällen von **Labienhypo-** oder **-aplasien** stehen oft nur komplexe rekonstruktive Operationen mit unklarer Evidenz zur Verfügung.

Bei **Labienhypertrophien** ist eine operative Reduktion nur zu erwägen, wenn die Betroffenen stark in ihrem Alltag (z. B. beim Radfahren, Reiten, Schwimmen, Geschlechtsverkehr [GV]) eingeschränkt sind und / oder ein großer seelischer Leidensdruck besteht (Oppelt und Dörr 2015). Die Motive für die Operation müssen vor dem Eingriff genau geklärt werden, ggf. unter Hinzuziehung eines Psychologen oder Psychiaters.

In der Literatur sind multiple Techniken zur Reduktion hypertropher Labia minora beschrieben. Im Folgenden die wichtigsten Beispiele (Oranges, Sisti und Sisti 2015) ❷:

- Einfache Resektion (edge resection, contouring)
- Keilexzision (wedge resection), die in unterschiedlichen Modifikationen beschrieben wurde
- W-Plastik und Modifikationen
- Desepithelialisierungs-Methode
- Zusammengesetzte Reduktion (composite reduction technique)

Das Problem ist, dass es keine Evidenz für Effektivität und Überlegenheit einer bestimmten Methode, keine verbindliche Fort- und Weiterbildung und keine Qualitätssicherung auf diesem Gebiet gibt (Stellungnahme der DGGG zur Intimchirurgie).

Aufklärungsinhalte und Probleme (Barbara et al. 2015, Stellungnahme der DGGG zur Intimchirurgie):

- Große Variationsbreite des Normalen.
- Sexuelle Dysfunktion als psychische Ursache der Beschwerden.
- Nur begrenzte Datenlage.
- Keine ausreichenden wissenschaftlichen Daten, die eine anhaltende psychische oder funktionelle Verbesserung nach dem Eingriff belegen.
- Keine Berichte / Studien zum (Langzeit-)Outcome oder Vergleich der Methoden.
- Kaum systematische Berichte zu Komplikationen und Risiken.
- Unzufriedenheiten werden eher nicht erfasst (Arztwechsel).

Komplikationen und potenzielle Risiken

Komplikationen der operativen Therapie ❸

- Wundheilungsstörungen, Infektionen
- Narbenbildung
- Schmerzen beim Gehen, Sitzen, sportlicher Betätigung und GV
- Sensibilitätsstörungen mit herabgesetzter sexueller Empfindlichkeit
- Veränderte taktile Empfindungen bis zu deutlichen Funktionseinschränkungen (z. B. Dyspareunie etc.)
- Asymmetrie und unbefriedigendes kosmetisches Ergebnis

Entsprechende Operationen sollen nur nach ausreichender Weiterbildung und persönlicher theoretischer und klinischer Erfahrung durchgeführt werden. In erfahrener Hand sind operativ bedingte Komplikationen selten. Auf jeden Fall sollten Standards entwickelt und publiziert werden (Stellungnahme der DGGG zur Intimchirurgie).

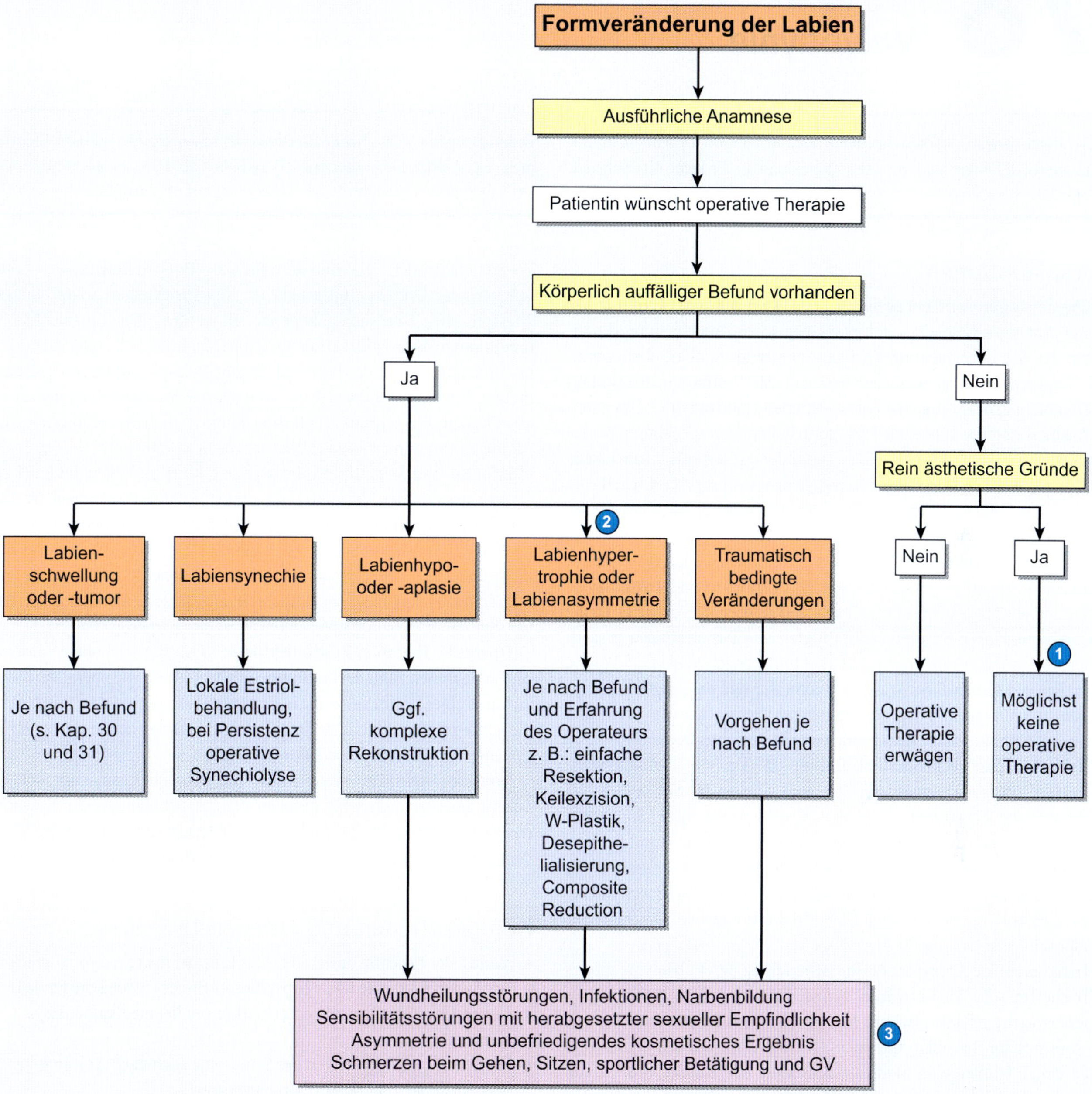
Formveränderung der Labien
Ausführliche Anamnese
Patientin wünscht operative Therapie
Körperlich auffälliger Befund vorhanden
Ja
Nein
Rein ästhetische Gründe
Labien-schwellung oder -tumor
Labiensynechie
Labienhypo- oder -aplasie
Labienhyper-trophie oder Labienasymmetrie
2
Traumatisch bedingte Veränderungen
Nein
Ja
Je nach Befund (s. Kap. 30 und 31)
Lokale Estriol-behandlung, bei Persistenz operative Synechiolyse
Ggf. komplexe Rekonstruktion
Je nach Befund und Erfahrung des Operateurs z. B.: einfache Resektion, Keilexzision, W-Plastik, Desepithe-lialisierung, Composite Reduction
Vorgehen je nach Befund
Operative Therapie erwägen
1
Möglichst keine operative Therapie
Wundheilungsstörungen, Infektionen, Narbenbildung
Sensibilitätsstörungen mit herabgesetzter sexueller Empfindlichkeit
Asymmetrie und unbefriedigendes kosmetisches Ergebnis
Schmerzen beim Gehen, Sitzen, sportlicher Betätigung und GV
3

78

Franca Martignoni

Vulvodynie

Zur Orientierung

Vulvodynie bedeutet starke Schmerzen, auch Juckreiz oder Brennen, im Intimbereich, die länger als 3 Monate anhalten und für die keine hinreichende körperliche Ursache gefunden werden kann (Ausschlussdiagnose). Die Behandlung der Vulvodynie erweist sich als schwierig. Die meisten Therapien zeigen einen Behandlungserfolg zwischen 50–60 %, sodass zur optimalen Behandlung ein multimodales Therapiekonzept gewählt werden sollte.

Therapieoptionen

Vor Therapiebeginn wird ein ausführliches Gespräch mit der Patientin mit genauer Anamneseerhebung und gynäkologischer Untersuchung durchgeführt. Bei der Untersuchung wird das Schmerzausmaß erhoben: punktuell (Triggerpunkte), generalisiert bzw. auf das Vestibulum beschränkt (Vestibulodynie) oder die ganze Vulva bestreffend (Vulvodynie). Das jeweilige Ausmaß und die Intensität kann mittels Betupfen mit einem Wattestäbchen (Q-Tip-Test) eruiert werden. Besonders ist auf eine traumatische Erfahrung oder einen Missbrauch als möglichen Auslöser zu achten, da die Patientin dann einer psychologischen / psychosomatischen Therapie zugeführt werden sollte.

Allgemeine Maßnahmen: Wichtig ist das Vermeiden der Übertherapie mit wiederholten Abstrichen, lokalen Therapeutika (Antipilzcreme, Laktobazillen usw.). Antibiotika sollen nur sehr zurückhaltend gegeben werden, da sie häufig zu Missempfindungen im Intimbereich führen und Pilzinfektionen triggern können. Die Patientin wird angewiesen, den Intimbereich mit klarem Wasser zu waschen, auf übermäßiges Waschen, Intimrasur und das Tragen von Slipeinlagen zu verzichten. Pflegende, fettreiche Cremes können verwendet werden, auf weitere topische Anwendungen sollte verzichtet werden.

Physiotherapie / Beckenbodentraining: ❶ Da die Beckenbodenmuskulatur oft stark angespannt ist und verstärkte Schmerzen bei Berührung der Muskulatur und der Muskelansatzpunkte angegeben werden, sollten die Patientinnen zur gezielten Physiotherapie und Beckenbodentraining angehalten werden. Auch Akupressur der Triggerpunkte und Dehnung intravaginal durch die Patientin kann den Schmerzgrad reduzieren. Hierzu eignen sich auch Hilfsmittel wie Vaginaldilatatoren oder ein Vibrator.

Medikamentöse Therapie: ❷ Zur Behandlung der Vulvodynie gibt es zahlreiche topische Medikamente, von denen sich jedoch bisher keines als herausragend effektiv erwiesen hat. Für die **topische Anwendung** u. a. von Amitriptylin, Baclofen, Capsaicin, Nitroglycerin 0,2 % und Lidocain zeigen einige Studien eine moderate Besserung (De Andres et al. 2016). Zur **oralen Therapie** werden oft Amitriptylin oder Gabapentin eingesetzt. Wegen fehlender plazebokontrollierter Doppelblindstudien, aktuell nur geringer Evidenz und möglicher Nebenwirkungen sollte eine orale Therapie eher zweitrangig angewendet werden. Auch hinsichtlich der **medikamentösen Infiltration** in schmerzhafte Areale zeigt sich aktuell nur eine unzureichende Datenlage. Es gibt Therapieansätze mit Lokalanästhetika, Interferon und Cortison, kontrollierte Studien fehlen jedoch auch hier. Neben Triggerpunktinfiltration können auch Nervenblockaden zur Schmerzreduktion beitragen (Weinschenk et al. 2013).

Psycho- und Sexualtherapie: ❸ Häufig führt die Vulvodynie zu einer starken psychischen Belastung, da deutliche Einschränkungen in Alltag, Beruf und Beziehung bestehen. Die meisten Patientinnen meiden Sexualität aus Angst vor Schmerzen, und befürchten daher oft, den Partner nicht dauerhaft halten zu können. Daher empfiehlt es sich, eine unterstützende Psycho- bzw. Sexualtherapie anzubieten. Als effektiv erwiesen hat sich z. B. die kognitive Verhaltenstherapie (Bergeron et al. 2001).

Operative Therapie / Vestibulektomie: ❹ Nach Ausschöpfen konservativer Maßnahmen kann bei bestimmten Patientinnen eine operative Therapie im Sinne einer Vestibulektomie in Erwägung gezogen werden. Dabei werden die schmerzhaften Anteile im Bereich des Scheidenvorhofs entfernt und wird ggf. eine korrigierende Plastik durchgeführt.

Weitere Therapieansätze: Einzelfallberichte belegen, dass sich auch neuere Therapieansätze als hilfreich bei der Behandlung der Vulvodynie erweisen könnten. Hierzu zählen u. a. die transkutane elektrische Nervenstimulation (TENS) ❺ und die Neuromodulation mittels sakraler Nervenstimulation.

Komplikationen und potenzielle Risiken

- Verlust der Patientin durch fehlendes Ernstnehmen der Symptomatik und Attribuieren auf eine alleinige psychosomatische / psychische Ursache
- Nebenwirkungen sowie Wechselwirkungen bei medikamentöser Therapie
- Persistenz ggf. Aggravieren der Symptome auch nach Anwendung verschiedener Therapien, Therapieversager

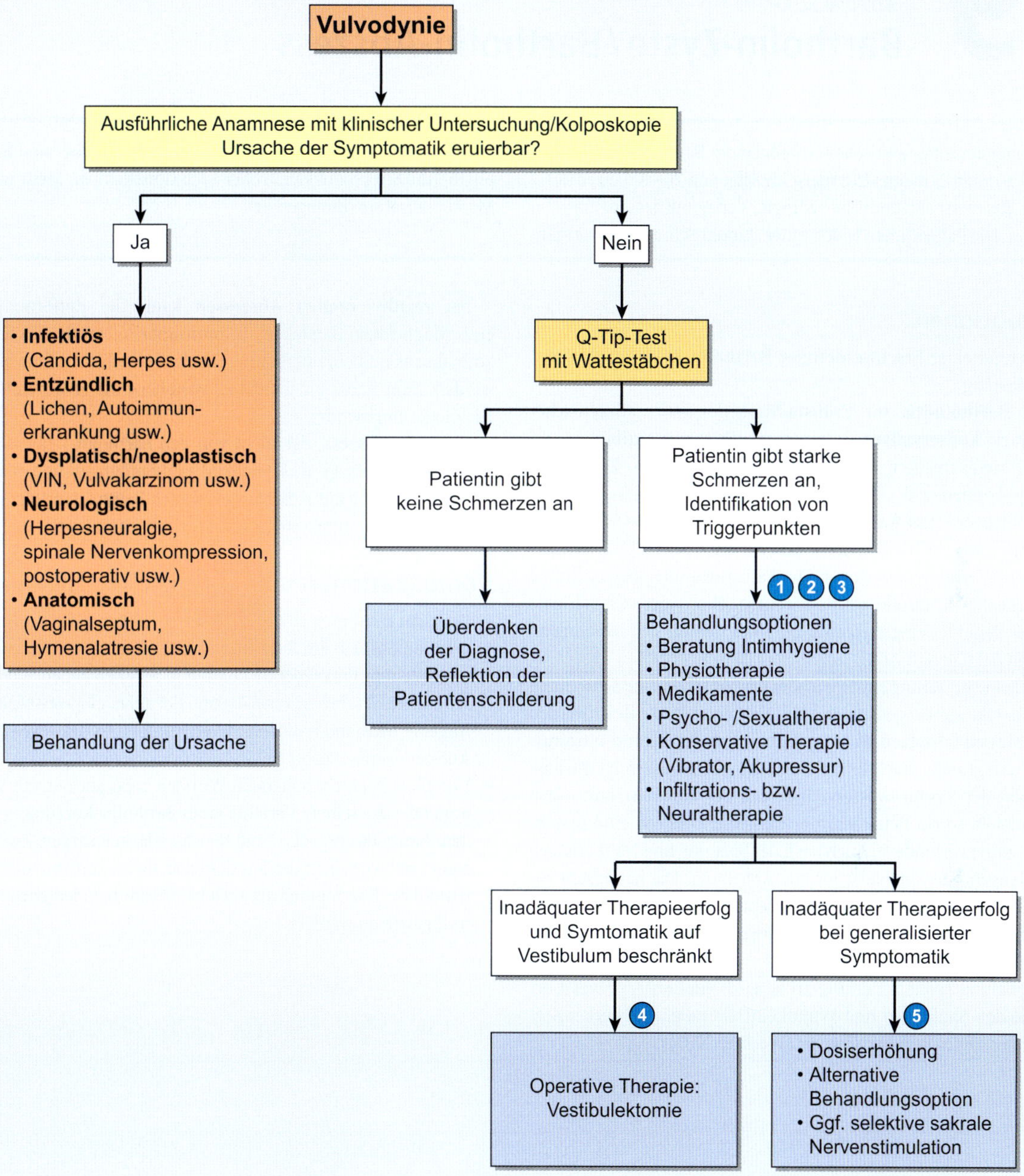
Vulvodynie
Ausführliche Anamnese mit klinischer Untersuchung/Kolposkopie
Ursache der Symptomatik eruierbar?
Ja
Nein
• Infektiös (Candida, Herpes usw.)
• Entzündlich (Lichen, Autoimmunerkrankung usw.)
• Dysplatisch/neoplastisch (VIN, Vulvakarzinom usw.)
• Neurologisch (Herpesneuralgie, spinale Nervenkompression, postoperativ usw.)
• Anatomisch (Vaginalseptum, Hymenalatresie usw.)
Behandlung der Ursache
Q-Tip-Test mit Wattestäbchen
Patientin gibt keine Schmerzen an
Patientin gibt starke Schmerzen an, Identifikation von Triggerpunkten
Überdenken der Diagnose, Reflektion der Patientenschilderung
1 2 3
Behandlungsoptionen
• Beratung Intimhygiene
• Physiotherapie
• Medikamente
• Psycho- /Sexualtherapie
• Konservative Therapie (Vibrator, Akupressur)
• Infiltrations- bzw. Neuraltherapie
Inadäquater Therapieerfolg und Symtomatik auf Vestibulum beschränkt
Inadäquater Therapieerfolg bei generalisierter Symptomatik
4
5
Operative Therapie: Vestibulektomie
• Dosiserhöhung
• Alternative Behandlungsoption
• Ggf. selektive sakrale Nervenstimulation

79

Fabienne Schochter

Bartholin-Zyste / Bartholin-Abszess

Zur Orientierung

Die fast immer einseitige zystische Schwellung der Bartholin-Drüse (Glandula vestibularis major) tritt meist im Alter von 20–40 Jahren auf. Ursache ist die, meist entzündliche bedingte, Verlegung des Ausführungsganges. Die Patientinnen leiden unter starken Schmerzen, meist im Sitzen am Schlimmsten. Die häufigsten Erreger hierbei sind E. Coli, Staphylo- und Streptokokken, früher auch Gonokokken. Meist wird eine Marsupialisation durchgeführt.

Therapieoptionen

Der Zufallsbefund einer **beschwerdefreier Bartholin-Zyste** macht meist keine Therapie nötig.

Bei einer **Bartholinitis im Frühstadium** (kleiner prall-zystischer Befund) kann ein **konservativer Therapieversuch** ❶ mit Antibiotika, abschwellenden Medikamenten und lokaler Kühlung erfolgen. Zur Symptomlinderung können z. B. Diclofenac-Gel, lokal desinfizierende Umschläge und Sitzbäder (mit Kamille oder Meersalz) eingesetzt werden. In diesem Stadium mit noch nicht stark ausgeprägter Schwellung ist eine Spaltung weniger erfolgversprechend. Die Patientin sollte aber nach 2–3 Tagen zur erneuten Kontrolle gesehen werden. Hier zeigt sich, ob eine Besserung des Befundes eingetreten ist, oder der Befund sich zunehmend zystisch gefüllt hat („gereift ist").

Sollte sich keine Besserung einstellen oder primär schon eine Schwellung mit Abszesscharakter vorliegen, unter der die Patientin starke Beschwerden hat, ist eine **Marsupialisation** ❷ nötig. Dabei wird der Befund introitusnah eröffnet und gespült. Nach Entnahme eines Abstrichs erfolgt die ausstülpende Naht der Zysten / Abszesswände mit der äußeren Haut. Nach Abheilung entsteht so ein neuer Ausführungsgang. Dies soll ein erneutes Auftreten (Rezidiv) verhindern. Auch nach der Spaltung und Naht erfolgen tägliche Spülungen oder Sitzbäder bis zur Abheilung. Die häufigsten Erreger, wie E. coli, Staphylokokken und Streptokokken, benötigen keine weitere spezifische Therapie. Nur beim Nachweis von Gonokokken in der Kultur ist eine Antibiotikagabe sinnvoll.

Sollte der Befund spontan perforieren ist auch ein konservatives Vorgehen mit lokalen Spülungen und Wundkontrolle möglich. Hierbei liegt aber ein leicht erhöhtes Rezidivrisiko vor (Wechter 2009).

Bei **rezidivierenden Abszessen** kann die Entfernung der Drüse eine Möglichkeit darstellen. Immunsupprimierende Ursachen z. B. Nikotinabusus und ein unerkannter Diabetes mellitus sollten ausgeschlossen werden. Zum Karzinomausschluss wird bei einer erneuten Operation eine Histologie eingesendet.

Ein **Vulvaabszess,** der nicht von den Bartholin-Drüsen ausgeht, wird operativ gespalten ❸. Anschließend sind Spülungen und Wundkontrollen bis zur Abheilung nötig. Bei ausgedehnten Befunden erfolgt die temporäre Anlage eines Vakuumsystems zur Ableitung.

Komplikationen und potenzielle Risiken

- Bei nicht erkannten Keimen, wie Gonokokken, oder bei Immunsuppression liegt ein erhöhtes Rezidivrisiko vor.
- Ausgedehnte Vulvaabzesse können in seltenen Fällen auch ein septisches Geschehen verursachen. Bei alten, eingeschränkten und im Allgemeinzustand reduzierten Patientinnen ist deswegen besondere Aufmerksamkeit geboten.
- Vor allem bei nicht heilenden Wunden muss auch an ein Vulvakarzinom oder die seltene Variante eines Bartholin-Karzinoms gedacht werden. Eine Gewebeprobe kann hier für Klarheit sorgen. Zur Entnahme eignet sich vor allem der Randbereich, da im Zentrum des Befundes sowohl bei Karzinomen als auch bei Infektionen lediglich Nekrosen nachgewiesen werden.

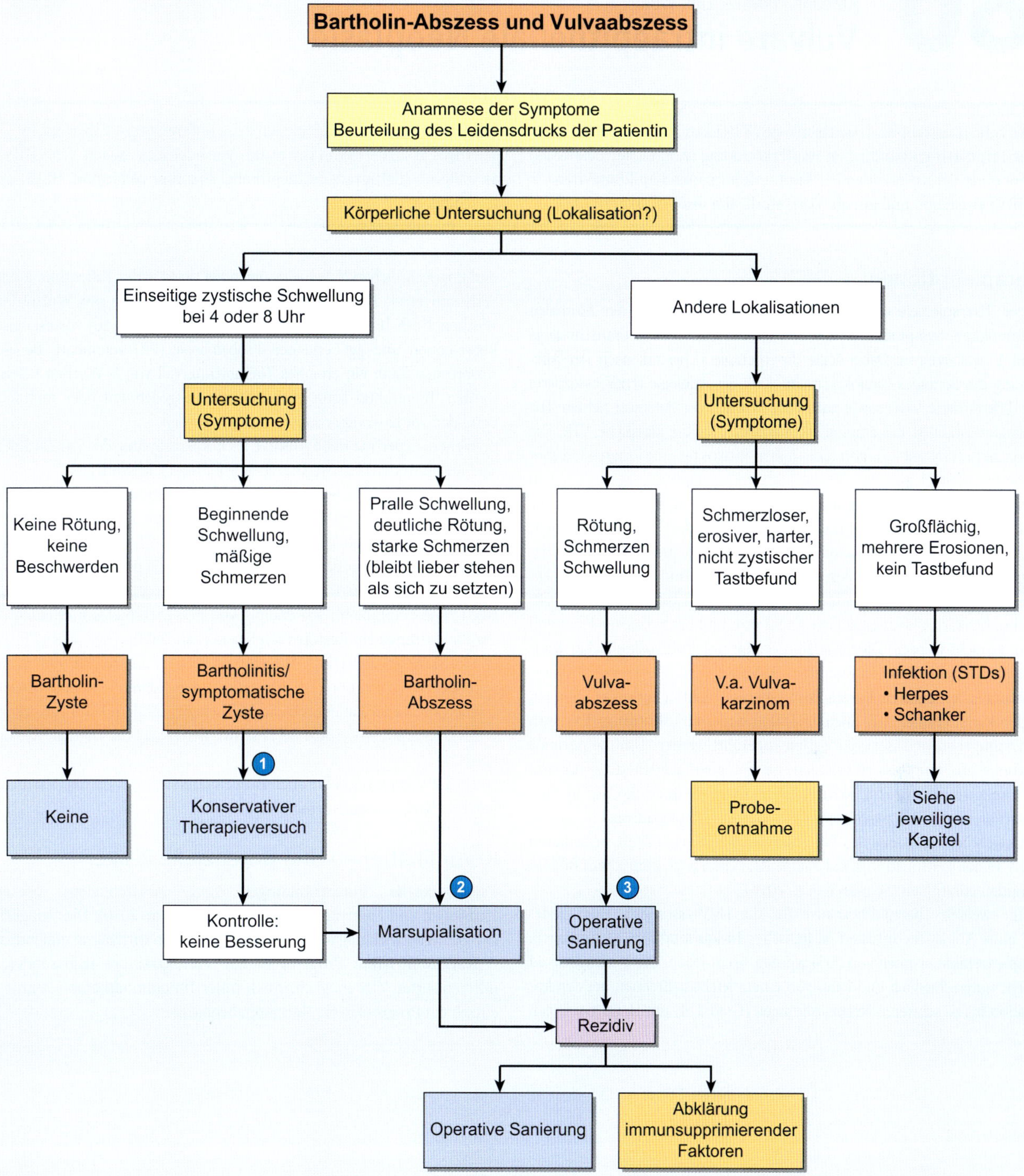
Bartholin-Abszess und Vulvaabszess
Anamnese der Symptome
Beurteilung des Leidensdrucks der Patientin
Körperliche Untersuchung (Lokalisation?)
Einseitige zystische Schwellung bei 4 oder 8 Uhr
Andere Lokalisationen
Untersuchung (Symptome)
Untersuchung (Symptome)
Keine Rötung, keine Beschwerden
Beginnende Schwellung, mäßige Schmerzen
Pralle Schwellung, deutliche Rötung, starke Schmerzen (bleibt lieber stehen als sich zu setzten)
Rötung, Schmerzen Schwellung
Schmerzloser, erosiver, harter, nicht zystischer Tastbefund
Großflächig, mehrere Erosionen, kein Tastbefund
Bartholin-Zyste
Bartholinitis/ symptomatische Zyste
Bartholin-Abszess
Vulva-abszess
V.a. Vulva-karzinom
Infektion (STDs)
• Herpes
• Schanker
1
Keine
Konservativer Therapieversuch
Probe-entnahme
Siehe jeweiliges Kapitel
2
3
Kontrolle: keine Besserung
Marsupialisation
Operative Sanierung
Rezidiv
Operative Sanierung
Abklärung immunsupprimierender Faktoren

80

Katharina Prieske, Linn Wölber

Vulväre intraepitheliale Neoplasie

Zur Orientierung

Die vulväre intraepitheliale Neoplasie (VIN) kann auf dem Boden einer chronisch-entzündlichen Hauterkrankung (z. B. Lichen sclerosus) oder einer persistierenden Infektion mit humanen Papillomaviren (HPV) entstehen und gilt als Vorläuferläsion des Vulvakarzinoms. Entsprechend ihrer Ätiologie wird die differenzierte VIN (Lichen sclerosus assoziiert) von der usual-type oder klassischen VIN (HPV assoziiert = high-grade intraepithelial sqamous cell lesion, HSIL) unterschieden.

Therapieoptionen

Oberste **Therapieziele** der High-grade-VIN sind der Erhalt der normalen Organfunktion, Symptomlinderung und die Prävention des Voranschreitens in ein Vulvakarzinom. Dabei sollte die Therapie sich stark nach der Ausdehnung des Befundes (unifokal / multifokal), der Ätiologie (HPV-assoziierte oder differenzierte VIN) sowie nach dem Wunsch der Patientin richten. Die Laservaporisation ist das empfohlene Verfahren für die klassische VIN. Die differenzierte VIN sollte aufgrund des hohen Risikos für eine Progression eher exzidiert werden.

Die **Laservaporisation** ❶ mit CO_2-Laser eignet sich insbesondere für lokal begrenzte, aber auch für multifokale Befunde, die vulvoskopisch nicht verdächtig auf ein Karzinom sind. In jedem Fall sollte präoperativ eine Histologie aus dem punctum maximum der Läsion gewonnen werden, um ein Karzinom möglichst sicher auszuschließen. Bei der Laservaporisation sollte bei unbehaarter Haut eine Tiefe von 2 mm und bei behaarter Haut von 4 mm erreicht werden. Die Operation erfolgt unter vulvoskopischer Kontrolle nach Applikation von Essigsäure 3–5 %.

Befunde, bei denen ein Karzinom präoperativ nicht sicher ausgeschlossen werden kann, können z. B. auch einer kombinierten **(Skinning)-Exzision** ❷ mit umgebender Laservaporisation zugeführt werden. Um die normale Anatomie und Funktion zu erhalten, ist eine oberflächliche Exzision von 2–4 mm ausreichend. Eine **Skinning-Vulvektomie** ❹ erfolgt nur in Ausnahmefällen bei Therapieresistenz oder wiederholten Rezidiven.

Hinsichtlich der Breite des **Resektionsrandes** gibt es keine belastbaren Daten. In den Leitlinien wird daher eine Resektion nach klinischem Bild im Gesunden empfohlen (Schnürch et al. 2016).

Eine weitere Therapiealternative für die HPV-assoziierte High-grade-VIN ohne Anhalt für Invasion ist topisches **Imiquimod 5 %** ❸ (off-label). Komplettremissionsraten von 50 % wurden beschrieben. Die Verträglichkeit ist sehr unterschiedlich und kann von einem leichten Brennen bei der Applikation bis zu schweren Nebenwirkungen (Grad 3–4) mit Hautirritationen und grippeähnlichen Nebenwirkungen bei ca. 46 % der Patientinnen reichen (Tristram et al. 2014). Die Applikation erfolgt 2–3 x pro Woche über 8 Wochen. Nach 10 Wochen wird eine Wiedervorstellung zur vulvoskopischen Reevaluation und ggf. erneuten Probebiopsie (PE) vereinbart. Bei gutem Ansprechen kann ein erneutes Therapieintervall von 8 Wochen vereinbart werden. Imiquimod kann auch bei sehr ausgedehnten oder multifokalen Befunden vor Laservaporisation erwogen werden.

Weitere **experimentelle Ansätze** nach Ausschöpfung der Standardtherapie sind die **photodynamische Therapie, 5-FU oder Cidovofir.**

Aktuell nur in Studien verfügbar ist die **therapeutische HPV-Impfung,** ❺ meist gegen die HPV16-induzierte HSIL der Vulva. Das Prinzip der Impfung ist die Induktion einer spezifischen CD8-T-Zellantwort gegen HPV-E6 / E7-Epitope, die von den Dysplasiezellen präsentiert werden.

Bei differenzierter VIN sowie nach HSIL der Vulva ist die lebenslange Nachsorge empfohlen. Unabhängig von der Therapieform erleiden ca. ⅓ der Patientinnen ein Rezidiv (van Seters et al. 2005).

Eine Low-grade-VIN (LSIL) entsteht häufig durch eine nur vorübergehende HPV-Infektion, ist per definitionem keine VIN und bedarf bei asymptomatischer Patientin keinerlei Therapie, sondern kann vulvoskopisch verlaufskontrolliert werden. Bei Beschwerden erfolgt die Therapie analog der HSIL.

Die HPV Impfung sollte auch zur primären Prävention und Vermeidung vulvärer Krebsvorstufen empfohlen werden.

Komplikationen und potenzielle Risiken

Psychosexuelle Einschränkungen nach (wiederholten) operativen Exzisionen und Laservaporisationen (Grimm et al. 2016). Die Dringlichkeit der Weiterentwicklung nicht operativer Therapien wird damit unterstrichen.

Karzinomrisiko: Progress in ein Vulvakarzinom insbesondere bei differenzierter VIN möglich. Auch unter Imiquimodtherapie wurde vereinzelt ein Progress in ein Karzinom beobachtet.

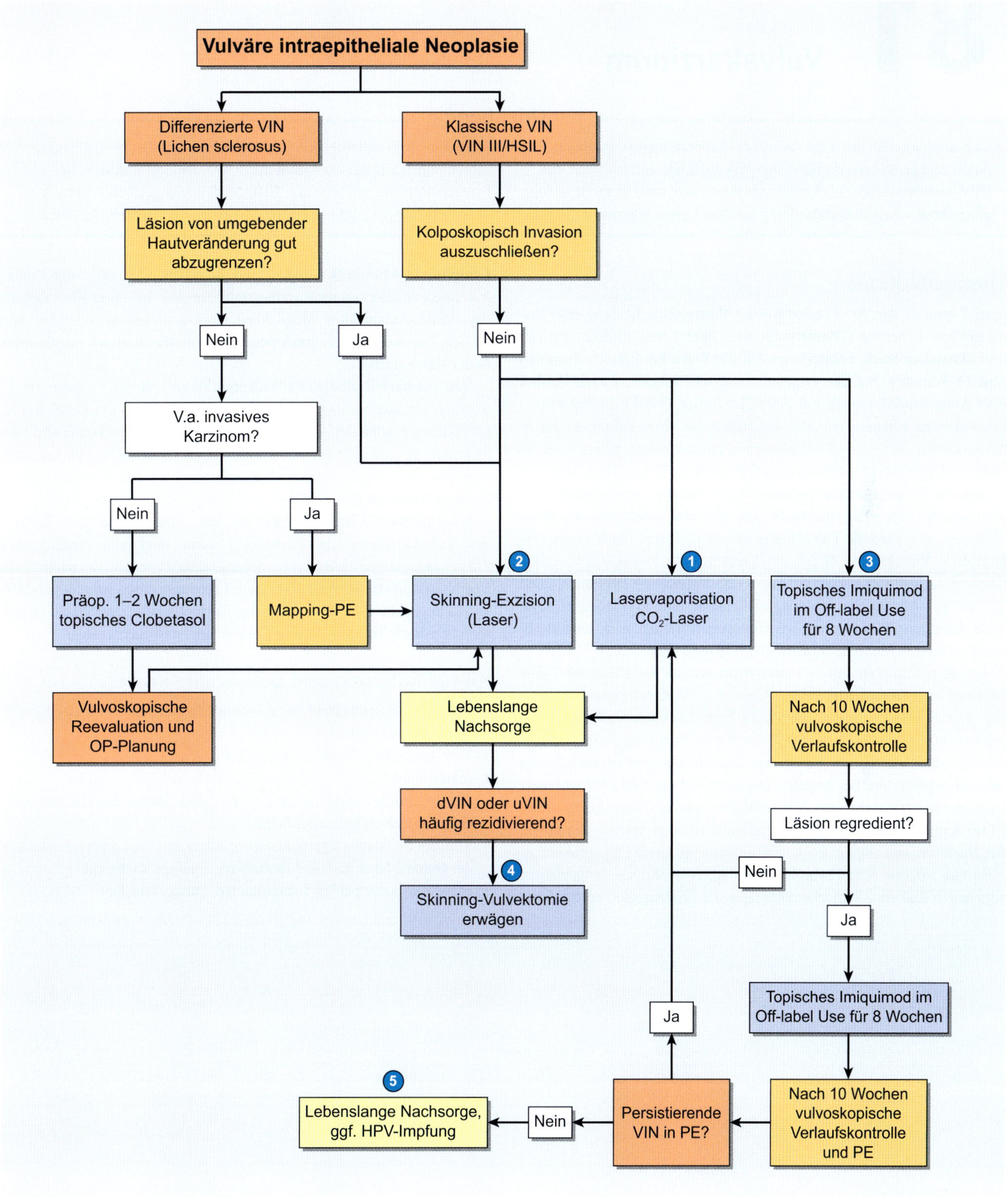
Vulväre intraepitheliale Neoplasie
Differenzierte VIN (Lichen sclerosus)
Klassische VIN (VIN III/HSIL)
Läsion von umgebender Hautveränderung gut abzugrenzen?
Kolposkopisch Invasion auszuschließen?
Nein
Ja
Nein
V.a. invasives Karzinom?
Nein
Ja
2
1
3
Präop. 1–2 Wochen topisches Clobetasol
Mapping-PE
Skinning-Exzision (Laser)
Laservaporisation CO_2-Laser
Topisches Imiquimod im Off-label Use für 8 Wochen
Vulvoskopische Reevaluation und OP-Planung
Lebenslange Nachsorge
Nach 10 Wochen vulvoskopische Verlaufskontrolle
dVIN oder uVIN häufig rezidivierend?
Läsion regredient?
4
Nein
Skinning-Vulvektomie erwägen
Ja
Topisches Imiquimod im Off-label Use für 8 Wochen
Ja
5
Lebenslange Nachsorge, ggf. HPV-Impfung
Nein
Persistierende VIN in PE?
Nach 10 Wochen vulvoskopische Verlaufskontrolle und PE

81

Monika Hampl

Vulvakarzinom

Zur Orientierung

Man unterscheidet das nicht verhornte Plattenepithelkarzinom, das durch eine persistierende HPV-high-risk-Infektion entsteht, und das HPV-negative verhornte Plattenepithelkarzinom, welches meist in Folge einer chronischen Hauterkrankung wie dem Lichen sclerosus oder als Alterskarzinom auftritt. Die 5-Jahresüberlebensrate ist bei frühen Tumoren ohne Lymphknotenbefall mit > 90 % sehr gut und sinkt bei Lymphknotenmetastasen auf < 50 %. Nach histologischer Sicherung des invasiven Tumors ist die operative Sanierung die Therapie der Wahl.

Therapieoptionen

Jeder Tumor an der Vulva bedarf vor der Therapieentscheidung einer histologischen Sicherung (Tumor unter oder über 1 mm Infiltrationstiefe) und **klinischen Stadieneinteilung:** Auf die Vulva beschränkte Tumoren sind T1-Tumoren. Bei Übergang auf das untere Scheidendrittel, Urethra oder Anus handelt es sich um einen T2-Tumor. Sobald die regionären Lymphknoten befallen sind oder der Tumor das obere Drittel der Nachbarorgane befällt, liegt ein T3-Tumor vor. Fernmetastasen, fixierte Lymphknoten oder pelviner Lymphknotenbefall definieren das Stadium T4.

Invasive Vulvakarzinome sollten primär operativ im Gesunden entfernt werden. Dies erfolgt stadienabhängig über eine **lokale Exzision** ❶ im Gesunden, eine **partielle Vulvektomie** ❷ (vorne, lateral, hinten) oder eine **komplette Vulvektomie** ❸ ggf. mit Urethra- oder Vaginalwandresektion (Stadium T2), ggf. mit Deckung mit einem Verschiebelappen. Der Randabstand ist nicht fest definiert, zur Schonung kritischer Strukturen (Klitoris, Urethra, Anus) kann mit Abständen von > 3 mm operiert werden, nach Möglichkeit sind aber größere Abstände anzustreben (5–10 mm) (DGGG 2015).

Bei allen Tumoren mit > 1 mm Invasionstiefe (> pT1a) wird eine **Sentinel-Lymphonodektomie** ❹ (Meads et al. 2014) oder eine komplette ein- bzw. beidseitige **inguinofemorale Lymphonodektomie** ❺ durchgeführt. Voraussetzung für den Einsatz der Sentinel-Lymphonodektomie sind ein unifokaler Tumor < 4 cm und klinisch / sonografisch unauffällige Leistenlymphknoten. Bei lateralen Tumoren < 2 cm darf eine einseitige Lymphonodektomie erfolgen. Nur bei Mikroinvasion (Tumortiefe < 1mm, pT1a) kann komplett auf eine Lymphonodektomie verzichtet werden. Bei Nachweis von inguinalen Lympknotenmetastasen (1 Lymphknotenmetastase > 0,5 cm oder 2 Lymphknoten < 0,5 cm) sollte vor der geplanten adjuvanten Radiatio / Radiochemotherapie der Leistenregion eine **pelvine Lymphonodektomie** ❻ erfolgen. Sind die pelvinen Lymphknoten tumorfrei, muss das Becken nicht mitbestrahlt werden. Bei einer R1-Resektion des Primärtumors ohne Möglichkeit der Nachresektion oder bei sehr großen Tumoren ist eine **postoperative Radiatio / Radiochemotherapie** ❽ der Vulva sinnvoll.

Eine **primäre Radiatio / Radiochemotherapie** ❼ des Vulvakarzinoms ist fortgeschrittenen Stadien, Tumoren mit ausgedehntem Befall des M. sphincter ani oder der Urethra, inoperablen Tumoren / Rezidiven, vom Allgemeinzustand oder den Komorbiditäten her inoperablen Patientinnen oder dem Wunsch der Frau nach Aufklärung über alle Therapiemöglichkeiten vorbehalten (DGGG 2015).

Eine **primäre Chemotherapie** ist kein Standard in der Therapie des Vulvakarzinoms. In Einzelfällen kann über eine neoadjuvante Chemotherapie eine Tumorverkleinerung versucht werden, um dadurch die Operabilität zu erreichen. Bei Frauen mit Fernmetastasen oder inoperablen, bereits bestrahlten Rezidiven wird eine Chemotherapie eingesetzt. Das Ansprechen dieser Tumoren auf die Chemotherapie ist eher schlecht.

Komplikationen und potenzielle Risiken

- Wundheilungsstörungen, hohe Sekundärheilungsrate bei ausgedehnten Operationen (> 30 %)
- Verengung des Scheideneingangs, Dyspareunie
- Inkontinenz
- Rezidivierende Lymphozelen / Erysipele nach (kompletter) Lymphonodektomie, Lymphödeme der Beine
- Rezidive (lokal oder Lymphknotenrezidive), am häufigsten innerhalb der ersten 2 Jahre nach OP, deshalb regelmäßige Nachsorge
- Fernmetastasen: pelvine Lymphknoten, Lunge, Knochen

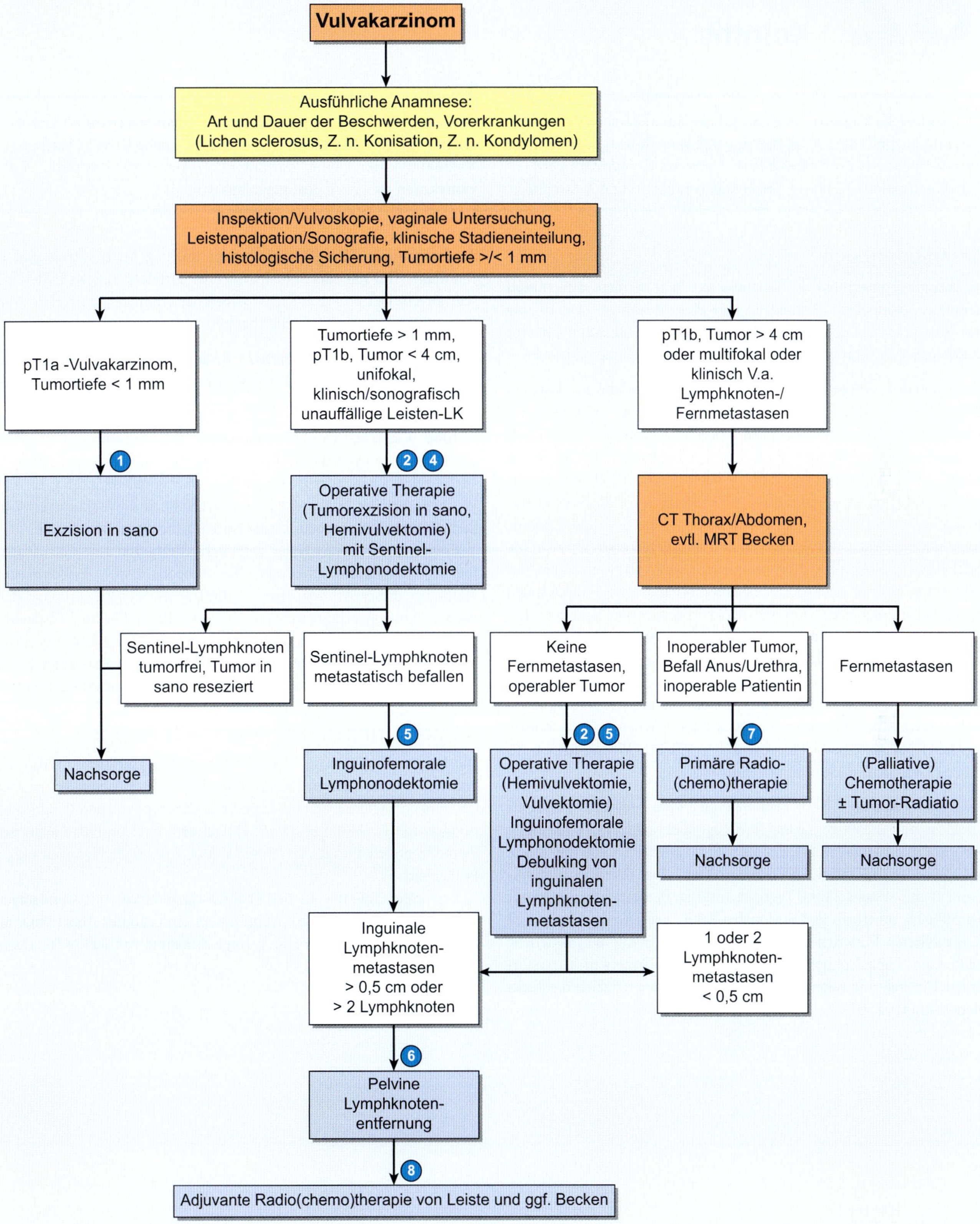
Vulvakarzinom
Ausführliche Anamnese:
Art und Dauer der Beschwerden, Vorerkrankungen
(Lichen sclerosus, Z. n. Konisation, Z. n. Kondylomen)
Inspektion/Vulvoskopie, vaginale Untersuchung, Leistenpalpation/Sonografie, klinische Stadieneinteilung, histologische Sicherung, Tumortiefe >/< 1 mm
pT1a -Vulvakarzinom, Tumortiefe < 1 mm
Tumortiefe > 1 mm, pT1b, Tumor < 4 cm, unifokal, klinisch/sonografisch unauffällige Leisten-LK
pT1b, Tumor > 4 cm oder multifokal oder klinisch V.a. Lymphknoten-/ Fernmetastasen
1
Exzision in sano
2 4
Operative Therapie (Tumorexzision in sano, Hemivulvektomie) mit Sentinel-Lymphonodektomie
CT Thorax/Abdomen, evtl. MRT Becken
Sentinel-Lymphknoten tumorfrei, Tumor in sano reseziert
Sentinel-Lymphknoten metastatisch befallen
Keine Fernmetastasen, operabler Tumor
Inoperabler Tumor, Befall Anus/Urethra, inoperable Patientin
Fernmetastasen
Nachsorge
5
Inguinofemorale Lymphonodektomie
2 5
Operative Therapie (Hemivulvektomie, Vulvektomie) Inguinofemorale Lymphonodektomie Debulking von inguinalen Lymphknoten-metastasen
7
Primäre Radio-(chemo)therapie
(Palliative) Chemotherapie ± Tumor-Radiatio
Nachsorge
Nachsorge
Inguinale Lymphknoten-metastasen > 0,5 cm oder > 2 Lymphknoten
1 oder 2 Lymphknoten-metastasen < 0,5 cm
6
Pelvine Lymphknoten-entfernung
8
Adjuvante Radio(chemo)therapie von Leiste und ggf. Becken

82

Werner Mendling

Kolpitis

Zur Orientierung

Die **bakterielle Vaginose** ist eine Dysbiose aus anaeroben Bakterien mit Bildung polybakterieller Biofilme und keine Infektion. Eine **Kolpitis** entsteht z. B. durch *Candida (C.) albicans, C. glabrata* (meist nur Kolonisation), *C. krusei, Trichomonas vaginalis* und A-Streptokokken. Bei **aerober Vaginitis** (AV) / **desquamativer inflammatorischer Vaginitis** (DIV) wird eine immunologische Ursache vermutet. **Vaginalmykosen** können nur unter Östrogenwirkung auftreten, **Vulvamykosen** sind auch postmenopausal möglich

Therapieoptionen

Vor Therapiebeginn muss die Diagnose gesichert werden, z. B. mittels Anamnese, klinischen Befunden, pH-Wert-Messung, Anfertigung eines Nativpräparats und ggf. einer Pilzkultur. Die Indikation für eine bakteriologische Kultur besteht nur bei Verdacht auf A-Streptokokken.

Vulvovaginalkandidose (> 90 % *Candida albicans*): alle zugelassenen vulvovaginalen Antimykotika (Clotrimazol und andere Imidazole, Nystatin, Ciclopyroxolamin) und oralen Triazole (Fluconazol, Itraconazol) sind gleichwertig und werden für 1, 3 oder 6 Tage angewandt ❶. Wenn nach 3 Tagen der Therapie unveränderte Beschwerden bestehen, muss die Diagnose angezweifelt werden. Häufige Fehldiagnose ist die Vulvodynie. Resistenzen gibt es bisher nicht bei *C. albicans.* Bei *C. krusei*-Vaginitis erfolgt nur eine lokale Therapie wegen Resistenz gegen orale Triazole. Die *C. glabrata*-Vaginitis ist meist symptomlosund wird vulvovaginal mit Amphotericin B, Nystatin oder Ciclopyoxolamin behandelt. Seit Jahren treten zunehmend auf zugelassene Antimykotika weniger sensible Stämme auf.

Die Vulvovaginalkandidose kann bei Abwehrschwächen chronisch rezidivieren (> 4 x / Jahr). Eine wichtige Ursache ist psychosozialer Stress. Bei einem **Rezidiv** ist nach der Akuttherapie eine Prophylaxe ❷ mit Fluconazol 1 x 200 mg / Woche für 2 Monate, danach 1 x 200 mg alle 2 Wochen für 4 Monate, danach 1 x 200 mg alle 4 Wochen für 6 Monate (5 g / Jahr) oder alternativ Fluconazol 1 x 150 mg / Woche über 6–12 Monate (7,8 g / Jahr) nach Leitlinien indiziert.

Bakterielle Vaginose Nach Leitlinien sind Metronidazol 2 g oral als Einzeldosis oder 2 x 500 mg / d oral für 7 Tage oder vaginal 1–2 x 500 mg / d oder 2 x 1 g / d vaginal an 2 Tagen oder Clindamycin 2 x 300 mg / d oral für 7 Tage oder als Vaginalcreme 2 % 5 g / d für 7 Tage oder Dequaliniumchlorid 10 mg / d vaginal für 6 Tage gleichwertig. Die Rückfallquote ist mit über 50–60 % innerhalb von 6 Monaten hoch, weil jeweils nur ein Teil der involvierten Bakterien erfasst wird und BV-typische polybakterielle Biofilme am Vaginalepithel und am Genitale des Partners nicht zerstört werden. Die orale und vaginale Gabe von Laktobazillen reduziert die Rückfallquote um etwa 50 %.

Trichomoniasis Die Therapie erfolgt mit 2 g Metronidazol oral mit simultaner Therapie aller Sexualpartner der letzten 60 Tage ❸. In der Frühschwangerschaft erfolgt zunächst wegen der erhöhten Abortgefahr durch Metronidazol nur eine vaginale Therapie.

A-Streptokokken-Vulvovaginitis Betalaktamantibiotika oder Clindamycin oral für 5–7 Tage ❹. Oft sind auch Familienmitglieder (Kinder, Tonsillitis!) erkrankt.

Aerobe Vaginitis (AV) / desquamative inflammatorische Vaginitis (DIV) Clindamycin (antiinflammatorisch!) Vaginalcreme 1 x / Tag für 14 Tage versuchen, oder Hydrocortison 3 % Vaginalcreme 2,5 g 1x / Tag 2 Wochen lang oder 2 x / Woche 3 Monate lang ❺. Rezidive sind zu erwarten, deshalb sind häufig erneute (Suppressions-) Therapien erforderlich.

Frauen wollen häufig lieber **natürliche Methoden** anwenden (vaginal Joghurt, Knoblauch, ätherische Öle, Propolis usw.). Evidenzbasierte Methoden dieser Art zur Therapie sind nicht bekannt. Prophylaktisch nach leitliniengerechter Therapie halbieren Probiotika und ansäuernde Mittel wie Milchsäure oder ansäuernde vaginale Gelzubereitungen das Rezidivrisiko von bakterieller Vaginose. Möglicherweise können auch Laktobazilluspräparate bei der Prophylaxe von Vaginalmykosen nützen.

Komplikationen und potenzielle Risiken

Die bakterielle Vaginose erhöht die Ansteckungsgefahr mit HIV und anderen sexuell übertragbaren Infektionen. Bei vaginaler Dysbiose (bakterielle Vaginose, aerobe Vaginitis, Trichomoniasis und Candidakolonisation mit Dysbiose) besteht multifaktoriell über proinflammatorische Zytokine ein erhöhtes Risiko für Spätaborte, vorzeitigen Blasensprung und Frühgeburt.

Bei oraler Therapie in der Frühschwangerschaft mit Clindamycin, Metronidazol oder Azithromycin besteht ein erhöhtes Abortrisiko und bei Fluconazol zusätzlich eine geringe Zunahme von Fallot-Tetralogien beim Neugeborenen.

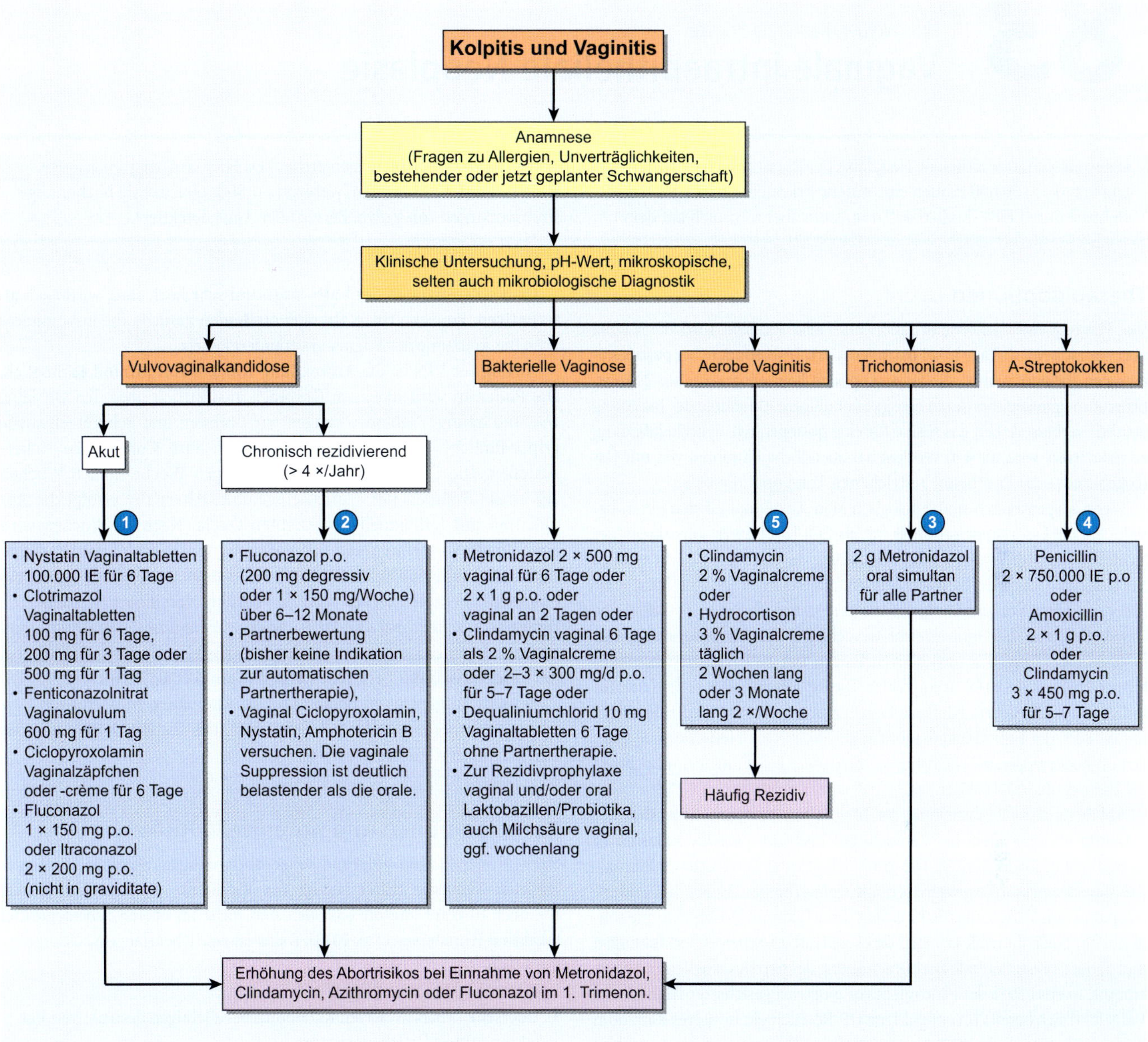
Kolpitis und Vaginitis
Anamnese (Fragen zu Allergien, Unverträglichkeiten, bestehender oder jetzt geplanter Schwangerschaft)
Klinische Untersuchung, pH-Wert, mikroskopische, selten auch mikrobiologische Diagnostik
Vulvovaginalkandidose
Bakterielle Vaginose
Aerobe Vaginitis
Trichomoniasis
A-Streptokokken
Akut
Chronisch rezidivierend (> 4 ×/Jahr)
1
2
5
3
4
• Nystatin Vaginaltabletten 100.000 IE für 6 Tage • Clotrimazol Vaginaltabletten 100 mg für 6 Tage, 200 mg für 3 Tage oder 500 mg für 1 Tag • Fenticonazolnitrat Vaginalovulum 600 mg für 1 Tag • Ciclopyroxolamin Vaginalzäpfchen oder -crème für 6 Tage • Fluconazol 1 × 150 mg p.o. oder Itraconazol 2 × 200 mg p.o. (nicht in graviditate)
• Fluconazol p.o. (200 mg degressiv oder 1 × 150 mg/Woche) über 6–12 Monate • Partnerbewertung (bisher keine Indikation zur automatischen Partnertherapie), • Vaginal Ciclopyroxolamin, Nystatin, Amphotericin B versuchen. Die vaginale Suppression ist deutlich belastender als die orale.
• Metronidazol 2 × 500 mg vaginal für 6 Tage oder 2 x 1 g p.o. oder vaginal an 2 Tagen oder • Clindamycin vaginal 6 Tage als 2 % Vaginalcreme oder 2–3 × 300 mg/d p.o. für 5–7 Tage oder • Dequaliniumchlorid 10 mg Vaginaltabletten 6 Tage ohne Partnertherapie. • Zur Rezidivprophylaxe vaginal und/oder oral Laktobazillen/Probiotika, auch Milchsäure vaginal, ggf. wochenlang
• Clindamycin 2 % Vaginalcreme oder • Hydrocortison 3 % Vaginalcreme täglich 2 Wochen lang oder 3 Monate lang 2 ×/Woche
Häufig Rezidiv
2 g Metronidazol oral simultan für alle Partner
Penicillin 2 × 750.000 IE p.o oder Amoxicillin 2 × 1 g p.o. oder Clindamycin 3 × 450 mg p.o. für 5–7 Tage
Erhöhung des Abortrisikos bei Einnahme von Metronidazol, Clindamycin, Azithromycin oder Fluconazol im 1. Trimenon.

83

Linn Wölber, Katharina Prieske

Vaginale intraepitheliale Neoplasie

Zur Orientierung

Die vaginale intraepitheliale Neoplaise (VaIN) ist mit einer Inzidenz von 0,2–0,3 / 100.000 Frauen eine seltene Erkrankung. In > 92 % entsteht sie durch HPV-high-risk-Viren, kann aber z. B. auch auf dem Boden eines Lichen planus entstehen. Da HPV-assoziierte Läsionen häufig multifokal auftreten, werden in > 50 % gleichzeitig hochgradige Krebsvorstufen von Vulva, Zervix oder Anus detektiert.

Therapieoptionen

Vor Planung einer Laservaporisation und / oder Exzision wird die Vagina über mindestens 10 Tage **lokal östrogenisiert.** Insbesondere bei postmenopausalen Patientinnen ist die kolposkopische Beurteilbarkeit vom östrogenisierten Vaginalepithel durch eine gleichmäßigere Aufnahme der Jodlösung deutlich verbessert. Um das Risiko für eine postoperative Synechienbildung zu reduzieren, wird für 4–6 Wochen das abendliche Einführen von **mit Östrogen und / oder Panthenol bestrichenen Tampons** empfohlen.

Wenn kolposkopisch und zytologisch kein Anhalt auf ein Karzinom besteht, gilt die **Laservaporisation** ❶ mittels CO_2-Laser unter kolposkopischer Sicht als Standardtherapie für die Behandlung der VaIN 2 / 3. Zuvor müssen alle suspekten Läsionen biopsiert werden, außerdem ist die gute Einsehbarkeit der Läsion Voraussetzung für die destruktive Therapie. Es sollte eine Gewebetiefe von 2–3 mm erreicht werden. Die Laservaporisation ist insbesondere bei jungen sexuell aktiven Frauen mit HPV-induzierten, multifokalen High-grade-VaIN zu empfehlen. Die **Rezidivrate** wird in der Literatur mit 30–70 % angegeben, häufigste Lokalisation ist das obere Scheidendrittel mit ca. 80 % der Fälle (Diakomanolis et al. 2002). Nach Hysterektomie muss den oft hochgezogenen Scheidenecken besondere Beachtung beim Nachweis der High-grade-VaIN zukommen.

Abhängig von der Verteilung der Läsion, Vortherapien, dem Alter der Patientin und vor allem bei Verdacht auf Invasion muss die **Exzision** ❷ in Betracht gezogen werden. Die großflächige oder komplette (Skinning)-Exzision / Kolpektomie geht jedoch mit einer erhöhten Morbidität und intraoperativem Verletzungsrisiko einher. Eine (Skinning)-Kolpektomie sollte nur im Ausnahmefall erfolgen da es gehäuft zu Scheidenverkürzungen und dadurch resultierende Beeinträchtigung der psychosexuellen Funktion kommt. In etwa 10 % der Fälle mit zuvor bioptisch gesicherter High-grade-VaIN fand sich bereits im endgültigen OP-Resektat ein invasives Karzinom (Sopracordevole et al. 2016; Luyten et al. 2014). Aufgrund der Seltenheit der Erkrankung fehlen Studien, die die Überlegenheit einzelner operativer Methoden darlegen könnten.

Da die Rezidivraten der VaIN insgesamt sehr hoch sind, wird nach **alternativen, konservativen Therapiemethoden** gesucht, die insbesondere auch die Anatomie der Vagina unverändert lassen.

Analog zur VIN ist die Anwendung von **5 % Imiquimod** ❸ möglich. Die Patientin wird in einem Gespräch ausführlich über den Off-label Use und häufige Nebenwirkungen wie Brennen und Schmerzen sowie grippeähnliche Symptome aufgeklärt, um ihre Compliance sicherzustellen. Die Creme wird abends 2–3 x pro Woche über 8 Wochen auf einem Tampon tief vaginal eingeführt. Alternativ erfolgt die Applikation mit individuell hergestellten Ovula. Nach 10 Wochen wird eine Wiedervorstellung zur vaginoskopischen Reevaluation und ggf. erneuten Probebiopsie vereinbart. Bei gutem Ansprechen kann ein erneutes Therapieintervall von 8 Wochen vereinbart werden. Die Heilungsrate liegt bei 30–90 %. Nach Anwendung von Imiquimod konnten in einer kleinen Studie vergleichbare Remissionsraten wie bei der Laservaporisation erreicht werden (Tainio et al. 2016).

Bei sehr ausgeprägtem Befund und als Alternative zu operativen Verfahren kann bei inoperablen Patientinnen auch die **Brachytherapie** der VaIN erwogen werden.

Komplikationen und potenzielle Risiken

Nach Hysterektomie aufgrund einer hochgradigen zervikalen intraepithelialen Neoplasie (CIN) beträgt das Risiko für ein VaIN-Rezidiv ca. 5 % über 10 Jahre und die Läsionen sind meist im oberen Scheidendrittel lokalisiert (Gunderson et al. 2013). Daher ist eine lebenslange Nachsorge erforderlich.

Komplikationen der Eingriffe:

- Übersehen eines invasiven Karzinoms bei alleinigen destruktiven Verfahren mittels Laservaporisation.
- Erhöhte Verletzungsgefahr von Nachbarorganen wie Urethra, Blase und Rektum bei vaginaler Exzision.

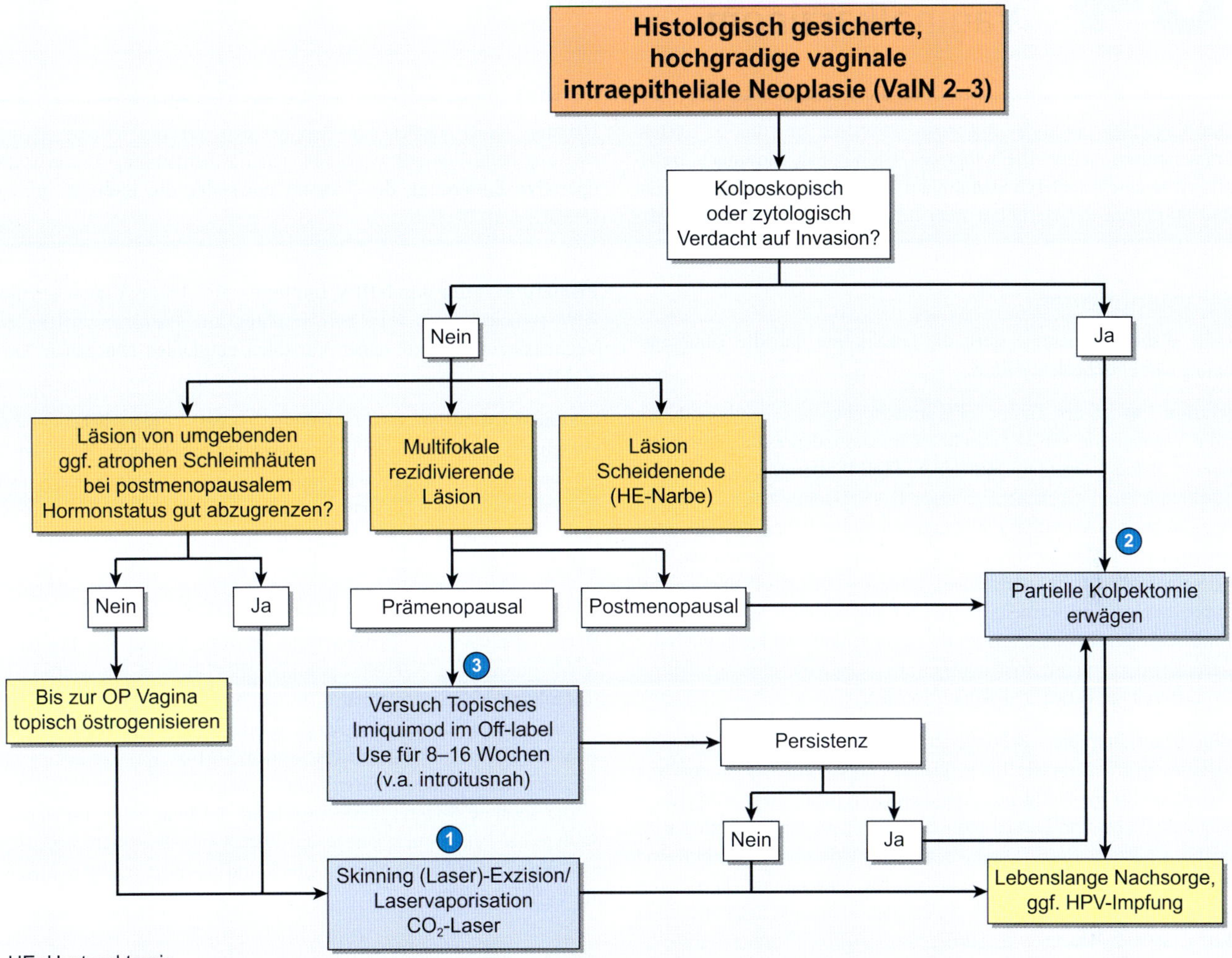

HE: Hysterektomie

84

Anne Kathrin Volkmer

Vaginalkarzinom

Zur Orientierung

Das Vaginalkarzinom ist mit einer Prävalenz von 0,5–1 / 100.000 Frauen äußerst selten. Die Symptome, wie vaginale Blutungen, treten oft erst in einem späteren Stadium auf, ebenso Unterbauchschmerzen und Störungen der Harnblase oder des Enddarmes. Häufig wird die Diagnose ohne vorliegende Beschwerden bei der Vorsorgeuntersuchung beim Frauenarzt gestellt. Für die Behandlung kommen die operative Entfernung des Tumors und / oder die Radiatio infrage (DGGG, et al. 2018).

Therapieoptionen

Für die Wahl der Therapie spielt die Lokalisation und die Tumorausdehnung eine entscheidende Rolle.

Operation ❶ Ist der Tumor lokal umschrieben und beschränkt sich auf die Vaginalwand (FIGO I), sollte er im Gesunden exzidiert werden. Größerer Befunde werden mit einer (Teil-)Entfernung der Vagina (Kolpektomie) und gegebenenfalls einer Hysterektomie operiert. Zudem müssen je nach Lokalisation die inguinalen und pelvinen Lymphknoten exploriert werden. Ziel der Operation ist eine Resektion im Gesunden (R0). Ist diese absehbar nicht zu erreichen, sollte eine primäre Radio(chemo) therapie durchgeführt werden. Im weit fortgeschrittenen Stadium (FIGO IV) müssen radikale Operationen mit gegebenenfalls vorderer und / oder hinterer Exenteration mit Anlage eines Anus praeter oder einer Ersatzblase individuell mit der Patientin diskutiert werden.

Radio(chemo)Therapie ❷ Fortgeschrittene Vaginalkarzinome (FIGO II-IV) werden chemotherapiert. Daten über den Einsatz einer Chemotherapie als Sensitizer für die Strahlentherapie existieren nicht, diese wird jedoch analog zum Vulva-und Zervixkarzinom empfohlen. Am häufigsten wird Cisplatin ± 5-Fluorouracil verwendet, als weitere Substanzen kommt eine Therapie mit Mitomycin ± 5-Fluorouracil zur Anwendung. Die meisten Vaginalkarzinome werden mittels Radio(chemo)therapie behandelt (Luo LM et. al. 2008, Gadducci et. al. 2015).

Primärprävention durch HPV-Impfung Da 74 % der Vaginalkarzinome HPV-assoziiert sind, wird eine Impfung zur Primärprophylaxe eines Vaginalkarzinoms und seiner Vorstufen empfohlen (Buchanan TR, et. al. 2016)

Sekundärprävention Im Rahmen des gesetzlichen Früherkennungsprogramms für das Zervixkarzinom können Vorstufen des Vaginalkarzinoms diagnostiziert und damit die Ausbildung eines invasiven Karzinoms verhindert werden.

Komplikationen und potenzielle Risiken

Durch eine operative Therapie kann es zum Verlust der Vagina, des Enddarmes und der Harnblase kommen, dies bedeutet eine deutliche Einschränkung der Lebensqualität.

Eine häufige Komplikation der Radio(chemo)therapie ist eine Fistelung zwischen Vagina und Harnblase sowie dem Rektum, was sekundär zu einer ausgedehnten Operation führen kann.

Die absolute 5-Jahresüberlebensrate ist abhängig vom histologischen Subtyp: Bei Patientinnen mit einem Plattenepithelkarzinom liegt sie bei 54 %, bei einem Adenokarzinom bei 60 % und bei einem malignen Melanom der Vagina bei 13 %.

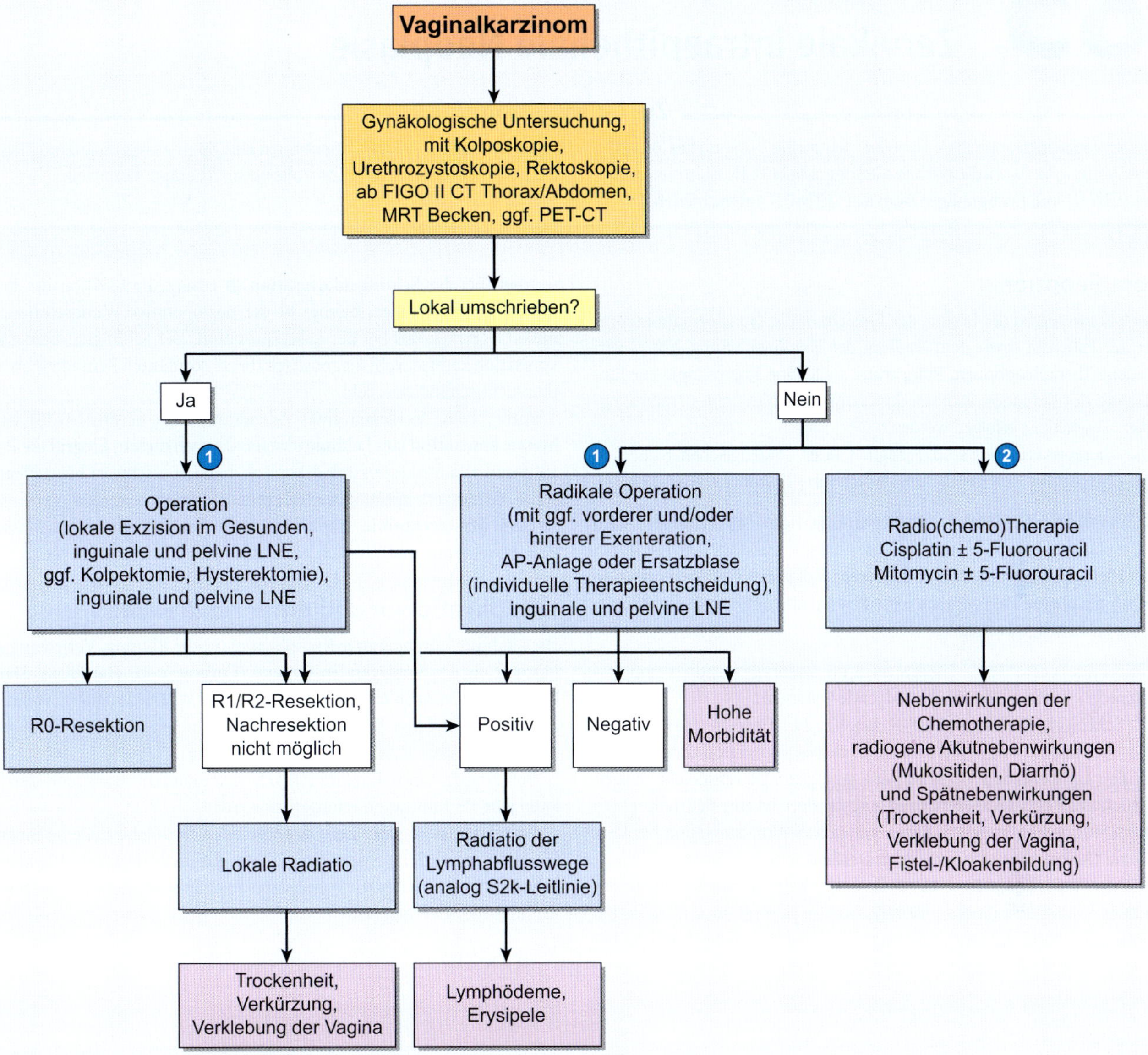
Vaginalkarzinom
Gynäkologische Untersuchung, mit Kolposkopie, Urethrozystoskopie, Rektoskopie, ab FIGO II CT Thorax/Abdomen, MRT Becken, ggf. PET-CT
Lokal umschrieben?
Ja
Nein
1
Operation (lokale Exzision im Gesunden, inguinale und pelvine LNE, ggf. Kolpektomie, Hysterektomie), inguinale und pelvine LNE
1
Radikale Operation (mit ggf. vorderer und/oder hinterer Exenteration, AP-Anlage oder Ersatzblase (individuelle Therapieentscheidung), inguinale und pelvine LNE
2
Radio(chemo)Therapie Cisplatin ± 5-Fluorouracil Mitomycin ± 5-Fluorouracil
R0-Resektion
R1/R2-Resektion, Nachresektion nicht möglich
Positiv
Negativ
Hohe Morbidität
Nebenwirkungen der Chemotherapie, radiogene Akutnebenwirkungen (Mukositiden, Diarrhö) und Spätnebenwirkungen (Trockenheit, Verkürzung, Verklebung der Vagina, Fistel-/Kloakenbildung)
Lokale Radiatio
Radiatio der Lymphabflusswege (analog S2k-Leitlinie)
Trockenheit, Verkürzung, Verklebung der Vagina
Lymphödeme, Erysipele

85

Carla E. Schulmeyer

Zervikale intraepitheliale Neoplasie

Zur Orientierung

Die zervikale intraepitheliale Neoplasie kann eine Vorstufe des Zervixkarzinoms sein. Es wird zwischen niedriggradiger (CIN I), mittelgradiger (CIN II) und hochgradiger Dysplasie (CIN III) unterschieden. Da insbesondere bei jungen Patientinnen eine Spontanregression möglich ist, ist die Erkennung und Kontrolle versus Therapie essenziell.

Therapieoptionen

Je nach Schweregrad der Läsion, der Einsicht in die Transformationszone, Alter der Patientin sowie dem Stadium der Familienplanung gibt es verschiedene Therapieoptionen. Präoperativ sollte eine Kolposkopie zur Einschätzung des Befundes, insbesondere zum Ausschluss eines (mikro-)invasiven Geschehens erfolgen werden.

Die Therapieverfahren sind bezüglich ihrer onkologischen Sicherheit gleich, entscheiden sich jedoch hinsichtlich ihrer Komplikationen.

Destruierendes Verfahren **Laserevaporisation:** ❶ Hierbei wird die Dysplasie ektozervikal mittels Lasertherapie zerstört. Da hierdurch keine Histologie gewonnen werden kann, sollte die Laserevaporisation lediglich bei jungen Patientinnen ohne diskrepante Befunde (Kolposkopie, Zytologie, Histologie) erfolgen.

Exzidierende Verfahren Hierbei wird die Dysplasie exzidiert und histopathologisch untersucht. Es gibt folgende Optionen:

Die **Schlingen-Exzision** (LOOP-Exzision), LEEP (loop electro excisional probe) oder LLETZ (large loop excision of the transformation zone) erzeugt unter den exzidierenden Verfahren den geringsten Gewebsdefekt. Wegen Koagluationsartefakten an den Absetzungsrändern ist eine Beurteilung des R-Status nur bedingt möglich, daher sollte die Schlingenexzision bei Verdacht auf (Mikro-)Invasion vermieden werden.

Bei der **Laserkonisation** ❷ wird unter kolposkopischer Sicht ein Konus exzidiert. Dies ist die präzisere Art der Konisation und sollte bei Patientinnen < 35 Jahren und/oder bei Kinderwunsch durchgeführt werden. Bei der **Schlingenkonisation** ❸ erfolgt die Exzision des Konus mittels Elektroschlinge, hierbei ist der postoperative Wundschmerz signifikant geringer als bei der Laserkonisation. Die Schlingen- oder Laserkonisation kann sowohl diagnostisch (bei diskordanten Befunden) als auch therapeutisch indiziert sein.

Außer beim Vorliegen eines Adenocarcinoma in situ (ACIS) ist die **Messerkonisation** laut Leitlinie obsolet. Da nach diesem Eingriff die Portio aufgrund von Strikturen kolposkopisch deutlich erschwert beurteilbar ist, sollte die Messerkonisation weitestgehend vermieden werden.

Eine **Hysterektomie** kann bei Patientinnen mit abgeschlossener Familienplanung und Wunsch nach maximaler Sicherheit erfolgen.

Komplikationen und potenzielle Risiken

Die häufigste intraoperative Komplikation ist die Blutung, Verletzung oder Perforation der umliegenden Organe (Corpus uteri, Harnblase, Darm). Postoperativ können Nachblutungen für eine Woche andauern, wenn sich der Wundschorf löst. Bei stärkeren Nachblutungen kann eine Tamponade oder die operative Revision notwendig werden.

Bei Non-in-sano-Situation (Ris1), insbesondere nach endozervikal, kann eine Re-Konisation erforderlich werden.

Über das Risiko einer Zervixstenose oder Fertilitätsprobleme muss die Patientin aufgeklärt werden. Ein erhöhtes Risiko für Frühgeburtlichkeit ist abhängig von der Konustiefe und steigt ab einer Konustiefe > 15 mm stetig für folgende Schwangerschaften an.

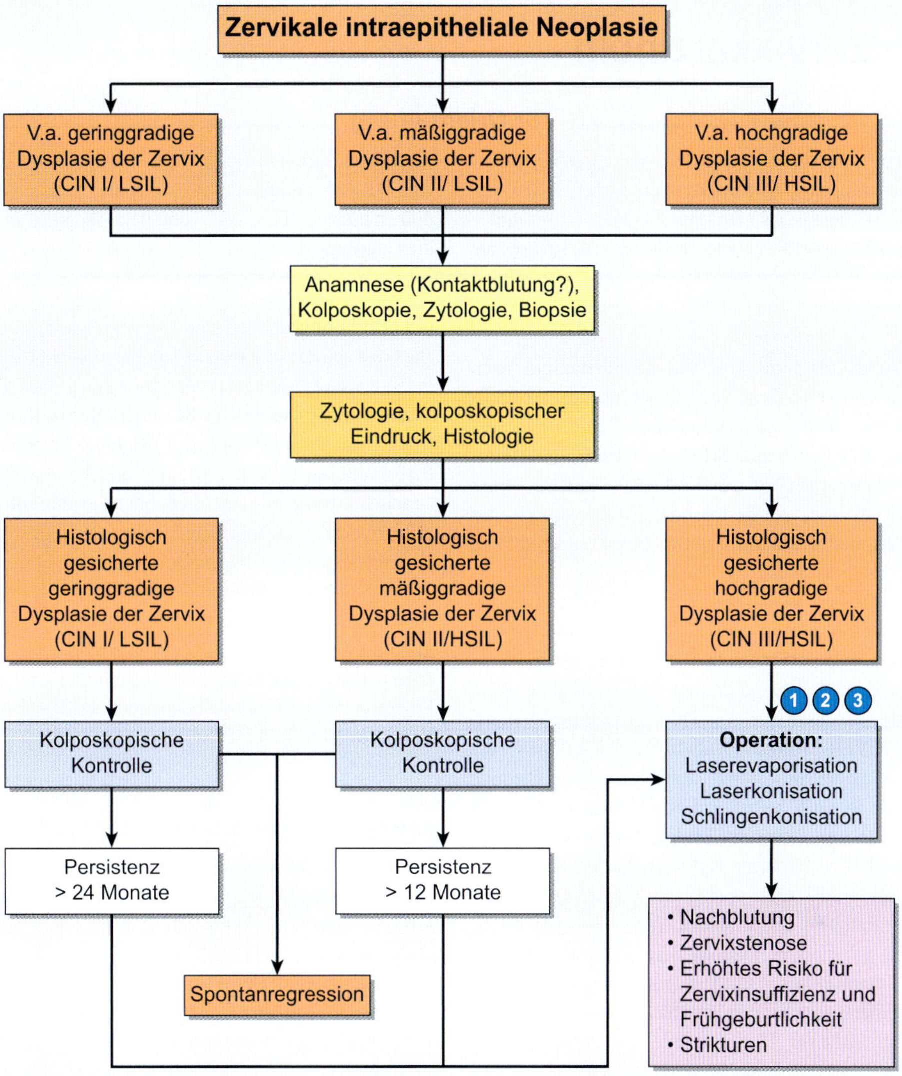
Zervikale intraepitheliale Neoplasie
V.a. geringgradige Dysplasie der Zervix (CIN I/ LSIL)
V.a. mäßiggradige Dysplasie der Zervix (CIN II/ LSIL)
V.a. hochgradige Dysplasie der Zervix (CIN III/ HSIL)
Anamnese (Kontaktblutung?), Kolposkopie, Zytologie, Biopsie
Zytologie, kolposkopischer Eindruck, Histologie
Histologisch gesicherte geringgradige Dysplasie der Zervix (CIN I/ LSIL)
Histologisch gesicherte mäßiggradige Dysplasie der Zervix (CIN II/HSIL)
Histologisch gesicherte hochgradige Dysplasie der Zervix (CIN III/HSIL)
1 2 3
Kolposkopische Kontrolle
Kolposkopische Kontrolle
Operation:
Laserevaporisation
Laserkonisation
Schlingenkonisation
Persistenz > 24 Monate
Persistenz > 12 Monate
Spontanregression
• Nachblutung
• Zervixstenose
• Erhöhtes Risiko für Zervixinsuffizienz und Frühgeburtlichkeit
• Strikturen

86

Tanja Fehm, Gregor Olmes

Zervixkarzinom

Zur Orientierung

Das Zervixkarzinom ist mit 4.660 Fällen (Stand 2010) das 12.-häufigste Malignom der Frau. Fast immer liegt eine Infektion mit high-risk HPV (Typ 16, 18) zugrunde. Der Therapie geht ein klinisches, apparatives und operatives Staging voraus. Obligater Bestandteil ist die vaginale und rektale Tastuntersuchung sowie die (Nieren-)Sonografie. Ab Stadium IB2 wird eine MRT des Beckens durchgeführt und ist eine CT von Thorax und Abdomen indiziert. Eine Zysto- und Rektoskopie ist in fortgeschrittenen Stadien angebracht.

Therapieoptionen

Für die Therapie des Zervixkarzinoms sind das Tumorstadium nach **FIGO / TNM**, der pelvine und paraaortale Lymphknotenbefall, die Infiltration von Nachbarorganen (Blase und Rektum) und Parametrien (die zu einem Harnstau führt), eine bestehende **Schwangerschaft,** der **Menopausenstatus** (bei Adenokarzinomen bzgl. einer Adnexektomie bzw. einer Ovariopexie in der Prämenopause), ein bestehender **Kinderwunsch,** der **HPV-Status** sowie der Allgemeinzustand mit möglichen Komorbiditäten relevant. ❶

Bei den operativen Verfahren stehen **Konisation, Trachelektomie, einfache Hysterektomie** ❷ bis hin zu **radikalen Hysterektomien** mit Resektion der Parametrien **(Operation nach PIVER I-V)** ❸ mit Entfernung pelviner und paraaortaler Lymphknoten zur Verfügung. Eine operative Sanierung wird in der Regel bis FIGO IIA2 durchgeführt. Exenterative Verfahren (PIVER IV und V) sind Einzelsituationen vorbehalten, da sie mit einer hohen Morbidität einhergehen. Die alleinige Sentinellymphonodektomie ist noch kein Standardverfahren und ist nur aussagekräftig für Primärtumore < 2 cm ohne Risikofaktoren.

Ab Stadium FIGO IIB oder bei Vorliegen mehrerer Risikofaktoren wird eine primäre **Radiochemotherapie** nach operativem Staging ❹ mit Cisplatin als Radiosensitizer empfohlen. Die Strahlentherapie besteht aus einer Brachytherapie kombiniert mit einer perkutanen Bestrahlung des Beckens und ggf. des paraaortalen Lymphabflusses. Ein Tumordebulking pelviner und paraaortaler Lymphknotenmetastasen kann in Einzelfällen sinnvoll sein.

Eine Kombination von radikaler Hysterektomie und postoperativer Beckenbestrahlung ❻ ist zu vermeiden, da sie die Morbidität der Patientinnen unnötig erhöht.

Bei **Rezidiven** muss die Vorbehandlung in das Therapiekonzept einbezogen werden. Vor Therapie sollte eine Ausbreitungsdiagnostik erfolgen. Es besteht die Möglichkeit eines exenterativen Verfahrens, einer erneuten Bestrahlung in Abhängigkeit von der Strahlendosis der Vorbestrahlung sowie einer Chemotherapie. Bei der Chemotherapie wurde **Cisplatin** in Kombination mit Paclitaxel, Vinorelbin, Gemcitabine und Topotecan getestet. Häufig verwendete Kombinationen sind Cisplatin / Paclitaxel und Cisplatin / Topotecan. Die Gabe von Bevacizumab in Kombination mit Cisplatin und Paclitaxel zeigte in Studien einen geringen, aber signifikanten Überlebensvorteil.

Ein **Fertilitätserhalt** ❺ ist mittels **Konisation mit Zervixkürettage** in frühen Stadien oder bis FIGO IB1 ohne Lymphknotenbefall, sowie ohne Risikofaktoren (z. B. L1, V1, G3) und bei einem Tumor < 2 cm mittels **Trachelektomie** mit anschließender **Permanent-Zerklage** möglich. Nach erfolgreicher Schwangerschaft sollte den Patientinnen insbesondere bei HPV-Persistenz die Hysterektomie empfohlen werden.

Bei bestehender **Schwangerschaft** ist der Therapiebeginn abhängig vom Schwangerschaftsalter. Bei der Entscheidung muss die standardisierte Therapie mit potenziellem Verlust des Fetus und möglicher Schädigung gegen eine Verzögerung der Therapie mit möglichem negativem Einfluss auf die mütterliche Prognose mit der Patientin besprochen werden. Als Geburtsmodus empfiehlt sich die primäre Sectio.

Komplikationen und potenzielle Risiken

Die Art der Nebenwirkungen der onkologischen Therapie hängt vom Umfang der Operation bzw. der Radiochemotherapie ab.

- Fertilitätserhaltende Operation: Risiko einer Zervixinsuffizienz mit erhöhter Rate an Frühgeburten
- Strahlentherapie: Strahlenblase, Strahlendarm, Scheidenverengung, Dyspareunie, vaginale Blutungen, Lymphödem
- Chemotherapie: Oto- und Nephrotoxizität (bei Cisplatin), Emesis, Mukositis, febrile Neutropenie, Anämie
- Radikale Hysterektomie: Lymphödem, Insuffizienz des Scheidenabschlusses, Wertheimblase (Miktionsstörungen nach intraoperativer Nervenschädigung)
- Exenteration: erhöhtes Operationsrisiko insbesondere bei multimorbiden Patientinnen
- Adnexektomie: vorzeitige Menopause, Osteoporose
- Störungen der Sexualität mit verringerter Libido, Partnerschaftskonflikte

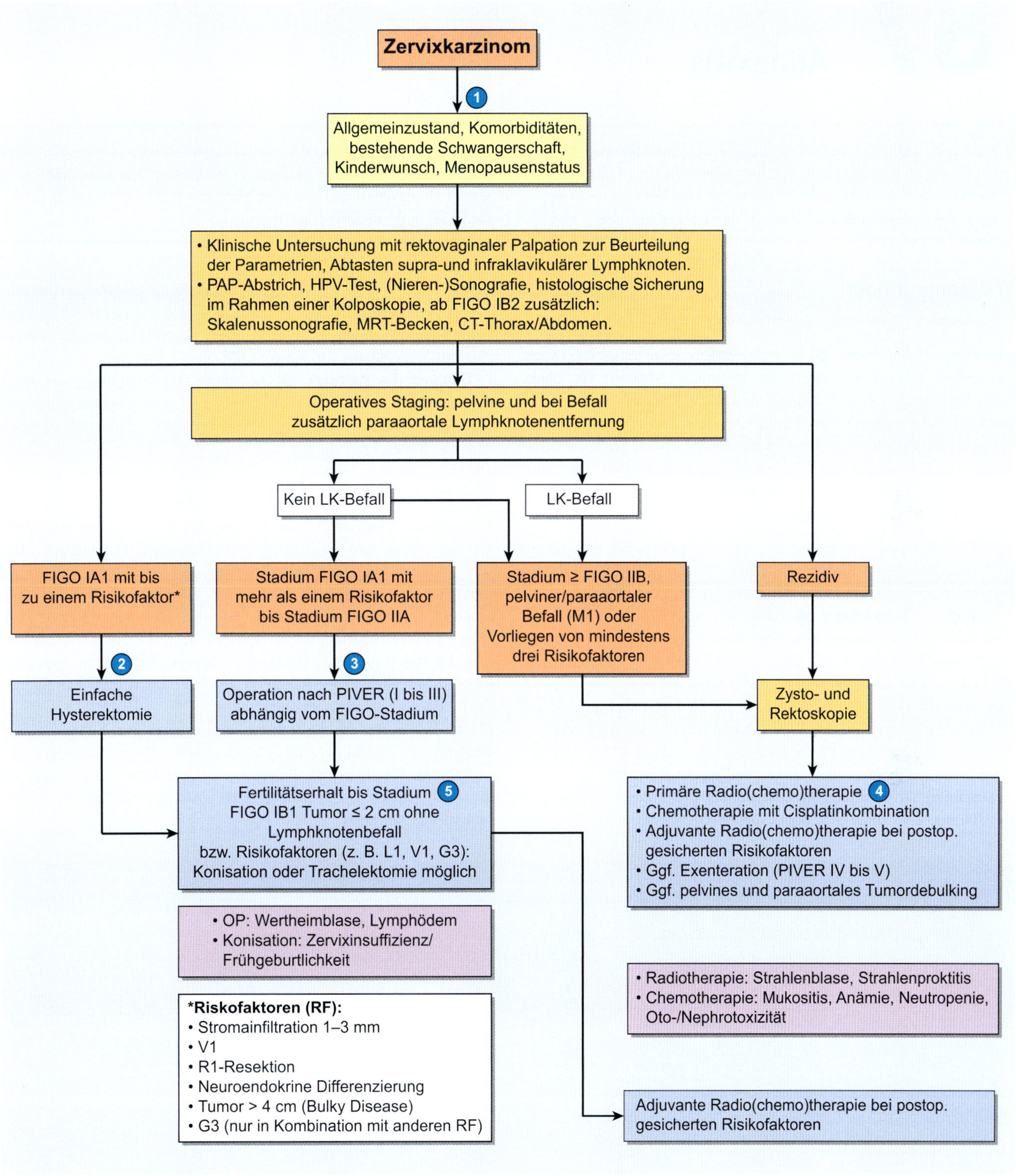
Zervixkarzinom
1
Allgemeinzustand, Komorbiditäten, bestehende Schwangerschaft, Kinderwunsch, Menopausenstatus
• Klinische Untersuchung mit rektovaginaler Palpation zur Beurteilung der Parametrien, Abtasten supra-und infraklavikulärer Lymphknoten.
• PAP-Abstrich, HPV-Test, (Nieren-)Sonografie, histologische Sicherung im Rahmen einer Kolposkopie, ab FIGO IB2 zusätzlich: Skalenussonografie, MRT-Becken, CT-Thorax/Abdomen.
Operatives Staging: pelvine und bei Befall zusätzlich paraaortale Lymphknotenentfernung
Kein LK-Befall
LK-Befall
FIGO IA1 mit bis zu einem Risikofaktor*
Stadium FIGO IA1 mit mehr als einem Risikofaktor bis Stadium FIGO IIA
Stadium ≥ FIGO IIB, pelviner/paraaortaler Befall (M1) oder Vorliegen von mindestens drei Risikofaktoren
Rezidiv
2
Einfache Hysterektomie
3
Operation nach PIVER (I bis III) abhängig vom FIGO-Stadium
Zysto- und Rektoskopie
Fertilitätserhalt bis Stadium 5 FIGO IB1 Tumor ≤ 2 cm ohne Lymphknotenbefall bzw. Risikofaktoren (z. B. L1, V1, G3): Konisation oder Trachelektomie möglich
• Primäre Radio(chemo)therapie 4
• Chemotherapie mit Cisplatinkombination
• Adjuvante Radio(chemo)therapie bei postop. gesicherten Risikofaktoren
• Ggf. Exenteration (PIVER IV bis V)
• Ggf. pelvines und paraaortales Tumordebulking
• OP: Wertheimblase, Lymphödem
• Konisation: Zervixinsuffizienz/ Frühgeburtlichkeit
• Radiotherapie: Strahlenblase, Strahlenproktitis
• Chemotherapie: Mukositis, Anämie, Neutropenie, Oto-/Nephrotoxizität
*Riskofaktoren (RF):
• Stromainfiltration 1–3 mm
• V1
• R1-Resektion
• Neuroendokrine Differenzierung
• Tumor > 4 cm (Bulky Disease)
• G3 (nur in Kombination mit anderen RF)
Adjuvante Radio(chemo)therapie bei postop. gesicherten Risikofaktoren

87

Séverine Iborra

Adnexitis

Zur Orientierung

Als Pelvic Inflammatory Disease (PID) werden Infektionen des oberen Genitalbereichs wie Endometritis, Salpingitis bzw. Adnexitis, Tuboovarialabszess und Peritonitis des kleinen Beckens zusammengefasst. Meistens entsteht die Adnexitis durch aszendierende Infektionen aus Vagina und Darm mit Anaerobiern, Gardnerella vaginalis, Haemophilus influenzae, Enterokkoken und insbesondere sexuell übertragbaren Keime wie Chlamydia trachomatis (14–35 % der Fälle) und Neisseria gonorrhoeae.

Therapieoptionen

Die Therapie der Wahl erfolgt konservativ mit Breitspektrumantibiotika.

Allgemeine Maßnahmen ❸ Bei ausgeprägtem Krankheitsgefühl (Abgeschlagenheit, Schmerzen, Fieber) wird körperliche Schonung empfohlen. Außerdem wichtig ist eine ausreichende Analgesie z. B. mit Ibuprofen oral, Paracetamol oral oder Novalgin als Tropfen. Die Indikation zur stationären Aufnahme bei PID hängt vor allem vom Allgemeinzustand und den Beschwerden der Patientin ab. Indikationen sind z. B. ein Versagen der ambulanten oralen Antibiotikatherapie, ein PID in der Schwangerschaft, hohes Fieber und ausgeprägtes Krankheitsgefühl, eine Immunsuppression und ein Tuboovarialabszess.

Antibiotikatherapie Aufgrund der zu erwartenden Komplikationen (z. B. Infertilität, Tubioovarialabszess) sollte bei klinischem Verdacht auf PID sofort eine Therapie mit Breitbandantibiotika begonnen werden.

Ambulante Behandlung: ❶ einmalige i. m. Injektion eines lange wirkenden Cephalosporins, z. B. Ceftriaxon 1 g i. m. plus Doxycyclin 2 × 100 mg / d p. o. für 14 Tage ggf. plus Metronidazol 2 × 400 mg / d p. o. für 14 Tage (falls Abszedierung) oder Moxifloxacin 1 × 400 mg / d für 14 Tage oder Ofloxacin 2 × 400 mg / d p. o. für 14 Tage plus Metronidazol 2 × 400 mg / d p. o. für 14 Tage. Eine Alternativ zu Doxycyclin ist Azithromycin 1 g oral pro Woche für 2 Wochen. Nach Erhalt des Antibiogramms soll die Therapie dementsprechend angepasst werden.

Stationäre Behandlung: ❷ Ceftriaxon 2 g / d i. v. plus Doxycyclin 2 × 100 mg / d i. v. oder p. o. oder Clindamycin 3 x 900 mg / d i. v. plus Gentamicin 2 mg / kg KG i. v. Die parenterale Antibiotikatherapie kann 24 h nach Besserung der Symptomatik (Sistieren von Fieber, Abdominalschmerzen, Erbrechen) auf eine orale Therapie umgestellt werden (Gesamttherapiedauer i. v. + p. o. = 14 Tage).

Therapie des Partners: ❹ Die zeitgleiche Behandlung der regelmäßigen Sexualpartner ist Voraussetzung für langfristigen Therapieerfolg. Während der Therapie sollte eine Verhüttung zusätzlich mit Kondom empfohlen werden.

Komplikationen und potenzielle Risiken

Eine schnelle Diagnostik und Therapie des PID reduziert das Risiko für kurzfristige und langfristige Komplikationen. Die meisten langfristigen Komplikationen entstehen aufgrund von Vernarbungen und Verklebungen nach Heilung des durch die asymptomatische oder symptomatische Infektion geschädigten Gewebes. Die dadurch möglichen Folgen sind rezidivierende PID (15–20 % der Fälle), eine Saktosalpinx (mit flüssigkeitsgefüllter Tube), ein Chronic Pelvic Pain Syndrome (chronischer Beckenbodenschmerz) genannt, Infertilität, Extrauterine Graviditäten und Tuboovarialabszesse.

Das Risiko für die Entstehung von langfristigen Komplikationen steigt mit der Anzahl der PID-Episoden sowie mit dem Schwergrad der Infektionen. Somit sind die Prävention von rezidivierenden Infektionen sowie der rechtzeitige Therapiebeginn die wichtigsten Maßnahmen bei Diagnose einer Adnexitis.

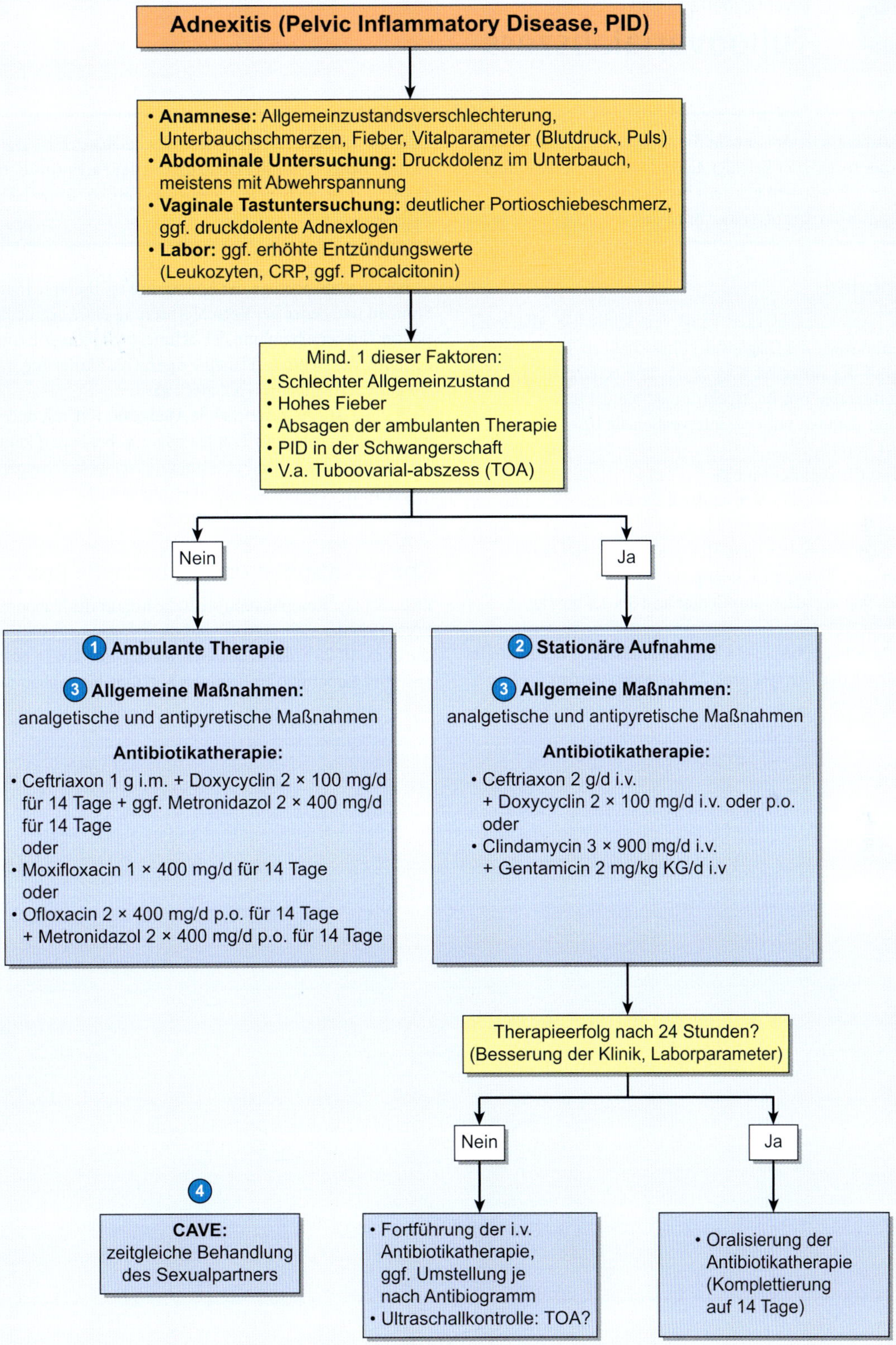
Adnexitis (Pelvic Inflammatory Disease, PID)
• Anamnese: Allgemeinzustandsverschlechterung, Unterbauchschmerzen, Fieber, Vitalparameter (Blutdruck, Puls)
• Abdominale Untersuchung: Druckdolenz im Unterbauch, meistens mit Abwehrspannung
• Vaginale Tastuntersuchung: deutlicher Portioschiebeschmerz, ggf. druckdolente Adnexlogen
• Labor: ggf. erhöhte Entzündungswerte (Leukozyten, CRP, ggf. Procalcitonin)
Mind. 1 dieser Faktoren:
• Schlechter Allgemeinzustand
• Hohes Fieber
• Absagen der ambulanten Therapie
• PID in der Schwangerschaft
• V.a. Tuboovarial-abszess (TOA)
Nein
Ja
1 Ambulante Therapie
3 Allgemeine Maßnahmen:
analgetische und antipyretische Maßnahmen
Antibiotikatherapie:
• Ceftriaxon 1 g i.m. + Doxycyclin 2 × 100 mg/d für 14 Tage + ggf. Metronidazol 2 × 400 mg/d für 14 Tage
oder
• Moxifloxacin 1 × 400 mg/d für 14 Tage
oder
• Ofloxacin 2 × 400 mg/d p.o. für 14 Tage + Metronidazol 2 × 400 mg/d p.o. für 14 Tage
2 Stationäre Aufnahme
3 Allgemeine Maßnahmen:
analgetische und antipyretische Maßnahmen
Antibiotikatherapie:
• Ceftriaxon 2 g/d i.v. + Doxycyclin 2 × 100 mg/d i.v. oder p.o.
oder
• Clindamycin 3 × 900 mg/d i.v. + Gentamicin 2 mg/kg KG/d i.v
Therapieerfolg nach 24 Stunden? (Besserung der Klinik, Laborparameter)
Nein
Ja
4
CAVE: zeitgleiche Behandlung des Sexualpartners
• Fortführung der i.v. Antibiotikatherapie, ggf. Umstellung je nach Antibiogramm
• Ultraschallkontrolle: TOA?
• Oralisierung der Antibiotikatherapie (Komplettierung auf 14 Tage)

88

Séverine Iborra

Tuboovarialabszess

Zur Orientierung

Der Tuboovarialabszess ist eine entzündliche abszedierende Raumforderung einer Adnexe, ggf. mit Beteiligung der benachbarten Organen (Darm, Blase usw.). Er entsteht meistens bei Frauen in Reproduktionsalter, häufig als Komplikation einer Adnexitis. Die Wahl zwischen einer alleinigen Antibiotikatherapie und einer chirurgischen Intervention hängt vom Allgemeinzustand der Patientin ab. Bei Verdacht auf Ruptur ist bei hohem Sepsisrisiko eine chirurgische Sanierung zu empfehlen.

Therapieoptionen

Die Therapie des Tuboovarialabszesses hängt vom klinischen Allgemeinzustand der Patientin sowie der Diagnostik (Ultraschall) ab. Bei fehlendem Verdacht auf Ruptur des Abszesses oder Sepsis ist eine empirische intravenöse Antibiotikatherapie mit Breitspektrumantibiotika indiziert. In ca. 70 % der Fälle kann dadurch auf eine interventionelle bzw. chirurgische Therapie verzichtet werden.

Mögliche **Antibiotikaregimes** sind: ❶

- Cefuroxim 3 × 1,5 g / d i. v. plus Metronidazol 2 × 500 mg / d i. v. plus Doxycyclin 2 × 100 mg / d i. v. oder p. o.
- Ciprofloxacin 2 × 400 mg / d i. v. plus Metronidazol 2 × 500 mg / d i. v. plus Doxycyclin 2 × 100 mg / d i. v. oder p. o.
- Clindamycin 3 × 900 mg / d i. v. plus Gentamicin 3 × 1,5 mg / kg KG / d i. v.

Die Antibiotikagabe erfolgt über 10–14 Tage. Bei Besserung des Befundes kann eine Oralisierung der Therapie nach 72 h erwogen werden.

Bei Nichtansprechen der konservativen Therapie innerhalb von 48–72 Stunden und / oder bei Verschlechterung des Allgemeinzustands der Patientin (Fieber, Zunahme der Schmerzsymptomatik und / oder der Ausdehnung des Befundes) ist eine **operative Sanierung** bzw. minimalinvasiv-gesteuerte Punktion indiziert. ❷

Wichtig ist eine ausreichende **Analgesie,** z. B. mit oralem Ibuprofen, Paracetamol, Novalgin als Tropfen oder i. v. Bei Bedarf können Tramadol als Tropfen oder i. v. sowie Pyritramid i. v. verabreicht werden.

Bei Nachweis von sexuell übertragbaren Keimen (Chlamydien, Gonokokken) wird eine Antibiotikatherapie des Sexualpartners empfohlen.

Komplikationen und potenzielle Risiken

Eine wichtige Komplikation stellt die Ruptur des Tuboovarialabszesses, die in ca. 15 % der Fälle auftritt, und die ggf. daraus resultierende Sepsis, welche in ca. 10-20 % der Fälle beschrieben wird, dar. In beiden Fälle soll eine operative Sanierung des Befundes notfallmäßig geplant werden.

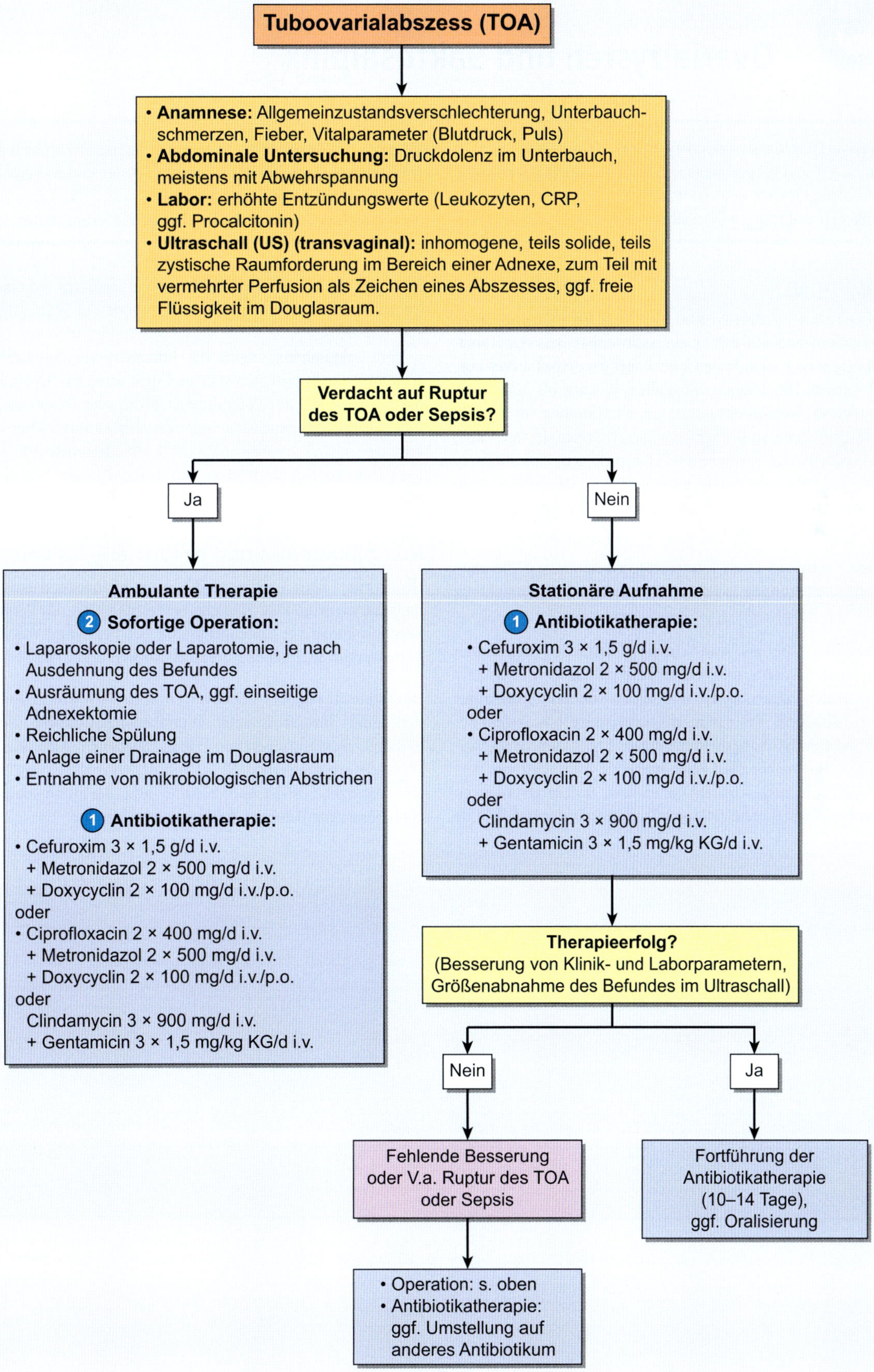
Tuboovarialabszess (TOA)
• Anamnese: Allgemeinzustandsverschlechterung, Unterbauchschmerzen, Fieber, Vitalparameter (Blutdruck, Puls)
• Abdominale Untersuchung: Druckdolenz im Unterbauch, meistens mit Abwehrspannung
• Labor: erhöhte Entzündungswerte (Leukozyten, CRP, ggf. Procalcitonin)
• Ultraschall (US) (transvaginal): inhomogene, teils solide, teils zystische Raumforderung im Bereich einer Adnexe, zum Teil mit vermehrter Perfusion als Zeichen eines Abszesses, ggf. freie Flüssigkeit im Douglasraum.
Verdacht auf Ruptur des TOA oder Sepsis?
Ja
Nein
Ambulante Therapie
2 Sofortige Operation:
• Laparoskopie oder Laparotomie, je nach Ausdehnung des Befundes
• Ausräumung des TOA, ggf. einseitige Adnexektomie
• Reichliche Spülung
• Anlage einer Drainage im Douglasraum
• Entnahme von mikrobiologischen Abstrichen
1 Antibiotikatherapie:
• Cefuroxim 3 × 1,5 g/d i.v.
+ Metronidazol 2 × 500 mg/d i.v.
+ Doxycyclin 2 × 100 mg/d i.v./p.o.
oder
• Ciprofloxacin 2 × 400 mg/d i.v.
+ Metronidazol 2 × 500 mg/d i.v.
+ Doxycyclin 2 × 100 mg/d i.v./p.o.
oder
Clindamycin 3 × 900 mg/d i.v.
+ Gentamicin 3 × 1,5 mg/kg KG/d i.v.
Stationäre Aufnahme
1 Antibiotikatherapie:
• Cefuroxim 3 × 1,5 g/d i.v.
+ Metronidazol 2 × 500 mg/d i.v.
+ Doxycyclin 2 × 100 mg/d i.v./p.o.
oder
• Ciprofloxacin 2 × 400 mg/d i.v.
+ Metronidazol 2 × 500 mg/d i.v.
+ Doxycyclin 2 × 100 mg/d i.v./p.o.
oder
Clindamycin 3 × 900 mg/d i.v.
+ Gentamicin 3 × 1,5 mg/kg KG/d i.v.
Therapieerfolg?
(Besserung von Klinik- und Laborparametern, Größenabnahme des Befundes im Ultraschall)
Nein
Ja
Fehlende Besserung oder V.a. Ruptur des TOA oder Sepsis
Fortführung der Antibiotikatherapie (10–14 Tage), ggf. Oralisierung
• Operation: s. oben
• Antibiotikatherapie: ggf. Umstellung auf anderes Antibiotikum

89 Ovarialzysten und Saktosalpinx

Svetlana Tchaikovski

Zur Orientierung

Die Prävalenz von Ovarialzysten wird bei asymptomatischen prämenopausalen mit ca. 7 % und bei postmenopausalen Frauen mit 3 % angegeben. Differenzialdiagnostisch werden Ovarialzysten von anderen benignen, entzündlichen und maligen Ovarialbefunden, Saktosalpinx, Lymphozele, Mukozele der Appendix, extrauteriner Gravidität, dilatierten Ureteren, Darmschlingen, Peritonealzysten und subserösen Myomen unterschieden. 50 % Zysten sind symptomatisch, die Klinik variiert von unspezifischen abdominellen Beschwerden bis zum akuten Abdomen.

Therapieoptionen

Observanz Ca. 50 % Ovarialzysten sind in 6 Monaten prämenopausal, bzw. in 2 Jahren postmenopausal nicht mehr nachweisbar. Bei asymptomatischen, als gutartig eingestuften Zysten kann daher ein exspektatives Vorgehen gewählt werden. Die Befunde sollen alle 6 Wochen bis 3 Monaten kontrolliert werden ❶. Postmenopausal ist eine Bestimmung von CA 125 optional. Bei Beschwerden und Größenzunahme, Auftreten der suspekten Zusatzkriterien soll sofortige operative Abklärung erfolgen. Persistierende Zysten sind häufig pathologisch, z. B. Endometriome, Paraovalialzysten und bedürfen meistens eine operative Therapie. Punktion und Fenestrierung von Ovarialzysten sind obsolet.

Medikamentöse Therapie Orale Kontrazeptiva beeinflussen die existierenden Zysten nicht, können jedoch die rezidivierende Zystenbildung vorbeugen. ❺

Operative Therapie Die als wahrscheinlich gutartig eingestuften Ovarialzysten, werden sofern möglich laparaskopisch ❷ durch Zystenausschälung in der Prämenopause und durch Adnexektomie in der Postmenopause behandelt. Bei einem möglicherweise bösartigen Befund soll laparoskopische Adnexektomie unabhängig vom Menopausenstatus erfolgen. Postmenopausal kann bilaterale Adnexektomie vorgeschlagen werden. Die ausgeschälten Zysten bzw. entfernten Adnexen sollen in einem Bergebeutel ohne Zellverschleppung aus der Bauchhöhle geborgen werden. Bei einem dringenden Verdacht auf einen bösartigen Ovarialtumor ist eine mediane Laparotomie mit Schnellschnitt indiziert (➤ Kap. 90).

Eine Saktosalpinx erhöht die Frühabortwahrscheinlichkeit und verschlechtert die Implantationsrate und stellt damit eine Operationsindikation dar. Laparoskopische Salpingektomie, proximaler Tubenverschluss sowie in Einzelfällen Salpingoneostomie des distalen Tubenverschlusses (bei dünnwandigen, nicht zu großen und nicht durch intratubare Adhäsionen belasteten Tuben) können das outcome von reproduktionsmedizinischen Maßnahmen verbessern.

Komplikationen und potenzielle Risiken

Observanz Einfache Zysten sind < 1 % prämenopausal und < 10 % postmenopausal bösartig. Eine Therapieverzögerung birgt das Progressionsrisiko. Komplikationen bei Zystenpersistenz: Schmerzsymptomatik, Einblutung, Zystenruptur, Stieldrehung, eventuell Notwendigkeit einer Notfalloperation.

Operative Therapie Verletzungen von Nachbarorganen, Infektionen, Peritonitis, Thromboembolie, Wundheilungsstörungen, Blutung, Nachblutung, Revisionsoperation, Ileus / Subileus, Adhäsionen, Hernien, Wechseljahrbeschwerden, Reduktion der Ovarialreserven, Verschleppung von Tumorzellen in der Abdominalhöhle bei der intraoperativen Eröffnung eines bösartigen Befundes, Lagerungsschäden, Tod.

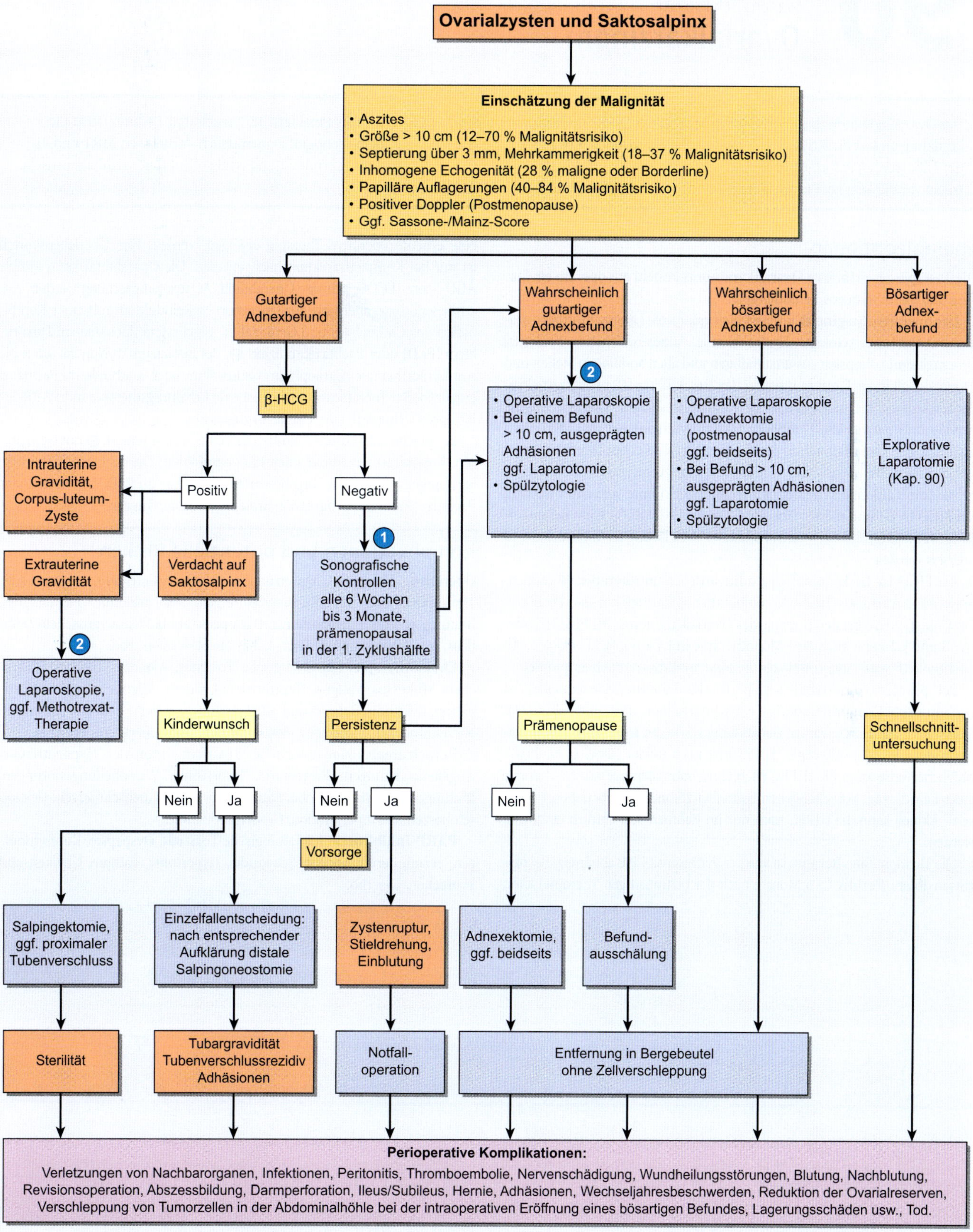
Ovarialzysten und Saktosalpinx
Einschätzung der Malignität
• Aszites
• Größe > 10 cm (12–70 % Malignitätsrisiko)
• Septierung über 3 mm, Mehrkammerigkeit (18–37 % Malignitätsrisiko)
• Inhomogene Echogenität (28 % maligne oder Borderline)
• Papilläre Auflagerungen (40–84 % Malignitätsrisiko)
• Positiver Doppler (Postmenopause)
• Ggf. Sassone-/Mainz-Score
Gutartiger Adnexbefund
Wahrscheinlich gutartiger Adnexbefund
Wahrscheinlich bösartiger Adnexbefund
Bösartiger Adnex-befund
β-HCG
Positiv
Negativ
Intrauterine Gravidität, Corpus-luteum-Zyste
Extrauterine Gravidität
2
Operative Laparoskopie, ggf. Methotrexat-Therapie
Verdacht auf Saktosalpinx
1
Sonografische Kontrollen alle 6 Wochen bis 3 Monate, prämenopausal in der 1. Zyklushälfte
2
• Operative Laparoskopie
• Bei einem Befund > 10 cm, ausgeprägten Adhäsionen ggf. Laparotomie
• Spülzytologie
• Operative Laparoskopie
• Adnexektomie (postmenopausal ggf. beidseits)
• Bei Befund > 10 cm, ausgeprägten Adhäsionen ggf. Laparotomie
• Spülzytologie
Explorative Laparotomie (Kap. 90)
Kinderwunsch
Persistenz
Prämenopause
Schnellschnitt-untersuchung
Nein
Ja
Nein
Ja
Vorsorge
Nein
Ja
Salpingektomie, ggf. proximaler Tubenverschluss
Einzelfallentscheidung: nach entsprechender Aufklärung distale Salpingoneostomie
Zystenruptur, Stieldrehung, Einblutung
Adnexektomie, ggf. beidseits
Befund-ausschälung
Sterilität
Tubargravidität Tubenverschlussrezidiv Adhäsionen
Notfall-operation
Entfernung in Bergebeutel ohne Zellverschleppung
Perioperative Komplikationen:
Verletzungen von Nachbarorganen, Infektionen, Peritonitis, Thromboembolie, Nervenschädigung, Wundheilungsstörungen, Blutung, Nachblutung, Revisionsoperation, Abszessbildung, Darmperforation, Ileus/Subileus, Hernie, Adhäsionen, Wechseljahresbeschwerden, Reduktion der Ovarialreserven, Verschleppung von Tumorzellen in der Abdominalhöhle bei der intraoperativen Eröffnung eines bösartigen Befundes, Lagerungsschäden usw., Tod.

90

Svetlana Tchaikovski

Ovarialkarzinom

Zur Orientierung

Das Ovarialkarzinom ist die zweithäufigste gynäkologische Krebserkrankung und ist für 5,6 % aller Krebssterbefälle ursächlich. Etwa 75 % der Fälle werden in fortgeschrittenen Stadien diagnostiziert. Meistens treten vor der Diagnose unspezifische abdominale Symptome auf. Zur Diagnostik sind die gynäkologische Spiegel- und Tastuntersuchung sowie die Transvaginalsonografie unerlässlich. Mittels CT, MRT und PET wird die Ausdehnung ermittelt und erfolgt die differenzialdiagnostische Abklärung.

Therapieoptionen

Die Therapie des **primären Ovarialkarzinoms** besteht aus operativem Staging und platinhaltiger Chemotherapie.

Das **operative Staging** ❶ umfasst die explorative Längsschnittlaparotomie mit Peritonealzytologie, Hysterektomie, Adnexexstirpation beidseits, Omentektomie, Biopsien aus unauffälligen und allen auffälligen Stellen und Tumordebulking ggf. mit multiviszeralen Resektionen. Der wichtigste Prognosefaktor ist die makroskopische Komplettresektion. Die systemische pelvine und paraaortale Lymphonodektomie scheint bei makroskopisch unauffälligen Lymphknoten in den Stadien IIb – IV keinen Überlebensvorteil zu haben. Bei muzinösen Tumoren ist eine Appendektomie indiziert, bei G1 kann auf eine systemische Lymphonodektomie verzichtet werden. Bei FIGO IA G1 und möglicherweise G2 sowie FIGO IC G1 kann bei unauffälligem Staging und nach entsprechender Aufklärung fertilitätserhaltend operiert werden.

Bei FIGO IA G1 kann auf eine **adjuvante Chemotherapie** ❷ verzichtet werden. Ansonsten ist die Kombination aus Carboplatin und Paclitaxel der Goldstandard bei der Therapie des Ovarialkarzinoms. Bei FIGO IC oder IA / B und G3 kann auch eine Monotherapie mit Carboplatin erfolgen. Ab Stadium IIIB wird eine Antikörpertherapie mit Bevacizumab empfohlen.

Bei primärer Inoperabilität (z. B. frische Lungenarterienembolie) ist **neoadjuvante Chemotherapie** mit einer Intervalloperation zu erwägen. Der Stellenwert der neoadjuvanten Behandlung sowie der **hyperthermen intraperitonealen Chemotherapie** (HIPEC) ist noch unklar (Driel et al. 2018). Möglicherweise kann die HIPEC nach einer optimalen operativen Therapie eines neoadjuvant vorbehandelten Ovarialkarzinoms das Überleben verbessern. Aktuell kann die HIPEC noch nur im Rahmen von Studien eingesetzt werden.

Die Therapie eines Rezidivs ist von der Platinsensibilität abhängig. Bei **platinsensiblem Rezidiv** (> 6 Monate nach der platinhaltigen Therapie) kann eine erneute operative Therapie erwogen werden. Der Überlebensvorteil ist nur bei Komplettresektion nachgewiesen. Die Operabilität kann mittels AGO-Score (ECOG, primäre Operabilität, Aszites) eingeschätzt werden. Anschließend bzw. alternativ zur Operation ist Reinduktion mit einer Kombination aus Carboplatin und Gemcitabin, pegyliertem liposomalem Doxorubicin (PLD) oder Paclitaxel indiziert ❸. Bei Bevacizumab-Naivität kann die Antikörpertherapie Carboplatin / Gemcitabin oder Carboplatin / Paclitaxel ergänzen. Bei Therapieansprechen ist eine Erhaltungstherapie mit PARP-Inhibitoren (Niraparib oder Olaparib) zugelassen.

Bei **platinresistentem Rezidiv** wird eine Monotherapie ❹ mit Gemcitabin, Topotecan, Paclitaxel oder PLD empfohlen. Die endokrine Therapie ist weniger effektiv. Die Zugabe von Bevacizumab zu PLD, Topotecan oder Paclitaxel kann das progressionsfreie Intervall verlängern.

Komplikationen und potenzielle Risiken

Operative Therapie: Verletzungen, Harnwegsinfektion, Lymphozele, Thromboembolie, Wundheilungsstörungen, Relaparotomie, Pleuraerguss, Blutung, Abszess, Pneumothorax, Darmperforation, Pleuraerguss, Ileus / Subileus, Anastomoseninsuffizienz, Adhäsionen, Hernien, Tod.

Chemotherapie: hämatologische Toxizität, Alopezie, Übelkeit / Erbrechen, Mukositis, Fatigue, Neurotoxizität, Ödem, Allergie, Diarrhö / Obstipation, Infektion, Gelenk- und Muskelschmerzen, Seh- und, Hörstörungen, Nierenfunktionsminderung, Sekundärmalignome, Erythem, Pruritus.

Bevacizumab: hämatologische Toxizität, Anorexie, Hyponatriämie, Augenerkrankungen, Proteinurie, Hypertonie, Wundheilungsstörungen, Blutungen, Thromboembolie, Fatigue, Dyspnoe, Bauchschmerzen, Gelenkschmerzen, Darmperforation, Gewichtsabnahme.

PARP-Inhibitoren: hämatologische Toxizität, Dyspepsie, Kopfschmerzen, verminderter Appetit, Schwindel, Hypertonie, Fatigue, Übelkeit und Erbrechen, Diarrhö.

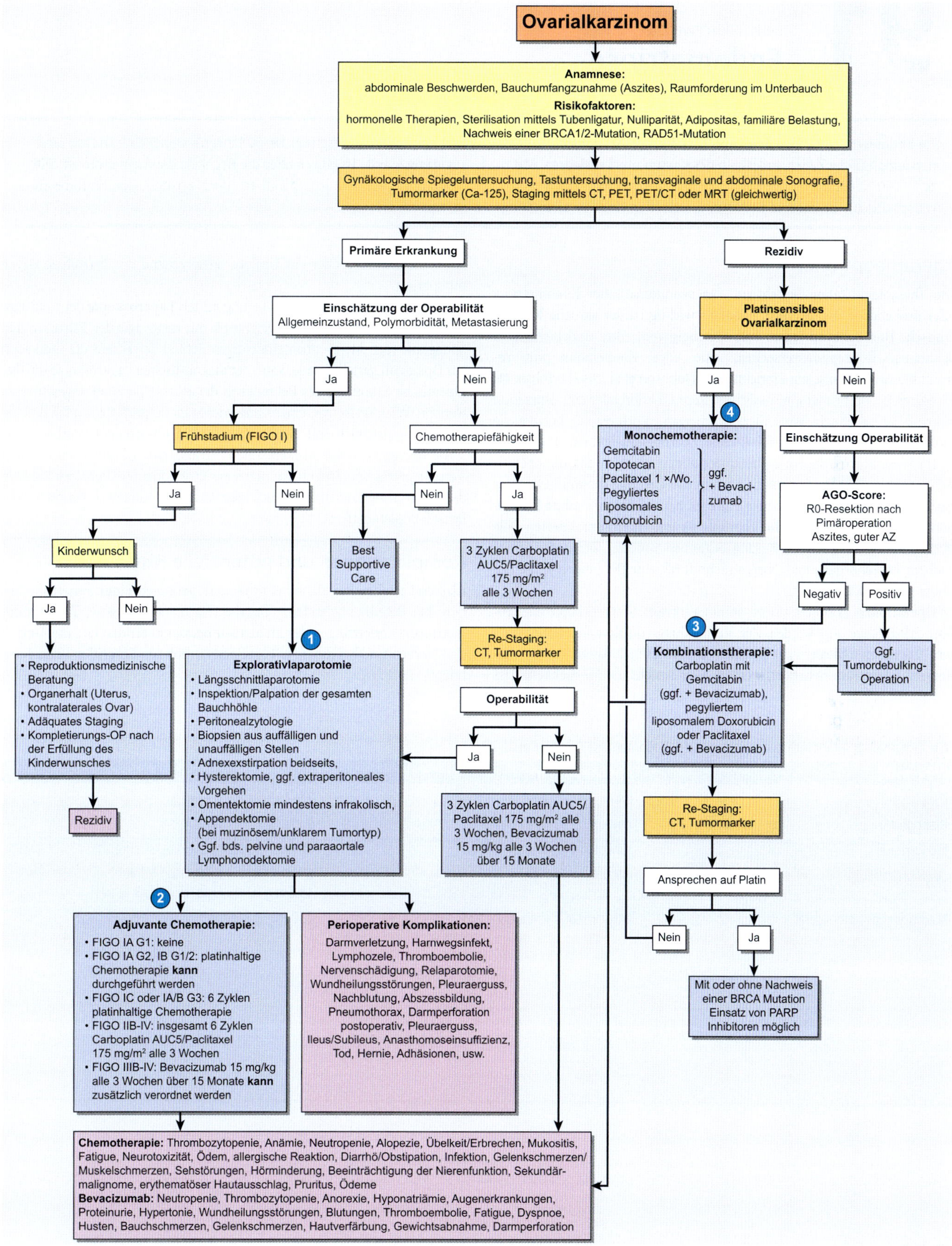
Ovarialkarzinom
Anamnese:
abdominale Beschwerden, Bauchumfangzunahme (Aszites), Raumforderung im Unterbauch
Risikofaktoren:
hormonelle Therapien, Sterilisation mittels Tubenligatur, Nulliparität, Adipositas, familiäre Belastung, Nachweis einer BRCA1/2-Mutation, RAD51-Mutation
Gynäkologische Spiegeluntersuchung, Tastuntersuchung, transvaginale und abdominale Sonografie, Tumormarker (Ca-125), Staging mittels CT, PET, PET/CT oder MRT (gleichwertig)
Primäre Erkrankung
Rezidiv
Einschätzung der Operabilität
Allgemeinzustand, Polymorbidität, Metastasierung
Platinsensibles Ovarialkarzinom
Ja
Nein
Ja
Nein
4
Frühstadium (FIGO I)
Chemotherapiefähigkeit
Monochemotherapie:
Gemcitabin
Topotecan
Paclitaxel 1 ×/Wo.
Pegyliertes liposomales Doxorubicin
ggf. + Bevacizumab
Einschätzung Operabilität
Ja
Nein
Nein
Ja
AGO-Score:
R0-Resektion nach Pimäroperation
Aszites, guter AZ
Kinderwunsch
Best Supportive Care
3 Zyklen Carboplatin AUC5/Paclitaxel 175 mg/m² alle 3 Wochen
Negativ
Positiv
Ja
Nein
1
3
Re-Staging: CT, Tumormarker
Kombinationstherapie:
Carboplatin mit Gemcitabin (ggf. + Bevacizumab), pegyliertem liposomalem Doxorubicin oder Paclitaxel (ggf. + Bevacizumab)
Ggf. Tumordebulking-Operation
• Reproduktionsmedizinische Beratung
• Organerhalt (Uterus, kontralaterales Ovar)
• Adäquates Staging
• Komplettierungs-OP nach der Erfüllung des Kinderwunsches
Explorativlaparotomie
• Längsschnittlaparotomie
• Inspektion/Palpation der gesamten Bauchhöhle
• Peritonealzytologie
• Biopsien aus auffälligen und unauffälligen Stellen
• Adnexexstirpation beidseits,
• Hysterektomie, ggf. extraperitoneales Vorgehen
• Omentektomie mindestens infrakolisch,
• Appendektomie (bei muzinösem/unklarem Tumortyp)
• Ggf. bds. pelvine und paraaortale Lymphonodektomie
Operabilität
Ja
Nein
Rezidiv
3 Zyklen Carboplatin AUC5/Paclitaxel 175 mg/m² alle 3 Wochen, Bevacizumab 15 mg/kg alle 3 Wochen über 15 Monate
Re-Staging: CT, Tumormarker
Ansprechen auf Platin
2
Nein
Ja
Adjuvante Chemotherapie:
• FIGO IA G1: keine
• FIGO IA G2, IB G1/2: platinhaltige Chemotherapie kann durchgeführt werden
• FIGO IC oder IA/B G3: 6 Zyklen platinhaltige Chemotherapie
• FIGO IIB-IV: insgesamt 6 Zyklen Carboplatin AUC5/Paclitaxel 175 mg/m² alle 3 Wochen
• FIGO IIIB-IV: Bevacizumab 15 mg/kg alle 3 Wochen über 15 Monate kann zusätzlich verordnet werden
Perioperative Komplikationen:
Darmverletzung, Harnwegsinfekt, Lymphozele, Thromboembolie, Nervenschädigung, Relaparotomie, Wundheilungsstörungen, Pleuraerguss, Nachblutung, Abszessbildung, Pneumothorax, Darmperforation postoperativ, Pleuraerguss, Ileus/Subileus, Anasthomoseinsuffizienz, Tod, Hernie, Adhäsionen, usw.
Mit oder ohne Nachweis einer BRCA Mutation Einsatz von PARP Inhibitoren möglich
Chemotherapie: Thrombozytopenie, Anämie, Neutropenie, Alopezie, Übelkeit/Erbrechen, Mukositis, Fatigue, Neurotoxizität, Ödem, allergische Reaktion, Diarrhö/Obstipation, Infektion, Gelenkschmerzen/Muskelschmerzen, Sehstörungen, Hörminderung, Beeinträchtigung der Nierenfunktion, Sekundärmalignome, erythematöser Hautausschlag, Pruritus, Ödeme
Bevacizumab: Neutropenie, Thrombozytopenie, Anorexie, Hyponatriämie, Augenerkrankungen, Proteinurie, Hypertonie, Wundheilungsstörungen, Blutungen, Thromboembolie, Fatigue, Dyspnoe, Husten, Bauchschmerzen, Gelenkschmerzen, Hautverfärbung, Gewichtsabnahme, Darmperforation

91

Peter Widschwendter

Endometriose

Zur Orientierung

Die Endometriose ist eine benigne Veränderung, bei der sich endometriumähnliche Zellen außerhalb des Cavum uteri absiedeln. Mit ca. 40.000 Neuerkrankungen pro Jahr in Deutschland hat sie volkswirtschaftlich eine enorme Bedeutung. Betroffen sind vor allem junge Frauen (Erkrankungsgipfel 18–30 Jahren), wobei eine Diagnoseverzögerung von 8–10 Jahren eher die Regel als die Ausnahme ist. Die Behandlung sollte in jedem Fall an einem zertifizierten Endometriosezentrum erfolgen.

Therapieoptionen

Die Therapieindikation besteht nur bei symptomatischer Endometriose oder drohendem Organverlust. Ebenfalls wichtig ist der aktuelle **Kinderwunsch.** Hier sollte in jedem Fall, abhängig vom Alter und bisherigen, spontanen Konzeptionsversuchen, eine enge Kooperation mit reproduktionsmedizinischen Einrichtungen (Johnson et al. 2017) erfolgen ❶. Zu klären ist, ob primär eine assistierte Reproduktion oder eine Operation sinnvoll ist (abhängig von Alter, Schmerzen, Vortherapie, hormonelle Situation, Nebenerkrankung, OP-Risiken, Spermienqualität usw.).

Im Wesentlichen stehen 2 Therapieoptionen zur Auswahl: die operative Entfernung der Herde und die hormonelle Therapie (kombinierte oder gestagenbetonte Pille). Bei jungen Patientinnen (< 20 Jahre) ohne Kinderwunsch kann die **hormonelle Therapie** ❷ mit einer kombinierten Pille auch ohne histologische Sicherung begonnen werden, sofern die untersuchten Beckenorgane inkl. Nieren nicht durch eine tief infiltrierende Endometriose gefährdet sind.

Operationen ❸ sollten primär minimal-invasiv (Laparoskopie oder robotisch) durchgeführt werden. Zur Vermeidung von Komplikationen sollten Patientinnen idealerweise in einem ausgewiesenen, spezialisierten Endometriosezentrum behandelt werden. Hier besteht die Möglichkeit, dass ein Viszeralchirurg oder ein Urologe entsprechend das betroffene Organ mitoperiert.

Ansonsten ist die Diagnosesicherung mittels **Laparoskopie** der Goldstandard. Sofern die präoperative Diagnostik mit rektovaginaler Palpation und Sonografie (ggf. MRT) einen eindeutigen Befund liefert und die Indikation zur Operation gestellt wurde, kann der diagnostischen Laparoskopie die therapeutische Sanierung des Befundes in derselben Operation angeschlossen werden. Wichtig ist vor einem ausgedehnten Eingriff ein umfangreiches Aufklärungsgespräch mit Schilderung der zu erwartenden Verbesserung sowie der potenziellen Risiken. Endometrioseknoten können auch durch Verschleppung von Endometrium bei der Eröffnung des Uterus im Rahmen der Sectio iatrogen entstehen. Auch hier werden die Knoten chirurgisch möglichst komplett entfernt.

Komplikationen und potenzielle Risiken

Risiken bestehen vor allem bei größeren operativen Eingriffen, insbesondere bei Beteiligung anderer Organe (Darmendometriose, Blasenendometriose). Verletzungen der im kleinen Becken liegenden Organe, Gefäße und Nerven sind bei diesen z. T. äußerst komplexen Eingriffen keine Raritäten.

Gestagenhaltige Präparate in der Therapie der Endometriose (Mettler et al. 2017)

Wirkstoff	Applikationsart	
Desogestrel	oral	75–150 µg/d
Dienogest	oral	2 mg/d
Etonogestrel	subkutan (Implantat)	68 mg (70–25 µg/d, max. 3 Jahre)
Levonorgestrel	intrauterin (Pessar)	52 mg (10–20 µg/d, max. 5 Jahre) 13,5 mg (5–13,5 µg/d, max. 3 Jahre)
Medroxyprogesteronacetat	intramuskulär (Depot)	150 mg, 3 Monate

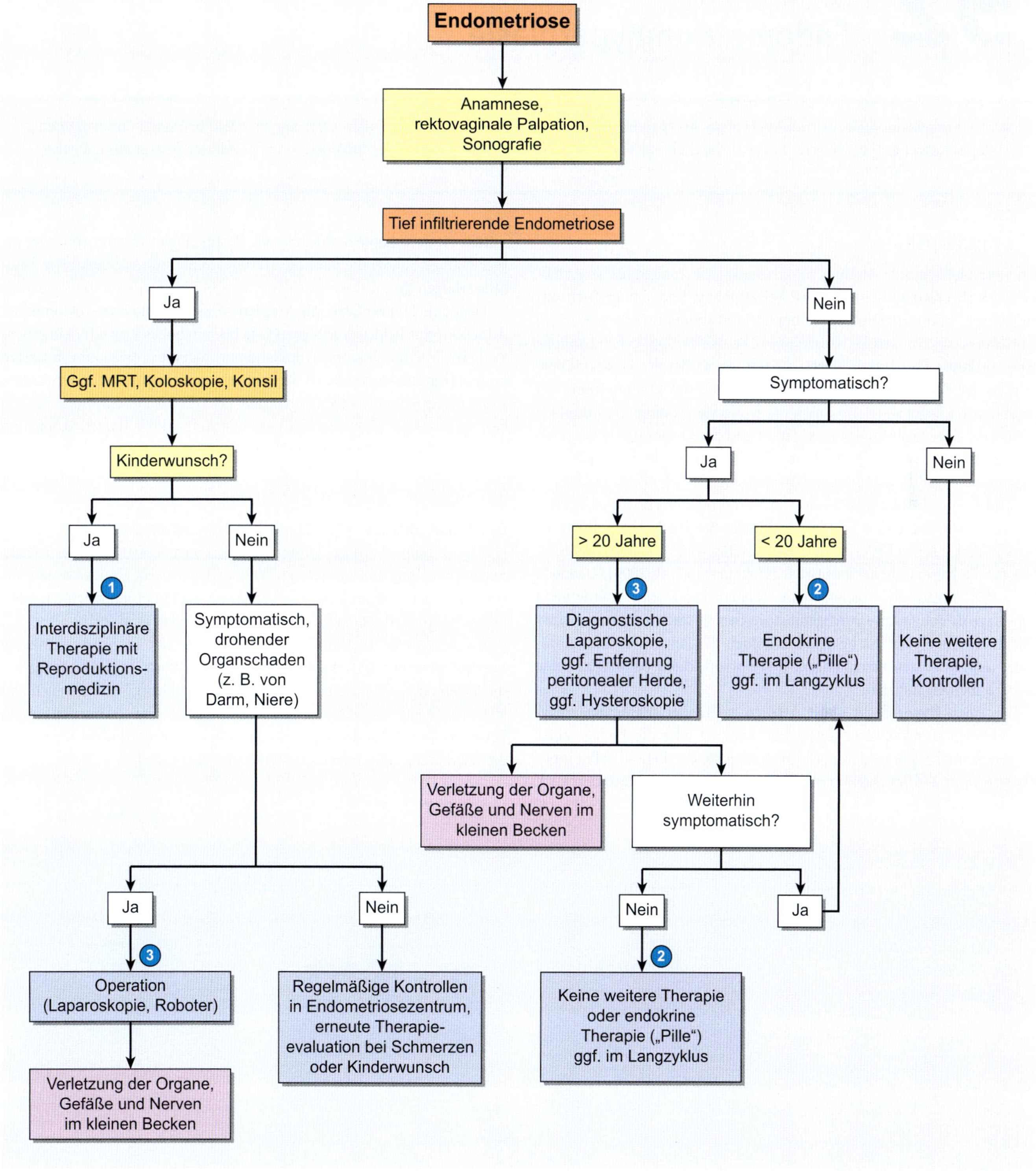
Endometriose
Anamnese, rektovaginale Palpation, Sonografie
Tief infiltrierende Endometriose
Ja
Nein
Ggf. MRT, Koloskopie, Konsil
Kinderwunsch?
Ja
Nein
1
Interdisziplinäre Therapie mit Reproduktions-medizin
Symptomatisch, drohender Organschaden (z. B. von Darm, Niere)
Ja
Nein
3
Operation (Laparoskopie, Roboter)
Verletzung der Organe, Gefäße und Nerven im kleinen Becken
Regelmäßige Kontrollen in Endometriosezentrum, erneute Therapie-evaluation bei Schmerzen oder Kinderwunsch
Symptomatisch?
Ja
Nein
> 20 Jahre
< 20 Jahre
3
2
Diagnostische Laparoskopie, ggf. Entfernung peritonealer Herde, ggf. Hysteroskopie
Endokrine Therapie („Pille“) ggf. im Langzyklus
Keine weitere Therapie, Kontrollen
Verletzung der Organe, Gefäße und Nerven im kleinen Becken
Weiterhin symptomatisch?
Nein
Ja
2
Keine weitere Therapie oder endokrine Therapie („Pille“) ggf. im Langzyklus

92

Eva Schwenke

Endometriumhyperplasie

Zur Orientierung

Für die Therapie der Endometriumhyperplasie muss zunächst eine histologische Sicherung erfolgen, da der Ultraschall nur eine Beschreibung und Verdachtsdiagnose, aber keine histologische Diagnose stellen kann. Die Differenzierung zwischen benignen und malignen Erkrankungen oder Präkanzerosen ist mit der Sonografie teilweise schwierig.

Therapieoptionen

Jede postmenopausale Blutung muss ebenso wie sonografische Auffälligkeiten abgeklärt werden, da auch bei atrophem und sonografisch unauffälligem Endometrium ein Endometriumkarzinom vorliegen kann, typischerweise ein seröses Karzinom. Die Abklärung erfolgt mittels **Hysteroskopie und fraktionierter Kürettage.** ❶ Bei der Hysteroskopie werden der Zervikalkanal, das Cavum uteri und das Endometrium mit einer Kamera begutachtet. Im Anschluss erfolgt die fraktionierte Kürettage (getrennte Kürettage von der Zervix uteri und des Corpus uteri). Liegt ein **Endometriumpolyp** vor, kann dieser ebenfalls in der gleichen Operation mit entfernt werden, z. B. mit einer Randallzange.

Liegt bei der Patientin aufgrund von Vorerkrankungen ein hohes Narkoserisiko vor, kann alternativ mittels **Pipelle** ❷ ohne Narkose direkt bei der gynäkologischen Untersuchung die histologische Abklärung erfolgen. Die Pipelle hat eine hohe Sensitivität (Dijkhuizen et. al. 2000). Dennoch muss bei negativem Ergebnis eine Hysteroskopie und fraktionierte Kürettage in Vollnarkose durchgeführt werden ❻. Nach Entfernung eines Endometriumpolypen mit benigner Histologie des Polypen und des Abradates und ansonsten unauffälligem hysteroskopischem Befund ist keine weitere Therapie indiziert.

Bei einer **Hyperplasie ohne Atypien** sollte bei prämenopausalen Patientinnen eine zyklische Gestagenbehandlung oder die Einlage einer gestagenhaltigen Spirale durchgeführt werden ❸. Der Befund sollte sonografisch nach 3–6 Monaten kontrolliert werden, bei Auffälligkeiten auch mittels Hysteroskopie und Kürettage. Postmenopausal kann entweder die regelmäßige Sonografie oder die Hysterektomie mit Adnexektomie beidseits erfolgen ❹.

Liegt eine **Hyperplasie mit Atypien** vor, sollte eine Hysterektomie mit Adnexektomie beidseits erfolgen ❺, da hier ein hohes Risiko für ein gleichzeitig vorliegendes Endometriumkarzinom oder die Entwicklung desselben besteht (Empfehlungen AGO). Besteht bei der Patientin ein Kinderwunsch, kann im Ausnahmefall nach Aufklärung über die Risiken eine hoch dosierte Gestagentherapie unter regelmäßiger Kontrolle mittels Hysteroskopie und fraktionierter Kürettage erfolgen.

Komplikationen und Risiken

Das Risiko, dass bei einer atypischen Hyperplasie zeitgleich ein Endometriumkarzinom vorliegt, wird in der Literatur mit 30 % angegeben. (Suh-Burgmann, Hung und Armstrong 2009). Zudem besteht ein Risiko, dass aus einer atypischen Hyperplasie im Verlauf ein Endometriumkarzinom wird. Dieses Risiko wird ebenfalls auf 30 % geschätzt (Lacey et. al. 2010).

Die spezifische Komplikation einer Pipelle und einer Hysteroskopie mit fraktionierter Kürettage ist eine Uterusperforation. Zudem müssen die allgemeinen Operationsrisiken sowohl von chirurgischer als auch von anästhesiologischer Seite berücksichtigt werden. Bei prämenopausalen Patientinnen mit Kinderwunsch ist vor allem bei wiederholten Kürettagen die Entstehung eines Asherman-Syndroms zu vermeiden.

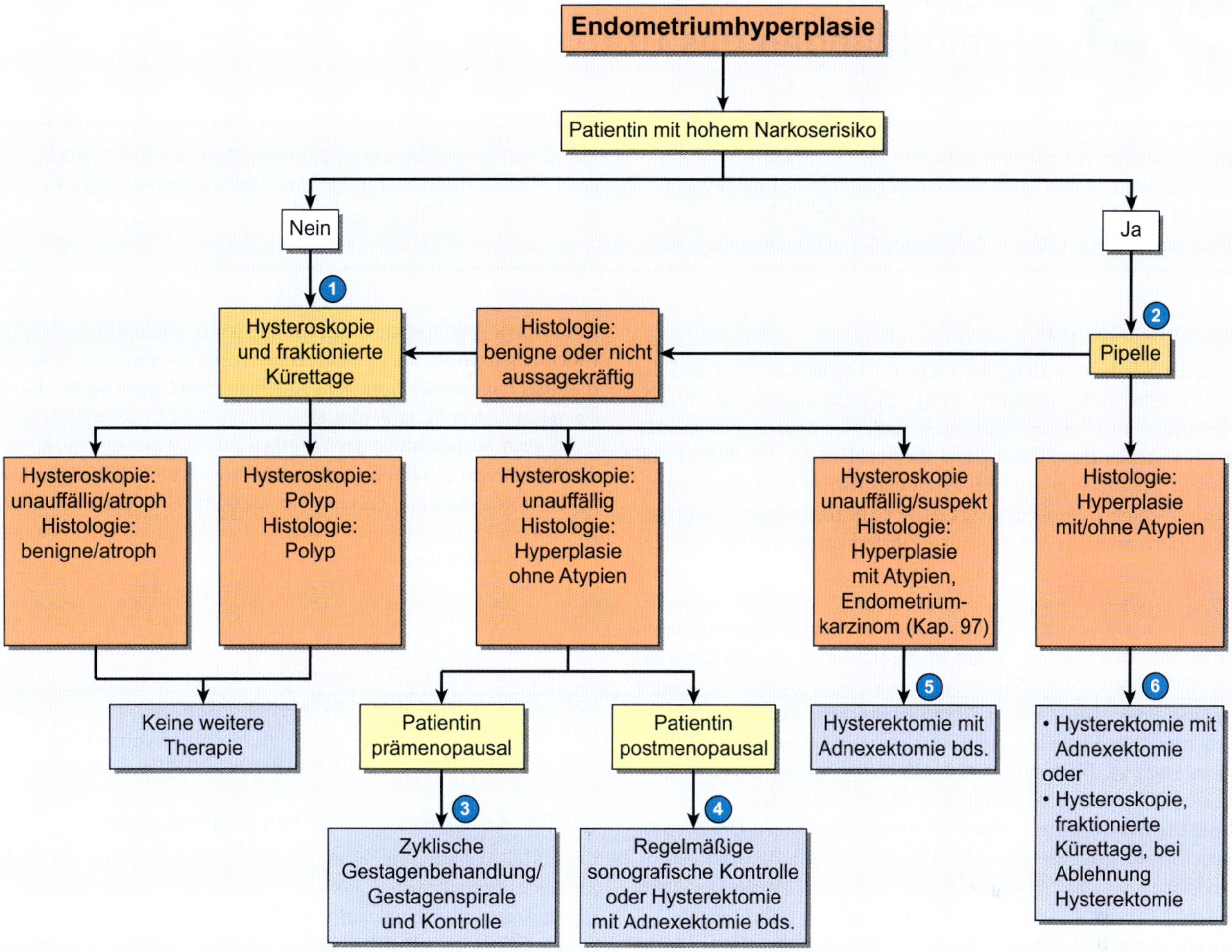
Endometriumhyperplasie
Patientin mit hohem Narkoserisiko
Nein
Ja
1
2
Hysteroskopie und fraktionierte Kürettage
Histologie: benigne oder nicht aussagekräftig
Pipelle
Hysteroskopie: unauffällig/atroph Histologie: benigne/atroph
Hysteroskopie: Polyp Histologie: Polyp
Hysteroskopie: unauffällig Histologie: Hyperplasie ohne Atypien
Hysteroskopie unauffällig/suspekt Histologie: Hyperplasie mit Atypien, Endometrium-karzinom (Kap. 97)
Histologie: Hyperplasie mit/ohne Atypien
Keine weitere Therapie
Patientin prämenopausal
Patientin postmenopausal
5
6
Hysterektomie mit Adnexektomie bds.
• Hysterektomie mit Adnexektomie oder
• Hysteroskopie, fraktionierte Kürettage, bei Ablehnung Hysterektomie
3
4
Zyklische Gestagenbehandlung/ Gestagenspirale und Kontrolle
Regelmäßige sonografische Kontrolle oder Hysterektomie mit Adnexektomie bds.

93

Eva Schwenke

Fehlbildungen des Uterus

Zur Orientierung

Bei angeborenen Uterusanomalien besteht nicht grundsätzlich eine Therapieindikation. Ebenso häufig sind andere Faktoren die Ursache einer Sterilität und nicht die Anlagestörung. Diese anderen Ursachen müssen zuerst ausgeschlossen werden. Zur Diagnostik und Planung einer eventuellen Therapie werden eine diagnostische Hysteroskopie, Laparoskopie und Chromopertubation durchgeführt. Ebenso kann bei Unklarheit in der Sonografie ein MRT erfolgen.

Therapieoptionen

Ziel ist die Wiederherstellung der normalen Uterusarchitektur und der Fertilität, wobei durch operatives Vorgehen nicht immer eine normale Uterusarchitektur erreicht werden kann. Außerdem müssen postoperativ eine ausreichende Durchblutung und die Funktion der Muskulatur und der Zervix gewährleistet sein. Bei asymptomatischen Patientinnen ohne Kinderwunsch und Abortanamnese besteht keine Indikation zur Therapie.

Der **Uterus arcuatus** ist eine häufige Zufallsdiagnose und hat meistens keine Auswirkungen auf die Reproduktivität dar. Daher besteht meist kein Therapiebedarf.

Beim **Uterus septus** besteht das Risiko von Implantationsstörungen, Aborten oder Dysmenorrhö. Daher ist die Indikation zur Operation bei habituellen Aborten und Kinderwunsch oder einer Symptomatik ohne Besserung unter konservativer Therapie gegeben. Das Septum wird mittels operativer Hysteroskopie (Betocchi) unter laparoskopischer Kontrolle reseziert ❶. Die komplette Resektion eines großen Septums kann gegebenenfalls in mehreren Operationen schrittweise erfolgen.

Beim **Uterus bicornis** und habituellen Aborten ohne andere Ursache oder mehrfachen Frühgeburten kann eine Metroplastik ❷ durchgeführt werden. Die Indikation muss aber sehr streng gestellt werden (Wallwiener et al. 2009) Wenn möglich sollte die Operation endoskopisch durchgeführt werden.

Ob ein operatives Vorgehen mittels Metroplastik ❸ bei einem **Uterus didelphys** mit multiplen Aborten oder Frühgeburten einen Vorteil bringt, ist umstritten. Hier fehlen ausreichende Daten. Daher sollte die Indikation nur sehr zurückhaltend gestellt werden (Lin et al. 2002).

Liegt ein **Uterus unicornis** mit rudimentärem Uterushorn ohne Anschluss an das reguläre Cavum uteri vor, kann es zu zyklischen und chronischen Unterbauchschmerzen kommen. Außerdem haben diese Patientinnen ein erhöhtes Endometrioserisiko (Iverson et. al. 2018). Daher sollte das rudimentäre Horn ohne Anschluss zum Cavum bei Beschwerden laparoskopisch entfernt werden ❹.

Bei einer **Serometra** ist das Vorgehen abhängig von der Anamnese. In der Prämenopause kann die Serometra für eine Subfertilität sprechen, in der Postmenopause liegt bei einer Serometra mit einer Endometriumdicke ≤ 3 mm ohne klinische Symptomatik häufig eine Atrophie in Kombination mit einer Zervixstenose vor. Hier kann die sonografische Kontrolle erfolgen (Schmidt et al. 2005) Eine höhere Endometriumdicke in Kombination mit einer Serometra oder klinischer Symptomatik muss als suspekt gewertet werden und sollte mittels Hysteroskopie und fraktionierter Kürettage ❺ abgeklärt werden. Eine **Hämatometra** liegt gehäuft bei Uterusfehlbildungen vor, daher sollte die Diagnostik diesbezüglich erfolgen. Bei der **Pyometra** zeigt sich häufig eine über die Vagina aszendierte Infektion, hier sollte die Infektionsbehandlung an erster Stelle stehen.

Komplikationen und potenzielle Risiken

Uterusfehlbildungen sind häufig asymptomatisch, können jedoch kann zu Abflussbehinderungen mit Ausbildung einer Hämatometra, eines Hämatokolpos oder Dysmenorrhö führen.

Eine Schwangerschaft bei Uterusfehlbildung muss immer besonders überwacht werden, da es sich um eine Risikoschwangerschaft handelt. Sowohl das Risiko für Aborte und Frühgeburten, als auch das Risiko einer Uterusruptur ist erhöht.

Bei einer Pyometra kann es zur weiteren Infektausbreitung bis zur Peritonitis und zur Sepsis kommen.

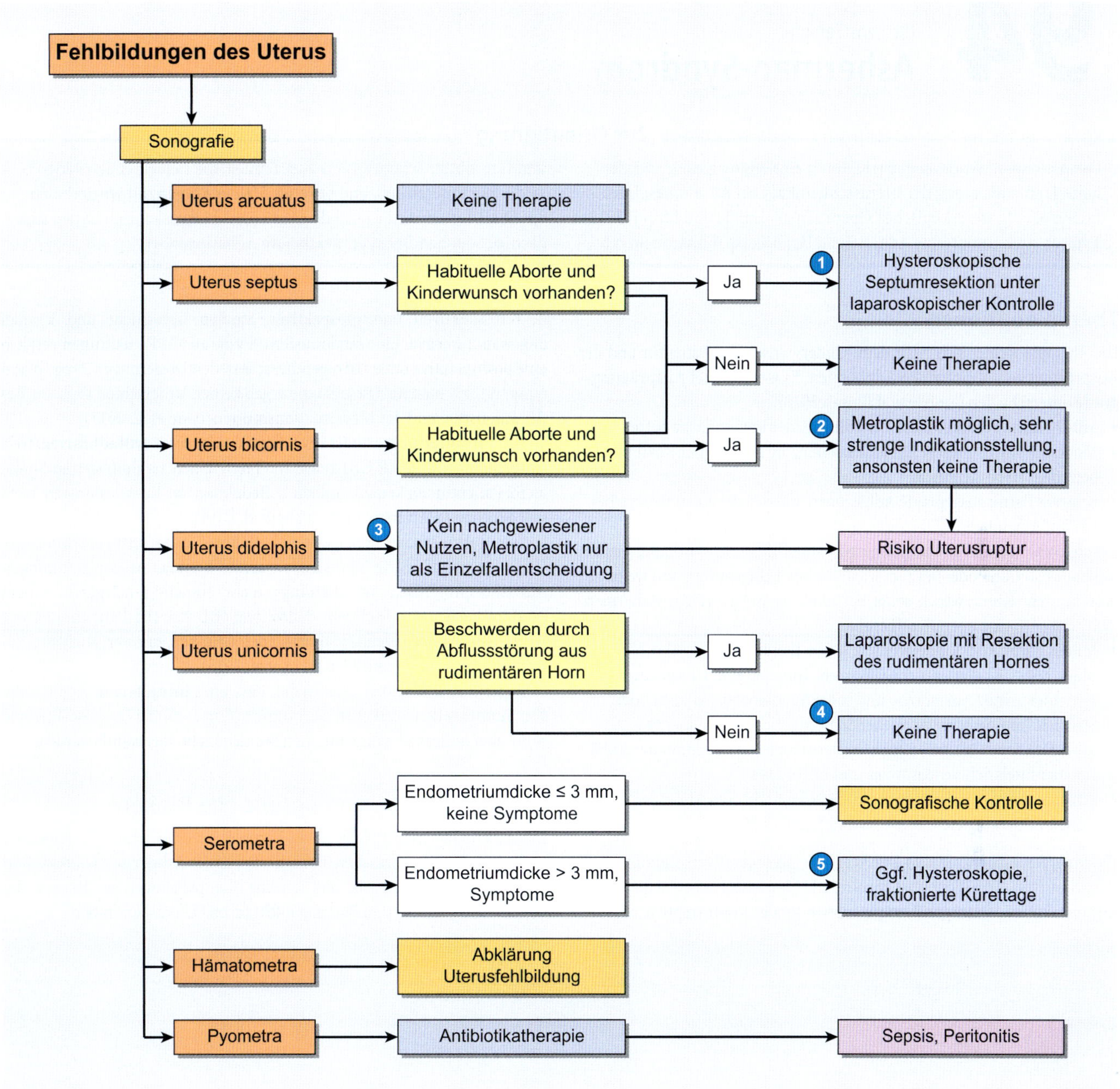
Fehlbildungen des Uterus
Sonografie
Uterus arcuatus
Keine Therapie
Uterus septus
Habituelle Aborte und Kinderwunsch vorhanden?
Ja
1
Hysteroskopische Septumresektion unter laparoskopischer Kontrolle
Nein
Keine Therapie
Uterus bicornis
Habituelle Aborte und Kinderwunsch vorhanden?
Ja
2
Metroplastik möglich, sehr strenge Indikationsstellung, ansonsten keine Therapie
Uterus didelphis
3
Kein nachgewiesener Nutzen, Metroplastik nur als Einzelfallentscheidung
Risiko Uterusruptur
Uterus unicornis
Beschwerden durch Abflussstörung aus rudimentären Horn
Ja
Laparoskopie mit Resektion des rudimentären Hornes
Nein
4
Keine Therapie
Serometra
Endometriumdicke ≤ 3 mm, keine Symptome
Sonografische Kontrolle
Endometriumdicke > 3 mm, Symptome
5
Ggf. Hysteroskopie, fraktionierte Kürettage
Hämatometra
Abklärung Uterusfehlbildung
Pyometra
Antibiotikatherapie
Sepsis, Peritonitis

94

Clemens Tempfer

Asherman-Syndrom

Zur Orientierung

Das Asherman-Syndrom entsteht durch eine einmalige oder wiederholte Traumatisierung der Uterusschleimhaut bei Abrasiones, Infektionen oder hysteroskopischen Operationen (Smikle und Bhimji 2018). Typisch sind intrauterine Adhäsionen, Hypomenorrhö, Amenorrhö und Infertilität. Bei etwa 1.5 % aller Frauen, die sich einer Sterilitätsabklärung unterziehen, und bei etwa 5 % der Frauen mit wiederholten Spontanaborten wird ein AS diagnostiziert. Makroskopisch finden sich flächige oder bandförmige, avaskuläre Adhäsionen.

Therapieoptionen

Die Therapie richtet sich nach dem Kinderwunsch der Patientin und der Ausprägung der intrauterinen Adhäsionen. Es werden **drei Ausprägungsgrade** unterschieden (Smikle und Bhimji 2018):

- Milde Form: wenige Adhäsionen, die < ⅓ der Kavumfläche betreffen
- Moderate Form: ausgeprägte Adhäsionen, die ⅓ bis ⅔ der Kavumfläche betreffen, Hypomenorrhö
- Schwere Form: ausgeprägte Adhäsionen, die > ⅔ der Kavumfläche betreffen, Amenorrhö

Bei abgeschlossener Familienplanung ist keine Therapie notwendig. Bei bestehender Sterilität oder bei Z. n. wiederholten Fehlgeburten und weiterhin bestehendem Kinderwusch sollte bei moderatem / schwerem Asherman-Syndrom (AS) eine operative Therapie.

- Mildes Form, kein Kinderwunsch: keine Therapie ❶
- Milde Form, Kinderwunsch: Zuwarten, Therapie erst bei Auftreten von Hypomenorrhö / Amenorrhö und / oder Spontanaborten und / oder Sterilität (mit nicht eingetretener Schwangerschaft > 1 Jahr) ❷
- Moderate Form, Kinderwunsch: hysteroskopische Resektion der Adhäsionen mittels Schere (Saravelos und Li 2017) ❸
- Schwere Form, Kinderwunsch: hysteroskopische Resektion der Adhäsionen mittels Schere (Saravelos und Li 2017) ❹

Postoperative Therapie ❺ Der Wert der postoperativen Therapie nach Resektion von Adhäsionen ist umstritten. Eine orale, transdermale oder intramuskuläre **Östrogentherapie** sowie orale Kontrazeptiva wurden in retrospektiven und prospektiven Studien untersucht und können angewandt werden. Eine randomisierte Studie an 121 Patientinnen verglich eine postoperative orale Östrogentherapie in den Dosierungen 2 mg / d und 6 mg / d für 3 Monate. Diese Studie ergab keinen Unterschied bzgl. der Re-Adhäsionsrate und des Menstruationsmusters (Guo et al. 2017).

Die **intrauterine** postoperative Applikation eines **antiadhäsiven Gels** (Intercoat / Oxiplex AP Gel) zeigte in einer kleinen randomisierten Studie an 52 Patientinnen keine signifikante Reduktion der Re-Adäsionsrate nach 6–8 Wochen (4 % versus 14 %; Fuchs et al. 2014).

Die postoperative Einlage eines **Ballons** oder **Intrauterinpessars** (IUD) ist möglich, die Wirksamkeit dieser Maßnahme zur zukünftigen Adhäsionsprophylaxe ist allerdings nicht eindeutig belegt. In einem randomisierten Vergleich von Ballon und IUD bei 164 Patientinnen mit Asherman-Syndrom zeigte sich in beiden Gruppen eine vergleichbare Re-Adhäsionsrate (30 % und 35 %) (Lin et al. 2015).

Experimentelle Daten legen nahe, dass eine **intrauterine** Applikation von **Stammzellen** vorteilhaft sein könnte (Gan et al. 2017). Diese Therapie sollte aber außerhalb von klinischen Studien nicht angewandt werden.

Komplikationen und potenzielle Risiken

Das Asherman-Syndrom selbst ist als Komplikation wiederholter intrauteriner operativer Eingriffe anzusehen. Komplikationen des Asherman-Syndroms sind Hypomenorrhö, Amenorrhö und Sterilität. Komplikationen der Therapie des Asherman-Syndroms sind Blutung, Infektion und Uterusperforation.

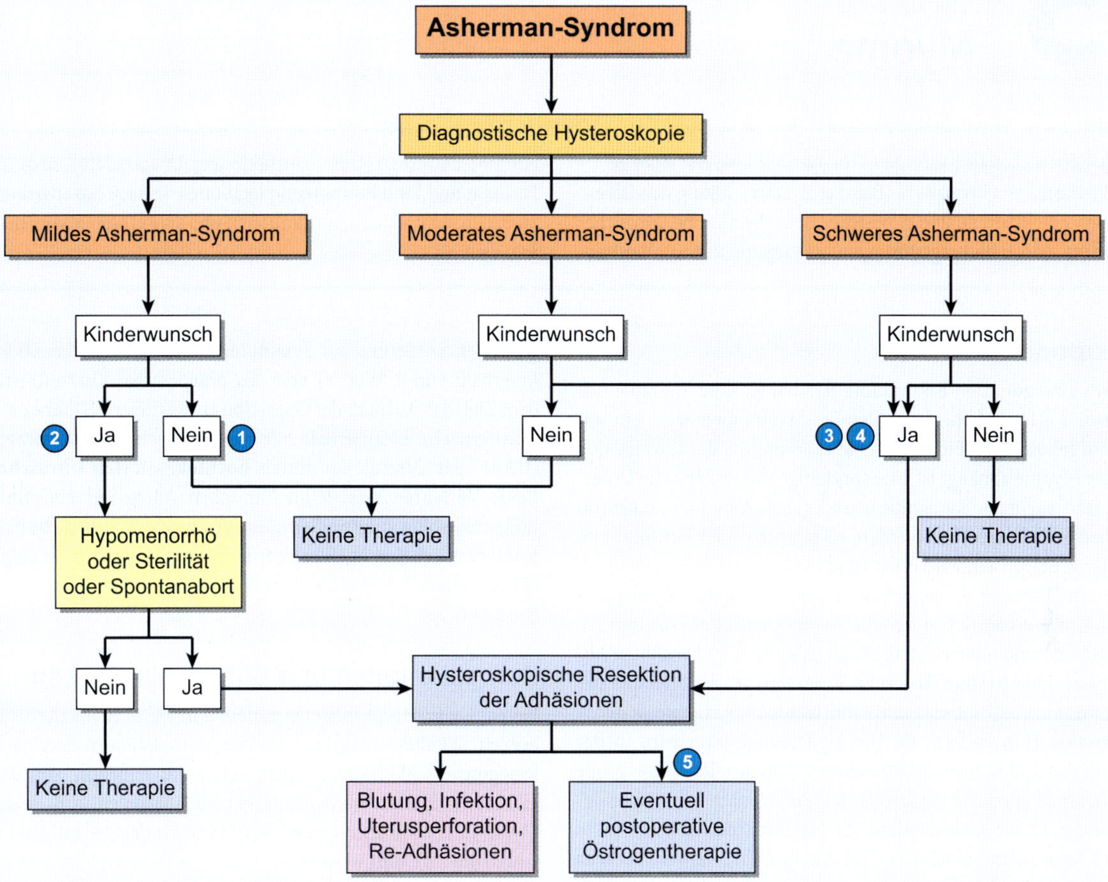
Asherman-Syndrom
Diagnostische Hysteroskopie
Mildes Asherman-Syndrom
Moderates Asherman-Syndrom
Schweres Asherman-Syndrom
Kinderwunsch
Kinderwunsch
Kinderwunsch
2
Ja
Nein
1
Nein
3
4
Ja
Nein
Hypomenorrhö oder Sterilität oder Spontanabort
Keine Therapie
Keine Therapie
Nein
Ja
Hysteroskopische Resektion der Adhäsionen
Keine Therapie
5
Blutung, Infektion, Uterusperforation, Re-Adhäsionen
Eventuell postoperative Östrogentherapie

95 Myome

Emanuel Bauer

Zur Orientierung

Myome des Uterus sind die häufigsten Tumoren der Frau mit einer geschätzten Prävalenz von bis zu 80 % (Baird et al. 2003). Häufig handelt es sich um einen Zufallsbefund und es bestehen keine Symptome. Mögliche Symptome sind jedoch Blutungsstörungen (z. B. Dysmenorrhö), Verdrängungsbeschwerden (Unterbauchschmerz, Druckgefühl), eingeschränkte Fertilität und Entbindungskomplikationen. Je nach Lokalisation wird zwischen submukösen, intramuralen und subserösen Myomen unterschieden.

Therapieoptionen

Da es sich um eine gutartige Erkrankung handelt ist eine Therapie nur bei Beschwerden erforderlich. Bei fehlenden Symptomen wird ein **abwartendes Vorgehen** empfohlen. ❶ Da die Therapie von der Lokalisation und Größe der Myome abhängt ist eine sorgfältige gynäkologische Untersuchung mit transvaginaler Sonografie unabdingbar. Außerdem muss mit der betroffenen Frau besprochen werden, ob ein Erhalt der Fertilität und damit des Uterus gewünscht wird oder nicht.

Die effektivste Therapie ist die operative Entfernung der Myome. Bei Wunsch nach Uteruserhalt richtet sich die Therapie nach der Lokalisation. Submuköse Myome sind mit einer erniedrigten Fertilität und erhöhten Abortrate assoziiert. Eine **hysteroskopische Resektion** ist die Therapie der Wahl ❷. Intramurale und subseröse Myome werden üblicherweise durch eine **Myomenukleation** entfernt ❸. Die Myomenukleation wird in der Regel laparoskopisch durchgeführt in seltenen Fällen offen (sehr große Myome, Kontraindikation zur Laparoskopie). Bei Wunsch nach einer definitiven Therapie ist der Goldstandard die **Hysterektomie.** Diese sollte wenn möglich laparoskopisch oder vaginal durchgeführt werden, bei sehr großem Uterus und Kontraindikationen gegen das Morcellement jedoch offen (DGGG 2015).

Bestehen vor allem Blutungsbeschwerden und der Wunsch nach konservativen Vorgehen kann eine **medikamentöse Therapie** z. B. mit oralen Kontrazeptiva oder Hormonspirale durchgeführt werden ❹. Dies kann zu einer signifikanten Linderung von Blutungsbeschwerden wie Dysmenorrhö, Menometrorrhagien und der Rate an Anämien führen (Grigorieva et al. 2003). Nach Absetzen der Medikation ist mit einem Wiederkehren der Symptome zu rechnen. Andere hormonelle Therapien wie z. B. GnRH-Analoga werden aufgrund Ihres Nebenwirkungsprofils nur in Ausnahmefällen eingesetzt ❺.

Seit 2012 besteht die Möglichkeit einer Intervalltherapie mit **Ulipristalacetat** (Esmya®) für Frauen im fortpflanzungsfähigen Alter zur vorübergehenden Linderung der Symptome (Blutungsstopp bei 90 % der Frauen innerhalb von 1 Woche) oder als präoperative Kurzzeitbehandlung mit dem Ziel, das Ausmaß der Operation zu verringern (Donnez et al. 2012) ❻.

Alternative uteruserhaltende Verfahren sind die **Myomembolisation** (UAE) oder Destruktion mittels **hochfokussierten Ultraschall** (FUS) ❼. Beide Verfahren spielen im klinischen Alltag nur eine untergeordnete Rolle und sollte aufgrund erhöhter Amenorrhöraten nicht bei Frauen mit Kinderwunsch durchgeführt werden. Die UAE wird meist eingesetzt, wenn ein operatives Vorgehen z. B. aufgrund von Komorbiditäten nicht möglich erscheint.

Komplikationen und potenzielle Risiken

Bei ca. 1 von 416 (0,24 %) Operationen mit V. a. einen Uterus myomatosus liegt ein okkultes Sarkom vor. Da eine Morcellation zu einer nachgewiesenen Prognoseverschlechterung führt, muss die Patientin vor der Operation hierüber aufgeklärt werden und bei Auffälligkeiten (z. B. neu auftretendes Myom in der Postmenopause) bzw. Wunsch der Patientin ein offenes Verfahren durchgeführt werden.

Abhängig vom Ausmaß der Operation ist nach einer Myomenukleation mit einem erhöhten Uterusrupturrisiko bei nachfolgenden Schwangerschaften zu rechnen. Üblicherweise wird im Falle einer Eröffnung des Cavum uteri zu einer primären Sectio geraten, andernfalls ist eine Spontangeburt möglich.

Aufgrund von Einzelfallberichten über ein akutes Leberversagen mit tödlichem Ausgang unter Uliprisalacetat wurde die Indikation 2018 eingeschränkt auf Frauen im fortpflanzungsfähigen Alter, für die eine operative Therapie nicht infrage kommt. Außerdem kann Uliprisalacetat einmalig über 3 Monate präoperativ eingesetzt werden, um das Volumen der Myome zu verringern. Zwingend erforderlich sind regelmäßige Leberfunktionstests.

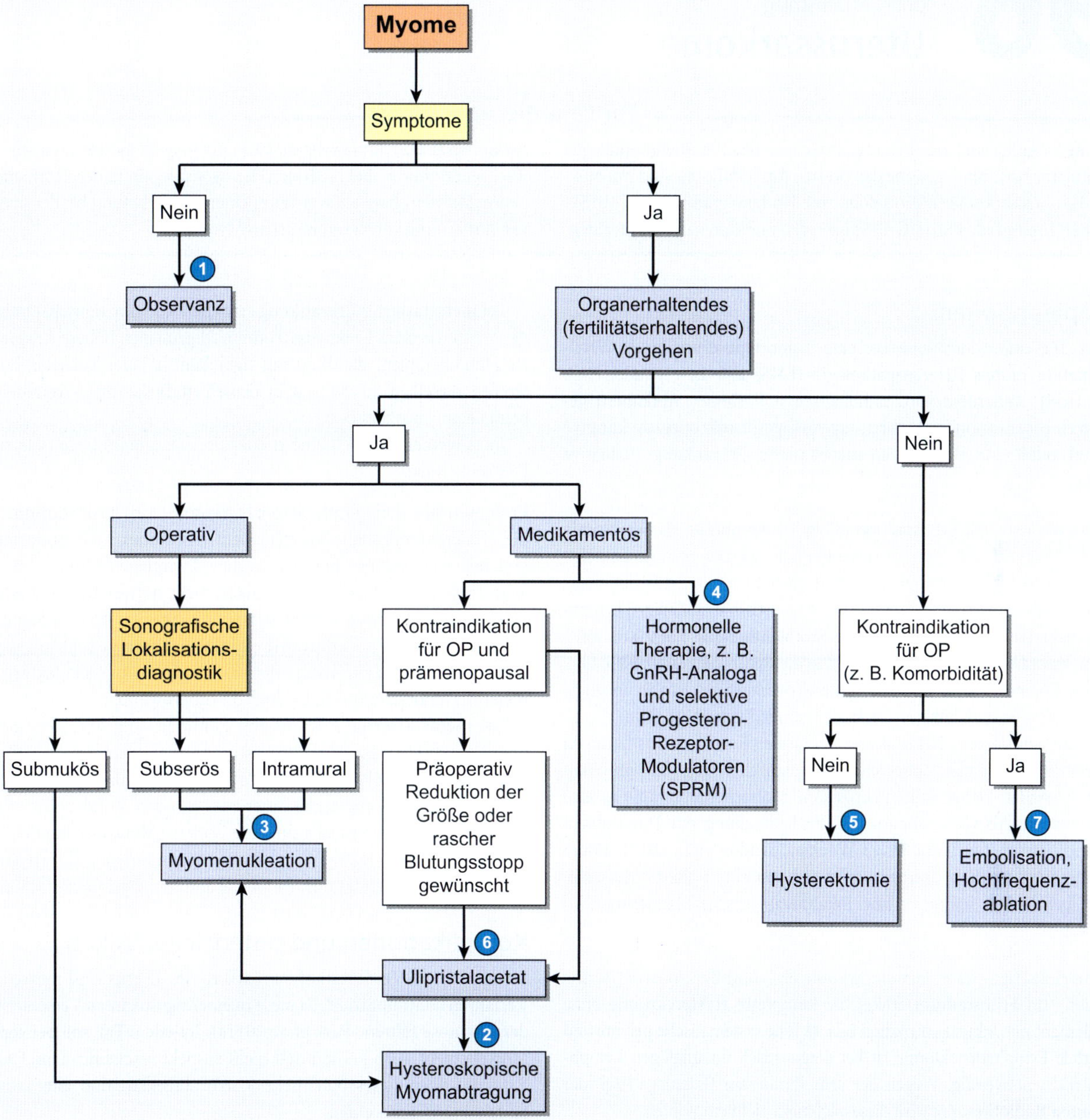
Myome
Symptome
Nein
Ja
1
Observanz
Organerhaltendes (fertilitätserhaltendes) Vorgehen
Ja
Nein
Operativ
Medikamentös
Sonografische Lokalisations-diagnostik
Kontraindikation für OP und prämenopausal
4
Hormonelle Therapie, z. B. GnRH-Analoga und selektive Progesteron-Rezeptor-Modulatoren (SPRM)
Kontraindikation für OP (z. B. Komorbidität)
Submukös
Subserös
Intramural
Präoperativ Reduktion der Größe oder rascher Blutungsstopp gewünscht
3
Myomenukleation
Nein
Ja
5
Hysterektomie
7
Embolisation, Hochfrequenz-ablation
6
Ulipristalacetat
2
Hysteroskopische Myomabtragung

96

Dominik Denschlag

Uterussarkome

Zur Orientierung

Uterine Sarkome sind eine heterogene Gruppe seltener Malignome von Muskulatur bzw. Bindegewebe des Uterus. Am häufigsten sind mit 60–70 % Leiomyosarkome (LMS) gefolgt von den Low-grade ESS (LG-ESS) und den High-grade ESS (HG-ESS) bzw. den undifferenzierten uterinen Sarkomen (UUS) mit jeweils ca. 10 %. Als suspekt gilt der „schnell wachsende Uterus" bei niedrigen Östrogenspiegeln in der Postmenopause. Meistens handelt es sich um einen Zufallsbefund bei der operativen Entfernung von vermeintlichen Myomen.

Therapieoptionen

Vor der Therapie erfolgt eine korrekte Tumortypisierung nach WHO-Klassifikation mittels Referenzpathologie (LMS, ESS Low Grade, High Grade, UUS). Außerdem wird radiologisch (CT Thorax / Abdomen) geklärt, ob eine lokoregionäre Ausbreitung vorliegt (primär operativ-kurative Therapie) oder eine disseminiert-metastasierte Erkrankung (palliative Therapie).

Leiomyosarkome Im **Frühstadium** erfolgt die **komplette Hysterektomie** ohne Morcellement mit Adnexexstirpation bds. ❶ Bei prämenopausalen Patientinnen können die Ovarien belassen werden. Eine systematische pelvine und paraaortale Lymphadenektomie ist bei diagnostisch unauffälligen Lymphknoten nicht indiziert. Eine **adjuvante Strahlentherapie** nach Komplettresektion eines LMS im Stadium I / II wird in der Regel nicht empfohlen. Eine **adjuvante Chemotherapie** wird nicht generell durchgeführt, ist aber abhängig von Risikofaktoren (z. B. höheres Tumorstadium) individuell möglich.

Bei **metastasierter Erkrankung** erzielen Kombinationstherapien höhere Ansprechraten als Monochemotherapien, allerdings mit signifikant höherer Toxizität. Daher sollte primär eine Monochemotherapie ❷ eingesetzt werden. Als Goldstandard gilt die Behandlung mit Doxorubicin 75 mg / m^2 i. v. an Tag 1 und alle 3 Wochen (Seddon et al. 2017). Vorab sollte allerdings evaluiert werden, ob es sich um eine isolierte Metastase handelt, bei der ggf. operative bzw. lokaltherapeutische Maßnahmen indiziert sind.

Endometriale High-grade-Stromasarkome bzw. undifferenzierte Uterine Sarkome Im **Frühstadium** erfolgt die **komplette Hysterektomie** ohne Morcellement mit Adnexexstirpation bds. ❶ Eine systematische pelvine und paraaortale Lymphadenektomie ist bei diagnostisch unauffälligen Lymphknoten nicht notwendig. Wegen der sehr limitierten Datenlage bzgl. der **adjuvanten Radiotherapie** wird diese allgemein nicht empfohlen.

Bei **metastasierter Erkrankung** erreichen Kombinationschemotherapien ❷ ebenso wie beim Leiomyosarkom im Allgemeinen höhere Ansprechraten als Monotherapien, allerdings mit signifikant höherer Toxizität. Eingesetzt werden dieselben Substanzen in denselben Dosierungen verabreicht wie beim Leiomyosarkom (s. o.)

Im Allgemeinen spielt eine endokrine Therapie im Gegensatz zum LG-ESS keine Rolle.

Endometriale Low-grade-Stromasarkome Im **Frühstadium** erfolgt die Hysterektomie ohne Morcellement mit Adnexexstirpation bds. Eine systematische pelvine und paraaortale Lymphadenektomie ist bei diagnostisch unauffälligen Lymphknoten nicht notwendig. Eine **adjuvante Strahlentherapie** nach Komplettresektion eines LG-ESS im Stadium I / II ist nicht indiziert. Eine **adjuvante endokrine Therapie** sollte nicht generell durchgeführt werden, kann aber abhängig von Risikofaktoren (z. B. höheres Tumorstadium) individuell diskutiert werden.

Bei **metastasierter Erkrankung** kommen aufgrund der hohen Expression von Östrogen- und Progesteronrezeptoren beim LG-ESS primär Gestagene (z. B. MPA 250 mg / d oder Megesterolacetat 160 mg / d) ❸ bzw. alternativ Aromatasehemmer zum Einsatz. Vorab sollte allerdings evaluiert werden, ob es sich um eine isolierte Metastase handelt, bei der ggf. operative bzw. lokal-therapeutische Maßnahmen indiziert sind. Eine **Chemotherapie** erfolgt nur, wenn alle anderen Optionen erschöpft sind.

Komplikationen und potenzielle Risiken

Bei klinischem Verdacht auf ein Sarkom des Uterus sind morcellierende Verfahren kontraindiziert, da diese zu einer signifikanten Verschlechterung der Prognose führen (Park et al. 2011a). In jedem Fall soll bei geplantem Morcellement auch bei klinisch nicht suspekt erscheinendem Tumor die Patientin über dieses potentielle Risiko aufgeklärt und alternative Verfahren angeboten werden.

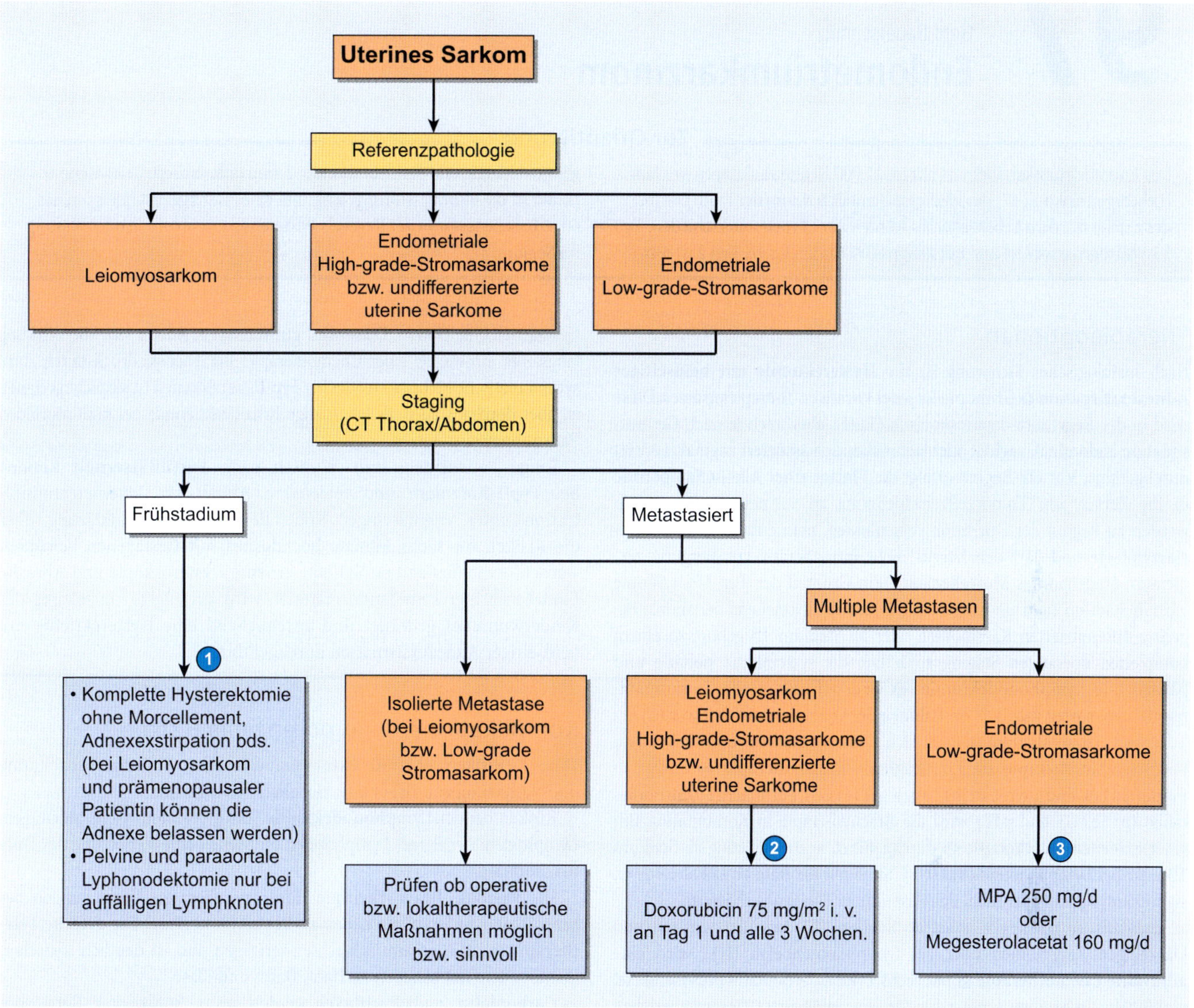
Uterines Sarkom
Referenzpathologie
Leiomyosarkom
Endometriale High-grade-Stromasarkome bzw. undifferenzierte uterine Sarkome
Endometriale Low-grade-Stromasarkome
Staging (CT Thorax/Abdomen)
Frühstadium
Metastasiert
Multiple Metastasen
1
• Komplette Hysterektomie ohne Morcellement, Adnexexstirpation bds. (bei Leiomyosarkom und prämenopausaler Patientin können die Adnexe belassen werden)
• Pelvine und paraaortale Lyphonodektomie nur bei auffälligen Lymphknoten
Isolierte Metastase (bei Leiomyosarkom bzw. Low-grade Stromasarkom)
Leiomyosarkom Endometriale High-grade-Stromasarkome bzw. undifferenzierte uterine Sarkome
Endometriale Low-grade-Stromasarkome
Prüfen ob operative bzw. lokaltherapeutische Maßnahmen möglich bzw. sinnvoll
2
Doxorubicin 75 mg/m² i. v. an Tag 1 und alle 3 Wochen.
3
MPA 250 mg/d oder Megesterolacetat 160 mg/d

97

Gerd Bauerschmitz

Endometriumkarzinom

Zur Orientierung

Das Endometriumkarzinom ist mit ca. 11.000 Neuerkrankungen pro Jahr (Lebenszeitrisiko 1 : 47) das häufigste Genitalkarzinom der Frau. Die Inzidenz steigt mit dem Lebensalter. Es werden zwei Typen unterschieden: Typ 1 ist östrogenassoziiert und mit knapp 80 % das häufigere. Typ 2 ist östrogenunabhängig und per definitionem gering differenziert. Leitsymptom beider ist die Blutungsstörung, aufgrund eines Häufigkeitsgipfels um das 60. / 70. Lebensjahr in der Regel als Postmenopausenblutung oder Blutung im Senium.

Therapieoptionen

Nach histologischer Sicherung ist die **Hysterektomie mit beidseitiger Adnexexstirpation** ❶ Grundpfeiler jedes kurativen Therapieansatzes. Diese wird in der Regel total-laparoskopisch (TLH), aber auch je nach Gesamtsituation abdominal, vaginal oder laparoskopisch assistiert vaginal (LAVH) durchgeführt. Vor OP-Beginn erfolgt die Einlage einer Alkoholtamponade in die Zervix, um Tumorzellverschleppung zu vermeiden. Die Tuben werden zu Beginn der Operation verschlossen, man entnimmt eine Douglaszytologie und darf den Uterus nicht intraoperativ zur Bergung zerkleinern (sogenanntes Morcellement). Ein Großteil der Typ-I-Karzinome wird in Stadium 1a diagnostiziert und ist damit ausreichend behandelt. Bei gering differenzierten Karzinomen oder ab Stadium 1b gehört zu einem kompletten operativen Staging zusätzlich die systemische **pelvine und paraaortale Lymphonodektomie.** ❷ Generell sollten alle Tumormanifestationen, soweit möglich, im Rahmen der Operation entfernt werden.

Je nach Tumorstadium schließt sich nun eine stadien- und risikoadaptierte **Strahlentherapie** an. Eine **vaginale Brachytherapie** ❸ erfolgt ab mittlerem Lokalrezidivrisiko (pT1b bzw. pT1a / G3). Bei hohem Lokalrezidivrisiko (pT1b / G3 und pT2) wird die Brachytherapie in Kombination mit einer **externen Teletherapie** ❹ durchgeführt, letztere alleinig ab Stadium T3 oder bei Lymphknotenbefall (N1). Sie senkt die Rate an Lokalrezidiven signifikant, scheint aber nicht das Gesamtüberleben zu verbessern.

Ebenfalls ab pT1b / G3, sonst ab Stadium T2, bei allen serösen und klarzelligen Karzinomen oder bei Lymphknotenbefall (N1) wird eine **adjuvante Chemotherapie** ❺ mit sechs Zyklen Carboplatin plus Paclitaxel empfohlen. In Studien konnte hierfür ein verlängertes Gesamtüberleben nachgewiesen werden. Als Monochemotherapie sind diese Wirkstoffe auch Mittel der Wahl bei hochsymptomatischen Metastasen.

Bei inoperablen Patientinnen mit Typ-I-Karzinom oder in der metastasierten Situation ist die **endokrine Therapie** mit hochdosierten Gestagenen eine Option. Diese wird gut vertragen, jedoch setzt die Wirkung langsamer ein als bei einer Chemotherapie. Bei Therapiedruck durch stark symptomatische Metastasen oder bei Typ-II-Karzinomen ist sie nicht geeignet, ist aber durchaus auch als langfristige Erhaltenstherapie bei multimorbiden Patientinnen einzusetzen.

Junge Patientinnen mit Wunsch nach **Fertilitätserhalt** können bei Typ-I-Karzinom und fehlendem Anhalt für Myometriuminfiltration unter engmaschiger Kontrolle und nach Aufklärung über die Risiken für sechs Monate hochdosiert mit Gestagenen behandelt werden. Anschließend erfolgt eine erneute Hysteroskopie und Abrasio. Findet sich hier kein Tumormaterial, wird auf zügige Umsetzung des Kinderwunsches gedrängt und anschließend eine Hysterektomie mit beidseitiger Adnexexstirpation durchgeführt.

Komplikationen und potenzielle Risiken

Typische Risiken der **Hysterektomie** sind vor allem Blutung / Nachblutung und Verletzung von Harnblase, Harnleiter oder Darm.

Risiken bei der **Lymphonodektomie** sind sensomotorische Störungen, Lymphödem der Beine, Lymphozelen und selten eine Verletzung des Ductus thoracicus.

Die **vaginale Brachytherapie** führt vor allem zu Verklebungen der Scheide und zu Strahlenschäden an Rektum und Blase. Die **externe Teletherapie** wird insgesamt schlechter vertragen und ist deutlich toxischer, insbesondere mit Schäden an Haut, Darm und Blase.

Carboplatin und **Paclitaxel** werden unter suffizienter Supportivtherapie gut vertragen. Relevant sind Nierenschäden durch Platin und Polyneuropathie durch Taxane.

Die **endokrine Therapie** birgt ein signifikantes Thrombose- und Embolierisiko.

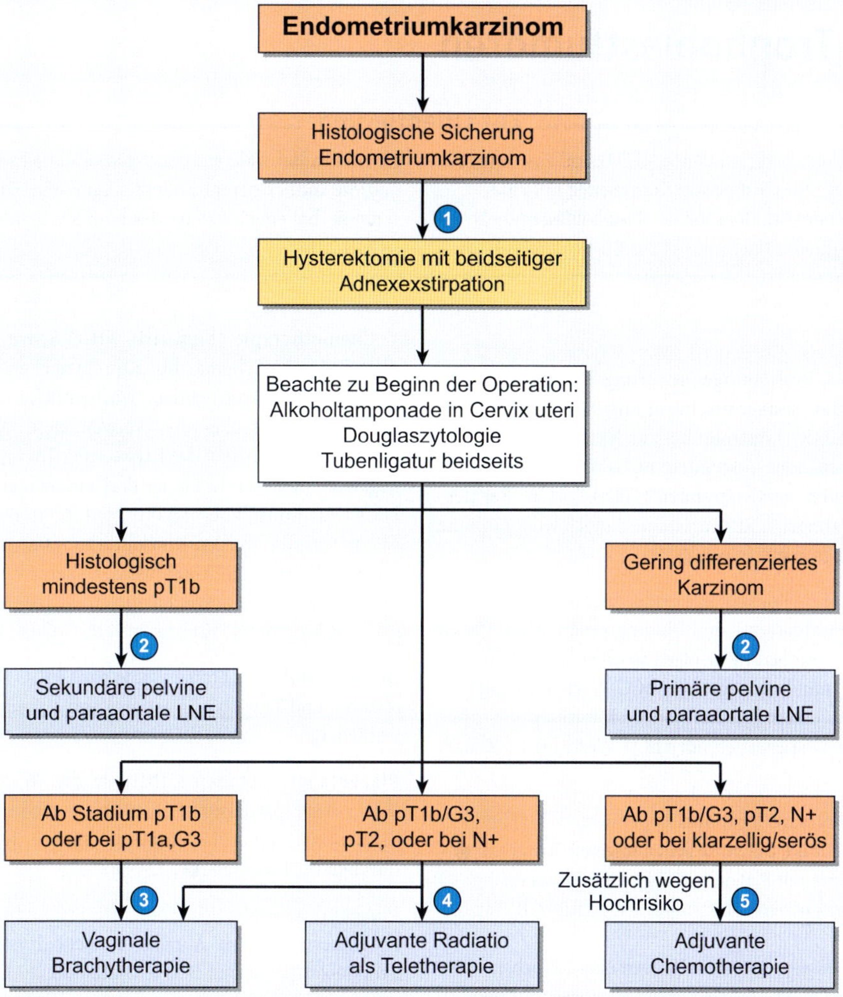
Endometriumkarzinom
Histologische Sicherung Endometriumkarzinom
1
Hysterektomie mit beidseitiger Adnexexstirpation
Beachte zu Beginn der Operation: Alkoholtamponade in Cervix uteri Douglaszytologie Tubenligatur beidseits
Histologisch mindestens pT1b
Gering differenziertes Karzinom
2
Sekundäre pelvine und paraaortale LNE
2
Primäre pelvine und paraaortale LNE
Ab Stadium pT1b oder bei pT1a,G3
Ab pT1b/G3, pT2, oder bei N+
Ab pT1b/G3, pT2, N+ oder bei klarzellig/serös
3
4
Zusätzlich wegen Hochrisiko
5
Vaginale Brachytherapie
Adjuvante Radiatio als Teletherapie
Adjuvante Chemotherapie

98

Clemens Tempfer

Trophoblasttumoren

Zur Orientierung

Gestationsbedingte Trophoblasterkrankungen (GTD) sind eine zytogenetisch und klinisch heterogene Gruppe von Krankheiten mit einer Fehldifferenzierung und / oder Proliferation des Trophoblastepithels (Ngan et al. 2007). Aufgrund des Nachweises bzw. des Fehlens von Chorionzotten (lat. villi) werden villöse und nicht villöse GTDs unterschieden. Sie können benigne oder maligne sein. Die häufigste Form, die Blasenmole, hat eine Inzidenz von 1 auf 591 Schwangerschaften (DKG und DGGG 2016).

Therapieoptionen

Blasenmole / Partialmole VollständigeEntleerung des Cavum uteri mittels Saugkürettage unter sonografischer Kontrolle. Postoperativ sequenzielle wöchentliche hCG-Kontrolle bis zur Negativität, d. h. bis zu mindestens zwei aufeinander folgenden hCG-Werten unter der Nachweisgrenze. Risiko einer persistierenden GTD 0,5–2 %. Bei persistierenden hCG-Werten zunächst Re-Kürettage, danach wöchentliche hCG-Kontrollen bis zur Negativität (s. o.). ❶

Blasenmole / komplette Mole Vollständige Entleerung des Cavum uteri (s. o.). Es besteht erhöhte Perforations- und Blutungsgefahr, Uterotonika können eingesetzt werden. Postoperativ erfolgen wöchentliche hCG-Kontrollen; ab Erreichen von mind. 2 negativen hCG-Werten monatliche Kontrollen für 6 Monate. In dieser Zeit hormonelle Kontrazeption, orale Kontrazeptiva sind möglich. Bei persistierenden hCG-Werte bis 1.500 IU / l Re-Kürettage möglich. ❷

Persistierende GTD (postmolare Trophoblastpersistenz) Häufigkeit nach Blasenmole 19–23 %. Für die Diagnose gelten folgende Kriterien: ❸

- ≥ 4 konsekutive hCG-Werte mit Plateaubildung (definiert als < 10 % Änderung zum jeweiligen Vorwert) über mind. 3 Wochen (z. B. Tag 0, 7, 14, 21)
- hCG-Anstieg um mind. 10 % gegenüber dem Vorwert über 2 Wochen oder kontinuierlicher Anstieg bei mind. 3 konsekutiven Messungen über mind. 2 Wochen (z. B. Tag 0, 7, 14)
- Persistierende hCG-Werte über 6 Monate

Bei Trophoblastpersistenz Nachweis / Ausschluss von Metastasen mittels gynäkologischer Untersuchung, CT Thorax / Abdomens, Transvaginalsonografie und Schädel-MRT.

Chemotherapie (low-risk, FIGO-Score < 7): Mittel der Wahl ist Methotrexat (MTX) 50 mg i. m. an Tag 1, 3, 5, 7 und Folsäure 15 mg p. o. an Tag 2, 4, 6. Bei Entwicklung einer MTX-Resistenz (Anstieg oder Plateaubildung der hCG-Werte) Actinomycin D oder Polychemotherapie durchführen. ❹

Bei Monochemotherapie erfolgen bei nicht mehr nachweisbarem hCG (zumindest drei konsekutive wöchentliche hCG-Bestimmungen unter der Nachweisgrenze des verwendeten Assays) noch 3 konsolidierende Zyklen, danach monatliche hCG-Kontrollen für 1 Jahr.

Chemotherapie (high-risk, FIGO-Score ≥ 7): Chemotherapie nach dem EMA-CO-Schema. bis zum Erreichen negativer hCG-Werte (zumindest drei konsekutive wöchentliche hCG-Bestimmungen unter der Nachweisgrenze des verwendeten Assays). Eine inkomplette Chemotherapie erhöht das Risiko einer Therapieresistenz. Nach Erreichen negativer hCG-Werte bis zu drei zusätzliche EMA-CO Chemotherapiezyklen zur Konsolidierung durchgeführen. Bei einer EMA-EP- oder BEP-Chemotherapie werden Konsolidierungszyklen nicht empfohlen. Bleiben die hCG-Werte nach Abschluss der Therapie negativ (s. o.), sollen weitere monatliche hCG-Kontrollen für ein Jahr erfolgen. Für diesen Zeitraum soll eine hormonelle Kontrazeption erfolgen. ❺

Invasive Mole Therapie s. o. je nach FIGO Risikoscore. Bei Z. n. Hysterektomie und Low-risk-Situation kann auf eine Chemotherapie verzichtet werden. ❻

Plazentabettknötchen Therapie der Wahl ist die Abrasio, bei der in der Regel die Läsion vollständig entfernt wird. PSN ist eine benigne Erkrankung. Eine Nachkontrolle mittels hCG-Bestimmung soll nicht durchgeführt werden. ❼

Plazentabetttumor (Placental Site Trophoblastic Tumor; PSTT) Nach Diagnosestellung im Abradat einfache Hysterektomie. Staging wie bei Trophoblastpersistenz. Bei FIGO-Stadium II – IV erfolgt eine Chemotherapie nach dem EMA-CO-Schema oder dem EP / EMA-Schema. Das BEP-Schema kann bei Versagen von EMA-CO und EP / EMA angewandt werden. ❽

Chorionkarzinom Bei histologischem Nachweis eines Chorionkarzinoms Staging wie nach FIGO, Therapie s. o. je nach FIGO Risikoscore. ❾

Komplikationen und potenzielle Risiken

Als direkte Komplikationen der Therapie von GTD sind verstärkte Blutungen, lokale Infektionen und Uterusperforationen im Rahmen der Abrasio zu nennen. Chemotherapie-assoziierte Komplikationen sind Anämie, Myelodepression, Alopezie, Nausea, Emesis, Fatigue-Syndrom, Nephro- und Neurotoxizität. Die psychologische Morbidität von GTD ist ebenfalls erheblich.

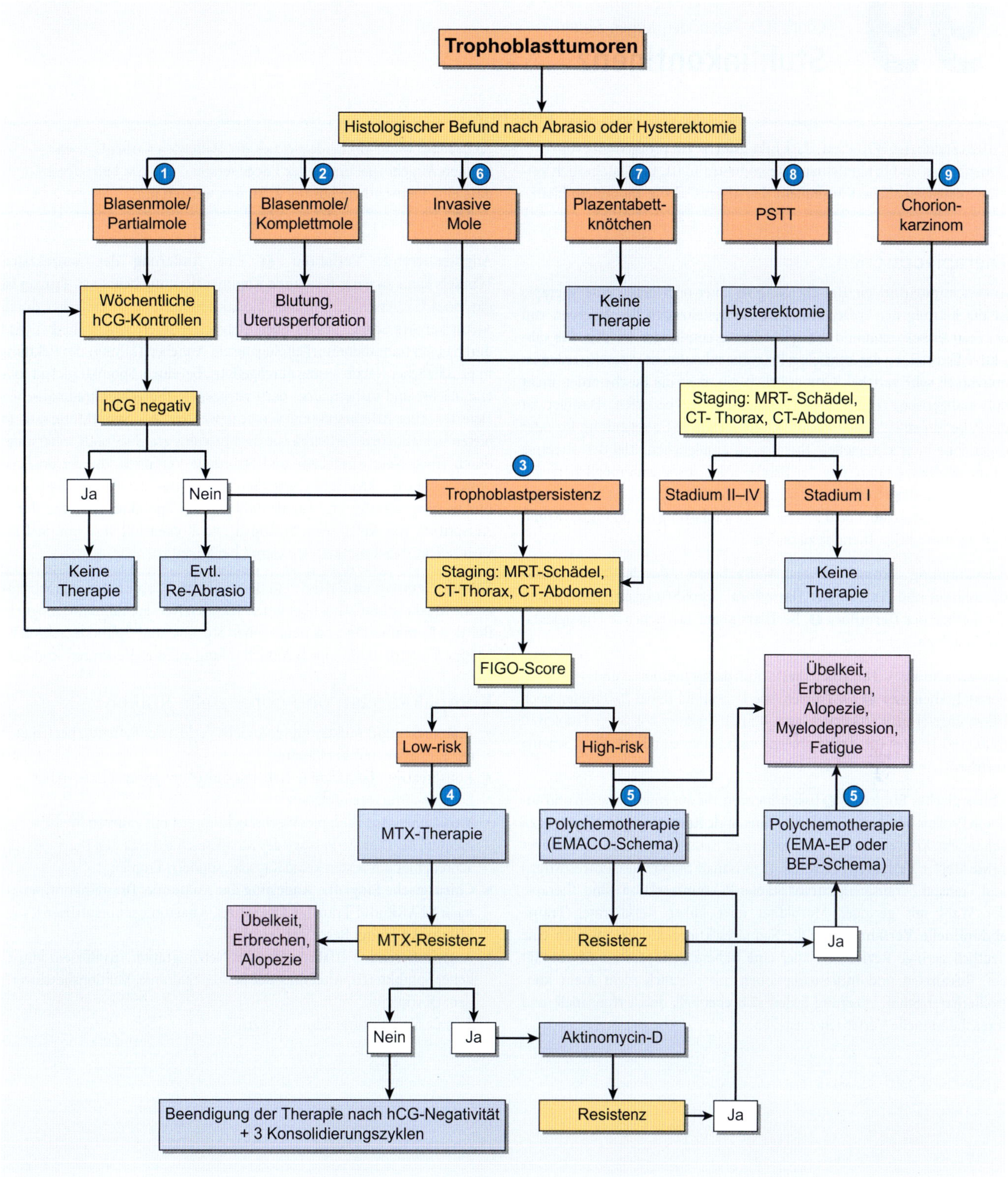
Trophoblasttumoren
Histologischer Befund nach Abrasio oder Hysterektomie
1
2
6
7
8
9
Blasenmole/ Partialmole
Blasenmole/ Komplettmole
Invasive Mole
Plazentabett-knötchen
PSTT
Chorion-karzinom
Wöchentliche hCG-Kontrollen
Blutung, Uterusperforation
Keine Therapie
Hysterektomie
hCG negativ
Staging: MRT- Schädel, CT- Thorax, CT-Abdomen
Ja
Nein
3
Trophoblastpersistenz
Stadium II–IV
Stadium I
Keine Therapie
Evtl. Re-Abrasio
Staging: MRT-Schädel, CT-Thorax, CT-Abdomen
Keine Therapie
FIGO-Score
Übelkeit, Erbrechen, Alopezie, Myelodepression, Fatigue
Low-risk
High-risk
4
5
5
MTX-Therapie
Polychemotherapie (EMACO-Schema)
Polychemotherapie (EMA-EP oder BEP-Schema)
Übelkeit, Erbrechen, Alopezie
MTX-Resistenz
Resistenz
Ja
Nein
Ja
Aktinomycin-D
Beendigung der Therapie nach hCG-Negativität + 3 Konsolidierungszyklen
Resistenz
Ja

99

Cédric R.D. Demtröder, Jürgen Zieren

Stuhlinkontinenz

Einleitung

1998 stellte die WHO fest, dass Inkontinenz ein größtenteils vermeidbares und behandelbares Krankheitsbild ist, und „sicherlich keine unausweichliche Konsequenz des Alterns". Eine Therapieindikation besteht, wenn ein Leidensdruck des Patienten vorliegt. Auch können Angehörige und / oder Pflegepersonal so stark betroffen sein, dass eine menschliche Lösung gefunden werden muss.

Therapieoptionen

Am wichtigsten für die Entscheidung zu einer oder gegen eine Therapie ist die Klärung der Frage, inwiefern die bestehenden Beschwerden von der Frau als belastend und therapiebedürftig empfunden werden. Die subjektive Beurteilung der klinischen Relevanz inkontinenter Beschwerden ist individuell sehr variabel. Grundsätzlich gilt, dass die Beschwerden nicht notwendigerweise einer chirurgischen Therapie bedürfen. Darüber ist die Patientin aufzuklären, um ihr eine informierte Entscheidung für oder gegen eine interventionellen Therapie zu ermöglichen. Ziel der Therapie ist die subjektive Linderung der Beschwerden sowie eine möglicherweise damit verbundene verbesserte Lebensqualität. Meist trägt allein ein gut geführtes Gespräch bei dem Patienten zur Entlastung bei und hilft Geduld zu üben die richtige Therapie zu finden.

Ausschöpfung konservativer Maßnahmen durch Ernährungsumstellung und Aufbau der Darmflora **Ernährungsumstellung** und der **Aufbau der Darmflora** ❶. Bei Diarrhö auf ausreichende Flüssigkeitszufuhr achten

Medikamentöse Therapie Bei Kurzdarmsyndrom und Diarrhö **Peristaltikhemmer** ❷ als Tropfen, wie Loperamid initial 25 Tropfen nach jedem ungeformten Stuhlgang (max. 8 x / d), Tinctura opii 3 x 5 Tropfen / d (max. 160 Tropfen / d). Tropfenmenge nach patientenindividuellem Schema anpassen.

Chirurgischer Eingriff ❸ Inkontinenzen, die auf einem inneren und äußeren Prolaps beruhen, sind durch **transanale Resektionsplastiken** gut zu behandeln. Konventionelle Verfahren nach Rehn-Delorme und Altemeyer sowie Stapler Verfahren S.T.A.R.R. (Transanale Stapler Rektumresektion) und Transtar (Transanale curved Stapler Rektumresektion) sind Therapie der Wahl mit geringer Morbidität aber hoher Rezidivrate. **Transabdominelle Verfahren** wie die Sigmaresektionrektopexie weisen eine deutlich geringe Rezidivrate aber eine höhere perioperative Morbidität auf. Rektozelen und Intussuszeptionen mit plötzlich nicht mehr kontrollierbarer Stuhlentleerung lassen sich ebenfalls durch transanale und transabdominelle Verfahren einstellen.

Augmentierende Verfahren ❹ Eine **Änderung des anorektalen Winkels** kann zu einer Besserung Kontinenzleistung beitragen. Prinzip ist das eines Gartenschlauches. Eine Flussunterbrechung ist einfacher durch Abknicken des Schlauches als über Abdrücken zu erreichen. Hierbei wird durch einen transabdominellen Zugang ein Anheben (Lifting) des Rektums mit zusätzlicher Netzfixierung durchgeführt. Bei einem Sphinkterdefekt sollte zunächst und insbesondere nach iatrogenen und geburtstraumatischen Defekten eine Rekonstruktion versucht werden. Als **Sphinkterersatz** ❺ bieten sich autologe Verfahren wie die Musculus gracilis Plastik unterstützt durch einen Neurostimulator und artifizielle Verfahren wie der artificial bowel sphincter, Analband (Justierbarer Ring) und der Fenix Ring (dynamische Magnetkette) an. Augmentationen bei Sphinkterschwäche durch Aufspritzen von Kollagenen, Silikonen und Kohlenstoff sind minimal invasiv, effektiv aber nur kurz wirksam (3–6 Monate).

Sakrale Nervenstimulation ❻ Bei intaktem M. sphinkter ani externus ist die Muskelstimulation über einen sakralen Nervenstimulator möglich. Bei der Kombination von neurogener Störung und Sphinkterschwäche ist eine Teststimulation nach Ausschöpfung anderer Verfahren sinnvoll.

Komplikationen und potenzielle Risiken

- Anamnese- und Aufklärungsgespräch: Verlust der Patientin bei fehlender Empathie und Verständnis
- Konservative Maßnahmen: Nahrungsmittelunverträglichkeiten bei Laktose-, Fructoseintoleranz
- Medikamentöse Therapie: Wechselwirkungen mit anderen Medikamenten, bei Diarrhö Passage des Medikaments durch den Darm beachten, hier am besten keine Kapseln, sondern Tropfen
- Chirurgische Eingriffe: Änderung der Anatomie, Dranginkontinenz nach STARR und Transtar-Operation, Anastomoseninsuffizienz, Miktionsstörung, Beschwerderezidiv
- Augmentierende Verfahren: Rezidiv, Netzmigration, Insuffizienz künstlicher Sphinkteren, Änderung der Beckenanatomie, Miktionsbeschwerden, Obstipation
- Sakrale Nervenstimulation: Misserfolg

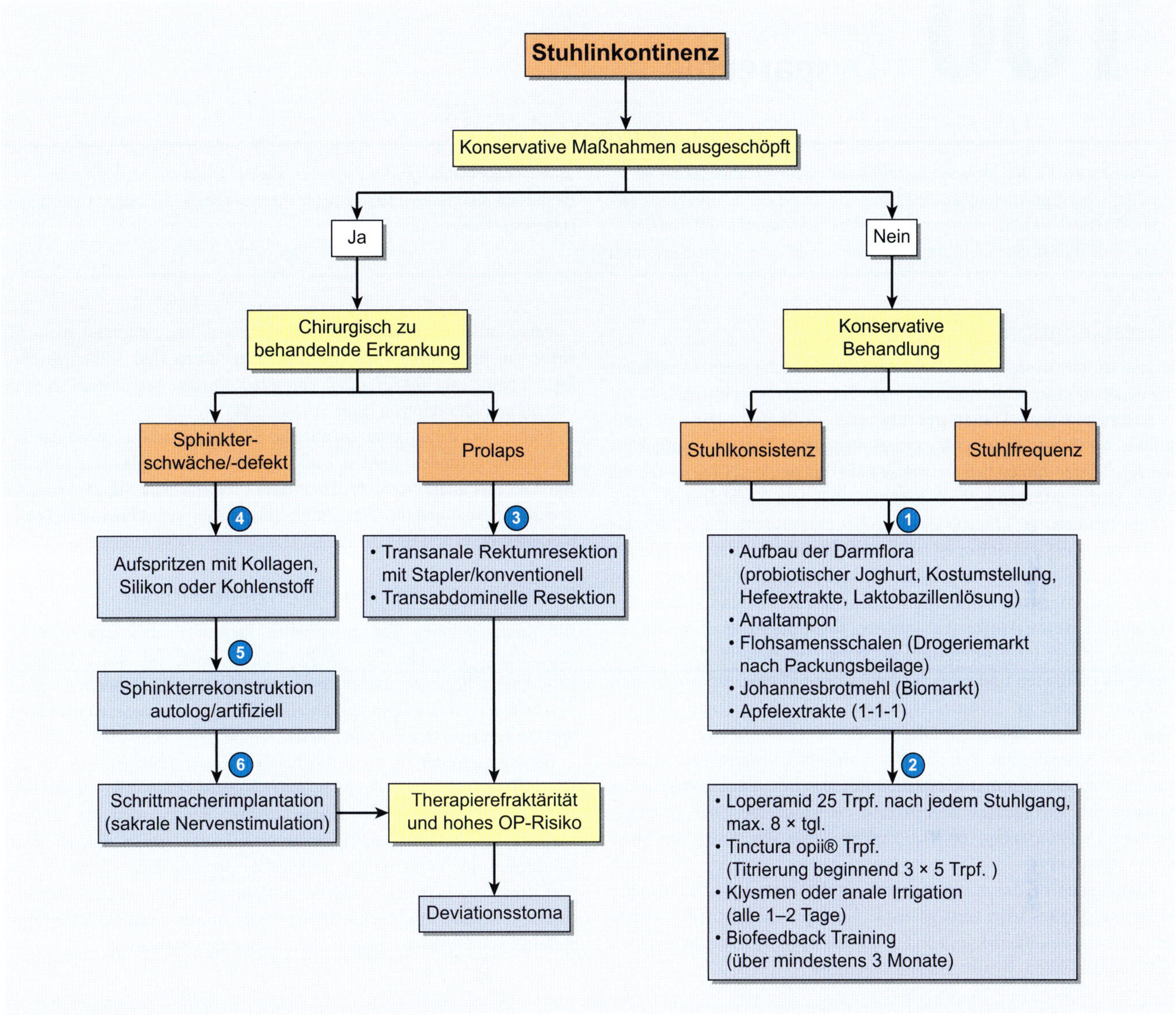
Stuhlinkontinenz
Konservative Maßnahmen ausgeschöpft
Ja
Nein
Chirurgisch zu behandelnde Erkrankung
Konservative Behandlung
Sphinkterschwäche/-defekt
Prolaps
Stuhlkonsistenz
Stuhlfrequenz
4
3
1
Aufspritzen mit Kollagen, Silikon oder Kohlenstoff
• Transanale Rektumresektion mit Stapler/konventionell
• Transabdominelle Resektion
• Aufbau der Darmflora (probiotischer Joghurt, Kostumstellung, Hefeextrakte, Laktobazillenlösung)
• Analtampon
• Flohsamensschalen (Drogeriemarkt nach Packungsbeilage)
• Johannesbrotmehl (Biomarkt)
• Apfelextrakte (1-1-1)
5
Sphinkterrekonstruktion autolog/artifiziell
6
2
Schrittmacherimplantation (sakrale Nervenstimulation)
Therapierefraktärität und hohes OP-Risiko
Deviationsstoma
• Loperamid 25 Trpf. nach jedem Stuhlgang, max. 8 × tgl.
• Tinctura opii® Trpf. (Titrierung beginnend 3 × 5 Trpf.)
• Klysmen oder anale Irrigation (alle 1–2 Tage)
• Biofeedback Training (über mindestens 3 Monate)

100

Martina Helbig

Dyspareunie

Zur Orientierung

Dyspareunische Beschwerden betreffen überwiegend junge (unter 40 Jahren) sowie postmenopausale Frauen. Aufgrund der Schmerzlokalisation lässt sich zwischen innerer und äußerer Dyspareunie differenzieren. Eine Indikation zur Therapie besteht, sobald der Leidensdruck hoch und die Lebensqualität der Patientin eingeschränkt ist. An die Zusammenarbeit mit anderen Fachdisziplinen muss bei fachfremden Ursachen stets gedacht werden.

Therapieoptionen

Je exakter die Ursache der dyspareunischen Beschwerden identifiziert wurde, desto zielgerichteter sind auch die Therapiemöglichkeiten.

Postmenopausale Frauen mit hormonell bedingter Vaginalatrophie sollten zunächst über eine symptomatische Therapie aufgeklärt werden. Hierzu zählen beispielsweise Lubrikanzien und Gleitmittel, die lokale Östrogentherapie sowie gegebenenfalls die Normalisierung des Scheidenmilieus ❶. Eine systemische Hormonsubstitution ist oftmals nicht notwendig. Patientinnen mit genitalen und vaginalen Infektionen sollten nach genauer Diagnostik (mikrobiologischer Abstrich und Kultur) entsprechend behandelt werden. Je nach Befund stehen hier Antibiotika, Antimykotika, Antiinfektiva sowie die Normalisierung des Scheidenmilieus im Vordergrund ❷. Symptomatische und / oder sehr große Ovarialzysten und einfache Adhäsionen können laparoskopisch reseziert werden ❸. Myomentfernungen sind je nach Lage ebenfalls laparo- bzw. hysteroskopisch möglich.

Je nach Ausmaß einer Endometriose profitieren betroffene Patientinnen von einer sorgfältigen und kompletten Resektion der Endomtrioseherde. Konservative Therapiemaßnahmen sind die Einnahme einer gestagenbetonten Antikonzeption im Dauerzyklus sowie das Anstreben einer Schwangerschaft.

Patientinnen, bei denen eine maligne Grunderkrankung im Rahmen der Abklärung diagnostiziert wird, sollten leitliniengerecht behandelt werden. Anatomische Besonderheiten können oftmals operativ behandelt werden (z. B. Fistelresektion, Hymenalsauminzision). ❹

Patientinnen deren dyspareunische Beschwerden, zumindest auch teilweise, auf psychogene Ursachen zurück zu führen sind, sollten psychologisch bzw. sexualtherapeutisch vorgestellt werden. Die Therapie hier ist oftmals komplex und von längerer Dauer. ❺

Frauen, bei denen keine organische oder psychische Ursache der Beschwerden gefunden werden kann, sollten nach Möglichkeit interdisziplinär therapiert werden. Hier sind verschiedene Therapieansätze denkbar (Sexualtherapie, Entspannungstechniken, symptomatische Lokaltherapie). ❻

Komplikationen und potenzielle Risiken

Die Komplikationen und potenziellen Risiken richten sich nach der begonnenen Therapie. Die größte Komplikation für die betroffenen Patientinnen liegt wahrscheinlich in einer fehlenden Ursachenfindung der Beschwerden, sodass keine zielführende Therapie eingeleitet werden kann und der Leidensdruck bestehen bleibt.

Die Herausforderung für den behandelnden Arzt besteht daher in der Durchführung einer zielführenden und effizienten Diagnostik. Oftmals liegt keine singuläre Ursache der dyspareunischen Beschwerden vor, sondern vielmehr ein Zusammenspiel mehrerer Faktoren. Diese müssen dann identifiziert und entsprechend nachverfolgt werden. Eine solche, oftmals mühsame Vorgehensweise, ist in der gynäkologischen Praxis schwierig umzusetzen. Genaues Hinhören während der Anamnese sowie ein frühes Hinzuziehen von Experten (auch fachfremd) ist daher notwendig.

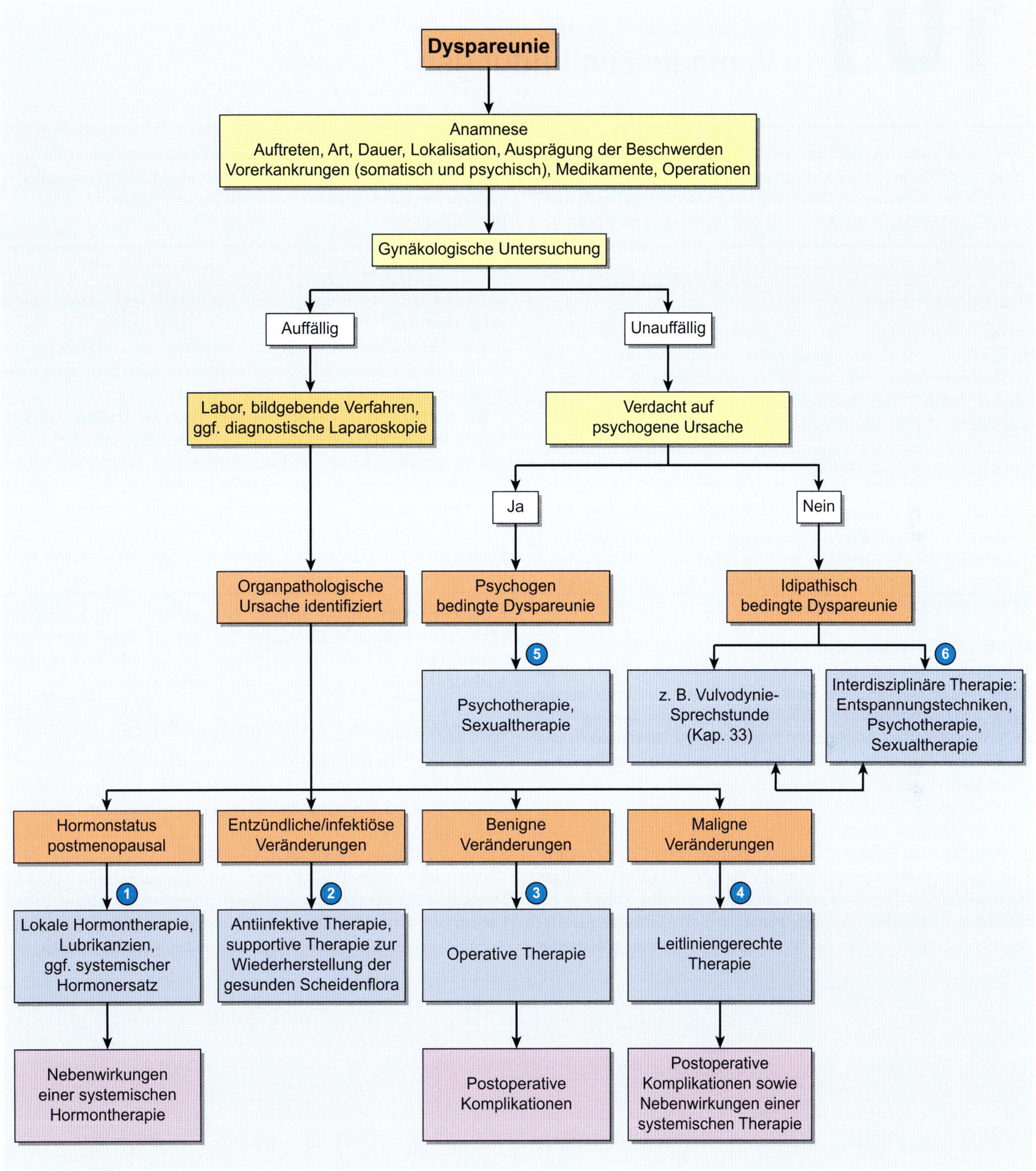
Dyspareunie
Anamnese
Auftreten, Art, Dauer, Lokalisation, Ausprägung der Beschwerden
Vorerkankrungen (somatisch und psychisch), Medikamente, Operationen
Gynäkologische Untersuchung
Auffällig
Unauffällig
Labor, bildgebende Verfahren, ggf. diagnostische Laparoskopie
Verdacht auf psychogene Ursache
Ja
Nein
Organpathologische Ursache identifiziert
Psychogen bedingte Dyspareunie
Idipathisch bedingte Dyspareunie
5
Psychotherapie, Sexualtherapie
6
z. B. Vulvodynie-Sprechstunde (Kap. 33)
Interdisziplinäre Therapie: Entspannungstechniken, Psychotherapie, Sexualtherapie
Hormonstatus postmenopausal
Entzündliche/infektiöse Veränderungen
Benigne Veränderungen
Maligne Veränderungen
1
2
3
4
Lokale Hormontherapie, Lubrikanzien, ggf. systemischer Hormonersatz
Antiinfektive Therapie, supportive Therapie zur Wiederherstellung der gesunden Scheidenflora
Operative Therapie
Leitliniengerechte Therapie
Nebenwirkungen einer systemischen Hormontherapie
Postoperative Komplikationen
Postoperative Komplikationen sowie Nebenwirkungen einer systemischen Therapie

101

Katharina Rall, Sara Y. Brucker

Vaginale Fehlbildungen

Zur Orientierung

Die Prävalenz genitaler Fehlbildungen beträgt in der Allgemeinbevölkerung 3,0–6,7 %, bei Sterilitätspatientinnen bei > 7 % und bei Patientinnen mit habituellen Aborten ca. 17 %. Fehlbildungen der Vagina beruhen auf einer Hemmungsfehlbildung der Müller-Gänge unbekannter Ursache. Sie werden im Kindesalter häufig nicht diagnostiziert, sondern werden erst durch eine Dyspareunie und / oder die Unmöglichkeit zur Kohabitation, einer symptomatischen oder asymptomatischen primären Amenorrhö auffällig.

Therapieoptionen

Queres Vaginalseptum Operative Resektion ❶ unter simultaner Punktion bei vorhandenem Hämatokolpos (dieser ist hilfreich zur Vermeidung einer Blasen- und / oder Rektumläsion und für die anatomisch korrekte Richtung der uterovaginalen Anastomose). Häufig einzeitige Laparoskopie sinnvoll, postoperativ ggf. lokale Östrogenisierung z. B. mit Tampons oder temporäres Tragen eines Vaginalphantoms oder -stents zur Prävention einer Stenose sinnvoll.

Longitudinales Vaginalseptum Bei fehlender Symptomatik keine dringende Therapieindikation. Bei Kinderwunsch und angestrebter vaginaler Entbindung Dissektion ❷ unter Zuhilfenahme langer gerader Klemmen zur Schonung von Urethra und Rektum. Postoperativ ggf. lokale Östrogenisierung s. o.

Partielle Vaginalaplasie / -atresie Operative Intervention immer bei Hämatokolpos / Hämatometra, da so die exakte Lokalisation der vorhandenen Vagina und die vaginale Achse bestimmt werden können. Vorgehen von vaginal unter laparoskopischer Sicht, zunächst Punktion und Aspiration des Menstruationsbluts, anschließend Erweiterung der Punktionsstelle und Schaffen einer Neovagina von adäquater Länge und Weite. Postoperatives Tragen eines Vaginalstents / -phantoms mit Östrogensalbe über mindestens 4–6 Wochen.

Bei vorhandenem Uterus zweitzeitiges Vorgehen ❸: zunächst Anlage einer Vagina mod. nach McIndoe. Postoperativ Tragen eines Vaginalphantoms mit Östrogensalbe für einige Monate bis zur vollständigen Epithelialisierung, dann kombiniert abdomino-vaginales Vorgehen bei vorhandener Hämatometra. Nach Punktion und Aspiration der Hämatometra kann die Achse der uterovaginalen Anastomose festgelegt werden. Anschließend Einlage eines Fehlingröhrchens intrauterin für einige Wochen.

Fehlbildungen der oberen Scheide sind häufig mit Fehlbildungen des Uterus assoziiert, die Vulva mit dem Introitus ist in der Regel normal angelegt.

Bei einer Vaginalhypoplasie, Vaginal- oder Zervixaplasie bei vorhandenem Uterus handelt es sich um höchst komplexe und sehr variable Krankheitsbilder mit häufig langjährigen Therapien im Sinne von Rekonstruktionsoperationen ohne oder mithilfe von Interponaten (z. B. Darm). Eine Überbrückung bis zum gewählten Zeitpunkt der operativen Therapie kann bei den sehr jungen Patientinnen mittels Einnahme eines oralen Kontrazeptivums im Langzyklus sinnvoll sein. Eine Hysterektomie kann Ultima Ratio sein.

Komplette Vaginalaplasie / -atresie Bei einer Vaginal- und Uterusaplasie gibt es verschiedene Möglichkeiten der Neovaginaanlage, konservativ (Selbstdehnung ❹) versus operativ. International sind zahlreiche operative Methoden beschrieben (z. B. mit und ohne Transplantat).

Komplikationen und potenzielle Risiken

Vaginal- und Uterusfehlbildungen sind in mindestens 40 % der Fälle mit Fehlbildungen der Nieren und ableitenden Harnwege, in mindestens 20 % der Fälle mit skelettalen Fehlbildungen sowie seltener mit kardialen, Augen- oder Ohrenfehlbildungen u. a. assoziiert. Diese Tatsache sollte im Rahmen der Diagnostik berücksichtigt werden.

Prinzipiell bestehen die allgemeinen Operationsrisiken insbesondere die Möglichkeit der Verletzung benachbarter Organe wie Harnblase, Ureter, Urethra oder Darm. Die Raten primärer Fehldiagnosen und inadäquater Therapien bei genitalen Fehlbildungen sind zudem weiterhin zu hoch.

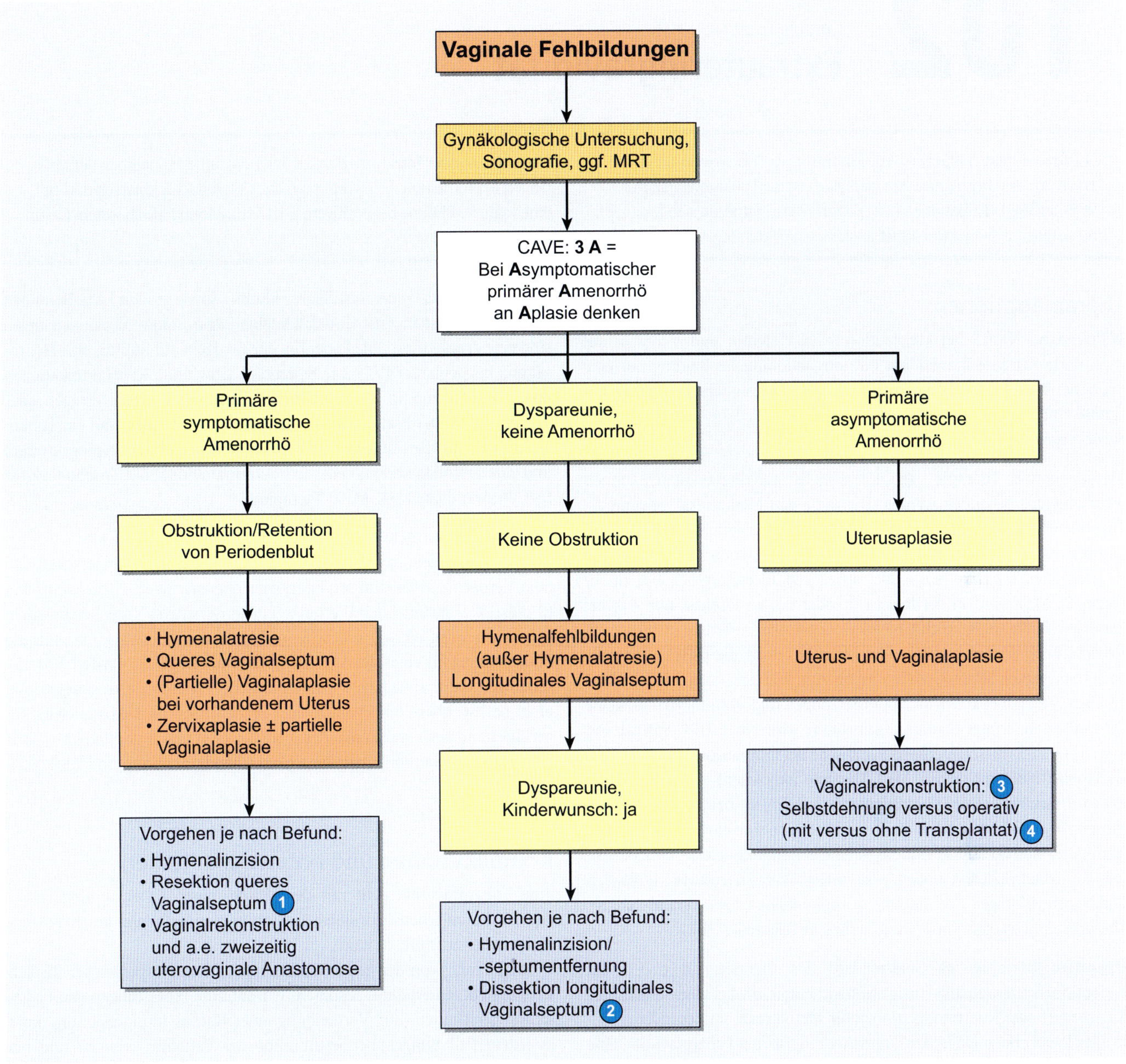
Vaginale Fehlbildungen
Gynäkologische Untersuchung, Sonografie, ggf. MRT
CAVE: 3 A = Bei Asymptomatischer primärer Amenorrhö an Aplasie denken
Primäre symptomatische Amenorrhö
Dyspareunie, keine Amenorrhö
Primäre asymptomatische Amenorrhö
Obstruktion/Retention von Periodenblut
Keine Obstruktion
Uterusaplasie
• Hymenalatresie • Queres Vaginalseptum • (Partielle) Vaginalaplasie bei vorhandenem Uterus • Zervixaplasie ± partielle Vaginalaplasie
Hymenalfehlbildungen (außer Hymenalatresie) Longitudinales Vaginalseptum
Uterus- und Vaginalaplasie
Vorgehen je nach Befund: • Hymenalinzision • Resektion queres Vaginalseptum 1 • Vaginalrekonstruktion und a.e. zweizeitig uterovaginale Anastomose
Dyspareunie, Kinderwunsch: ja
Neovaginaanlage/ Vaginalrekonstruktion: 3 Selbstdehnung versus operativ (mit versus ohne Transplantat) 4
Vorgehen je nach Befund: • Hymenalinzision/ -septumentfernung • Dissektion longitudinales Vaginalseptum 2

102

Cordula Franz

Extrauteringravidität

Zur Orientierung

Als Extrauteringravidität wird jede Einnistung der Blastozyste außerhalb des Cavum uteri bezeichnet. Am häufigsten ist die Tubargravidität mit ~96 %, andere Lokalisationen (z. B. Zervix, Uterusnarbe, intraabdominell) sind seltener. Risikofaktoren sind anatomische Varianten, vorausgegangene Operationen oder Infekte im Bereich der Tube und Maßnahmen der assistierten Reproduktion. Leitsymptome sind Unterbauchschmerzen und ggf. eine vaginale Blutung bei positivem β-HCG und sonografisch leerem Cavum uteri.

Therapieoptionen

Während im Notfall bei kreislaufinstabiler Patientin und Verdacht auf rupturierte Extrauteringravidität mit intraabdomineller Blutung nur eine operative Therapie in Frage kommt, kann insbesondere bei früher Diagnose und symptomarmer Patientin auf verschiedene Therapieansätze zurückgegriffen werden:

Medikamentöse Therapie ❶ Ca. ⅓ aller Extrauteringraviditäten können medikamentös behandelt werden. Die Gabe von Methotrexat gewinnt als Therapiemöglichkeit zunehmend an Bedeutung. Bei gleichen Erfolgs- und Fertilitätsraten und gleichzeitig fehlendem OP-Risiko ist die MTX-Gabe im geeigneten Kollektiv (s. u.) einer operativen Therapie gegenüber zu bevorzugen. MTX wird in der Regel i. m. oder i. v. verabreicht, nur z. B. bei Zervixgravidität erfolgt auch eine lokale Gabe. Die Dosierung er folgt nach Gewicht oder Körperoberfläche. Im Intervall erfolgt die β-HCG-Kontrolle nach festgelegtem Schema. MTX wird bis zum hinreichenden β-HCG-Abfall gegeben (Tulandi et al. 2018). Voraussetzungen sind Symptomarmut, keine OP-Indikation, frühes Stadium (gemeinhin wird ein β-HCG-Spiegel von max. 5.000 mIE / ml sowie eine sonografische Befundgröße vom max. 3–4 cm als Grenze einer möglichen MTX-Therapie angesehen), Compliance der Patientin zu notwendigen Kontrolluntersuchungen, medizinische Notfallversorgung in erreichbarer Nähe. Kontraindikationen sind ein abnormes Basislabor (v. a. Blutbild und Retentionsparameter), Immundefekte, eine heterotope Gravidität, Stillen, Allergien, positive Herzaktionen (relative KI). Risiken und Nebenwirkungen sind Stomatitis, Konjunktivitis, Laborveränderungen, Therapieversagen (ggf. Notwendigkeit für eine sekundäre OP).

Operative Therapie ❷ Goldstandard der Therapie, für ca. ⅔ der Patientinnen relevant, und einzige Notfalltherapie, die bei schnellem Handlungsbedarf oder Kontraindikationen für Methotrexat immer indiziert ist. In aller Regel erfolgt ein laparoskopischer Eingriff, bei Tubargravidität eine Salpingotomie (tubenerhaltend, Standard) oder Salpingektomie (bei irreparabel rupturierter Tube, unstillbarer Blutung sowie großen EUG-Befunden > 3 cm) und nur in Ausnahmefällen eine Laparotomie. Voraussetzungen sind eine kreislaufinstabile Patientin, ein Verdacht auf Ruptur, eine Hydrosalpinx bei geplanter IVF, eine heterotope Gravidität, Kontraindikationen oder eine Ablehnung der Methotrexat-Therapie, Therapieversagen oder Wunsch nach Sterilisation. Risiken und Nebenwirkungen sind ein Tubenverlust (bis hin Fertilitätsverlust bei Z. n. kontralateraler Salpingektomie) und eine subtotale Resektion der Extrauteringravidität mit Trophoblastrest (ggf. Notwendigkeit sek. MTX-Therapie).

Abwartendes Vorgehen ❸ Nur in Einzelfällen ist ein abwartendes Vorgehen zu vertreten, in der Regel bei noch unklarem Schwangerschaftssitz oder Verdacht auf Tubarabort. Es erfolgen engmaschige β-HCG-Kontrollen (2-tägig). Bei absinkenden Werten ist ein konservatives Vorgehen möglich, bei ansteigenden Werten und sicher nicht intrauteriner Gravidität sollte die Entscheidung für eines der o. g. Therapieverfahren gefällt werden. Voraussetzungen dafür sind eine asymptomatische Patientin, eine sonografisch nicht nachweisbare Embryonalanlage (weder intra- noch extrauterin), ein geringes und bestenfalls fallendes β-HCG, der Wunsch der Patientin nach fehlender Intervention sowie eine hinreichende Beratung und Risikoaufklärung.

Komplikationen und potenzielle Risiken

Eine Tubargravidität geht mit dem Risiko einer Tubenruptur (~18 %) einher, die zu lebensbedrohlichen Blutungen mit Gefahr des hypovolämischen Schocks führen kann.

Unabhängig von der gewählten Therapie (Therapiespezifischer Risiken s. o.) besteht ein erhöhtes Risiko für extrauterine Einnistungen von Folgeschwangerschaften. Zur Vermeidung einer Rhesus-Immunisierung muss in jedem Fall Blutgruppenbestimmung der Patientin erfolgen und bei Rhesus-Negativität auf jeden Fall eine Anti-D-Prophylaxe.

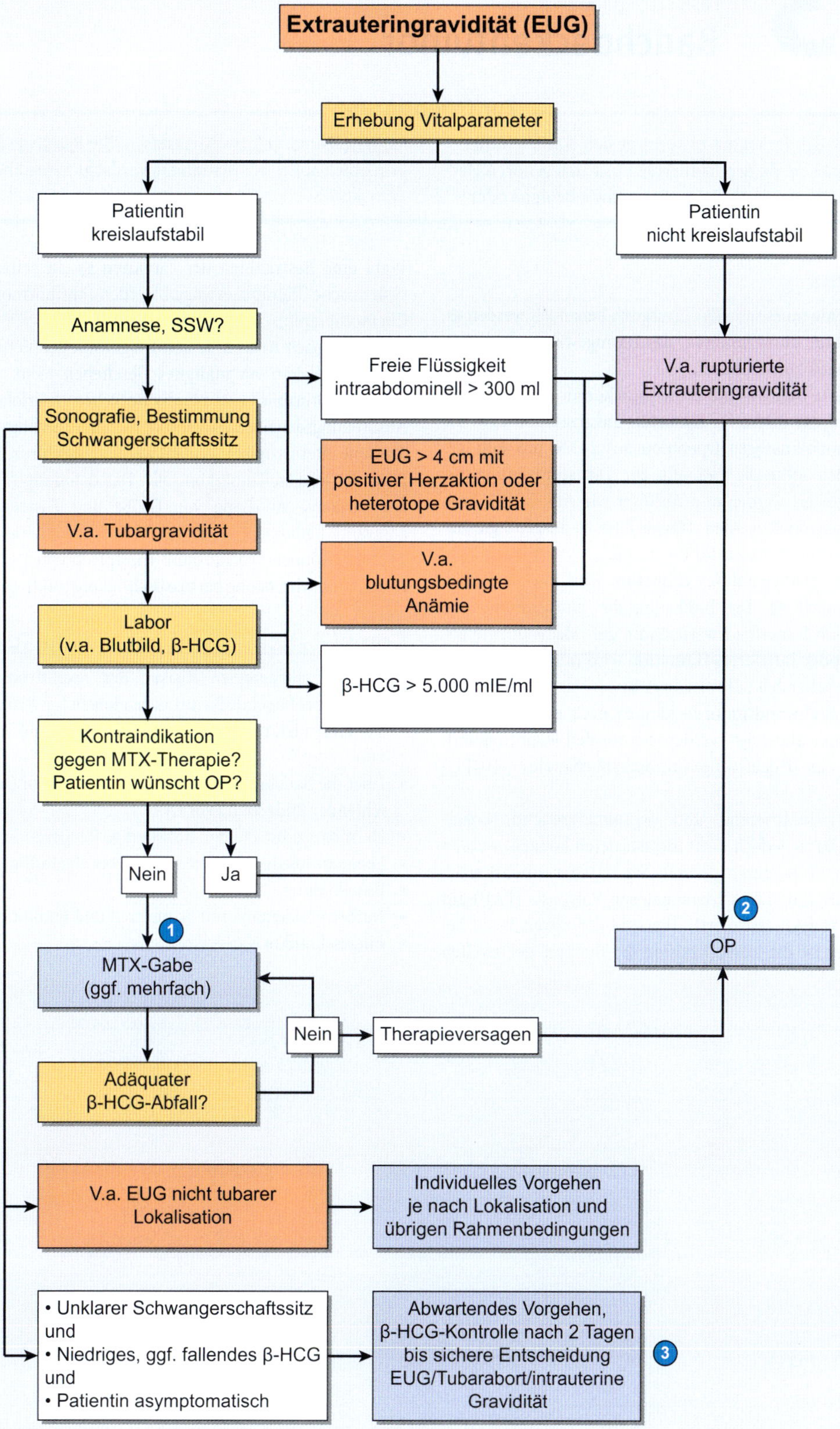
Extrauteringravidität (EUG)
Erhebung Vitalparameter
Patientin kreislaufstabil
Patientin nicht kreislaufstabil
Anamnese, SSW?
Freie Flüssigkeit intraabdominell > 300 ml
V.a. rupturierte Extrauteringravidität
Sonografie, Bestimmung Schwangerschaftssitz
EUG > 4 cm mit positiver Herzaktion oder heterotope Gravidität
V.a. Tubargravidität
V.a. blutungsbedingte Anämie
Labor (v.a. Blutbild, β-HCG)
β-HCG > 5.000 mIE/ml
Kontraindikation gegen MTX-Therapie? Patientin wünscht OP?
Nein
Ja
1
2
OP
MTX-Gabe (ggf. mehrfach)
Nein
Therapieversagen
Adäquater β-HCG-Abfall?
V.a. EUG nicht tubarer Lokalisation
Individuelles Vorgehen je nach Lokalisation und übrigen Rahmenbedingungen
• Unklarer Schwangerschaftssitz und
• Niedriges, ggf. fallendes β-HCG und
• Patientin asymptomatisch
Abwartendes Vorgehen, β-HCG-Kontrolle nach 2 Tagen bis sichere Entscheidung EUG/Tubarabort/intrauterine Gravidität
3

103

Felix Zeppernick

Bauchdeckentumor

Zur Orientierung

Hinter dem Begriff Bauchdeckentumor verbirgt sich eine Vielzahl von Differenzialdiagnosen. Zu den häufigsten Ursachen gehören Hernien, seltener sind Endometriome, Hämatome sowie benigne oder maligne Tumoren bzw. Metastasen. Bei Beschwerdefreiheit besteht prinzipiell außer bei Malignitätsverdacht keine Therapieindikation.

Therapieoptionen

Eine **inkarzerierte Hernie** muss sofortig chirurgisch behandelt werden ❶, um eine Hernienkorrektur durchzuführen, das Darmgewebe zu erhalten und eine Ileussymptomatik zu verhindern.

Die **nicht inkarzerierte Bauchwandhernie** kann konservativ behandelt werden. Allerdings wird das Risiko für sekundäre Inkarzeration bzw. die Notwendigkeit einer notfallmäßigen Operation auf 2–3 % pro Jahr geschätzt. In beiden Fällen sollte die Patientin zur Tertiärprävention zur Gewichtsreduktion motiviert werden und Auslöser wie eine COPD, bzw. Rauchen konsequent behandelt werden. (**Cave:** Eine zu ausgeprägte Reduktion des BMI ist ebenfalls Risikofaktor für Hernie.)

Ein **nicht infiziertes, größenstabiles Hämatom** wird mit Analgetika und konservativ behandelt ❷. Die Indikation der blutverdünnenden Medikation muss kritisch hinterfragt werden, um ggf. Medikamente abzusetzen. Ein **Abszess oder infiziertes Hämatom** wird mit Drainage und antibiotischer Therapie behandelt oder exzidiert. ❸

Symptomatische Bauchwandtumoren können nach entsprechender Diagnostik einer Therapie zugeführt werden. Sie werden lokal exzidiert, ggf. kann in Zukunft eine Hochfrequenzultraschallbehandlung (HIFU) angewendet werden.

Desmoide wachsen infiltrierend und organübergreifend. Lokalrezidive kommen vor. Da sie jedoch nicht metastasieren können, werden sie zu den semimalignen Tumoren gezählt. Sie treten vermehrt nach Entbindung und bei der familiären adenomatösen Polyposis (FAP) auf (bis 10 % der Desmoide FAP-assoziiert). Therapie der ersten Wahl bei Bauchdeckendesmoiden ist die lokale Exzision ❹, Therapie der zweiten Wahl eine Bestrahlung der Tumoren ❺. In seltenen Fällen kann eine systemische Therapie erwogen werden (antihormonelle Therapie, NSAR, Chemotherapie).

Besteht nach Anamnese und Diagnostik der Verdacht auf einen soliden Prozess, bei dem ein **malignes Geschehen** nicht ausgeschlossen werden kann, soll prinzipiell eine bioptische Sicherung erfolgen. Nach Umfeld- und Ausbreitungsdiagnostik sowie bioptischer Sicherung eines Sarkoms sollte die Therapie interdisziplinär geplant werden. Die chirurgische Therapie ❹ ist die Basis der lokalen Tumorkontrolle. Das definierte Ziel ist die R0-Resektion des Sarkoms. Abhängig von Größe und Histologie schließt sich eine adjuvante Radiotherapie, ❺ ggf. auch Chemotherapie an. Bei sehr großen Tumoren können neoadjuvante Therapieoptionen erwogen werden. An der Bauchwand wird häufig ein plastisch-rekonstruktives Vorgehen notwendig.

Komplikationen und potenzielle Risiken

Neben den allgemeinen Risiken des operativen Vorgehens sind insbesondere bei Bauchdeckentumoren folgenden Risiken zu bedenken:

- Tumorausdehnung mit Faszienbeteiligung und sekundärer Herniengefahr
- Über die Bauchdecke hinausreichender Tumor (insbesondere bei fehlender Bildgebung vor OP)
- Hernienrezidiv und ggf. notwendige Reoperation
- Fehlende lokale Tumorkontrolle trotz Operation, Tumorrezidiv
- Fistelbildung
- Narbenproblematik mit Schmerzen und Funktionseinschränkung
- Eingeschränkte Narbenkosmetik

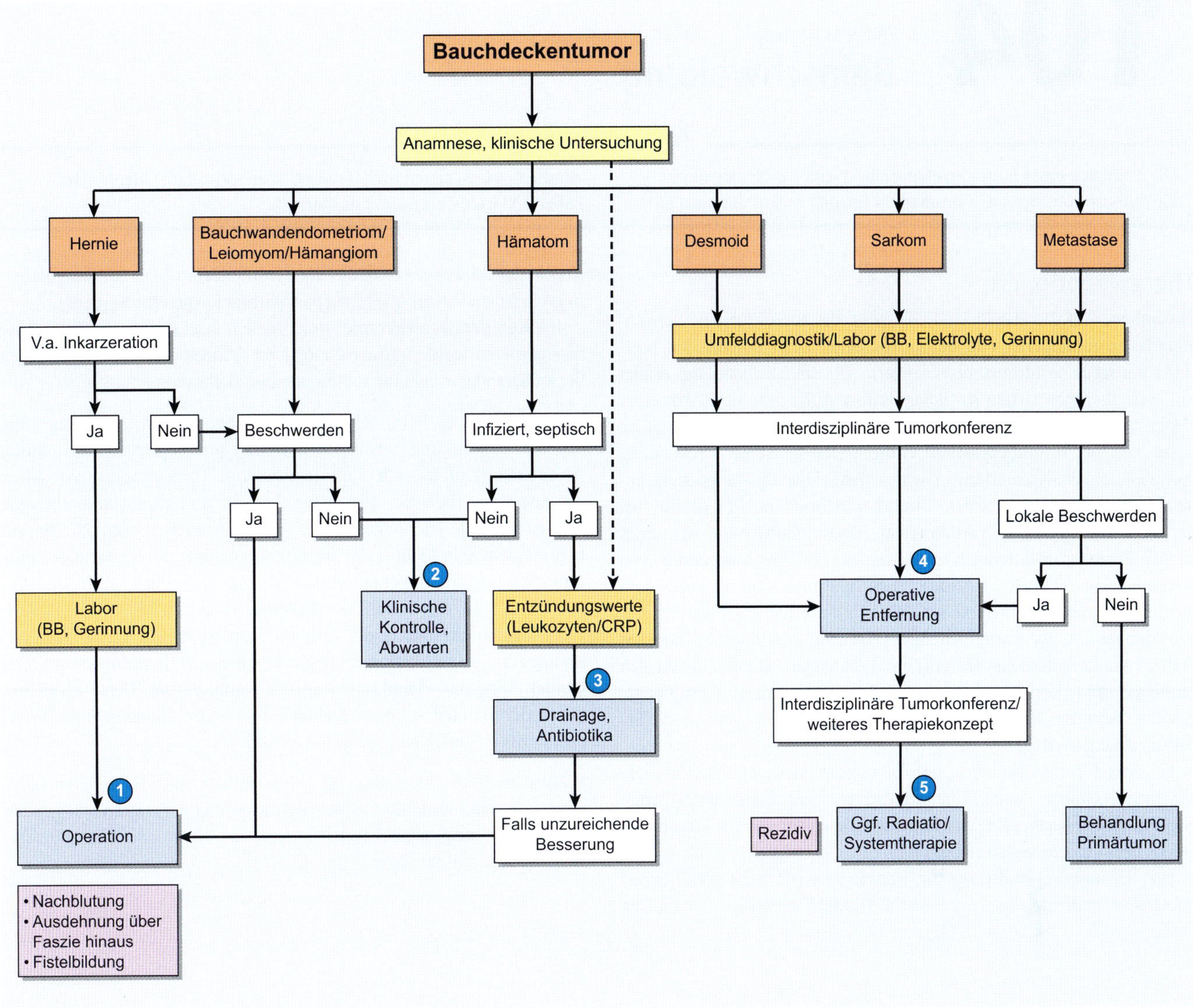
Bauchdeckentumor
Anamnese, klinische Untersuchung
Hernie
Bauchwandendometriom/ Leiomyom/Hämangiom
Hämatom
Desmoid
Sarkom
Metastase
V.a. Inkarzeration
Umfelddiagnostik/Labor (BB, Elektrolyte, Gerinnung)
Ja
Nein
Beschwerden
Infiziert, septisch
Interdisziplinäre Tumorkonferenz
Ja
Nein
Nein
Ja
Lokale Beschwerden
2
Klinische Kontrolle, Abwarten
Entzündungswerte (Leukozyten/CRP)
4
Operative Entfernung
Ja
Nein
Labor (BB, Gerinnung)
3
Drainage, Antibiotika
Interdisziplinäre Tumorkonferenz/ weiteres Therapiekonzept
1
5
Operation
Falls unzureichende Besserung
Rezidiv
Ggf. Radiatio/ Systemtherapie
Behandlung Primärtumor
• Nachblutung
• Ausdehnung über Faszie hinaus
• Fistelbildung

104

Andreas Hartkopf

Beinschwellung

Zur Orientierung

Die Ursachen einer Beinschwellung sind vielfältig. Neben einer Thrombose kommen ein Lymphödem (primär / sekundär), ein entzündliches Geschehen bzw. Trauma oder sekundäre Ödeme (Herz-, Leber-, Niereninsuffizienz) in Betracht.

Therapieoptionen

Thrombose ❶ Ziel der Behandlung ist es, das Risiko für eine Lungenembolie zu minimieren und den Schweregrad eines potenziellen postthrombotischen Syndroms zu verringern. Die Initialbehandlung erfolgt mit einer **therapeutischen Antikoagulation.** Aufgrund des Risikos einer Heparin-Induzierten Thrombozytopenie (HIT-II), sollten regelmäßige Kontrollen der Thrombozytenzahl erfolgen (HIT-II ist bei Verwendung von niedermolekularem Heparin sehr selten). Eine Dosisanpassung anhand der aktivierten partiellen Thromboplastinzeit (aPTT) ist nur bei der Verwendung von unfraktioniertem Heparin notwendig. Allerdings ist bei Patienten mit reduzierter Nierenfunktion die Anwendung von niedermolekularem Heparin oder Fondaparinux nur eingeschränkt möglich. An die Initialtherapie schließt sich die Erhaltungstherapie über 3–6 Monate z. B. mit Phenprocoumon (Ziel INR: 2–3) oder mit direkten oralen Antikoagulanzien (DOAK) an. Abhängig vom individuellen Blutungs- und Rezidivrisiko (aktive Tumorerkrankung, Gerinnungsstörung, familiäre Häufung, Restthrombus) kann eine verlängerte Erhaltungstherapie erfolgen.

Bei aktiver Tumorerkrankung erfolgt aufgrund des erhöhten Blutungsrisikos die Initial- und Erhaltungstherapie mit niedermolekularem Heparin. Bisher liegen keine ausreichenden Daten vor um den Einsatz von DOAK bei Tumorpatienten zu bewerten.

Die **Thromboseprophylaxe** in Schwangerschaft oder Wochenbett erfolgt mit niedermolekularem Heparin. (**Cave:** Vitamin-K-Antagonisten sind in der Schwangerschaft absolut kontraindiziert.) Die Antikoagulation muss in jedem Fall bis 6 Wochen post partum fortgeführt werden.

Die **Kompressionstherapie** erfolgt an dem Bein, an dem die Thrombose nachgewiesen wurde und wird möglichst frühzeitig begonnen. Entgegen der früheren Lehrmeinung sollte keine Immobilisation erfolgen.

Lymphödem ❷ Beim sekundären Lymphödem wird die zugrunde liegende Erkrankung behandelt. Bei einer onkologischen Erkrankung kommen hierfür je nach Tumorentität und Tumorstadium vor allem die operative Therapie, die Systemtherapie und die Strahlentherapie in Betracht. Da die onkologische Therapie auch ursächlich für ein Lymphödem sein kann (z. B. Lymphknotenchirurgie, Radiatio) ist eine umfassende prätherapeutische Aufklärung wesentlich. Ziele der Behandlung sind der Erhalt der Lebensqualität, das Vermeiden einer Funktionseinschränkung der unteren Extremität und das Verhindern sekundärer Komplikationen (z. B. Erysipel, Dermatomykosen). Behandelt wird das Lymphödem mittels Kompression. Diese beinhaltet neben der manuellen Lymphdrainage die Kompressionstherapie (Kompressionsverband, Kompressionsstrumpf).

Sekundäre Beinschwellung ❸ Die Ursachen einer sekundären Beinschwellung sind vielfältig. Die Behandlung erfolgt der zugrunde liegenden Erkrankung entsprechend (z. B. Therapie der Herz- oder Niereninsuffizienz, antidiuretische Therapie).

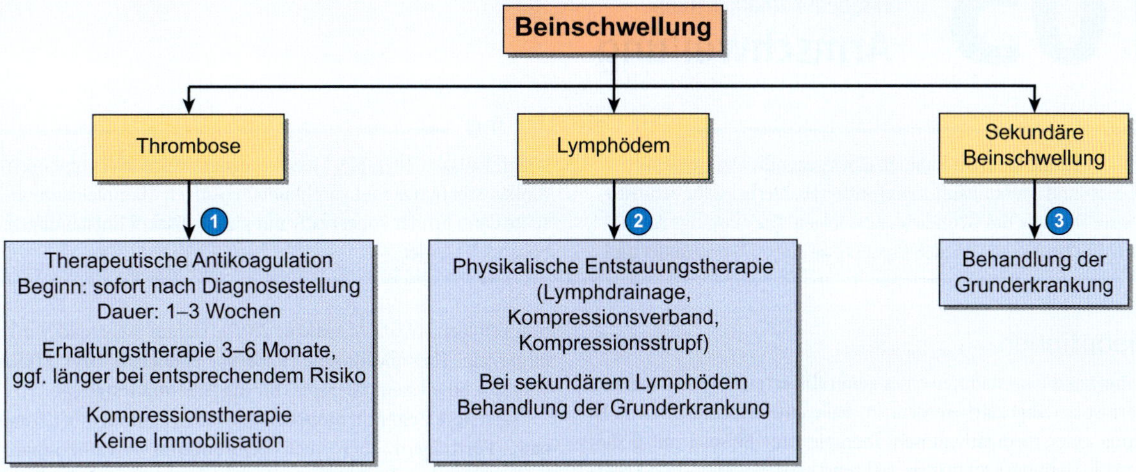
Beinschwellung
Thrombose
Lymphödem
Sekundäre Beinschwellung
1
2
3
Therapeutische Antikoagulation
Beginn: sofort nach Diagnosestellung
Dauer: 1–3 Wochen
Erhaltungstherapie 3–6 Monate, ggf. länger bei entsprechendem Risiko
Kompressionstherapie
Keine Immobilisation
Physikalische Entstauungstherapie (Lymphdrainage, Kompressionsverband, Kompressionsstrupf)
Bei sekundärem Lymphödem Behandlung der Grunderkrankung
Behandlung der Grunderkrankung

105

Elisabeth Katharina Trapp

Armschwellung

Zur Orientierung

Eine Armschwellung kann im Rahmen eines generalisierten Ödems (Herz-, Leber- und Niereninsuffizienz) auftreten, hierbei sollte schnellstmöglich eine Therapie des Grundleidens erfolgen. Die einseitige Armschwellung ist durch einen lokalen Prozess (➤ Kap. 57) begründet und bedarf kausaler Therapie. Meist begegnet sie uns als Lymphödem nach Axilladissektion beim Lymphknotenpositiven Mammakarzinom und sollte dann primär konservativ mit physikalischer Entstauungstherapie behandelt werden.

Therapieoptionen

Armschwellungen die im Rahmen eines **generalisierten Ödems** auftreten, sollten internistisch abgeklärt werden. Im Falle einer Herzinsuffizienz ist die Einleitung einer medikamentösen Therapie zum Beispiel mit β-Blockern bzw. ACE-Hemmern zu prüfen, während bei der Nieren- und Leberinsuffizienz eine Lebensstilintervention bis hin zu extrakorporalen Ersatzverfahren bzw. die Organtransplantation nötig sein können.

Generalisierte Ödeme im Rahmen einer **Schwangerschaft bzw. Präeklampsie** ❶ limitieren sich selbst durch Beendigung der Schwangerschaft.

Die einseitige Armschwellung ist zumeist durch ein **Lymphödem** ❷ bei erfolgter Mammakarzinombehandlung begründet. Durch Schädigung der Lymphabflusswege kommt es zum chronischen Rückstau bzw. lebensbeschneidenden Krankheitsbild. Eine adäquate Therapie umfasst stadiengerechte konservative bzw. chirurgische Maßnahmen. Goldstandard ist die komplexe physikalische Entstauungstherapie in der 2. Phase. (GDL 2017). Diese umfasst in Phase I Hautpflege und manuellen Lymphdrainagen sowie in Phase 2 eine Kompressionstherapie mittels Wechselverbänden / Kompressionsstrümpfen sowie entstauende Bewegungskonzepte. Ziel ist eine Verbesserung der Lebensqualität durch Reduktion des Lymphödems. Bei frustranem konservativen Ansatz bzw. hohem Leidensdruck und Stadium sollte zur Vermeidung sekundärer Gewebsschäden ein chirurgischer Ansatz zum Beispiel mittels mikrochirurgischer autogener Lymphgefäßtransplantation erwogen werden.

Ist die Stauungssymptomatik durch ein **axilläres Tumorrezidiv** ❸ begründet, sollte möglichst eine Exzision und pathohistologische Re-Evaluation erfolgen. (AGO MAMMA, 2017). Darauf basierend wird multidisziplinär ein Therapiekonzept (Radiatio, endokrine bzw. HER2-gerichtete Therapie oder Chemotherapie) für die Patientin festgelegt.

Auch **tiefe Venenthrombosen** ❹ können besonders bei Tumorpatienten bzw. Portträgern aber auch Schwangeren / Wöchnerinnen einseitige, livide Armschwellungen hervorrufen. Eine sofortige Antikoagulation ist erforderlich. Die Behandlung erfolgt mit niedermolekularem Heparin (Fondaparinux) in therapeutischer, körpergewichtesadaptierter Dosis. Immobilisation ist nicht indiziert und falls vorhanden kann ein Portsystem belassen werden. (DGA 2015)

Scharf begrenzte und rote Läsionen sind am ehesten durch **entzündliche Prozesse** (Erysipel, Borreliose) oder **autoimmune bzw. allergische Leiden** (Sarkoidose, Urticaria) begründet. Die Therapieeinleitung erfolgt gemäß dermatologischer Abklärung.

Komplikationen und potenzielle Risiken

- Grundleiden mit generalisiertem Ödem: Organinsuffizienz, bei Präeklampsie eklamptischer Anfall, HELLP mit Leberkapselruptur und DIC
- Lymphödem: Infektionen und gestörte Wundheilung (Erysipel), Lymphfistel, Lymphozele
- Tumorrezidive: Einbruch in den Plexus brachialis (Einbußen der Sensibilität und Motorik), Lymphödem, Metastasierung
- Tiefen Armvenenthrombose: Lungenarterienembolie

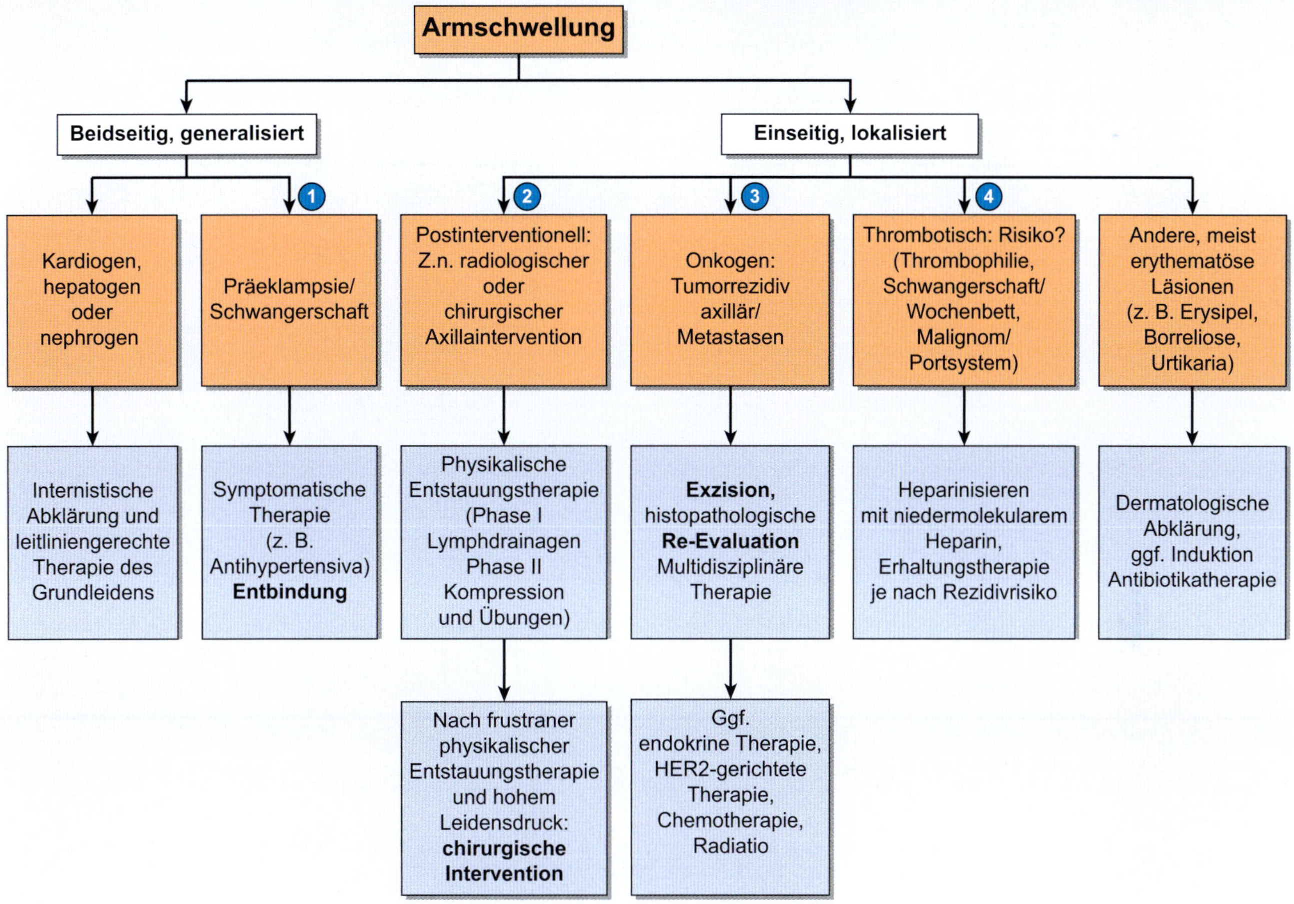
Armschwellung
Beidseitig, generalisiert
Einseitig, lokalisiert
1
2
3
4
Kardiogen, hepatogen oder nephrogen
Präeklampsie/ Schwangerschaft
Postinterventionell: Z.n. radiologischer oder chirurgischer Axillaintervention
Onkogen: Tumorrezidiv axillär/ Metastasen
Thrombotisch: Risiko? (Thrombophilie, Schwangerschaft/ Wochenbett, Malignom/ Portsystem)
Andere, meist erythematöse Läsionen (z. B. Erysipel, Borreliose, Urtikaria)
Internistische Abklärung und leitliniengerechte Therapie des Grundleidens
Symptomatische Therapie (z. B. Antihypertensiva) Entbindung
Physikalische Entstauungstherapie (Phase I Lymphdrainagen Phase II Kompression und Übungen)
Exzision, histopathologische Re-Evaluation Multidisziplinäre Therapie
Heparinisieren mit niedermolekularem Heparin, Erhaltungstherapie je nach Rezidivrisiko
Dermatologische Abklärung, ggf. Induktion Antibiotikatherapie
Nach frustraner physikalischer Entstauungstherapie und hohem Leidensdruck: chirurgische Intervention
Ggf. endokrine Therapie, HER2-gerichtete Therapie, Chemotherapie, Radiatio

III Anhang

Literaturverzeichnis

Kapitel 1

Kamel RM. Management of the infertile couple: an evidence-based protocol. Reprod Biol Endocrinol 2010;8:21.

Kapitel 2

Committee on Adolescent Health Care. ACOG Committee Opinion No. 728: Müllerian Agenesis: Diagnosis, Management, And Treatment. Obstet Gynecol 2018; 131(1): e35-e42.

Kriplani A, et al. Etiology and management of primary amenorrhoea: A study of 102 cases at tertiary centre. Taiwan J Obstet Gynecol 2017;56 (6) :761–4.

Kapitel 3

Lord M, Sahni M, Amenorrhea. Secondary. StatPearls [Internet]. Treasure Island (FL): StatPearls Publishing; 2017 May 18.

Kapitel 4

Hatch R, et al. Hirsutism: implications, etiology, and management. Am J Obstet Gynecol 1981;140: 815–30.

Rosenfield RL. Hirsutism. New Engl J Med 2005;353:2578–88.

Kapitel 5

Ying Y, et al. GnRH agonist treatment for idiopathic central precocious puberty can improve final adult height in Chinese girls. Oncotarget 2017;8(65):109061–7.

Kapitel 6

Deutsche Gesellschaft für Kinderheilkunde und Jugendmedizin. Leitlinie Pubertas tarda und Hypogonadismus. AWMF-Registernr. 027 / 025. Stand: 01 / 2011.

Kapitel 7

Deutsche Gesellschaft für Gynäkologie und Geburtshilfe (DGGG), et al. Interdisziplinäre S3-Leitlinie. Hormontherapie (HT) in der Peri- und Postmenopause. AWMF-Registernr . 015 / 062. Stand 2018.

Weidner K, et al. Menopausal complaints across the lifespan? Findings of a German representative survey. Psychother Psychosom Med Psychol 2012;62(7):266–75.

Kapitel 8

Rossen LM, Ahrens KA, Branum AM. Trends in Risk of Pregnancy Loss Among US Women, 1990-2011. Paediatr Perinat Epidemiol 2018;32(1): 19–29.

Signorello LB, et al. Caffeine metabolism and the risk of spontaneous abortion of normal karyotype fetuses. Obstet Gynecol 2001;98:1059–66.

Toth B, et al. Recurrent Miscarriage: Diagnostic and Therapeutic Procedures. Guideline of the DGGG (S1-Level, AWMF Registry No. 015 / 050, December 2013). Geburtshilfe Frauenheilkd 2015;75(11):1117–29.

Kapitel 9

Blume-Peytavi U, et al. S1 guideline for diagnostic evaluation in androgenetic alopecia in men, women and adolescents. Br J Dermatol 2011;164(1):5–15.

Wolff H, Fischer TW, Blume-Peytavi U. The diagnosis and treatment of hair and scalp diseases. Dtsch Arztebl Int 2016;113:377–86.

Kapitel 10

Kommission Mamma der AGO e.V. (Hrsg.): Aktuelle Empfehlungen zur Prävention, Diagnostik und Therapie primärer und fortgeschrittener Mammakarzinome; Zuckschwerdt-Verlag, 2017.

Wöckel A, Janni W. Association of Scientific Medical Societies in Germany. Mammakarzinom der Frau: Diagnostik, Therapie und Nachsorge. AWMF-Registernr. 032 / 045. Stand 2017.

Kapitel 11

Hussain AN, Policarpio C, Vincent MT. Evaluating Nipple Discharge. Obstet Gynecol Surv 2006;61(4):278–83.

Lippa N, et al. Nipple discharge: The role of imaging. Diagn Interv Imaging 2015;96(10):1017–32.

Mansel RE, Webster DJT, Sweetland HM. Nipple discharge. 3rd ed. In: Benign disorders and diseases of the breastPhiladelphia: Saunders; 2009. p. 207–25.

Kapitel 12

BfArm: Möglicher Zusammenhang zwischen Brustimplantaten und der Entstehung eines anaplastischen großzelligen Lymphoms (ALCL). 2015. Verfügbar auf www.bfarm.de.

Brault N, et al. Correction of tuberous breast deformity: A retrospective study comparing lipofilling versus breast implant augmentation. J Plast Reconstr Aesthet Surg 2017;70(5):585–95.

Kapitel 13

Bock K. Physiologische Veränderungen während Gravidität und Stillzeit. In: Duda VF, Schulz-Wendtland R. (Hrsg). Mammadiagnostik. 2. Aufl. Heidelberg: Springer-Verlag; 2017, S. 17–23.

Jacobs A, et al. S3-Leitlinie. Therapie entzündlicher Brusterkrankungen in der Stillzeit. AWMF-Registernr. 015 / 071; 02 / 2013. Kurzfassung. Geburtshilfe Frauenheilkd 2013; 7312: 1202–8.

Lawrence R, Lawrence R. Breastfeeding. A guide for the medical profession. 7. Ed. Maryland Heights: Elsevier, Mosby; 2011.

Mangesi L, Zakarija-Grkovic I. Treatments for breast engorgement during lactation. Cochrane Database of Systematic Reviews 2016, Issue 6. Art. No.: CD006946.

Peters F, Puerperale, Mastitis. Empfehlungen für Diagnostik und Therapie. Senologie 2009;6:227–30.

WHO. Mastitis. Causes and Management. WHO / FCH / CAH / 13_2000. www.who.int

Kapitel 14

Berghof S, Peters F. Empfehlungen einer Arbeitsgruppe der deutschen Gesellschaft für Senologie – die non-puerperale Mastitis. Senologie 2008;5(1):27–31.

Deutsche Gesellschaft für Gynäkologie und Geburtshilfe (DGGG), et al. S3-Leitlinie: Therapie entzündlicher Brusterkrankungen in der Stillzeit. AWMF-Registernr. 015 / 071. Stand 28.02.2013, gültig bis 28.02.2018.

Deutsche Krebsgesellschaft (DKG) und Deutsche Gesellschaft für Gynäkologie und Geburtshilfe (DGGG), et al. Interdisziplinäre S3-Leitlinie für Früherkennung, Diagnostik, Therapie und Nachsorge des Mammakarzinoms. AWMF-Registernr. 032-045OL. Stand 12 / 2017.

Dixon JM. Breast infection.BMJ 2013; 16; 347: f3291.

Lam E, Chan T, Wiseman SM. Breast abscess: evidence based management recommendations. Expert Rev Anti Infect Ther 2014;12(7):753–62.

Meretoja T, Ihalainen H, Leidenius M. Inflammations of the mammary gland. Duodecim 2017;133(9):855–61.

Strauss A. Die gerötete Brust – harmlos oder Warnzeichen? Gynäkologe 2017;50:441–54.

Kapitel 15

Berlin E, et al. Breast Implant-Associated Anaplastic Large Cell Lymphoma: Case Report and Review of the Literature. Case Rep Hematol 2018;2018:2414278.

Kempson R, et al. Lipomatous tumors. 3rd ed. In: Rosai J, editor. Tumors of the soft tissuesArmed Forces Institute of Pathology; 2001. p. 187–238.

Kucera H. Klinik der gutartigen Brustdrüsenerkrankungen. Gynäkol Rundschau 1980;20:5–10.

Park T, et al. Concomitant breast and axillary lymphangioma in an adult: A case report and a review of the literature. Medicine (Baltimore) 2018;97(45):e12946.

Taterra D, et al. Prevalence and anatomy of the axillary arch and its implications in surgical practice: A meta-analysis. Surgeon 2019;17(1):43–51.

Kapitel 17

Barankin B, Gross MS. Nipple and areola eczema in the breastfeeding woman. J Cutan Med Surg 2004;8(2):126–30.
Leung AKC, Hon KLE. Atopic dermatitis: A Review for the primary Care Physician. New York, NY: Nova Science Publishers; 2012.
Song HS, et al. Nipple eczema, an indicative manifestation of atopic dermatitis? A clinical, histological, and immunohistochemical study. Am J Dermatopathol 2015;37(4):284–8.

Kapitel 18

Goyal A. Breast pain. BMJ Clin Evid. 2011 2011;. pii: 0812.
Onstad M, Stuckey A. Benign breast disorders. Obst Gynecol Clin North Am 2013;40(3):459–73.
Yildirim AC, et al. Mastalgia-Cancer Relationship: A Prospective Study. J Breast Health (2013) 2015;11(2):88–91.

Kapitel 19

Mainz A. S1-Leitlinie der Deutschen Gesellschaft für Allgemeinmedizin und Familienmedizin. Nicht-sichtbare Hämaturie. AWMF-Registernr. 053 / 028. 2013.

Kapitel 21

Hannestad YS, et al. A community-based epidemiological survey of female urinary incontinence: the Norwegian EPINCONT study. Epidemiology of Incontinence in the County of Nord-Trøndelag. J Clin Epidemiol 2000;53(11):1150–7.

Kapitel 22

Hannestad YS, et al. A community-based epidemiological survey of female urinary incontinence: the Norwegian EPINCONT study. Epidemiology of Incontinence in the County of Nord-Trøndelag. J Clin Epidemiol 2000;53(11):1150–7.

Kapitel 23

Justo D, et al. Asymptomatic urinary retention in elderly women upon admission to the Internal Medicine department: A prospective study. Neurourol Urodyn 2017;36(3):794–7.
Mevcha A, Drake MJ. Etiology and management of urinary retention in women. Indian J Urol 2010;26(2):230–5.
Østergaard J, Langhoff-Roos J, Møller LM. Postpartum urinary retention. Ugeskr Laeger 2010;172(7):528–33.

Kapitel 24

Baessler K, et al. Fragebogen validiert durch Dr. Kaven Baessler, Beckenboden-Zentrum Charité, Berlin. Vorstellung am DGGG 2006, Berlin. Validierung des Fragebogens auf Englisch in Australien. Vorstellung am Kongress der International Continence Society 2004, Paris. Neurourol and Urodynam 2004; 23 (5-6):398-9.
Bump RC. The standardization of terminology of female pelvic organ prolapse and pelvic floor dysfunction. Am J Obstret Gynecol 1996;175:10–7.
Persu C, et al. Pelvic Organ Prolapse Quantification System (POP–Q) – a new era in pelvic prolapse staging. J Med Life 2011;4(1):75–81.

Kapitel 26

Baden DN, van de Ven A, Verbeek PC. Endometriosis with an acute colon obstruction: a case report. J Med Case Rep 2015;9:150.
Öncü K, et al. Determination of the frequency of dyssynergic defecation and patient characteristics in patients with functional constipation. Turk J Gastroenterol 2010;21(4):372–80.
Ribas Y, et al. Prevalence and pathophysiology of functional constipation among women in Catalonia. Spain. Dis Colon Rectum 2011;54(12): 1560–9.
In: Zbar AP, Wexner SD, editors. ColoproctologyNew York: Springer; 2010.

Kapitel 28

Kirtschig G, et al. Evidence-based (S3) Guideline on (anogenital) Lichen sclerosus. J Eur Acad Dermatol Venereol 2015;29(10):e1–43.
European Society of Gynaecological Oncology. ESGO vulvar cancer guidelines.2019 https://guidelines.esgo.org.
Schnurch HG, et al. Diagnosis, Therapy and Follow-up Care of Vulvar Cancer and its Precursors. Guideline of the DGGG and DKG (S2k-Level, AWMF Registry Number 015 / 059. November 2015). Geburtshilfe und Frauenheilkunde 2016;76(10):1035–49

Kapitel 29

Deutsche Gesellschaft für Gynäkologie und Geburtshilfe (DGGG). Vulvakarzinom und seine Vorstufen, Diagnostik und Therapie. S2k-Leitlinie. AWMF-Registernr. 015 / 059. 2015.
European Society of Gynaecological Oncology. ESGO vulvar cancer guidelines. https://guidelines.esgo.org
Kirtschig G. Lichen Sclerosus – Presentation, Diagnosis and Management. Dtsch Arztebl Int 2016;113(19):337–43.
Kirtschig G, et al. Evidence-based (S3) Guideline on (anogenital) Lichen sclerosus. J Eur Acad Dermatol Venereol 2015;29(10):e1–43.
Powell JJ, Wojnarowska F. Lichen sclerosus. Lancet 1999;353(9166):1777–83.

Kapitel 30

Baandrup L, et al. In situ and invasive squamous cell carcinoma oft he vulva in Denmark 1978-2007-a nationwide population-based study. Gynecol Oncol 2011;122(1):45–9.
Deutsche Gesellschaft für Gynäkologie und Geburtshilfe. SK2-Leitlinie Vulvakarzinom und seine Vorstufen, Diagnostik und Therapie. AWMF-Registernr. 015-059. Stand: 01.11.2015, gültig bis 31.10.2020.
Robert Koch Institut. German Centre for Cancer Registry Data. Cancer in Germany 2011 / 2012. 10. Aufl. Berlin: Robert Koch Institut, 2016.

Kapitel 31

Marzano DA, Haefner HK. The bartholin gland cyst: past, present, and future. J Low Genit Tract Dis 2004;8(3):195–204.
Petry KU, et al. Prevalence of low-risk HPV types and genital warts in women born 1988 / 89 or 1983 / 84 – results of WOLVES, a population-based epidemiological study in Wolfsburg, Germany. BMC Infect Dis 2012; 12: 367.
Robert Koch Institut. Epidemiologisches Bulletin. Dezember 2016 / Nr. 50.
Schnürch HG, et al. Diagnosis, Therapy and Follow-up Care of Vulvar Cancer and its Precursors. Guideline of the DGGG and DKG (S2k-Level, AWMF Registry Number 015 / 059. November 2015). Geburtshilfe Frauenheilkd 2016;76(10):1035–49.

Kapitel 32

Barbara G, et al. „The first cut is the deepest": a psychological, sexological and gynecological perspective on female genital cosmetic surgery. Acta Obstet Gynecol Scand 2015;94(9):915–20.
Malone, Jessica. Women and genital cosmetic surgery [online]. Women's Health Issues Paper 2013; 9: [i]-38.
Moran C, Lee C. What's normal? Influencing women's perceptions of normal genitalia: an experiment involving exposure to modified and nonmodified images. BJOG 2014;121(6):761–6.

Kapitel 33

Bornstein J, et al. 2015 ISSVD, ISSWSH and IPPS Consensus Terminology and Classification of Persistent Vulvar Pain and Vulvodynia. Obstet Gynecol 2016;127(4):745–51.
Edwards L. Vulvodynia. Clin Obstet Gynecol 2015;58(1):143–52.
Nunns D, et al. Guidelines for the management of vulvodynia. Br J Dermatol 2010;162(6):1180–5.

Kapitel 34

Leitlinienprogramm Onkologie (Deutsche Krebsgesellschaft, Deutsche Krebshilfe, AWMF): S3-Leitlinie Diagnostik, Therapie und Nachsorge der Patientin mit Zervixkarzinom, Kurzversion 1.0, 2014, AWMF Registernr.: 032 / 033OL.

Leitlinie STI / STD – Beratung, Diagnostik und Therapie. Deutsche STI-Gesellschaft (DSTIG), Robert-Koch Institut (RKI), Bundeszentrale für gesundheitliche Aufklärung (BZgA), Landeszentrum Gesundheit Nordrhein-Westfalen (LZG) S1-Leitlinie 059 / 006.

Kapitel 35

Ahrendt HJ, Friedrich C. Sexualmedizin in der Gynäkologie. Heidelberg: Springer-Verlag; 2015. pp 57–63.
Gunther Stewart E, Barbieri RL, Eckler K. Differential diagnosis of sexual pain in women. UpToDate. 2017.
Rezaee R, et al. Approach to the woman with sexual pain. UpToDate. Nov 2016.

Kapitel 36

Barad DH, Vaginal Itching and Discharge, MSD Manual Professional Version, November 2016.
Lambert J. Pruritus in Female Patients. Biomed Res Int 2014;2014:541867.

Kapitel 37

Arbeitsgruppe „Leitlinie für die Diagnostik und Therapie der Endometriose“ der Deutschen, Österreichischen, Schweizerischen und Tschechischen Gesellschaften für Gynäkologie und Geburtshilfe unter Mitarbeit der Stiftung Endometrioseforschung und der Europäischen Endometriose Liga. Interdisziplinäre S2k-Leitlinie für die Diagnostik und Therapie der Endometriose AWMF-Registernr. 015 / 045. Stand 2013.
Deutsche Gesellschaft für Gynäkologie und Geburtshilfe (DGGG), et al. HPV-Infektion / präinvasive Läsionen des weiblichen Genitale: Prävention, Diagnostik und Therapie. AWMF-Registernr.: 015 / 027. Stand 2013.
Deutsche Krebsgesellschaft e.V. (DKG), Deutsche Gesellschaft für Gynäkologie und Geburtshilfe (DGGG). Interdisziplinäre Leitlinie. Diagnostik und Therapie des Endometriumkarzinoms. AWMF-Registernr. Nr. 032 / 034. Stand 2010.
Deutsche Krebsgesellschaft, Deutsche Krebshilfe. S3-Leitlinie Diagnostik, Therapie und Nachsorge der Patientin mit Zervixkarzinom Version 1.0. AWMF-Registernr. 032 / 033OL. Stand September 2014.

Kapitel 38

Deutsche Gesellschaft für Gynäkologie und Geburtshilfe (DGGG). Leitlinie weibliche genitale Fehlbildungen. AWMF Register Nr. 015 / 052, derzeit in Überarbeitung.
The American Fertility Society: The American Fertility Society classifications of adnexal adhesions, distal tubal occlusion, tubal occlusion secondary to tubal ligation, tubal pregnancies, Müllerian anomalies and intrauterine adhesions. Fertil Steril 1988; 49 (6): 944–54.

Kapitel 39

Deutsche Gesellschaft für Gynäkologie und Geburtshilfe (DGGG). Indikation und Methodik der Hysterektomie bei benignen Erkrankungen. Leitlinienklasse S3. AWMF-Registernr. 015-070. Stand: April 2015.
Haferkamp A, et al. Vesicovaginal fistulas. Urologe A 2005;44:270–6.
Ommer A, et al. German S3-Guideline: rectovaginal fistula. Ger Med Sci 2012;10:Doc15.

Kapitel 40

Anast JN. Premature ovarian failure: an update. Fertil Steril 1998;70:1–15.
Brown JS, et al. Heart and Estrogen / Progestin Replacement Study Research Group Urinary tract injections in postmenopausal women: effect of hormone therapy and risk factors. Obstet Gynecol 2001;98:1045–52.
Cardozo L, et al. Metaanalysis of estrogen therapy in the management of urogenital atrophy in postmenopausal women: second report of the hormones and urogenital therapy committee. Obstet Gynecol 1998;92:722–7.
Nelson HD, et al. Postmenopausal hormone replacement therapy. JAMA 2002;288:872–81.

Kapitel 41

Beckmann MW, et al. Krebsfrüherkennung bei Frauen. Frauenarzt 2005;46:870–8.
Deutsche Krebsgesellschaft, et al. S3-Leitlinie Diagnostik, Therapie und Nachsorge der Patientin mit Zervixkarzinom, Langversion, 1.0, 2014, AWMF-Registernr.: 032 / 033OL.
Deutsche Krebsgesellschaft, et al. S3-Leitlinie Prävention des Zervixkarzinoms, Leitlinienreport Konsultationsfassung 1.0, 2016, AWMF Registernr.: 015 / 027OL.
Griesser H. Das Prozedere bei auffälligen Befunden. Frauenarzt 2015;65:10–3.
Hillemanns P, Neis K. Arbeitsfassung des Abklärungsalgorithmus Prävention des Zervixkarzinoms der Ad-hoc-Komission. Frauenarzt 2017;58:449–50.
Kühn W, Lellé RJ. Die klinische Bedeutung der neuen histologischen WHO-Nomenklatur (2014) der Präkanzerosen der Cervix uteri und Vagina, Kongresszeitschrift zur 23. Jahrestagung der AGCPC 24.-26.09.2015, Omnimed Verlag, gyn (20) 2015.

Kapitel 42

Cartwright L, Knudson MP. Evaluation of Acute Abdominal Pain in Adults. Am Fam Physician 2008;77(7):971–8.
Lankisch PG, Mahlke R, Lübbers H. Das akute Abdomen aus internistischer Sicht. Deutsches Ärzteblatt 2006;103(33):A2179–88.
Sandholzer H, et al. Der akute Bauchschmerz: zwischen banal und hochgefährlich. Notfall & Hausarztmedizin 2006;32:238–43.
Trentzsch H, Werner J, Jauch KM. Der akute Abdominalschmerz in der Notfallambulanz – ein klinischer Algorithmus für den erwachsenen Patienten. Zentralbl Chir 2011;136:118–28.

Kapitel 43

Siedentopf F, et al. Association of Scientific Medical Societies in Germany AWMF. Chronischer Unterbauchschmerz der Frau. Interdisciplinary S2k Guideline, Association of the Scientific Medical Societies in Germany. AWMF-Registernr. 016 / 001.
Ulrich U, et al. Association of Scientific Medical Societies in Germany AWMF. Endometriose: Diagnostik und Therapie. Interdisciplinary S2k Guideline, Association of the Scientific Medical Societies in Germany. AWMF-Registernr. 015 / 045.

Kapitel 44

Gesellschaft der epidemiologischen Krebsregister in Deutschland e.V., Atlas der Krebsinzidenz und -mortalität in Deutschland (GEKID-Atlas). Datenlieferung: Lübeck, März 2016.
Jahn I, et al. Gebärmuttererkrankungen. Gesundheitsberichterstattung des Bundes Heft 37, Robert Koch-Institut (Hrsg.). Januar 2007.
Robert Koch-Institut (Hrsg.) und die Gesellschaft der epidemiologischen Krebsregister in Deutschland e.V. (Hrsg.). Krebs in Deutschland 2011 / 2012. 10. Ausgabe. Berlin, 2015.
Timmerman D, et al. Terms, definitions and measurements to describe the sonographic features of adnexal tumors: a consensus opinion from the International Ovarian Tumor Analysis (IOTA) Group. Ultrasound Obstet Gynecol 2000;16(5):500–5.
Timmerman D, et al. Simple ultrasound-based rules for the diagnosis of ovarian cancer. Ultrasound Obstet Gynecol 2008;31(6):681–90.

Kapitel 45

Gerbes AL, et al. S3-Leitlinie Aszites, spontan bakterielle Peritonitis, hepatorenales Syndrom. Z Gastroenterol 2011;49:749–79.
Wiest R, Schölmerich J. Aktuelle Diagnostik und Therapie des Aszites. Der Gastroenterologe 2008;3:57–67.

Kapitel 46

Gaddey HL. Riegel AM. Unexplained Lymphadenopathy: Evaluation and Differential Diagnosis. Am Fam Physician 2016;94(11):896–903.
Gesellschaft für Pädiatrische Onkologie und Hämatologie. S1-Leitlinie Lymphknotenvergrößerung. AWMF-Registernr. 025 / 020. Stand 05 / 2012.
Karnath BM. Approach to the Patient with Lymphadenopathy. Hospital Physician 2005;41:29–33.
Korenkov M, Hünermund J, Purr J. Allgemeinchirurgische Patienten in der Hausarztpraxis. 1. Aufl. Heidelberg: Springer-Verlag; 2016.

Kapitel 47

Statistisches Bundesamt. Ergebnisse des Mikrozensus 2013. Wiesbaden, 2014.
Statistisches Bundesamt. Ergebnisse des Mikrozensus 2016. Wiesbaden, 2017.
Stewart EA, et al. Uterine leiomyomas (fibroids): Epidemiology, clinical features, diagnosis, and natural history. www.uptodate.com ©2019.
Leitlinienprogramm Onkologie (Deutsche Krebsgesellschaft, Deutsche Krebshilfe, AWMF): S3-Leitlinie Diagnostik, Therapie und Nachsorge maligner Ovarialtumoren, Langversion 2.0 2016, AWMF-Registernr.: 032 / 035OL. 2017.

Kapitel 48

Ecker AM, et al. Abdominal wall endometriosis: 12 years of experience at a large academic institution. Am J Obstet Gynecol 2014;211(4):363. e1–5.
Kasper B, et al. Desmoid Working Group. An update on the management of sporadic desmoid-type fibromatosis: a European Consensus Initiative between Sarcoma Patients EuroNet (SPAEN) and European Organization for Research and Treatment of Cancer (EORTC) / Soft Tissue and Bone Sarcoma Group (STBSG). Ann Oncol 2017;28(10):2399–408.
Schütte J, et al. Weichgewebssarkome (Weichteilsarkome) des Erwachsenen. Leitlinie der DGHO 2011, aktuelle Version Juni 2017 per Zugriff Nov. 2017. www.onkopedia.com.

Kapitel 49

Dawood MY. Primary dysmenorrhea:advances in pathogenesis and management. Obstet Gynecol 2006;108:428–41.
Ju H, Jones M, Mishra G. The prevalence and risk factors of dysmenorrhea. Epidemiologic Reviews 2014;36:104–13.

Kapitel 50

Fraser IS, et al. The FIGO recommendations on terminologies and definitions for normal and abnormal uterine bleeding. Semin Reprod Med 2011;29:383–90.
Munro MG, et al. FIGO classification system (PALM-COEIN) for causes of abnormal uterine bleeding in nongravid women of reproductive age. Int J Gynaecol Obstet 2011;113:3–13.

Kapitel 51

Deutsche Gesellschaft für Gynäkologie und Geburtshilfe (DGGG). S3-Leitlinie. Endometriumkarzinom: Diagnostik, Therapie und Nachsorge. AWMF-Registernr. 032-034OL. 2017.
Goodman A, Barbieri RL, Falk SJ. Postmenopausal uterine bleeding, www.uptodate.com 2017.
Van den Bosch T, et al. Intra-cavity uterine pathology in women with abnormal uterine bleeding: a prospective study of 1220 women. Facts Views Vis Obgyn 2015;7(1):17–24.

Kapitel 52

Deutsche Gesellschaft für Gynäkologie und Geburtshilfe. S1-Leitlinie. Weibliche genitale Fehlbildungen. AWMF-Registernr. 015-052. 2010. (Derzeit in Überarbeitung).
Grimbizis GF, et al. Clinical implications of uterine malformations and hysteroscopic treatment results. Hum Reprod Update 2001;7(2):161–74.
Simón C, et al. Müllerian defects in women with normal reproductive outcome. Fertil Steril 1991;56(6):1192–3.

Kapitel 53

Fachinformation Tamoxifen, www.fachinfo.de, Stand 08 / 2018.
Deutsche Gesellschaft für Gynäkologie und Geburtshilfe e.V. (DGGG), Deutsche Krebsgesellschaft (DKG). S3-Leitlinie Diagnose, Therapie und Nachsorge der Patientinnen mit Endometriumkarzinom. AWMF-Registernr.: 032-034-OL. Gültig bis 2023.
Schmidt T, et al. Differential indication for histological evaluation of endometrial fluid in postmenopause. Maturitas 2005;50:177.
Smith-Bindman R, Weiss E, Feldstein V. How thick is too thick? When endometrial thickness should prompt biopsy in postmenopausal women without vaginal bleeding. Ultrasound Obstet Gynecol 2004;24:558.

Kapitel 54

American. College of Obstetricians and Gynecologists. ACOG practice bulletin, clinical management guidelines for obstetrician-gynecologists, number 65, August 2005: management of endometrial cancer. Obstet Gynecol 2005;106(2):413–25.
Deutsche Gesellschaft für Gynäkologie und Geburtshilfe (DGGG). S2k-Leitlinie uterine Sarkome. AWMF-Registernr. 015 / 074. Stand 2018.
Deutsche Krebsgesellschaft (DKG), Deutsche Gesellschaft für Gynäkologie und Geburtshilfe (DGGG). S2k-Leitlinie gestationelle und nichtgestationelle Trophoblasterkrankungen. AWMF-Registernr. 032 / 049. Stand 2015.
Grab D, et al. Standards zur gynäkologischen Sonografie. Ultraschall in Med 2011;32(4):415–7.
Savage P, et al. Clinical features of myomas. Obstet Gynecol Clin North Am 2006;33(1):69–84.
Wan-Cheng Z, et al. Incidence and clinical characteristics of unexpected uterine sarcoma after hysterectomy and myomectomy for uterine fibroids: a retrospective study of 10,248 cases. Onco Targets Ther 2015;8:2943–8.

Kapitel 55

Carbone PP, et al. Report of the Committee on Hodgkin's Disease Staging Classification. Cancer Res 1971;31(11):1860–1.
Deutsche Gesellschaft für Hämatologie und Onkologie (DGHO) e.V. S3-Leitlinie Diagnostik, Therapie und Nachsorge des Hodgkin Lymphoms bei erwachsenen Patienten 018 / 029OL (2013).

Kapitel 56

Deutsche Gesellschaft für Angiologie – Gesellschaft für Gefäßmedizin e.V; S3-Leitlinie Venenthrombose und Lungenembolie: Diagnostik und Therapie. AWMF-Registernr. 065-002. Stand 2020.
Wells PS, et al. Accuracy of clinical assessment of deep vein thrombosis. Lancet 1995;345:1326–30.

Kapitel 57

Ahn S, Port ER. Lymphedema Precautions: Time to Abandon Old Practices? J Clin Oncol 2016;34(7):655–8.
Giuliano AE, et al. Effect of Axillary Dissection vs No Axillary Dissection on 10-Year Overall Survival Among Women With Invasive Breast Cancer and Sentinel Node Metastasis: The ACOSOG Z0011 (Alliance) Randomized Clinical Trial. JAMA 2017;318:918.
Van den Houten MM, et al. Treatment of upper-extremity outflow thrombosis. Phlebology 2016;31(1 Suppl):28–33.

Kapitel 58

Nestler JE. Polycystic Ovary Syndrome. N Engl J Med 2016;375(14):1398.
Tranoulis A, et al. Efficacy and safety of pulsatile gonadotropin-releasing hormone therapy among patients with idiopathic and functional hypothalamic amenorrhea: a systematic review of the literature and a meta-analysis. Fertil Steril 2018;109(4):708–19. e8.

Kapitel 59

Binder H, et al. Update on ovarian hyperstimulation syndrome: Part 1--Incidence and pathogenesis. Int J Fertil Womens Med 2007;52(1):11–26.
Golan A, Weissman A, Symposium:. Update on prediction and management of OHSS. A modern classification of OHSS. Reprod Biomed Online 2009; 19:28–32.
Nouri K, et al. Predictive factors for recovery time in patients suffering from severe OHSS. Reprod Biol Endocrinol 2014;12:59.
Nouri K, et al. Predictors of Paracentesis in Women with Severe Ovarian Hyperstimulation Syndrome: A Retrospective Cohort Study. Gynecol Obstet Invest 2016;81(6):504–11.
Nowicka MA, et al. C-reactive protein as the indicator of severity in ovarian hyperstimulation syndrome. Gynecol Endocrinol 2010;26(6):399–403.
Practice Committee of the American Society for Reproductive Medicine (ASRM). Prevention and treatment of moderate and severe ovarian hyperstimulation syndrome: a guideline. Fertil Steril. 2016;106(7):1634–47.

Kapitel 60

Craig M, Tata P, Regan L. Psychiatric morbidity among patients with recurrent miscarriage. J Psychosom Obstet Gynaecol 2002;23(3):157–64.
Deutsche Gesellschaft für Gynäkologie und Geburtshilfe (DGGG), Österreichische Gesellschaft für Gynäkologie und Geburtshilfe (OEGGG), Schweizer Gesellschaft für Gynäkologie und Geburtshilfe (SGGG). Diagnostik und Therapie von Frauen mit wiederholten Spontanaborten. AWMF-Registernr. 015 / 050. Stand April 2018.
Kolte AM, et al. Depression and emotional stress is highly prevalent among women with recurrent pregnancy loss. Hum Reprod 2015;30(4):777–82.

Kapitel 61

Blumenfeld Z, et al. Premature ovarian failure-the prognostic application of autoimmunity on conception after ovulation induction. Fertil Steril 1993;59(4):750–5.
Corenblum B, Rowe T, Taylor PJ. High-dose, short-term glucocorticoids for the treatment of infertility resulting from premature ovarian failure. Fertil Steril 1993;59(5):988–91.

Coulam CB, Adamson SC, Annegers JF. Incidence of premature ovarian failure. Obstet Gynecol 1986;67:604–6.
Cowchock FS, McCabe JL, Montgomery BB. Pregnancy after corticosteroid administration in premature ovarian failure (polyglandular endocrinopathy syndrome). Am J Obstet Gynecol 1988;158:118–9.
de Moraes-Ruehsen M, Jones GS. Premature ovarian failure. Fertil Steril 1967;18:440–61.
Deutsche Gesellschaft für Gynäkologie und Geburtshilfe (DGGG) et al. Hormontherapie in der Peri- und Postmenopause. AWMF-Registriernr. 015 / 062. Stand 2009.
Donnez J, Dolmans MM. Fertility Preservation in Women. N Engl J Med 2017;377(17):1657–65.
Mamas L, Mamas E. Premature ovarian failure and dehydroepiandrosterone. Fertil Steril 2009;91(2):644–6.

Kapitel 62

Deutsche Gesellschaft für Gynäkologie und Geburtshilfe (DGGG) et al. Hormontherapie in der Peri- und Postmenopause. AWMF-Registernr. 015 / 062. Stand 2009.
Fournier A, et al. Risks of endometrial cancer associated with different hormone replacement therapies in the E3N cohort, 1992-2008. Am J Epidemiol 2014;180(5):508–17.
NICE Guidelines. Menopause – Managing short-term symptoms. National Collaborating Centre for Women's and Children's Health, November 2015.

Kapitel 63

Barankin B, Gross MS. Nipple and areola eczema in the breastfeeding woman. J Cutan Med Surg 2004;8(2):126–30.
Leung AKC, Hon KLE. Atopic dermatitis: A Review for the primary Care Physician. New York, NY: Nova Science Publishers; 2012.
Niedner R. Kortikoide in der Dermatologie. Bremen: UNI-MED; 1998.
Song HS, et al. Nipple eczema, an indicative manifestation of atopic dermatitis? A clinical, histological, and immunohistochemical study. Am J Dermatopathol 2015;37(4):284–8.
Wollenberg A, et al. Consensus-based European guidelines for the treatment of atopic eczema (atopic dermatitis) in adults and children: part I. J Eur Acad Dermatol Venereol 2018;32(5):657–82.

Kapitel 64

BfArm: Möglicher Zusammenhang zwischen Brustimplantaten und der Entstehung eines anaplastischen großzelligen Lymphoms (ALCL). 2015. Verfügbar auf www.bfarm.de.
Brault N, et al. Correction of tuberous breast deformity: A retrospective study comparing lipofilling versus breast implant augmentation. J Plast Reconstr Aesthet Surg 2017;70(5):585–95.

Kapitel 65

Braunstein GD, Anawalt BD. Clinical features, diagnosis, and evaluation of gynecomastia in adults. UptoDate, Inc., 02 / 2017.
Braunstein GD, Anawalt BD. Managment of gynecomastia. UptoDate, Inc., 04 / 2018.
Cordova A, Moschella F. Algorithm for clinical evaluation and surgical treatment of gynaecomastia. J Plast Reconstr Aesthet Surg 2008;61(1):41–9.
Deutsche Dermatologische Gesellschaft (DDG) S1-Leitlinie Gynäkomastie im Erwachsenenalter. AWMF Registernr. 013-039. Stand: März 2016.
Dickson G. Gynecomastia. Am Fam Physician 2012;85(7):716–22.

Kapitel 66

Deutsche Gesellschaft für Gynäkologie und Geburtshilfe (DGGG) et al. S3-Leitlinie: Therapie entzündlicher Brusterkrankungen in der Stillzeit. AWMF-Registernr. 015-071. Stand: 2013.
Dixon JM. Lactational mastitis. UpToDate Inc. www.uptodate.com (Stand 09.10.2018).
Dixon JM, Parise KM. Nonlactational mastitis in adults. UpToDate Inc. www.uptodate.com (Stand 09.10.2018).
Dixon JM. Primary breast abscess. UpToDate Inc. www.uptodate.com (Stand 09.10.2018).

Kapitel 67

Friedrich, Sinn, AGO e. V. Läsionen mit unsicherem biologischen Potenzial (B3) Guidelines Breast, Version 2018.1D.
Lakoma A, Kim ES. Minimally invasive surgical management of benign breast lesions. Gland Surgery 2014;3(2):142–8.
Laronga C, Tollin S, Mooney B. Breast cyst: Clinical manifestations, diagnosis and management 09 / 2018 Up ToDate, Inc. www.uptodate.com.
Sabel MS. Overview of benign breast disease 09 / 2018 UpToDate, Inc. www.uptodate.com.
The America Society of breast surgeons. Management of Fibroadenomas of the Breast. Statement by the Society Research Comitee. 04 / 2008.

Kapitel 68

AGO Guidelines Breast. Diagnostik und Therapie primärer und metastasierter Mammakarzinome. Ductales Carcinoma in situ (DCIS). 2018-1.
AGO Guidelines Breast. Diagnostik und Therapie primärer und metastasierter Mammakarzinome. Brustkrebsnachsorge. 2018-2.
AGO Guidelines Breast. Läsionen mit unsicherem biologischem Potential (B3). 2018-3.
Deutsche Krebsgesellschaft (DKG), Deutsche Gesellschaft für Gynäkologie und Geburtshilfe (DGGG). Interdisziplinäre S3-Leitlinie für die Früherkennung, Diagnostik, Therapie und Nachsorge des Mammakarzinoms. AWMF-Registernr. 032-045OL, Stand 2017.

Kapitel 69

Cardoso F, et al. ESMO International Consensus Guidelines for Advanced Breast Cancer. Ann Oncol 2018;29(8):1634–57.
Empfehlungen AGO Kommission Mamma. www.ago-online.de.

Kapitel 70

AGO e. V. Brustkrebs: Spezielle Situationen, S. 21-23. Guidelines Breast, Version 2018.1D.
Sabel MS, Weaver DL. Paget disease of the breast. UpToDate, Inc., 4 / 2018. www.uptodate.com.
Zhao Y, et al. Clinicopathological characteristics and survival outcomes in Paget disease: a SEER population-based study. Cancer Medicine 2018;7(6): 2307–18.

Kapitel 71

Abrams P, et al. Incontinence. 5. Aufl. ICUD-EAU: 2013.
Deutsche Gesellschaft für Gynäkologie und Geburtshilfe (DGGG), Deutsche Gesellschaft für Urologie e. V. (DGU). S2k Leitlinie. Die überaktive Blase. AWMF-Registernr. 015-007. Stand 2015.
Deutsche Gesellschaft für Gynäkologie und Geburtshilfe (DGGG). Interdisziplinäre S2e-Leitlinie. Diagnostik und Therapie der Belastungsinkontinenz der Frau. AWMG-Registernr. 015-005. Stand 2013.
NICE. Urinary incontinence in women: managing. Clinical guideline [CG171] Published date: September 2013. Last updated: November 2015.
Syan R, Brucker BM. Guidline of guidlines: urinary incontinence. BJU Int 2016;117(1):20–33.

Kapitel 72

Deutsche Gesellschaft für Gynäkologie und Geburtshilfe (DGGG). S2e-Leitlinie. Weiblicher Descensus genitalis, Diagnostik und Therapie. AWMF-Registernr. 015-006. Stand 2015.
Jelovsek E, Brubaker L, Eckler K. Pelvic organ prolapse in women: choosing a primary surgical procedure. UptoDate 2016. www.uptodate.com.
Naumann G, et al. Stellungnahme der AGUB zur FDA-Entscheidung des Verbotes von vaginalen Netzen. 2019.

Kapitel 73

Interdisziplinäre S3 Leitlinie Epidemiologie, Diagnostik, Therapie, Prävention und Managment unkomplizierter, bakterieller, ambulant erworbener Harnwegsinfektionen bei Erwachsenen Patienten, AWMF-Registernr. 043 / 044. Stand 2017.
International Clinical Practice Guidelines for the Treatment of acute Uncomplicated Cystitis und Pyelonephritis in Women, A 2010 Update. www.uptodate.com.
Schweizerische Gesellschaft für Infektiologie. Guidelines 2014.

Kapitel 74

Janier M, et al. 2014 European guideline on the management of syphilis. J Eur Acad Dermatol Venereol 2014;28(12):1581–93.

Jensen JS, et al. 2016 European guideline on Mycoplasma genitalium infections. J Eur Acad Dermatol Venereol 2016;30(10):1650–6.
Lautenschlager S, et al. 2017 European guideline for the management of chancroid. Int J STD AIDS 2017;28(4):324–9.
Mylonas I, Friese K. Infektionen in Gynäkologie und Geburtshilfe. 2. Aufl. München: Elsevier, Urban & Fischer; 2019.
Mylonas I. Sexuell übertragbare Erkrankungen. Heidelberg: Springer; 2015.
O'Farrell N, Moi H. 2016 European guideline on donovanosis. Int J STD AIDS 2016;27(8):605–7.
Paul-Ehrlich-Gesellschaft für Chemotherapie e.V. (PEG). HPV-assoziierte Läsionen der äußeren Genitoanalregion und des Anus – Genitalwarzen und Krebsvorstufen der Vulva, des Penis und der peri- und intraanalen Haut. AWMF-Registernr. 082-008. Stand 2017.
Salavastru CM, et al. European guideline for the management of pediculosis pubis. J Eur Acad Dermatol Venereol 2017;31(9):1425–8.
Werner RN, et al. Self-administered interventions for anogenital warts in immunocompetent patients: a systematic review and meta-analysis. Sex Transm Infect 2017;93(3):155–61.
WHO. WHO guidelines for the treatment of Neisseria gonorrhoeae. 2016.
Winer RL, et al. Condom use and the risk of genital human papillomavirus infection in young women. N Engl J Med 2006;354:2645–54.
Workowski KA, Bolan GA. Sexually Transmitted Diseases Treatment Guidelines (2015). MMWR Recomm Rep 2015; 64(RR-03): 1-137.

Kapitel 75

Petersen E, et al. Der Herpes genitalis. Dt Ärztebl 1999; 96: A 2358-2364 [Heft 38].
Sauerbrei A. Herpes genitalis: Diagnosis, Treatment and Prevention. Geburtsh Frauenheilk 2016;76:1310–7.

Kapitel 76

Bracco GL, et al. Clinical and histologic effects of topical treatments of vulval lichen sclerosus. A critical evaluation, Journal of Reproductive Medicine 1993;38:37–40.
Dalziel KL, Millard PR, Wojnarowska F. The treatment of vulval lichen sclerosus with a very potent topical steroid (clobetasol propionate 0.05%) cream. Br J Dermatol 1991;124:461–4.
Goldstein AT, Thac D, Luger T. Topical calcineurin inhibitors for the treatment of vulvar dermatoses. European Journal of Obstetrics & Gynecology and Reproductive Biology 2009;146:22–9.
Hengge UR, et al. Multicentre, phase II trial on the safety and efficacy of topical tacrolimus ointment for the treatment of lichen sclerosus. Br J Dermatol 2006;155:1021–8.
Kirtschig G, et al. Evidence-based (S3) Guideline on (anogenital) Lichen sclerosus. J Eur Acad Dermatol Venereo 2015;29(10):e1–43.

Kapitel 77

Barbara G, et al. The first cut is the deepest: a psychological, sexological and gynecological perspective on female genital cosmetic surgery. Acta Obstet Gynecol Scand 2015;94(9):915–20.
Leon De Wilde R, et al. Stellungahme der Deutschen Gesellschaft für Gynäkologie und Geburtshilfe zur Intimchirurgie. 2009.
Oppelt P, Dörr H . Kinder- und Jugendgynäkologie. 1. Aufl. Stuttgart: Thieme, 2015.
Oranges CM, Sisti A, Sisti G. Labia minora reduction techniques: a comprehensive literature review. Aesthet Surg J 2015;35(4):419–31.

Kapitel 78

De Andres J, et al. Vulvodynia – An evidence-based literature review and proposed treatment algorithm. Pain Practice 2016;16(2):204–36.
Bergeron S, et al. A randomized comparison of group cognitive-behavioral therapy, surface electromyographic biofeedback, and vestibulectomy in the treatment of dyspareunia resulting from vulvar vestibulitis. Pain 2001;91:297–306.
Mendling W. Vestibulodynie – Teil 1: Symptomatik, Pathophysiologie, Diagnostik. Frauenarzt 2014;55(5):470–6.
Mendling W. Vestibulodynie – Teil 2: Therapie. Frauenarzt 2014;55(6): 564–9.
The American College of Obstetricians and Gynecologists. Persistent Vulvar Pain. Committee opinion, 2016; 673.
Weinschenk S, et al. Successful Therapy of Vulvodynia with Local Anesthetics: A Case Report. Forschende Komplementärmedizin 2013;20:138–43.

Kapitel 79

Wechter ME, et al. Management of Bartholin Duct Cysts and Abscesses: A Systematic Review. Obstet Gynecol Surv 2009;64(6):395–404.

Kapitel 80

Grimm D, et al. Sexual activity and function after surgical treatment in patients with (pre)invasive vulvar lesions. Support Care Cancer 2016;24(1):419–28.
Schnürch HG, et al. Diagnosis, Therapy and Follow-up Care of Vulvar Cancer and its Precursors. Guideline of the DGGG and DKG (S2k-Level, AWMF Registry Number 015 / 059, November 2015). Geburtshilfe Frauenheilkd 2016;76(10):1035–49.
Tristram A, et al. Activity, safety, and feasibility of cidofovir and imiquimod for treatment of vulval intraepithelial neoplasia (RT³VIN): a multicentre, open-label, randomised, phase 2 trial. Lancet Oncol 2014;15(12):1361–8.
van Seters M, van Beurden M, de Craen AJM. Is the assumed natural history of vulvar intraepithelial neoplasia III based on enough evidence? A systematic review of 3322 published patients. Gynecologic Oncology 2005;97(2):645–51.

Kapitel 81

Deutsche Gesellschaft für Gynäkologie und Geburtshilfe (DGGG). Vulvakarzinom und seine Vorstufen, Diagnostik und Therapie. S2k-Leitlinie. AWMF-Registernr. 015-059. Stand: 2015.
Hampl M, Schnürch HG, Wölber L. Tumorerkrankungen der Vulva und Vagina. 1. Aufl. Heidelberg :Springer-Verlag; 2018.
Meads C, et al. Sentinel lymph node biopsy in vulval cancer: systematic review and meta analysis. Brit J of Cancer 2014;110(12):2837–46.

Kapitel 82

Jackie Sharrard, et al. 2018 European (IUSTI / WHO) International Union against sexually transmitted infections (IUSTI) World Health Organisation (WHO) guideline on the management of vaginal discharge. Int J STD AIDS 2018;29:1258–72.
Mendling W. Diagnostik und Therapie beim Symptom Fluor. Frauenarzt 2018;59:120–8.
Mendling W, et al. Vulvovaginal Candidosis (excluding chronic mucocutaneous candidosis). Guideline of the German Society of Gynecology and Obstetrics (AWMF Registry No. 015 / 072, S2k Level, December 2013). Geburtsh Frauenheilk 2015;75:342–54.

Kapitel 83

Diakomanolis E, et al. Vaginal intraepithelial neoplasia: report of 102 cases. Eur J Gynaecol Oncol 2002;23(5):457–9.
Gunderson CC, et al. A contemporary analysis of epidemiology and management of vaginal intraepithelial neoplasia. Am J Obstet Gynecol 2013;208(5):410. e1-6.
Luyten A, et al. Laser-skinning colpectomy for extended vaginal intraepithelial neoplasia and microinvasive cancer. Gynecol Oncol 2014;135(2):217–22.
Sopracordevole F, et al. Vaginal intraepithelial neoplasia: histopathological upgrading of lesions and evidence of occult vaginal cancer. J Low Genit Tract Dis 2016;20(1):70–4.
Tainio K, et al. Randomised trial on treatment of vaginal intraepithelial neoplasia-Imiquimod, laser vaporisation and expectant management. Int J Cancer 2016;139(10):2353–8.

Kapitel 84

Buchanan TR, et al. Morbidity and mortality of vulvar and vaginal cancers: Impact of 2-, 4-, and 9-valent HPV vaccines. Human Vaccines and immunotherapeutics 2016;12(6):1352–6.
Deutsche Gesellschaft für Gynäkologie und Geburtshile (GGGG) et. al. Diagnostik, Therapie und Nachsorge des Vaginalkarzinoms und seiner Vorstufen. S2k-Leitlinie. Registernr. 032 / 042. Stand 2018.
Gadducci A, et al. Squamous cell carcinoma od the vagina: natural history, treatment modalities and prognostic factors. Crit Rev Oncol Hematol 2015;93(3):211–24.
Luo LM, et al. Clinical analysis of 42 cases of primary malignant tumor in vagina. Zhonghua Fu Chan Ke Za Zhi 2008;43(12):923–7.

Kapitel 85

Deutsche Krebsgesellschaft (DKG), Deutsche Gesellschaft für Gynäkologie und Geburtshilfe (DGGG). Diagnostik, Therapie und Nachsorge der Patientin mit Zervixkarzinom. S3-Leitlinie. AWMF-Registernr.: 032 / 033OL, Stand 2014.

Hillemanns P, Neis K. Arbeitsfassung des Abklärungsalgorithmus Prävention des Zervixkarzinoms der Ad-hoc-Kommission. Frauenarzt 2017; 58: 450.

Kühn W, Gieseking F. Die aktuellen Empfehlungen der AG-CPC zur Kolposkopie 2015. Gyn (20) 2015; 25-47.

Wallwiener D, et al. Atlas der gynäkologischen Operationen. 7. Aufl., Stuttgart: Thieme-Verlag, 2008.

Kapitel 86

Deutsche Krebsgesellschaft (DKG), Deutsche Gesellschaft für Gynäkologie und Geburtshilfe (DGGG). Diagnostik, Therapie und Nachsorge der Patientin mit Zervixkarzinom. S3-Leitlinie. AWMF-Registernr.: 032 / 033OL, Stand 2014.

Kapitel 87

Deutsche STI-Gesellschaft e.V. (DSTIG), et al. S2k-Leitlinie: Infektionen mit Chlamydia trachomatis. AWMF-Registernr. 059 / 005. Stand 08 / 2016.

Peipert JF, Madden T. Long-term complications of pelvic inflammatory disease. September 2018. Uptodate. www.uptodate.com.

United Kingdom National Guideline for the Management of Pelvic Inflammatory Disease 2018.

Wiesenfeld HC. Pelvic inflammatory disease: Treatment in adults and adolescents. September 2018. Uptodate www.uptodate.com.

Kapitel 88

Beigi RH. Management and complications of tubo-ovarian abscesses. August 2018. UpToDate www.uptodate.com.

Munro K, et al. Diagnosis and management of tubo-ovarian abscesses. The Obstetrician & Gynaecologist 2018;20:11–9.

United Kingdom,2018 2018 United Kingdom National Guideline for the Management of Pelvic Inflammatory Disease.

Kapitel 89

Camus E, et al. Pregnancy rates after in-vitro fertilization in cases of tubal infertility with and without hydrosalpinx: a meta-analysis of published comparative studies. Hum. Reprod 1999;14(5):1243–9.

Castillo G, Alcazar JL, Jurado M. Natural history of sonographically detected simple unilocular adnexal cysts in asymptomatic postmenopausal women. Gynecol Oncol 2004;92(3):965–9.

Grimes DA, et al. Oral contraceptives for functional ovarian cysts. Cochrane Database Syst Rev 2009 Apr;15(2). CD006134.

Kommission Qualitätssicherung der Schweizerischen Gesellschaft für Gynäkologie und Geburtshilfe. Der Adnexbefund. Schweizerische Ärztezeitung 2004; 85(9):458-68.

Weber G, et al. A New Sonomorphologic Scoring-System (Mainz Score) for the Assessment of Ovarian Tumors Using Transvaginal Ultrasonography. Ultraschall in Med 1999;20(1):2–8.

Zanetta G, et al. Role of puncture and aspiration in expectant management of simple ovarian cysts: a randomised study. Br Med J 1996;313:1110–3.

Kapitel 90

Doubeni CA, Doubeni ARB, Myers AE. Diagnosis and Management of Ovarian Cancer. Am Fam Physician 2016;93(11):937–44.

Driel WJ, et al. Hyperthermic Intraperitoneal Chemotherapy in Ovarian Cancer. N Engl J Med 2018;378:230–40.

Deutsche Gesellschaft für Gynäkologie und Geburtshilfe (DGGG). Diagnostik, Therapie und Nachsorge maligner Ovarialtumoren. S3-Leitlinie. AWMF-Registernr. 032-035-OLl, Stand 2017.

Kapitel 91

Johnson NP, et al. World Endometriosis Society consensus on the classification of endometriosis. Hum Reprod 2017;32(2):315–24.

Koninckx PR, et al. Deep endometriosis: definition, diagnosis, and treatment. Fertil Steril 2012;98:564–71.

Mettler L, et al. Endometriosis – A concise Practical Guide to Current Diagnosis and Treatment. End Press; 2017.

Kapitel 92

AGO e.V. Empfehlung für die Diagnostik und Therapie des Endometriumkarzinoms April 2013.

Dijkhuizen FP, et al. The accuracy of endometrial sampling in the diagnosis of patients with endometrial carcinoma and hyperplasia: a meta-analysis. Cancer 2000;89:1765.

Lacey JV jr, et al. Absolute risk of endometrial carcinoma during 20-year follow-up among women with endometrial hyperplasia. J Clin Oncol 2010;28:788–92.

Suh-Burgmann E, Hung YY, Armstrong MA. Complex atypical endometrial hyperplasia. The risk of unrecognized adenocarincoma and value of preoperative dilation an curettage. Obstet. Gynecol 209; 114:523-9.

Kapitel 93

Iverson, RE Jr, et al. Surgical management of congenital uterine anomalies. Uptodate 1018. www.uptodate.com.

Lin PC, et al. Female genital anomalies affecting reproduction. Fertil Steril 2002;78:899.

Schmidt T, et al. Differential indication for histological evaluation of endometrial fluid in postmenopause. Maturitas 2005;50(3):177–81.

Wallwiener D, et al. Atlas der gynäkologischen Operationen. 7. Aufl. Stuttgart: Thieme Verlag; 2009, 257.

Kapitel 94

Fuchs N, et al. Intercoat (Oxiplex / AP gel) for preventing intrauterine adhesions after operative hysteroscopy for suspected retained products of conception: double-blind, prospective, randomized pilot study. J Minim Invasive Gynecol 2014;21(1):126–30.

Gan L, et al. Efficacy of freeze-dried amnion graft following hysteroscopic adhesiolysis of severe intrauterine adhesions. Int J Gynaecol Obstet 2017;137(2):116–22.

Guo J, et al. A prospective, randomized, controlled trial comparing two doses of oestrogen therapy after hysteroscopic adhesiolysis to prevent intrauterine adhesion recurrence. Reprod Biomed Online 2017;35(5):555–61.

Lin XN, et al. Randomized, controlled trial comparing the efficacy of intrauterine balloon and intrauterine contraceptive device in the prevention of adhesion reformation after hysteroscopic adhesiolysis. Fertil Steril 2015;104(1):235–40.

Saravelos SH, Li TC. Ultrasound-guided treatment of intrauterine adhesions in the outpatient setting. Ultrasound Obstet Gynecol 2017;50(2):278–80.

Smikle C, Bhimji SS. Asherman Syndrome. StatPearls [Internet]. Treasure Island (FL): StatPearls Publishing; 2018.

Kapitel 95

Baird DD, et al. High cumulative incidence of uterine leiomyoma in black and white women: ultrasound evidence. Am J Obstet Gynecol 2003;188(1):100–7.

Deutsche Gesellschaft für Gynäkologie und Geburtshilfe (DGGG). Indikation und Methodik der Hysterektomie bei benignen Erkrankungen. AWMF-Registernr. 015 / 077. Stand März 2015.

Donnez J, et al. PEARL I Study Group. Ulipristal acetate versus placebo for fibroid treatment before surgery. N Engl J Med 2012;366(5):409–20.

Grigorieva V, et al. Use of a levonorgestrel-releasing intrauterine system to treat bleeding related to uterine leiomyomas. Fertil Steril 2003;79(5):1194–8.

Marsh EE, et al. Racial differences in fibroid prevalence and ultrasound findings in asymptomatic young women (18-30 years old): a pilot study. Fertil Steril 2013;99(7):1951–7.

Kapitel 96

Park JY, et al. The impact of tumor morcellation during surgery on the prognosis of patients with apparently early uterine leiomyosarcoma. Gynecol Oncol 2011;a;122(2):255–9.

Park JY, et al. The impact of tumor morcellation during surgery on the outcomes of patients with apparently early low-grade endometrial stromal sarcoma of the uterus. Ann Surg Oncol 2011;b;18(12):3453–61.

Seddon B, et al. Gemcitabine and docetaxel versus doxorubicin as first-line treatment in previously untreated advanced unresectable or metastatic soft-tissue sarcomas (GeDDiS): a randomised controlled phase 3 trial. Lancet Oncol 2017;18(10):1397–410.

Kapitel 97

Denschlag D, Ulrich U, Emons G. The diagnosis and treatment of endometrial cancer: progress and controversies. Dtsch Ärztebl Int 2011;108(34–35):571–7.

Deutsche Gesellschaft für Gynäkologie und Geburtshilfe (DGGG), Deutsche Krebsgesellschaft (DKG). S3-Leitlinie Diagnostik, Therapie und Nachsorge der Patientinnen mit Endometriumkarzinom. AWMF-Registernr. 032-034OL. Stand 2018.

Emons G. Das Endometriumkarzinom. Frauenheilkunde up2date 2015;1:19–34.

Kapitel 98

Deutsche Krebsgesellschaft (DKG), Deutsche Gesellschaft für Gynäkologie und Geburtshilfe (DGGG). Gestationelle und nichtgestationelle Trophoblasterkrankungen (S2k Level). AWMF-Registernr. 032 / 049. Stand Dezember 2015.

Ngan HY, et al. FIGO Committee on Gynecologic Oncology. Gestational trophoblastic neoplasia, FIGO 2000 staging and classification. Int J Gynaecol Obstet 2003;83(Suppl 1):175–7.

Kapitel 100

Ahrendt HJ, Friedrich C. Sexualmedizin in der Gynäkologie. Springer-Verlag 2015. pp 57-63.

Gunther Stewart E, Barbieri RL, Eckler K. Differential diagnosis of sexual pain in women. UpToDate. 2017.

Rezaee R, et al. Approach to the woman with sexual pain. UpToDate. Nov 2016.

Kapitel 101

Brucker SY, et al. Neovagina creation in vaginal agenesis: development of a new laparoscopic Vecchietti-based procedure and optimized instruments in a prospective comparative interventional study in 101 patients. Fertil Steril 2008;90(5):1940–52.

Rall K, et al. Laparoscopically assisted neovaginoplasty in vaginal agenesis: a long-term outcome study in 240 patients. J Pediatr Adolesc Gynecol 2014;27(6):379–85.

Rall K, et al. Typical and Atypical Associated Findings in a Group of 346 Patients with Mayer-Rokitansky-Kuester-Hauser Syndrome. J Pediatr Adolesc Gynecol 2015;28(5):362–8.

Rall K, Schöller D, Lehmann-Kannt S. Fehlbildungen des weiblichen Genitale. Monatsschr Kinderheilkd 2017;165:849–57.

Schöller D, Rall K, Brucker S. Fehlbildungen des weiblichen Genitale. Der Gynäkologe 2016;11:865–78.

Kapitel 102

Tulandi T. Ectopic pregnancy: Choosing a treatment. www.uptodate.com (Stand 08.08.2018).

Tulandi T. Ectopic pregnancy: Methotrexate therapy. www.uptodate.com (Stand 08.08.2018).

Kapitel 103

Ecker AM, et al. Abdominal wall endometriosis: 12 years of experience at a large academic institution. Am J Obstet Gynecol 2014;211(4):363. e1-5.

Kasper B, et al. Desmoid Working Group. An update on the management of sporadic desmoid-type fibromatosis: a European Consensus Initiative between Sarcoma Patients EuroNet (SPAEN) and European Organization for Research and Treatment of Cancer (EORTC) / Soft Tissue and Bone Sarcoma Group (STBSG). Ann Oncol 2017;28(10):2399–408.

Sauerland S, et al. Laparoscopic versus open surgical techniques for ventral or incisional hernia repair. Cochrane Database Syst Rev 2011; (3): CD007781.

Schütte J, et al. Weichteilsarkome des Erwachsenen. Leitlinie der DGHO. Stand 2017. www.onkopedia.com

Kapitel 104

Deutsche Gesellschaft für Angiologie – Gesellschaft für Gefäßmedizin e.V. S3-Leitlinie Venenthrombose und Lungenembolie: Diagnostik und Therapie. AWMF-Registernr. 065 / 002. Stand 2015.

Kapitel 105

Deutsche Gesellschaft für Angiologie – Gesellschaft für Gefäßmedizin e.V. (DGA). Venenthrombose und Lungenembolie: Diagnostik und Therapie. AWMF-Registernr. 065 / 002. Stand 2015.

Gesellschaft Deutschsprachiger Lymphologen (GDL). Diagnostik und Therapie der Lymphödeme. AWMF-Registernr. 058 / 001. Stand 2017.

Kommission Mamma der Arbeitsgemeinschaft Gynäkologische Onkologie e.V. in der Deutschen Gesellschaft für Gynäkologie und Geburtshilfe e.V. sowie in der Deutschen Krebsgesellschaft e.V. Diagnostik und Therapie von Patientinnen mit primärem und metastasiertem Brustkrebs. AGO MAMMA 2017.

Register